M. Kucera

Krankengymnastische Übungen

Krankengymnastische Übungen mit und ohne Gerät

Ergänzung zu den Grundtechniken und der klinischen Bewegungstherapie

Maria Kucera

6. Auflage

Mit 2192 Übungen auf 306 Bildtafeln

SEMPER BONIS ARTIBUS

Gustav Fischer Verlag
Stuttgart · Jena · New York · 1992

Anschrift der Verfasserin:
Maria Kucera, CH-8800 Thalwil, Säumerstr. 16

Die Deutsche Bibliothek - CIP-Einheitsaufnahme

Kucera, Maria:
Krankengymnastische Übungen mit und ohne Gerät : Ergänzungen zu den Grundtechniken und der klinischen Bewegungstherapie / von Maria Kucera. - 6. Aufl. - Stuttgart ; New York : G. Fischer, 1992
ISBN 3-437-00672-X

Druck: Karl Grammlich, Pliezhausen
Einband: Großbuchbinderei Clemens Maier, Leinfelden-Echterdingen
Printed in Germany

Geleitwort

Die Kenntnisse der „Elementar“-Bewegungen in der Krankengymnastik sind für die Ausbildung der Physiotherapeuten von fundamentaler Bedeutung. Auf dieser Basis können, je nach dem Zustandsbild des Kranken, eine Reihe angepaßter Übungen entwickelt werden.
Frau Kucera, Lehrerin an der Schule für Physiotherapeutinnen und Physiotherapeuten am Kantonsspital Zürich, hat es verstanden, in einer verblüffenden Einfachheit und ohne theoretischen Ballast in diesem Buch all diese wichtigen Voraussetzungen zu schaffen. Sie hat dazu auch ganz ausgezeichnete Skizzen verwendet.
Die instruktive Monographie „Krankengymnastische Übungen, Anleitung mit und ohne Gerät“ ist auch für den Spezialarzt, der die physikalische Therapie und Rehabilitation pflegt, eine reiche Fundgrube und Anregung. Möge dieses Lehrbuch sowohl den Unterrichtenden wie den Schüler zum guten Erfolg führen.

Im Dezember 1972 Prof. Dr. A. Böni

Vorwort

Dieses Buch ist in erster Linie für Physiotherapie- bzw. Krankengymnastikschülerinnen bestimmt. Ich hoffe aber, daß auch ausgebildete Kollegen brauchbare Anregungen finden werden, wie das Übungsrepertoire aufgefrischt oder ergänzt werden kann.
Da das Buch nicht für Laien gedacht ist, bin ich der Meinung, daß die Übungen keine Beschreibung nötig haben, denn jeder mit unserer Ausbildung hat doch so viel Bewegungserfahrung und Phantasie, daß er in jedem Fall die geeignetste Anwendung der vorgelegten Übungen finden wird. Fast alle der gezeichneten Übungen lassen sich in ihrem Schwierigkeitsgrad ohne Mühe verändern.
Somit beschränkt sich der Textteil auf das Nötigste; auf dem Gebiet der krankengymnastischen Theorie gibt es ja genug Lehrbücher, wo man leicht das Vergessene auffrischen kann.
In der Bewegungstherapie richtet sich die Übungswahl, das Tempo, die Behandlungsdauer und der Aufbau der Behandlung nach dem Krankheitsbild und *muß den Kräften des Patienten angemessen sein*. Diese Anforderung muß immer und ohne Ausnahme beachtet werden; so wäre es sicher nicht gut am falschen Ort zu forcieren und Unangemessenes zu verlangen. Dieses scheint allgemein genug bekannt zu sein. Das oben genannte „Gesetz" gilt aber genau so auch in der anderen Richtung, nämlich, daß der Therapeut vom Patienten auch nicht zu wenig verlangen darf. Die Belastung, bzw. Leistung des Patienten muß unbedingt mit dem Zuwachs seiner Kräfte und mit dem Fortschritt, den wir bereits erreicht haben, Schritt halten.
Der Patient soll in der relativ kurzen Zeit der Behandlung maximal profitieren. Er soll auch möglichst große Muskelgruppen beschäftigen. Unter diesem Gesichtspunkt sind im Buch die meisten Übungen aufgefaßt, doch im Mittelpunkt dieser Bewegungen steht immer das gewünschte spezielle Üben, welches in den gesamten Bewegungsablauf eingebaut wird.

Inhalt

Allgemeines

2. Teil · Übungen mit Geräten

Erklärungen zu den Abbildungen

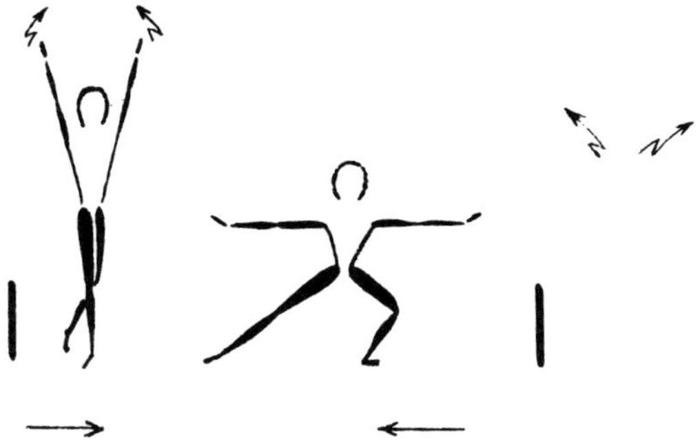

Nachwippen in der Richtung des Schwunges

kurze Striche bedeuten die Abgrenzungen der einzelnen Übungen

Richtung der Fortbewegung

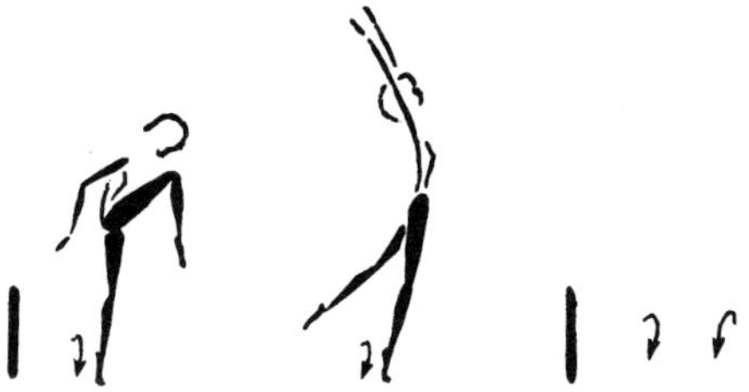

Hüpfen

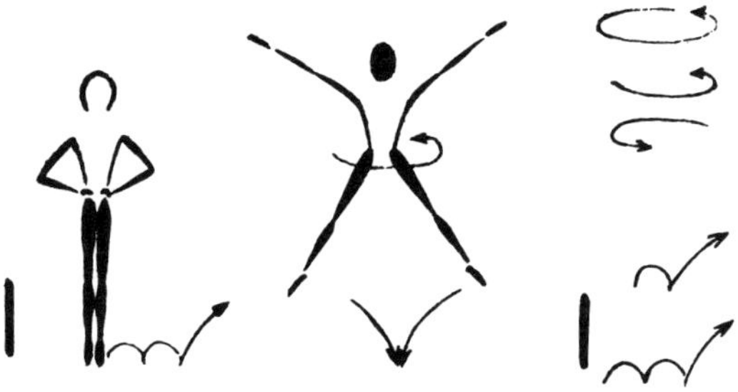

ganze Drehung

halbe Drehung

Zwischensprung + Sprung

2 Zwischensprünge + Sprung

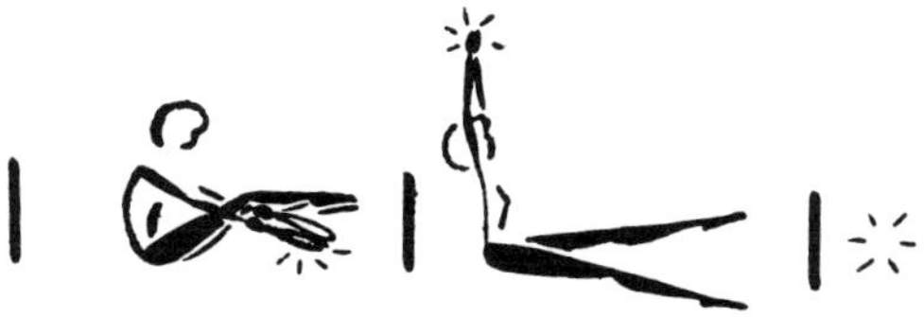

Klopfen und Klatschen

AS = Ausgangsstellung

R,L = rechte, linke Extremität

Allgemeines

1. Grundgymnastik

Die Körperhaltung ist ein Ausdruck des psychosomatischen Zustandes des Menschen und bedeutet eine Komplexität vieler Komponenten. Voraussetzung einer physiologischen Körperhaltung sind nicht nur „kräftige Rückenstrecker", sondern:

Funktionstüchtige Wirbelsäule und Stammgelenke
Fuktionstüchtige Muskulatur und Ligamente
Normaler Muskeltonus sowie Reflextätigkeit und
neuromuskuläre Koordination
Körperbewußtsein
Ökonomische Verteilung der Aktivität
Harmonie der Spannung und Entspannung
Gleichgewicht der Agonisten und Antagonisten usw.

In unserer grundgymnastischen Ausbildung wird der Unterricht in mehrere Grundthemata eingeteilt. Neben der spezifischen Themabehandlung wird auch auf die gesamte Körperhaltung – besonders Gewicht gelegt. Die Haltung wird dauernd beobachtet und korrigiert. Dieses unterscheidet unsere Grundgymnastik von anderen Turnarten.

In diesem Buch werden folgende Themen behandelt:
Mobilisation aller Gelenke und der Wirbelsäule in allen Bewegungsrichtungen,
Dehnungen – vor allem der vorderen Brust- und Flankenmuskulatur und der ischiocruralen Muskulatur,
Kräftigung der Rumpf- und Extremitätenmuskulatur,
Neuromuskuläre Koordination,
Gleichgewicht
Fortbewegung

Der erste Teil des Buches befaßt sich mit Übungsvorschlägen ohne Gerät, der zweite Teil mit Geräten.

2. Ausgangsstellungen

Die Ausgangstellung in der Gymnastik ist die Position des Körpers, aus der heraus eine Übung beginnt.
Es gibt einen großen Unterschied im Einsatz der Muskelkraft und des Gleichgewichts in verschiedenen Ausgangstellungen.

Grundstellung:	Abgeleitete Ausgangstellung:
Rückenlage	mit gestreckten, gespreizten, gekreuzten, gebeugten Beinen und mit verschiedener Arm- und Kopfhaltung.
Bauchlage	mit verschiedener Lage der Beine, der Arme und des Kopfes.
Seitenlage	mit verschiedener Lage der Beine, der Arme und des Kopfes.
Sitz	Langsitz, Grätschsitz, Schneidersitz, Fersensitz, Sitz auf der Bank, auf dem Hocker, Reitsitz usw.
Kniestand	Halbkniestand, mit einem abgespreizten Bein, mit einem Bein nach vorne gestreckt oder gebeugt usw.
Vierfüßlerstand	Knie näher oder weiter voneinander, Hände breiter, schmäler, näher oder weiter von den Knien entfernt aufgestützt.
Stand	mit verschiedener Haltung der Beine und unterschiedlicher Körper- und Armhaltung.
Überhang	entweder hängen der Öberkörper, die Beine, nur der Kopf oder die Arme über dem Tisch, dem Bett der Bank usw.
Hang	meistens an der Sprossenwand – mit dem Gesicht oder mit dem Rücken zum Gerät.

3. Mobilisation

Mobilisation der Wirbelsäule und der Gelenke ist ein Gebiet, in dem uns vor allem das Bewegungsausmaß interessiert.
Wir wählen Übungen, welche das Bewegungsausmaß vergrößern oder erhalten.
Dynamische Mobilisation arbeitet meistens mit Schwungbewegungen der Extremitäten oder des Rumpfes. In der Grenzphase des Schwunges können wir die Wirkung mit Nachwippen erweitern.
Bei den Mobilisationsübungen spielt die Wahl der Ausgangsstellung eine wichtige Rolle. Sie soll eine möglichst stabile Position sichern, damit die Bewegung nicht durch Gleichgewichtsschwierigkeit gehemmt wird.
Ebenso ist die Ausgangsstellung sorgfältig zu wählen, falls Mobilisationsübungen ausgeführt werden, bei denen die Schwerkraft bewußt als Hilfe eingesetzt wird.

4. Dehnung

Die Dehnung können wir zur Mobilisation einreihen und als statische Art der Mobilisation bezeichnen. Verkürzte Muskeln verursachen eine Einschränkung im Bewegungsausmaß, das durch die Dehnung dieser Muskeln erweitert werden kann.
Ein chronisch verkürzter Muskel verursacht eine dauernde Überdehnung seines Antagonisten, dessen Gegenleistung dadurch erschwert wird.
Die Dehnung kann passiv, halb-passiv oder aktiv vor sich gehen, entweder mit Hilfe des Partners, des Gerätes, mit einer Kombination von beiden, oder nur mit Hilfe des eigenen Gewichts in einer günstigen Ausgangstellung.
Bei passiver Dehnung besteht eine Gefahr des Schmerzes, der reflektorisch zu einer Gegenspannung führt, d.h. zur Verkürzung des Muskels, den wir dehnen sollten. Falls mit Partner gedehnt wird, so muß dieser vorsichtig, langsam und mit Gefühl arbeiten.

5. Kräftigung

Die Kräftigung bedeutet ein Arbeitsgebiet, in dem in erster Linie ein Kräftezuwachs der Muskeln erreicht werden soll.
Unter „Kräftigung der Muskulatur" verstehen wir in unserer Grundgymnastik eine Muskelarbeit, die gegen die Schwerkraft oder gegen einen Widerstand geleistet wird. (Selbstverständlich wird eine Bewegung unter Abnahme der Schwerkraft auch durch die Arbeit der entsprechenden Muskeln ausgeführt, jedoch reden wir in diesem Fall nicht von einer Kräftigung.)
Auf die Gravitationsrichtung – die Senkrechte – ist daher zu achten, weil diese in bezug auf die Kräftigung der Muskulatur maßgebend ist. Die Wahl der Ausgangsstellung ist in diesem Zusammenhang wichtig.
Bei Übungen gegen Widerstand spielt die entscheidendste Rolle nicht die Senkrechte, sondern die Richtung des Widerstandes. Dieser muß allerdings angemessen sein.
Mit wenig Ausnahmen sind die Kräftigungsübungen langsam auszuführen, seien sie isometrischer oder isotonischer Kräftigungsart.
Das langsame Tempo bezieht sich nicht nur auf die isotonisch-konzentrische Phase der Übung, sondern genauso auf die isotonisch-exzentrische Phase, welche ein langsames, kontrolliertes Lösen der Muskulatur gegen die Schwerkraft oder gegen den Widerstand bedeuten soll.

6. Schwung

Schwünge werden fleißig geübt, weil sie:
1. alle Muskelgruppen in fein abgestimmter Koordination betätigen
2. die Verkrampfungen positiv beeinflussen indem sie lockernd wirken
3. das Bewegungsausmaß in den Gelenken erweitern.

Das Schwingen hat verschiedene Formen:
Pendelschwung, Kreisschwung, Achterschwung usw.,
und verschiedene Richtungen:
vorwärts, rückwärts, seitwärts, vor dem Körper oder neben dem Körper.

7. Lockerung

Aus Erfahrung wissen wir, daß es viel schwieriger ist, jemandem eine Lockerung der Muskulatur beizubringen als eine Muskelspannung. Außerdem ist es bekannt, daß nur eine lockerungsfähige Muskulatur eine maximale Kontraktion und Dehnung ausführen kann. Eine andere Schwierigkeit besteht darin, daß nur derjenige, der selbst Lockerungsübungen einwandfrei beherrscht, jemandem das Lockern der Muskulatur beibringen kann.
Meistens erreichen wir eine Lockerung mit oft geübter bewußter Muskellockerung in einer Ruhelage (Psychophysische Entspannung), mit „Fallen" der Extremität, mit Pendel-Schwung-Bewegungen oder mit Schüttelübungen.

8. Partnerübungen

Partnerübungen beleben die Gymnastik, sind beliebt, führen zu einer größeren Leistung und lenken von Beschwerden ab. Außerdem können sie manchmal fehlende Geräte ersetzen.
Wir beachten, daß immer möglichst gleich große und schwere Partner zusammen üben. Kombination von zwei ungeschickten Partnern ist zu vermeiden.
Viele Themen kann man interessanter und manche besser mit Partnerübungen gestalten.
Im allgemeinen könnte man sagen, daß mit den Partnerübungen mehr an Mobilisation, Dehnung und Kräftigung erreicht wird.
Die Partnerübungen können wir nach der Funktion des Partners teilen:

1. Partnerübungen, bei denen beide Partner mit ca. gleichgroßem Einsatz arbeiten,
2. Partnerübungen, mit Widerstand, wenn abwechselnd einer dem anderen angemessenen Widerstand leistet,
3. Partnerübungen, bei denen ein Partner die Aufgabe der Erleichterung, Erschwerung, oder Korrektur übernimmt.

Im Gegensatz zum ersten Teil des Buches, sind im zweiten Teil die Partnerübungen vielfach in die Übungsabschnitte integriert. Auf die Angabe der Seitenzahl im Inhaltsverzeichnis wird daher verzichtet.

9. Rhythmisches Üben – Üben mit Musik

Jeder Bewegungsablauf kann im Bezug auf Tempo und Rhythmus variiert werden. Dadurch bekommen auch einfache Übungen einen neuen und abwechslungsreichen Charakter: der Patient wird neu engagiert und bekommt Freude an der Bewegung. Unerfahrene Therapeuten machen den Fehler, Musik im Sinne einer „background music" anzuwenden. Damit wird aber der Patient eher gestört als angeregt und kann sich nicht mehr auf die Bewegung konzentrieren.

Soll aber die Musik die gewünschte stimulierende Wirkung erreichen, muß sie im Charakter, Tempo und Rhythmus den Übungen entsprechen, darüber hinaus auch dem Zustand und dem Typus des Patienten.

Eine Behandlung unter Zuhilfenahme von Musik verlangt daher eine längere und anspruchsvollere Vorbereitung. Der Therapeut muß musikalisch sein und eigene Erfahrung auf diesem Gebiet haben. Es empfiehlt sich, mit Tonband zu arbeiten, da die Musik jederzeit gestoppt und ohne langes Suchen wiederholt werden kann. Auch während des Übens mit Musik muß korrigiert werden, ungenaue Ausführungen der Bewegungen dürfen der Musik wegen nicht toleriert werden.

Zusammenfassend sei gesagt: ein Therapeut, der diesen Forderungen nicht entsprechen kann, soll lieber ohne Musik arbeiten; wer sich aber die erforderliche Mühe nimmt, wird viel Freude an der Arbeit mit dem Patienten erleben.

1. Teil · Übungen ohne Gerät

Mobilisation der Wirbelsäule

Grundbewegungen:

in der Halswirbelsäule:
Flexion, Extension, Lateroflexion, Rotation

in der Brustwirbelsäule:
Flexion, Extension, Lateroflexion, Rotation

in der Lendenwirbelsäule:
Flexion, Extension, Lateroflexion (keine Rotation).

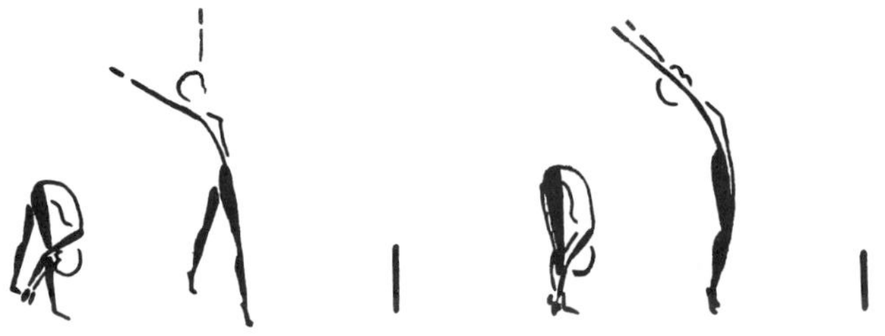

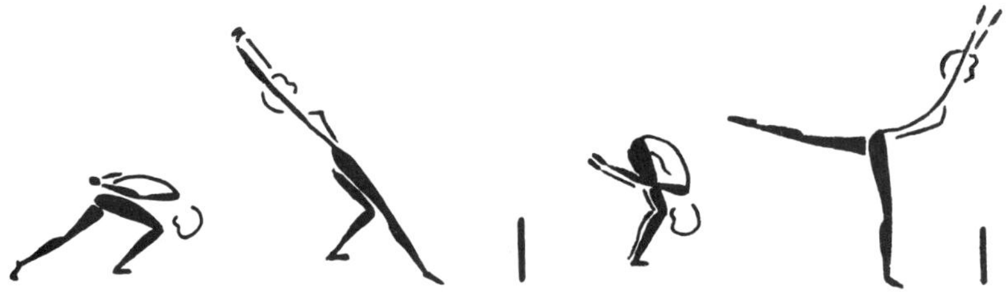

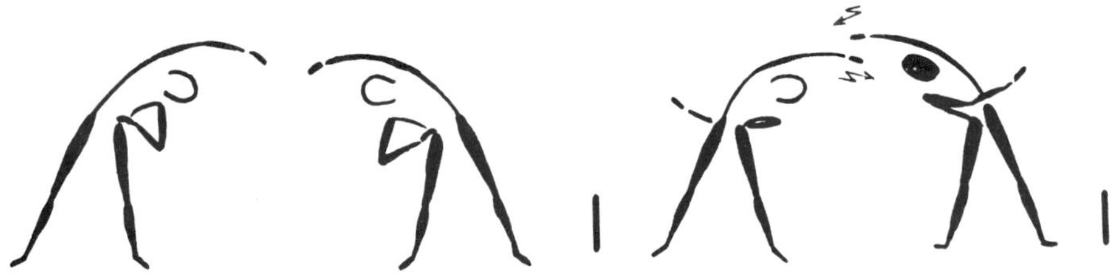

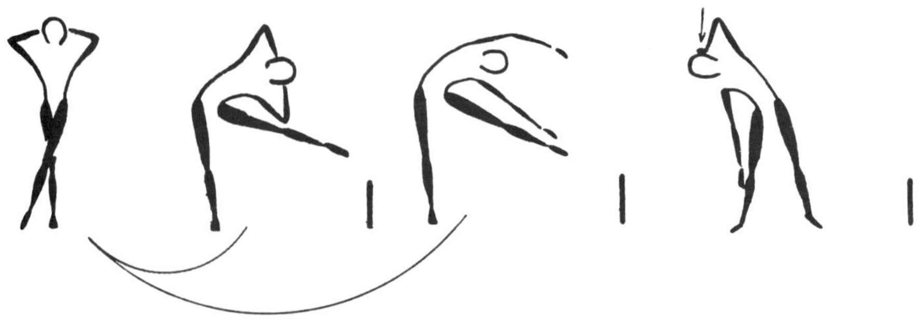

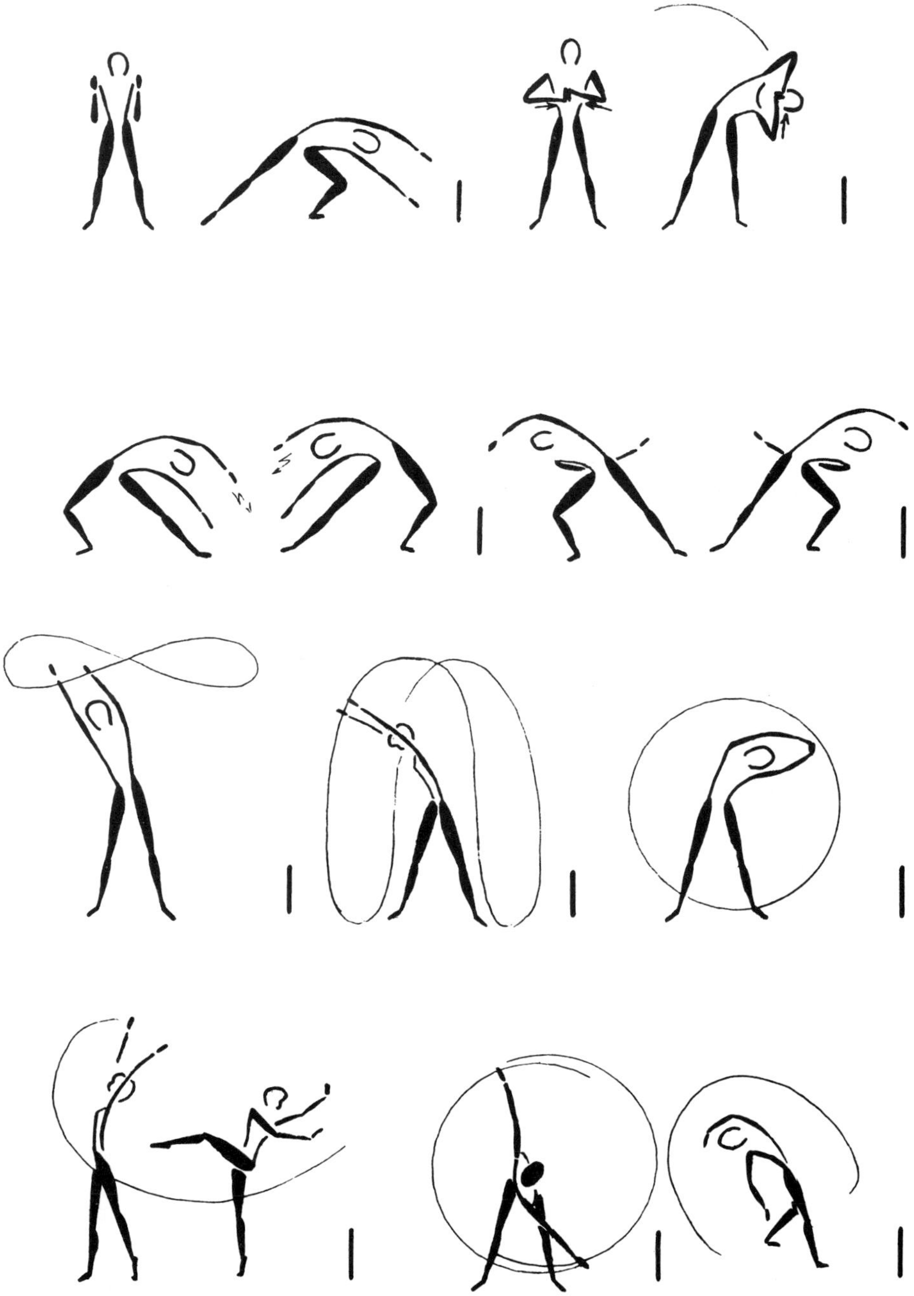

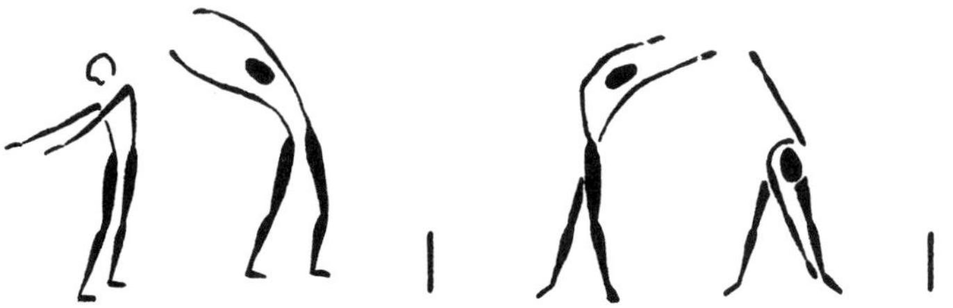

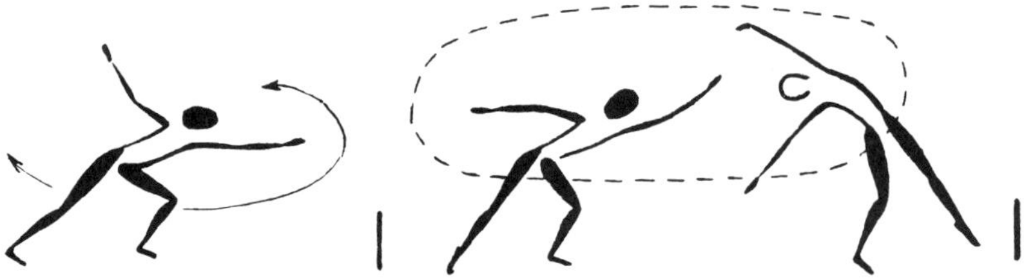

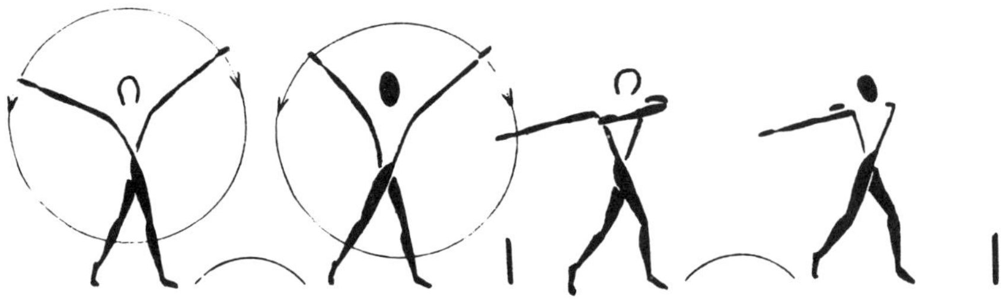

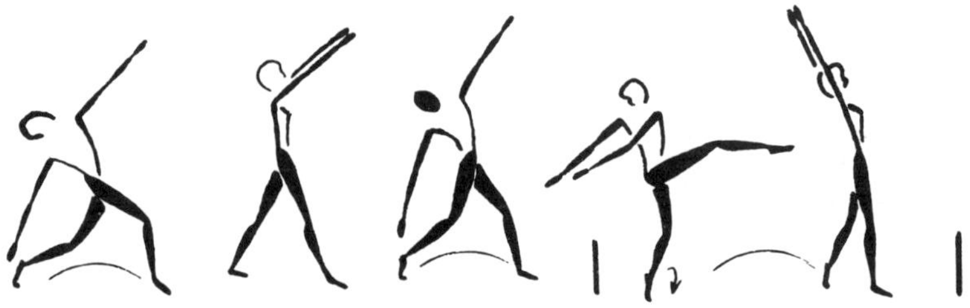

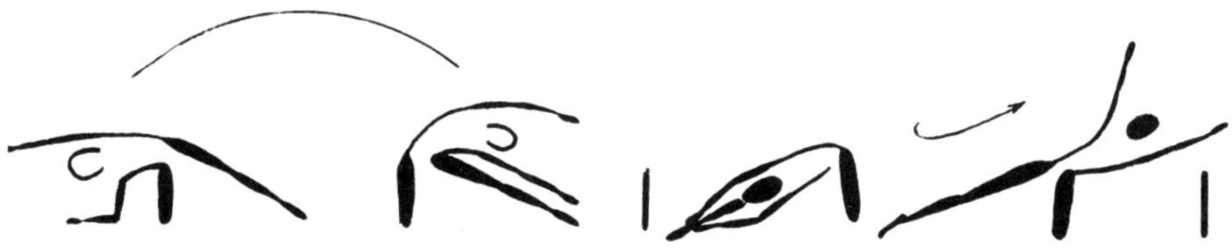

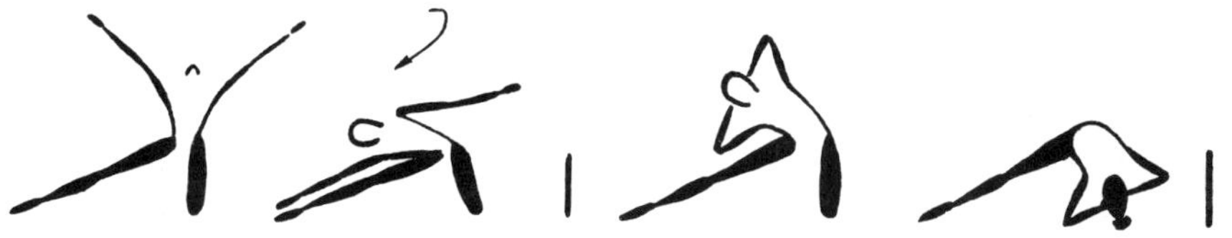

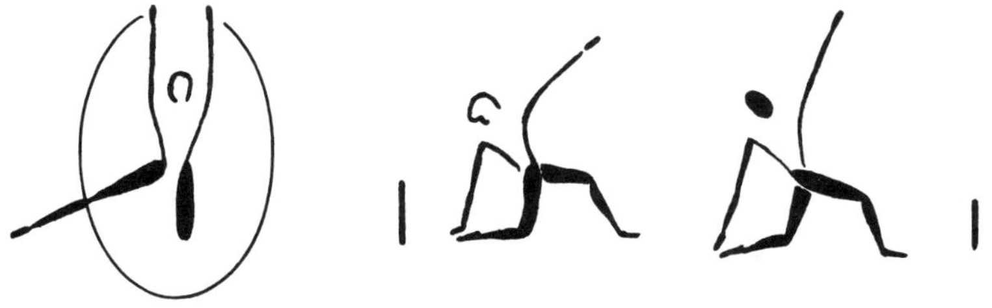

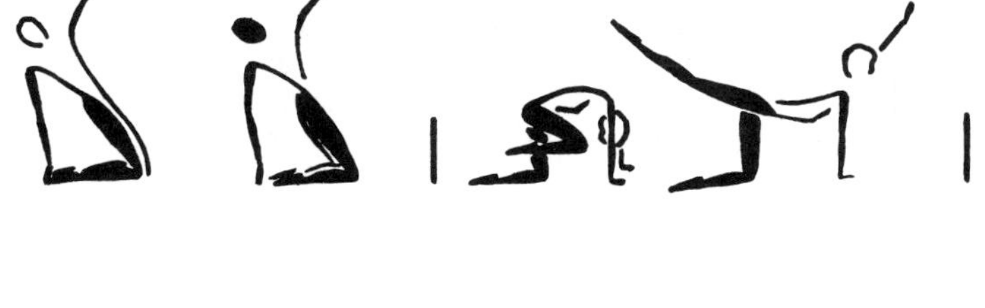

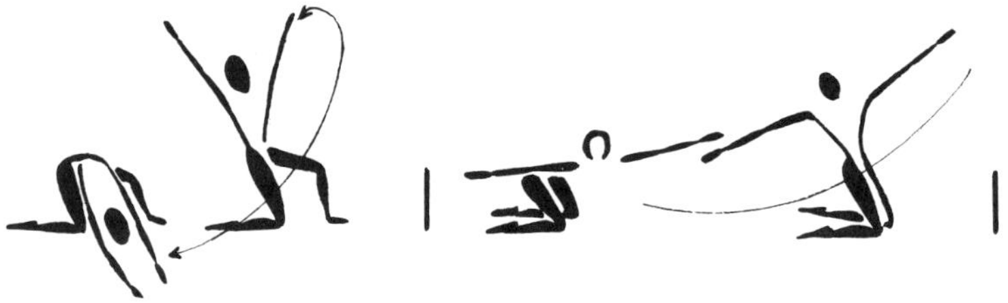

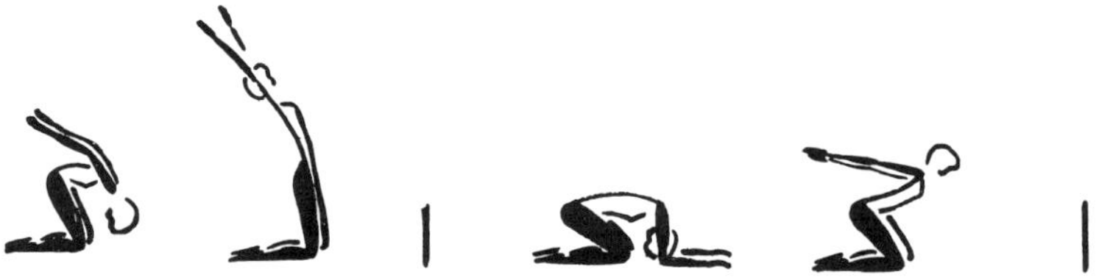

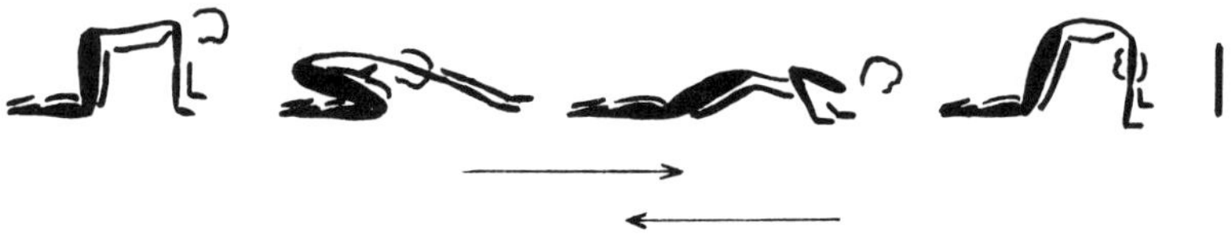

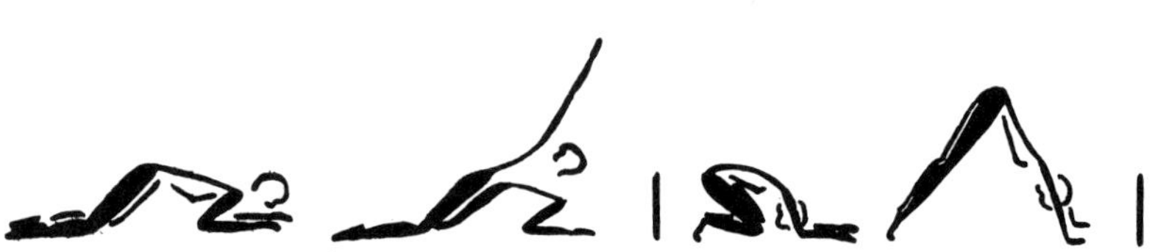

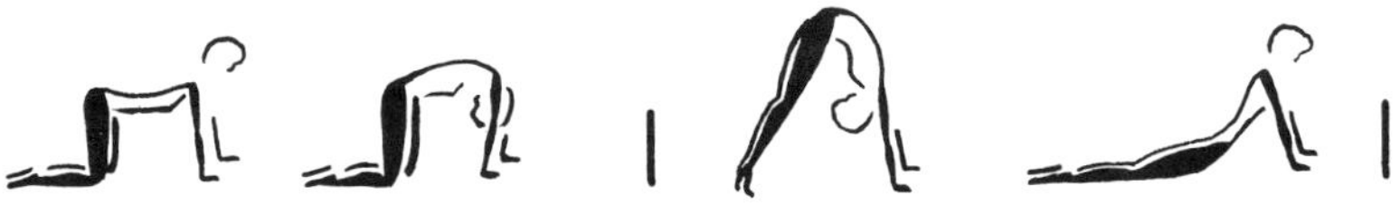

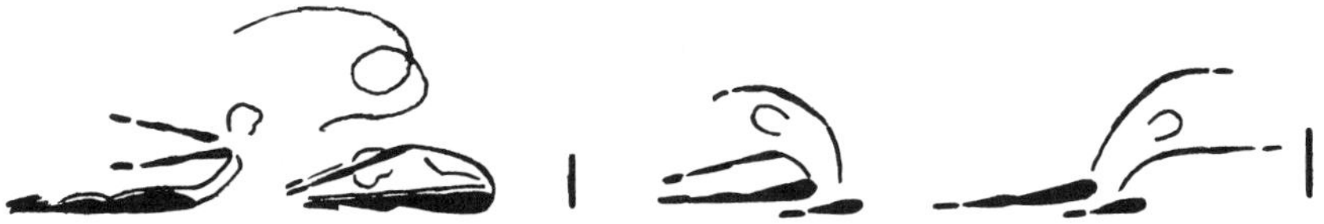

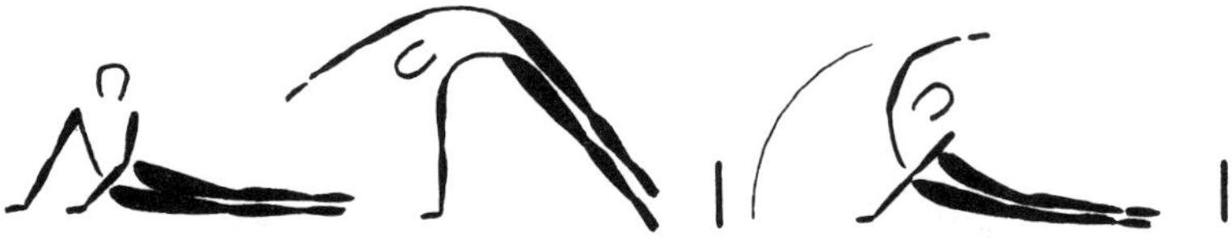

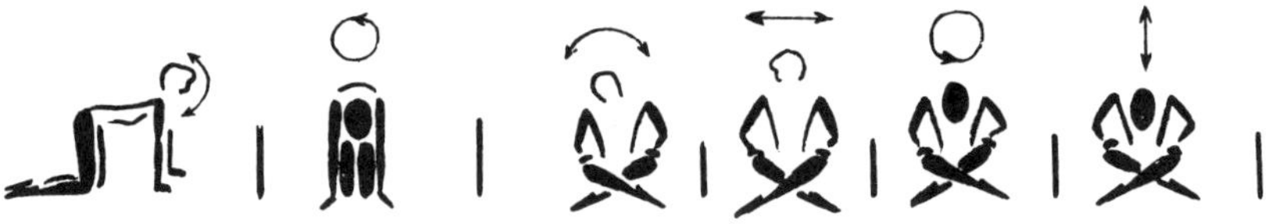

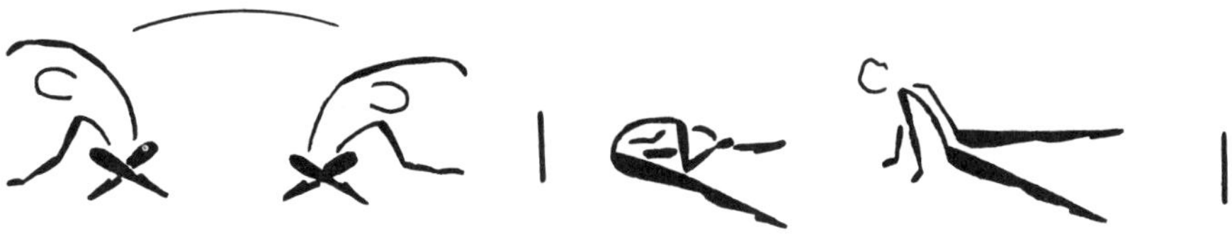

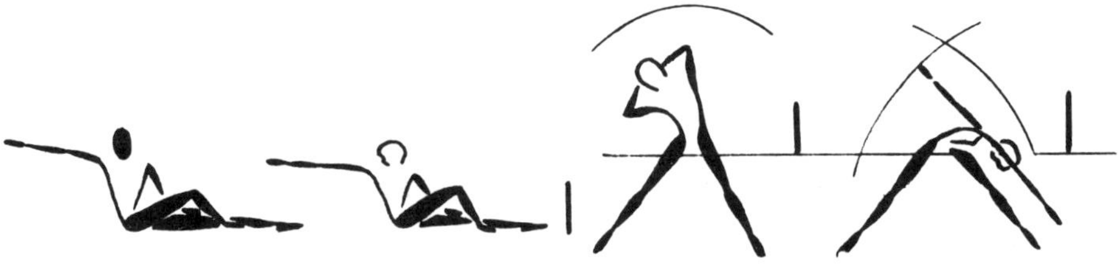

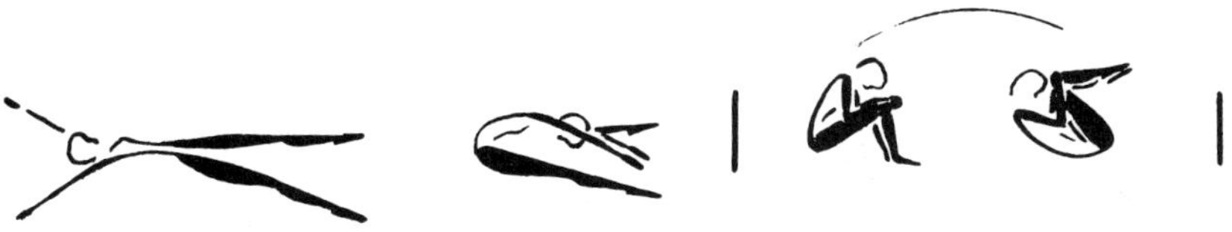

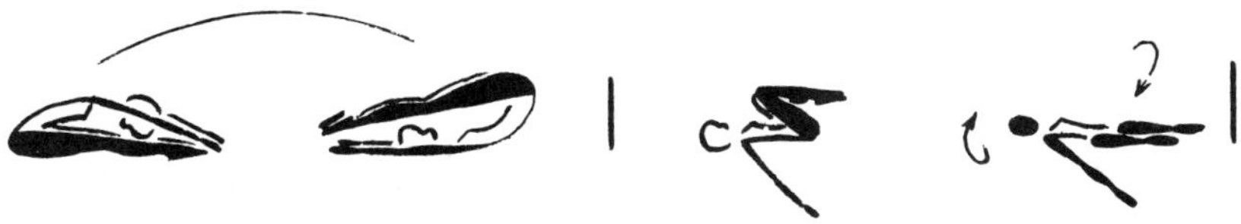

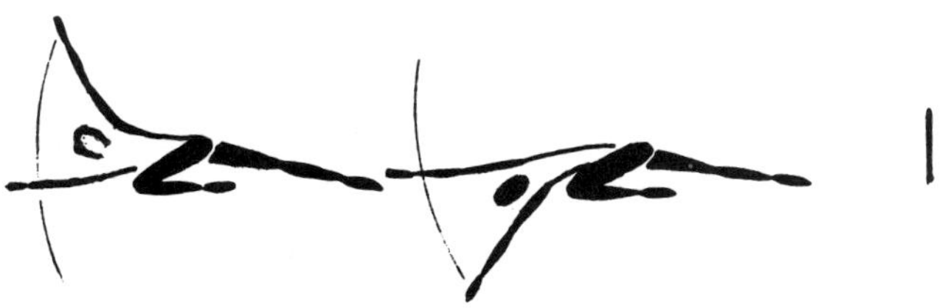

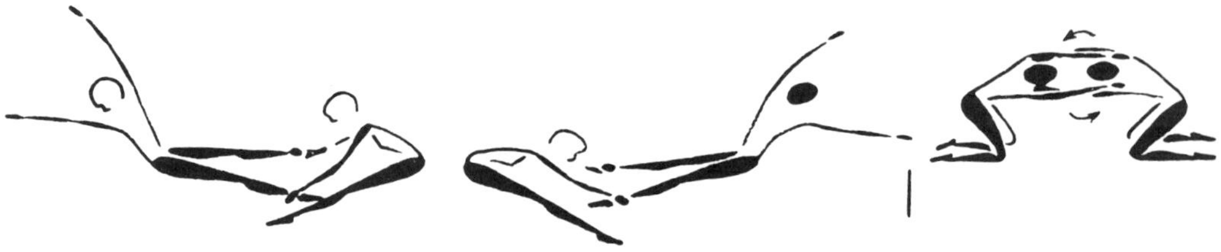

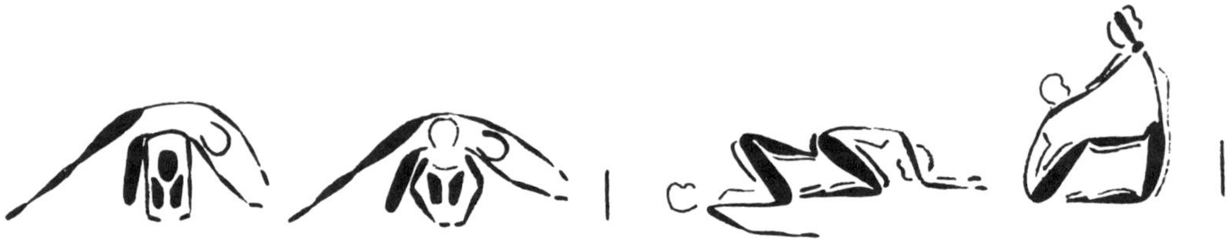

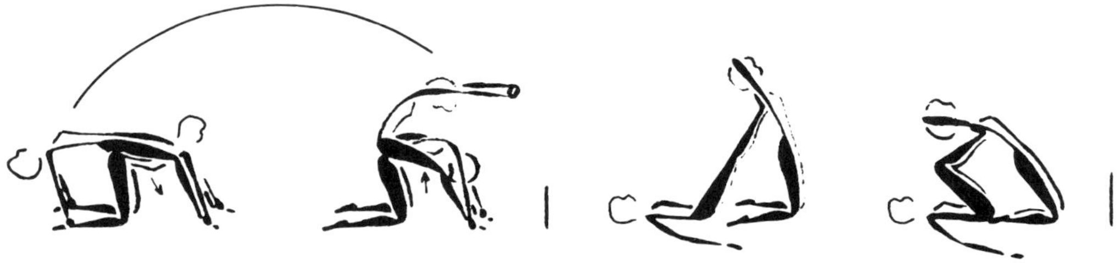

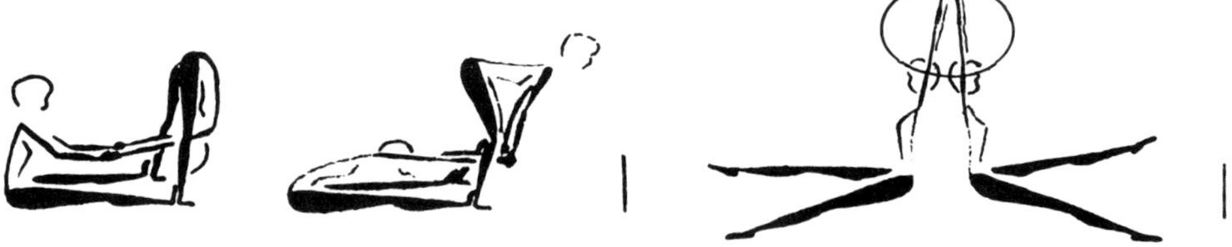

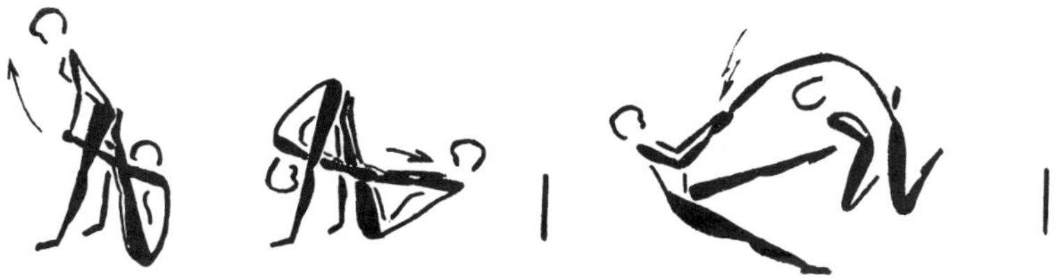

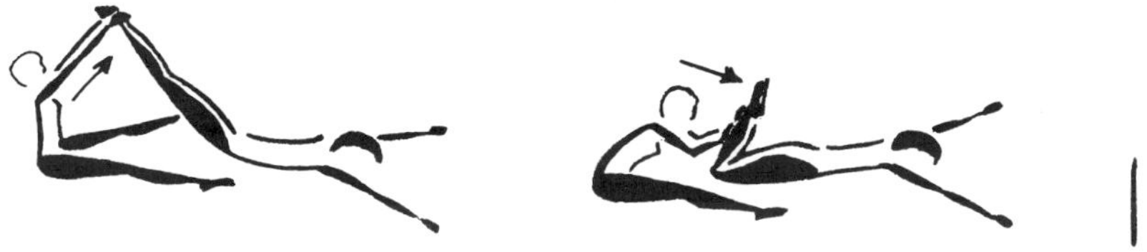

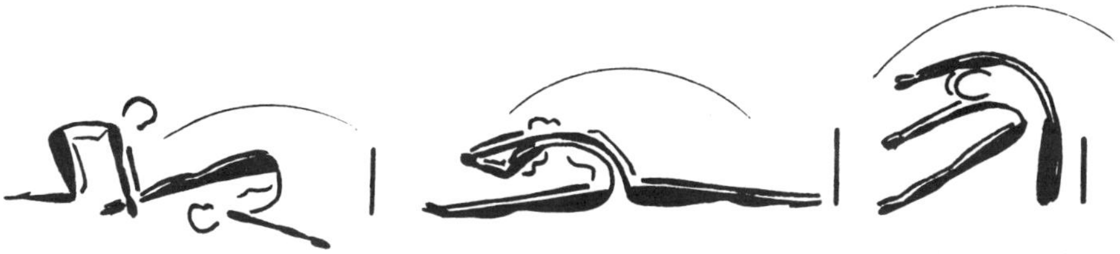

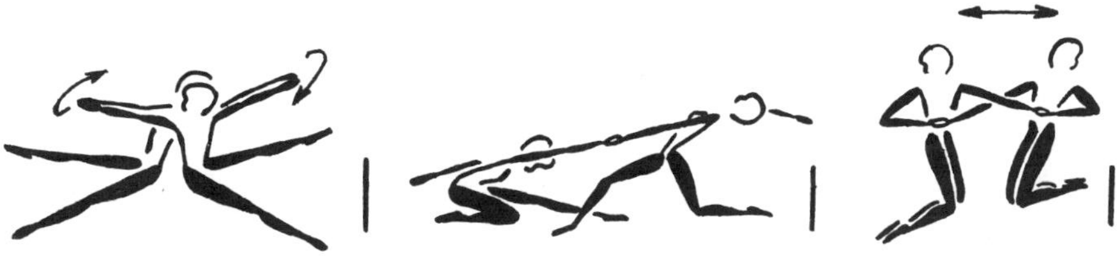

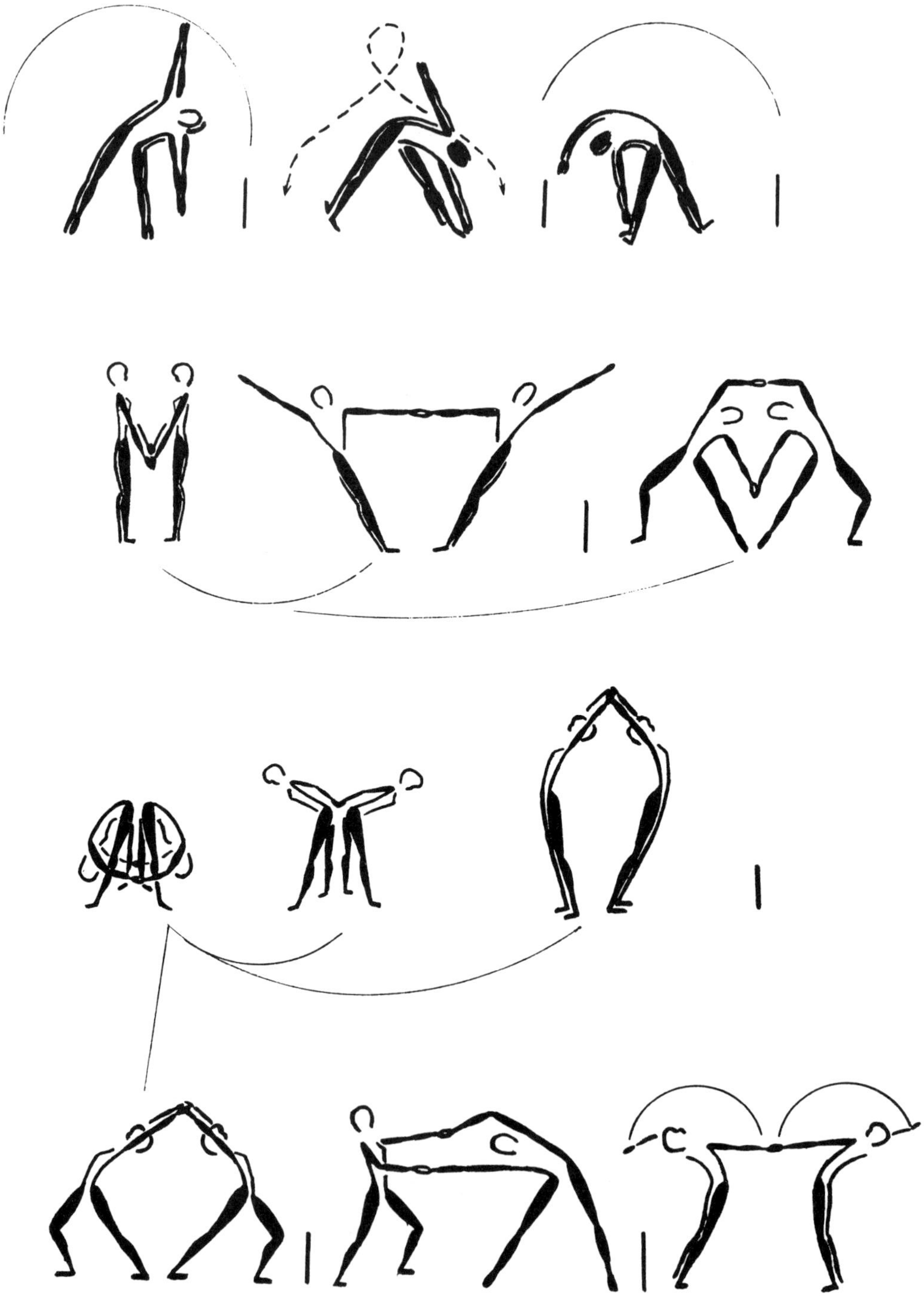

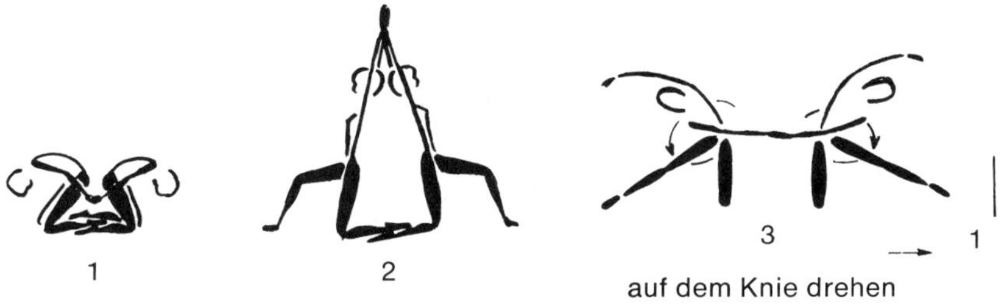
1
2
3 → 1
auf dem Knie drehen

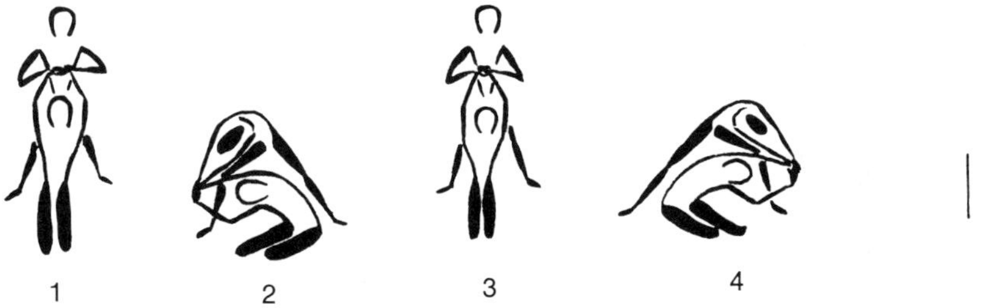
1
2
3
4

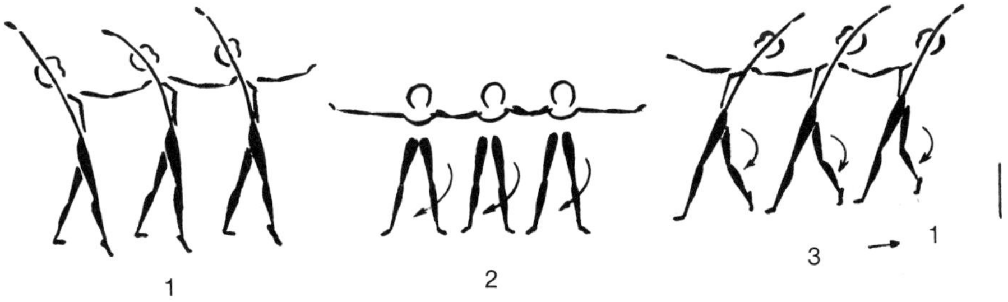
1
2
3 → 1

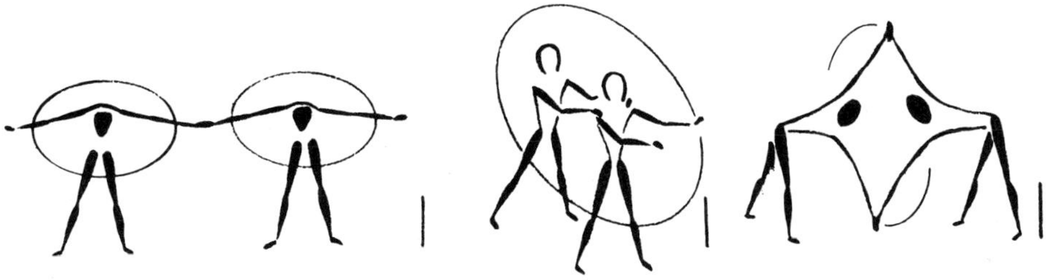

Mobilisation des Schultergelenkes und des Schulterblattes

Grundbewegung:

Schultergelenk:
Elevation, Retroversion, Abduktion, Adduktion, Außenrotation, Innenrotation, horizontale Adduktion, horizontale Abduktion

Schulterblatt:
Elevation, Depression, Adduktion, Abduktion

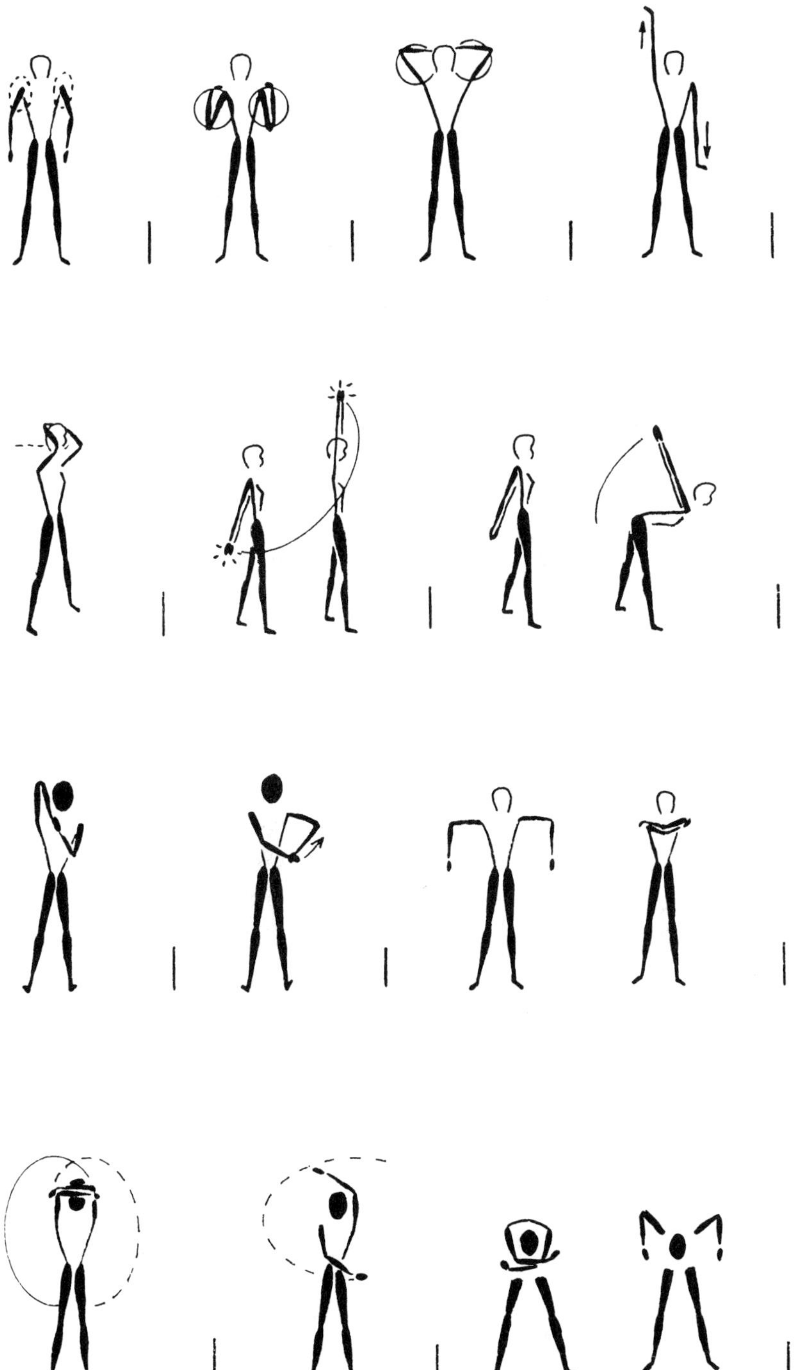

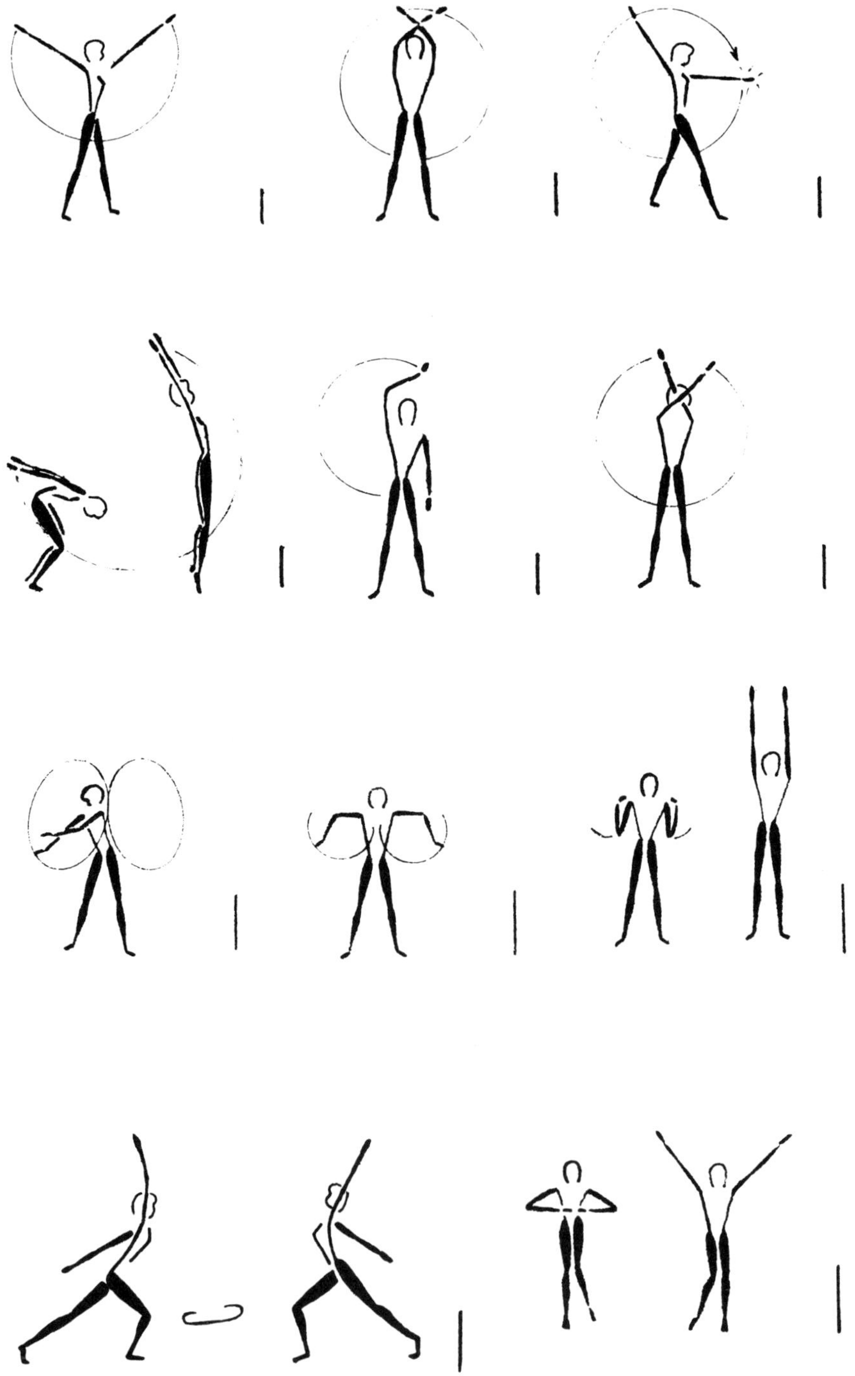

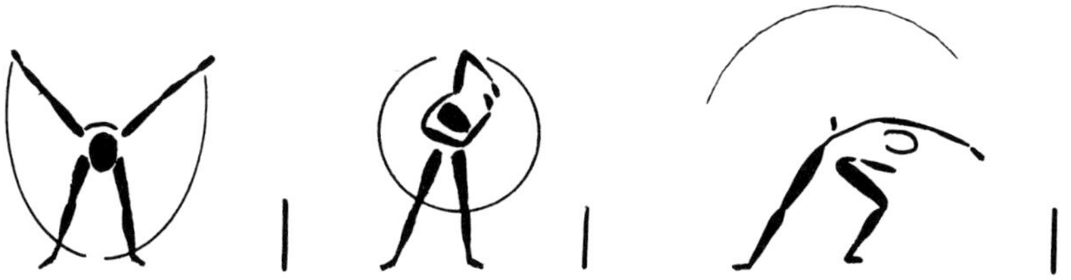

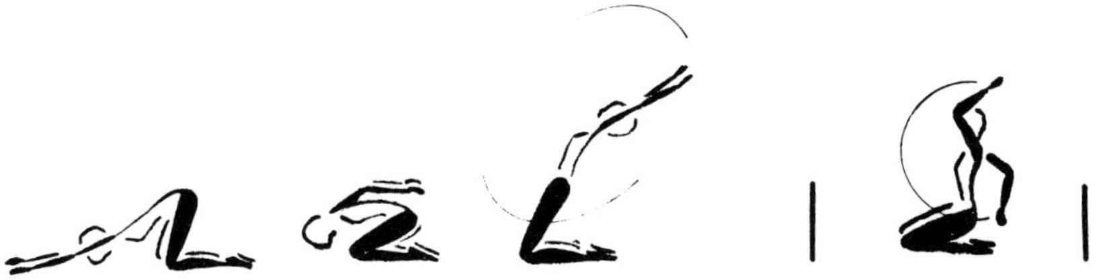

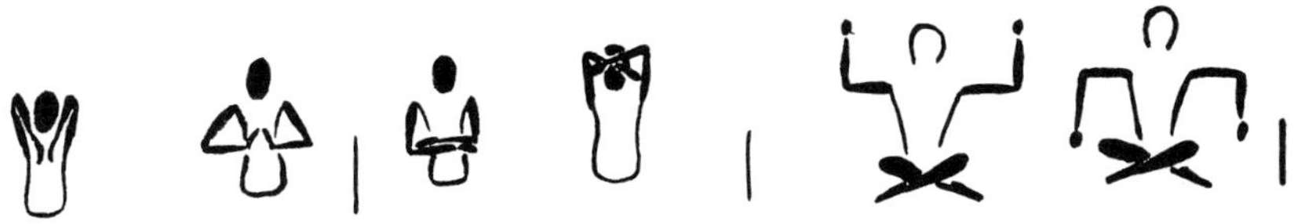

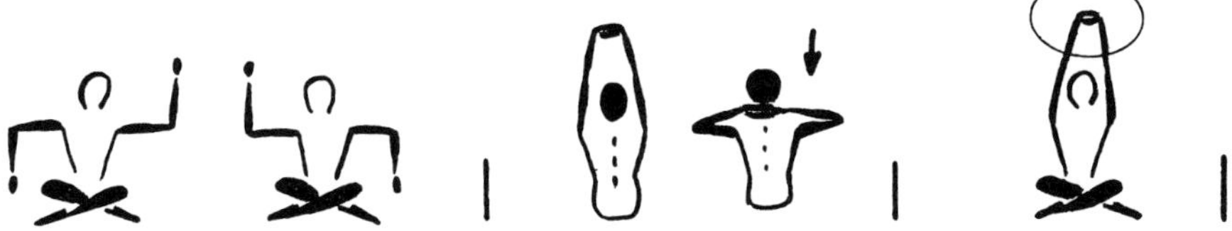

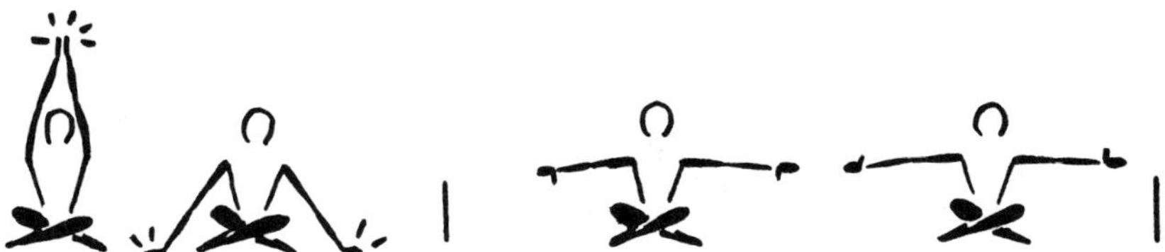

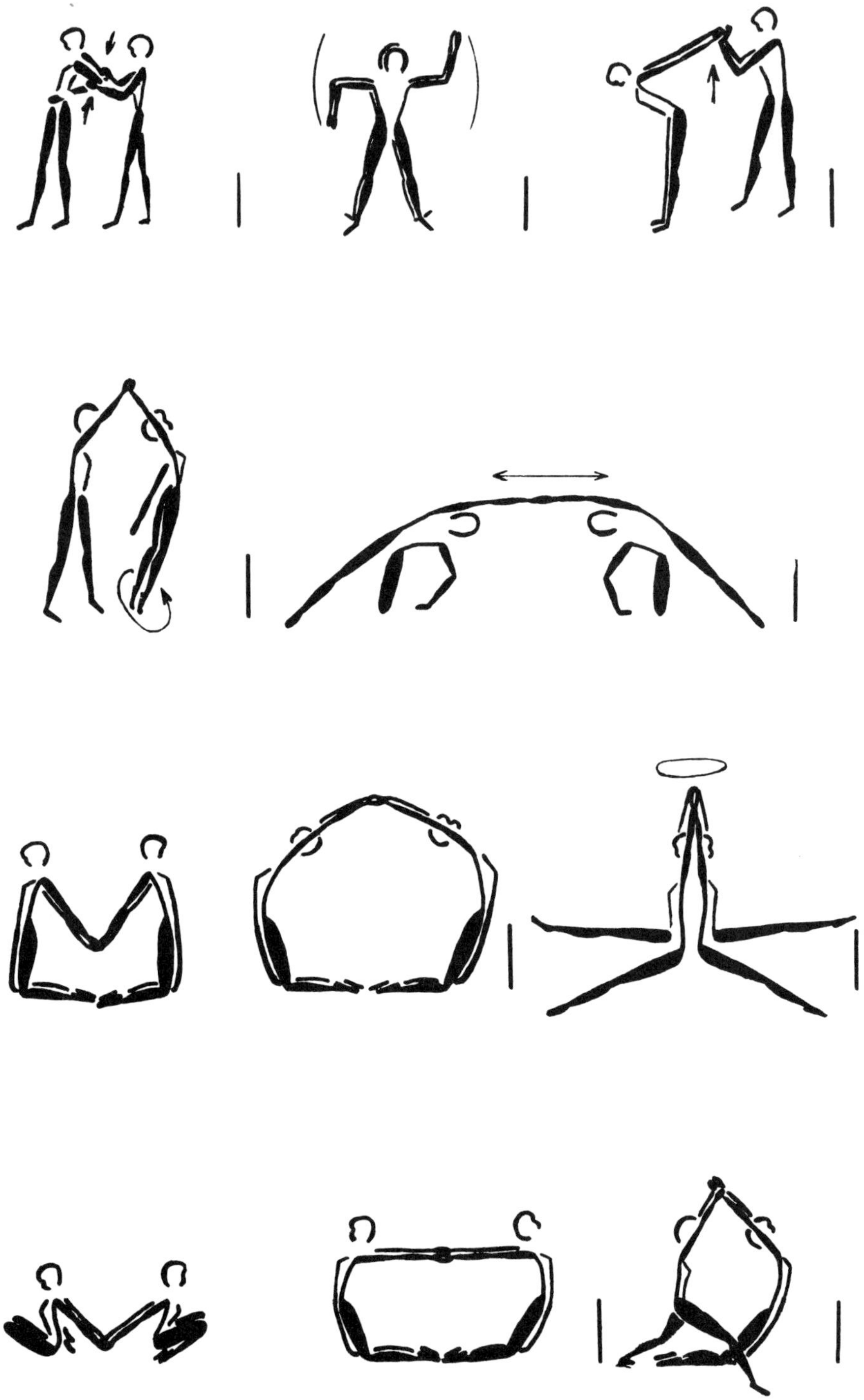

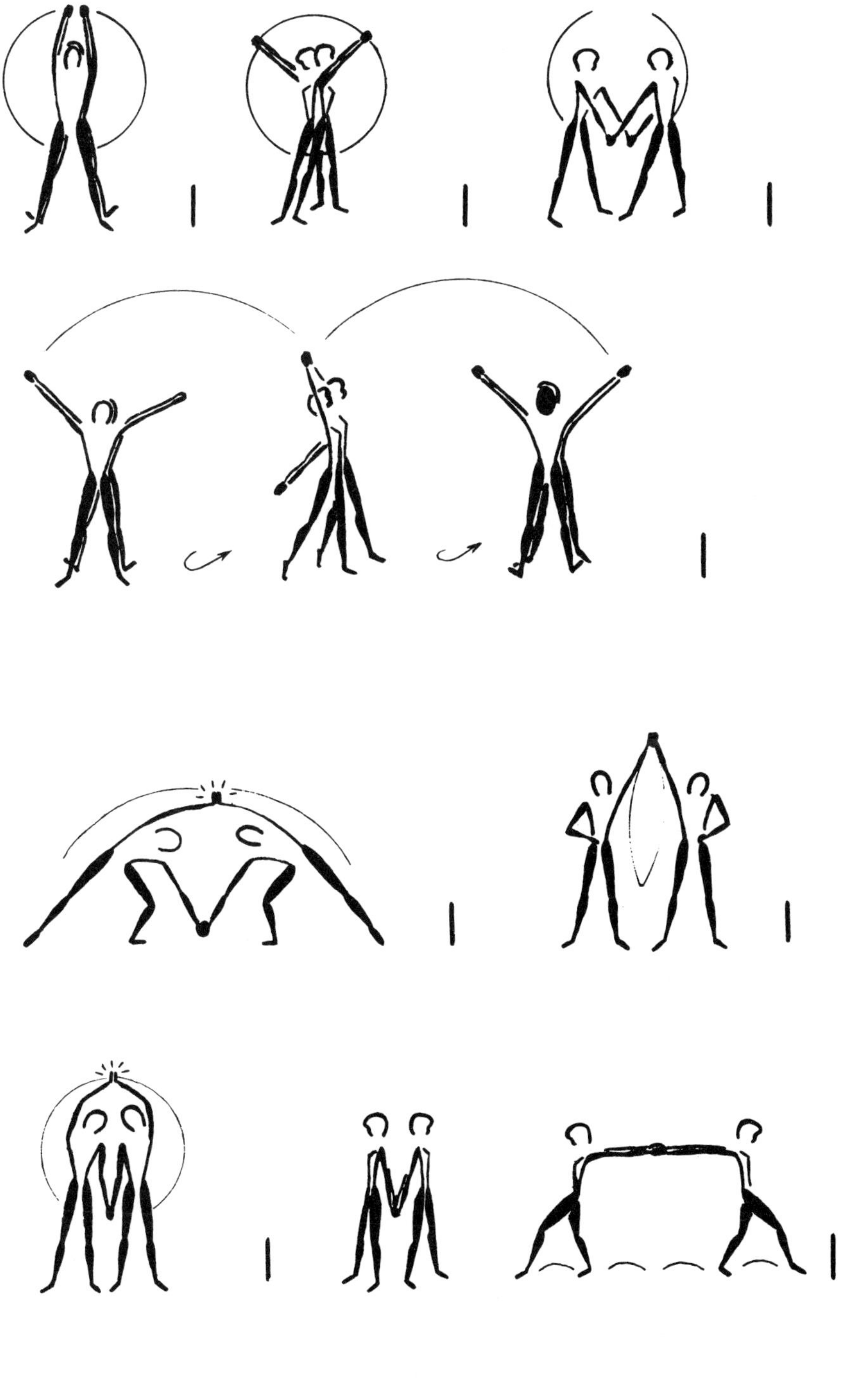

Kräftigung der Schultergürtelmuskulatur

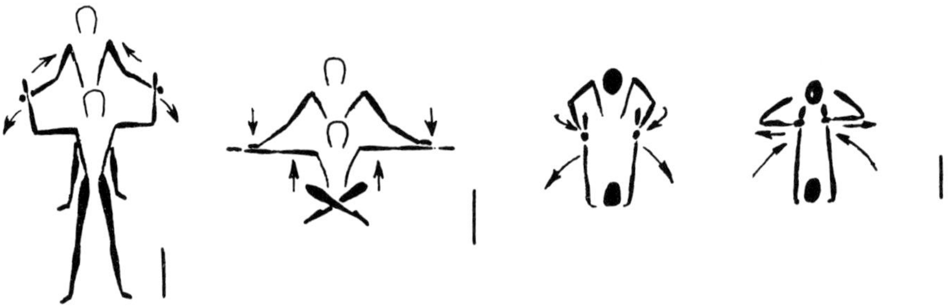

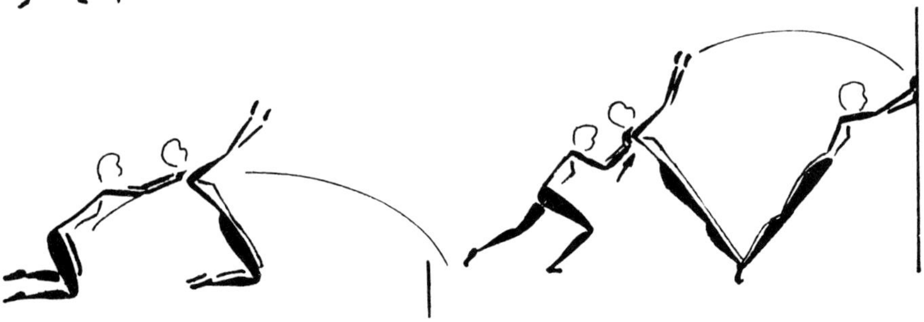

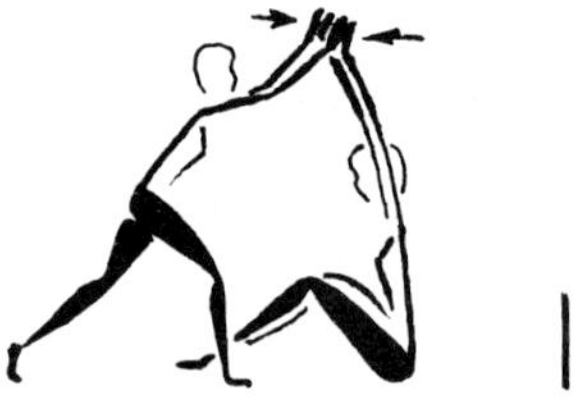

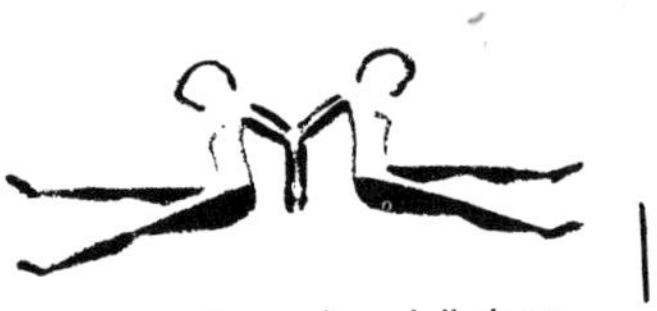

gegeneinander drücken

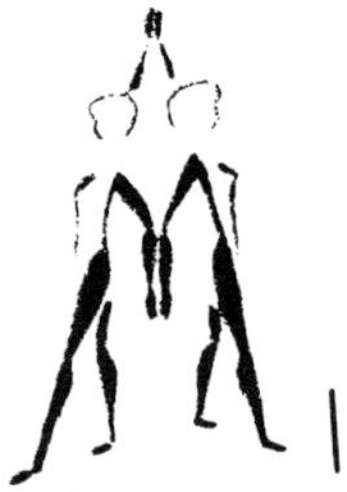

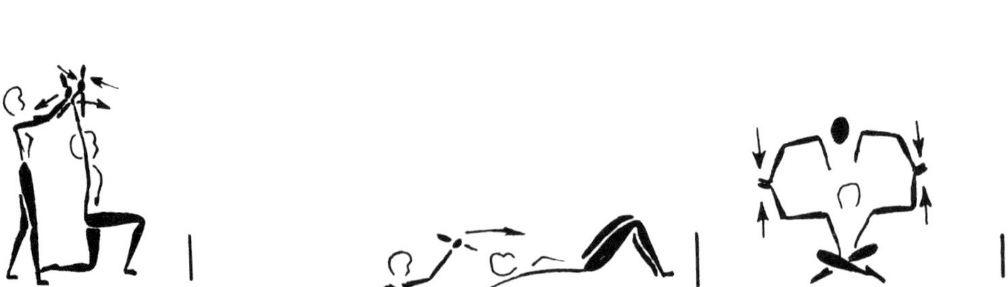

Kräftigung der Schultergürtelmuskulatur und der Ellbogenstrecker

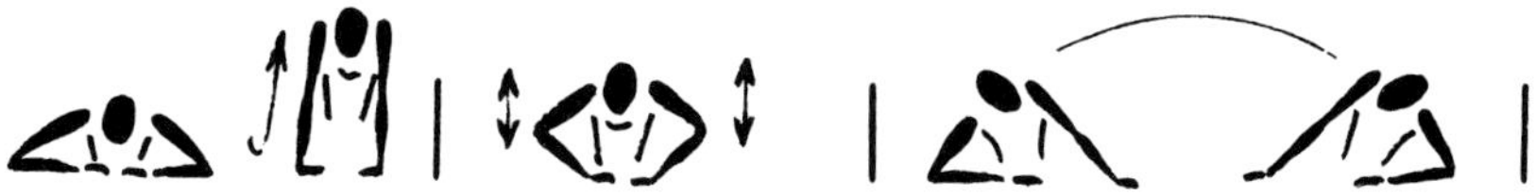

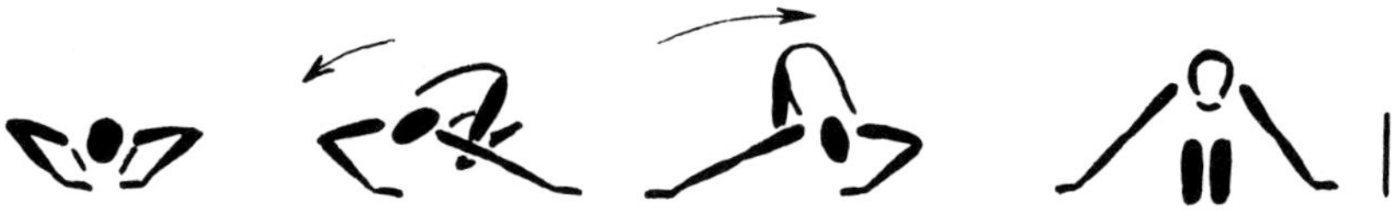

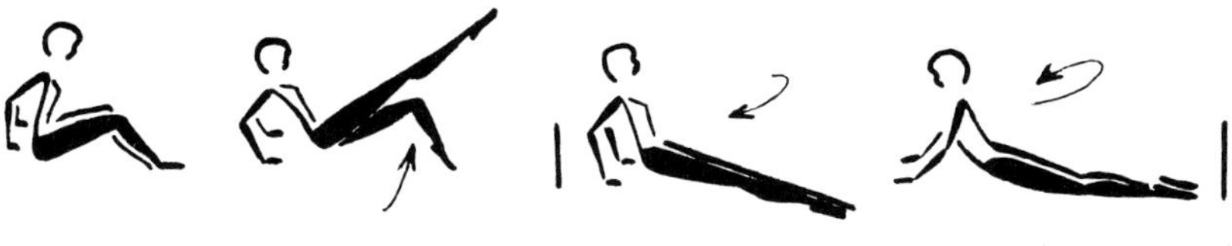

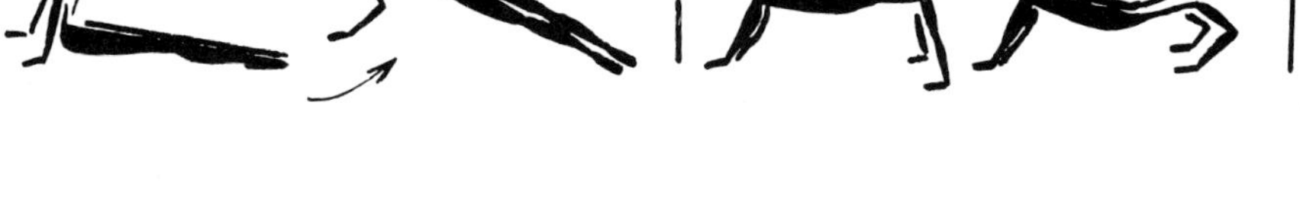

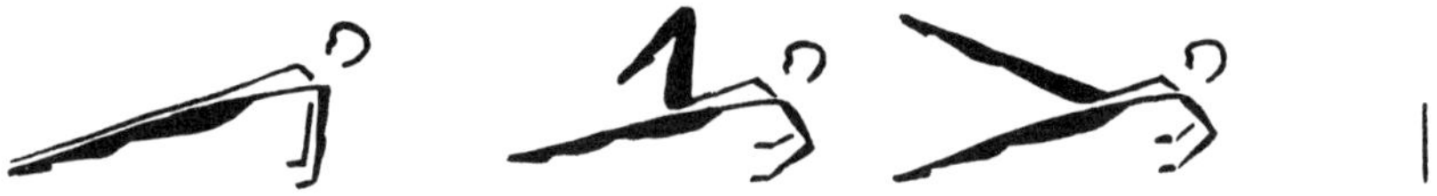

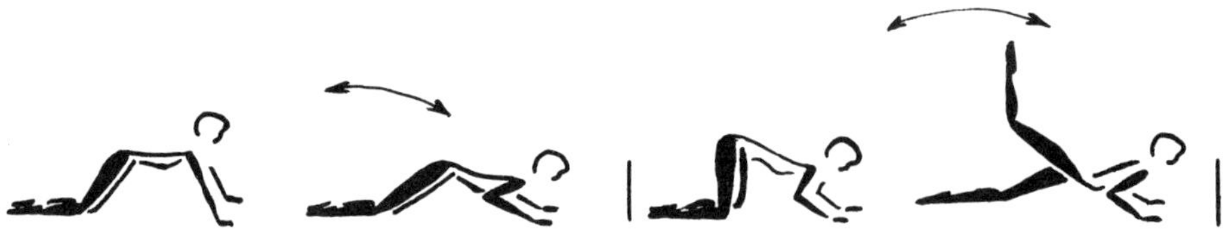

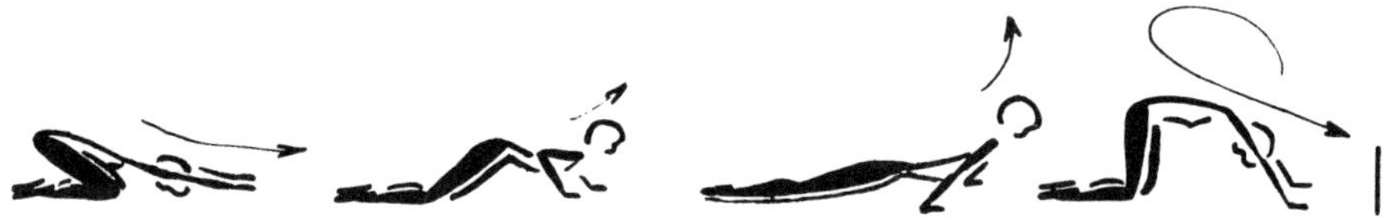

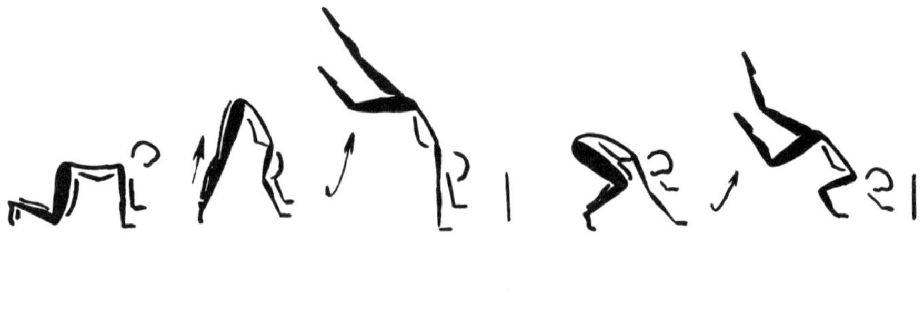

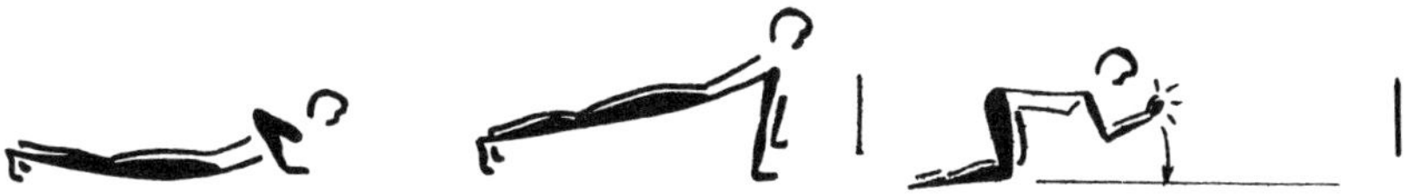

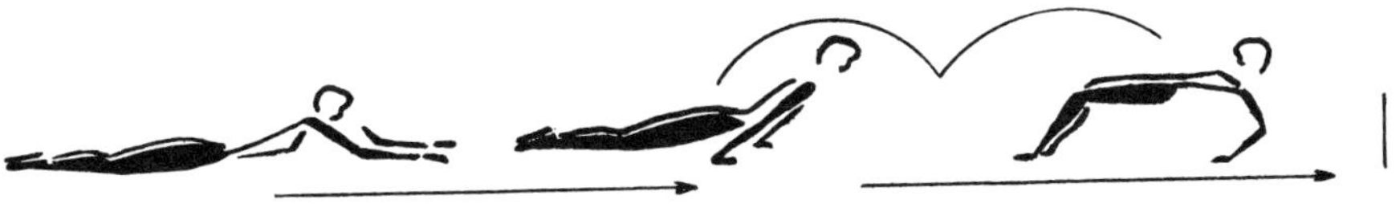

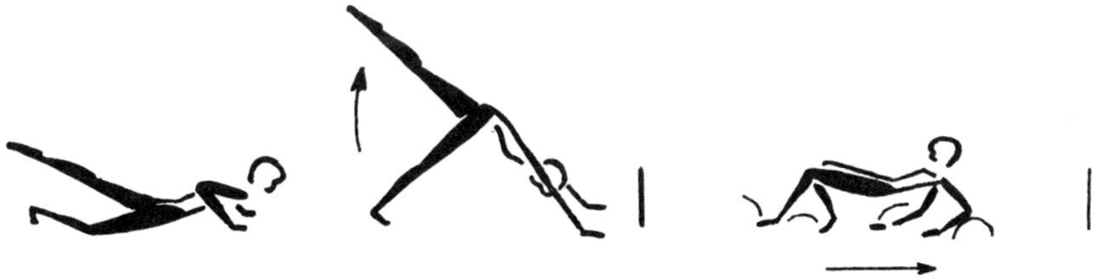

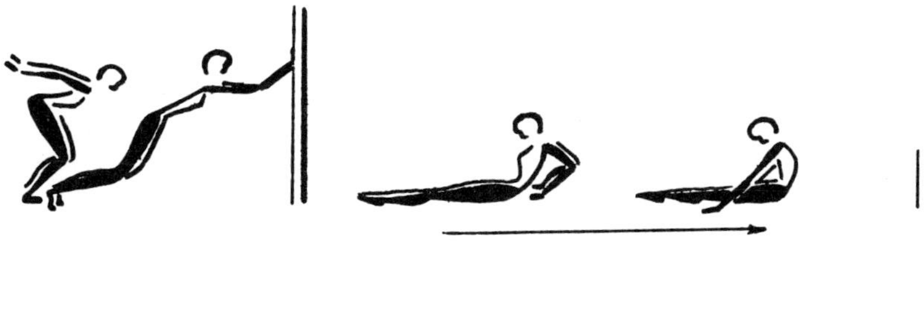

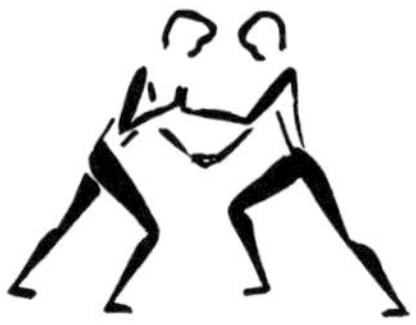

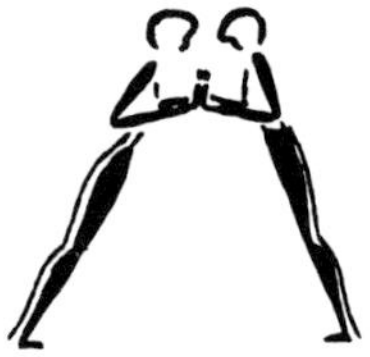

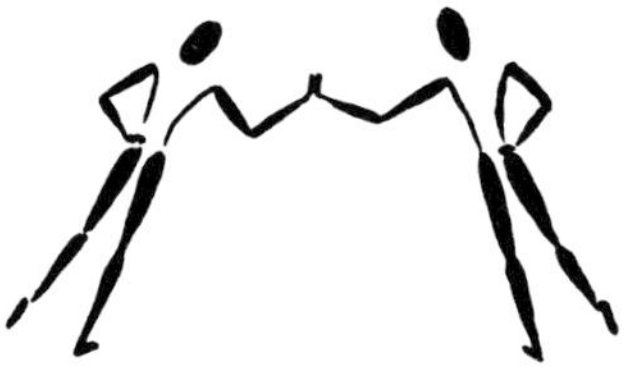

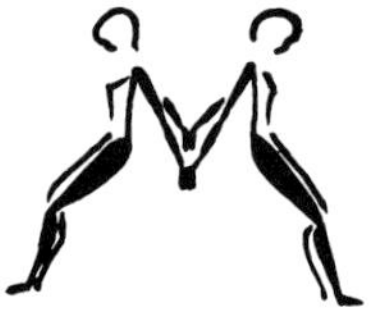

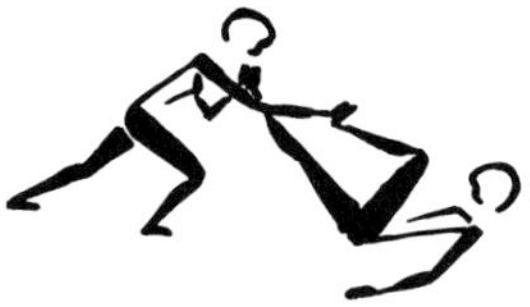

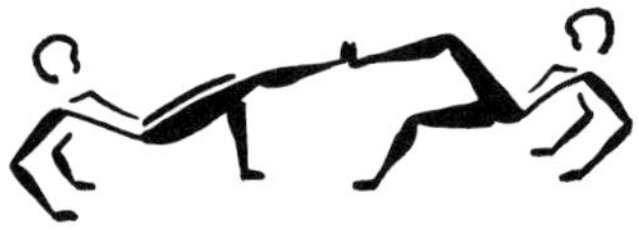

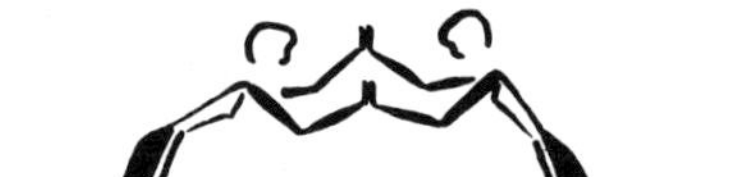

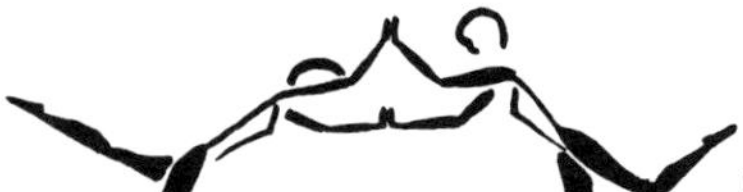

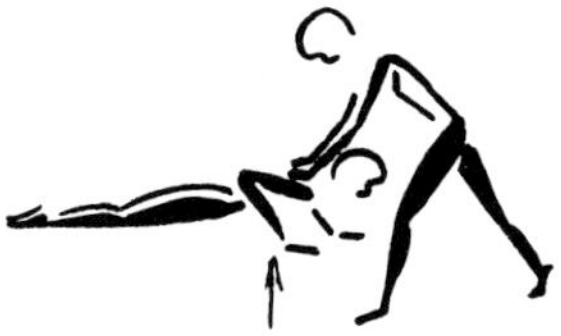

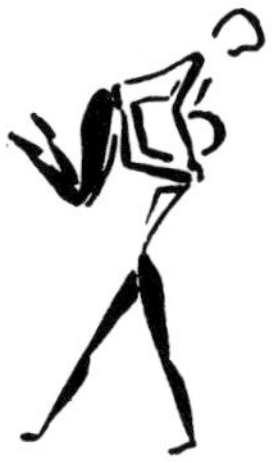

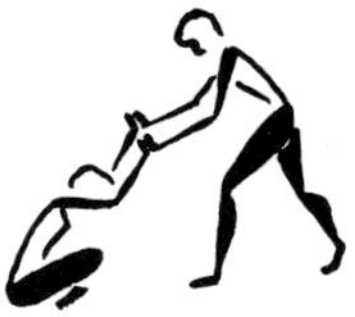

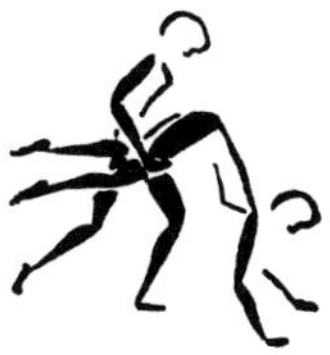

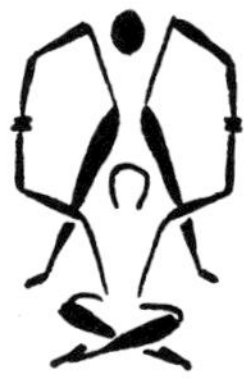

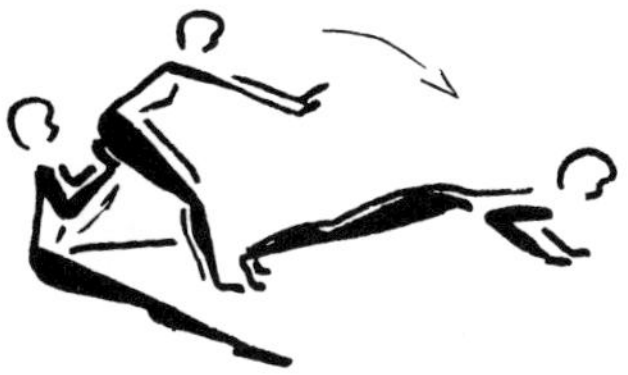

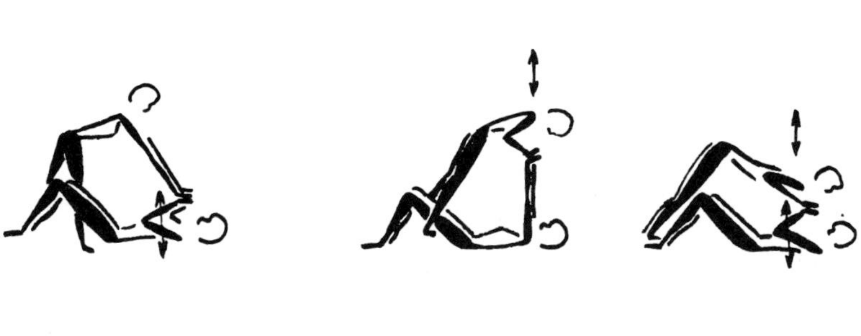

Kräftigung der Ellbogenbeuger – Partnerübungen

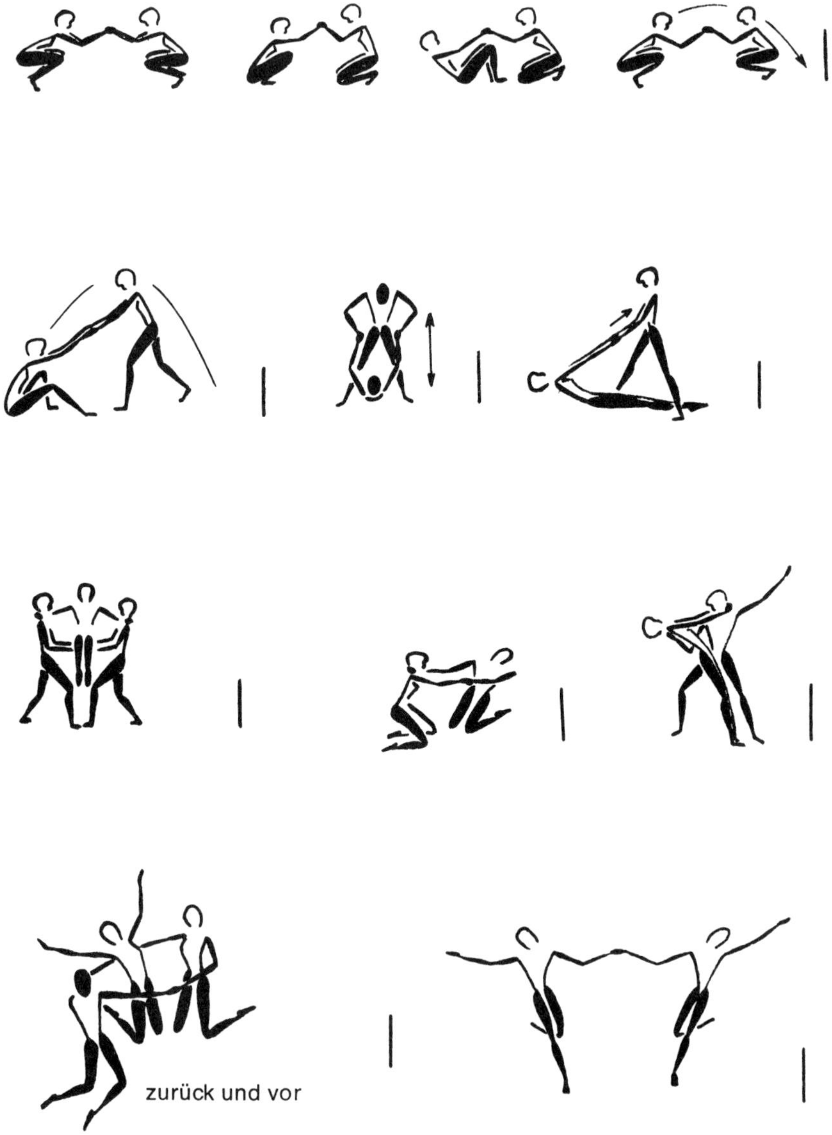

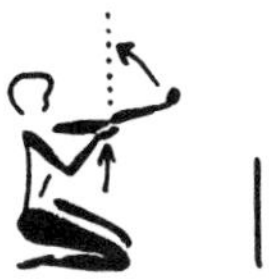

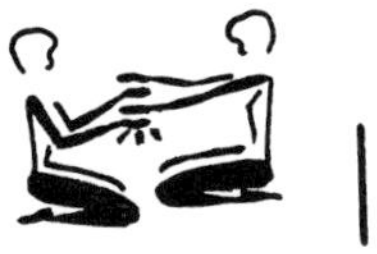

von unten
kräftig klatschen

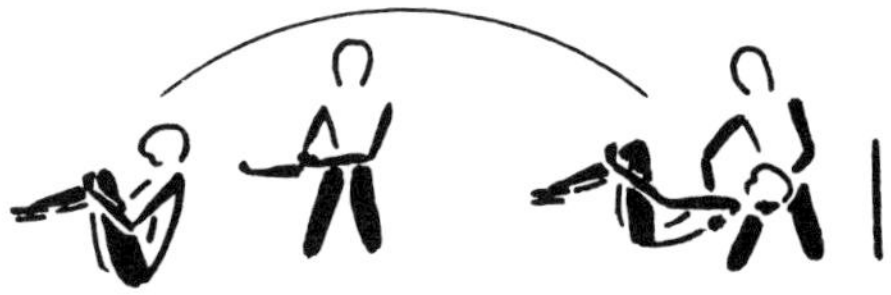

Partner
schaukeln

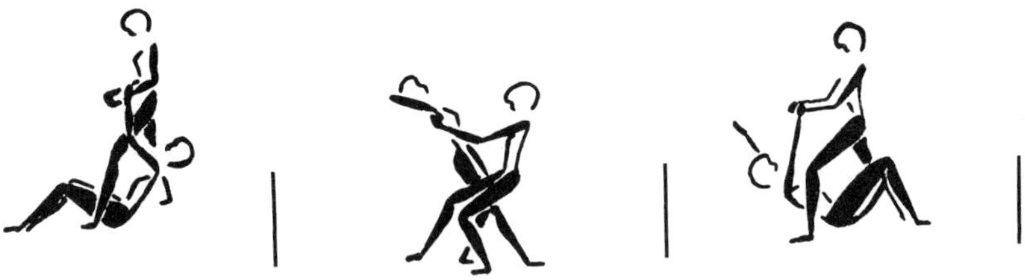

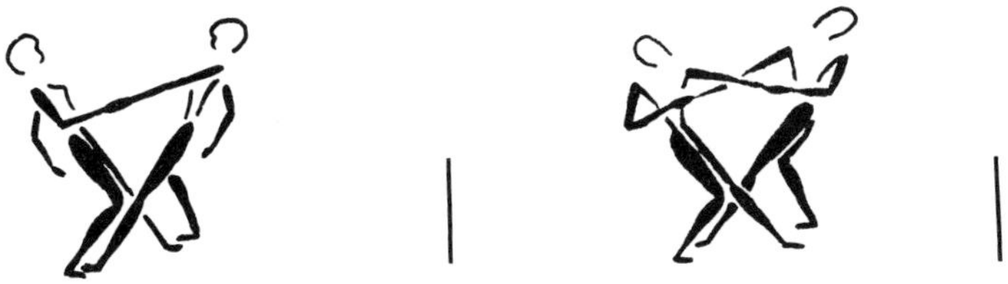

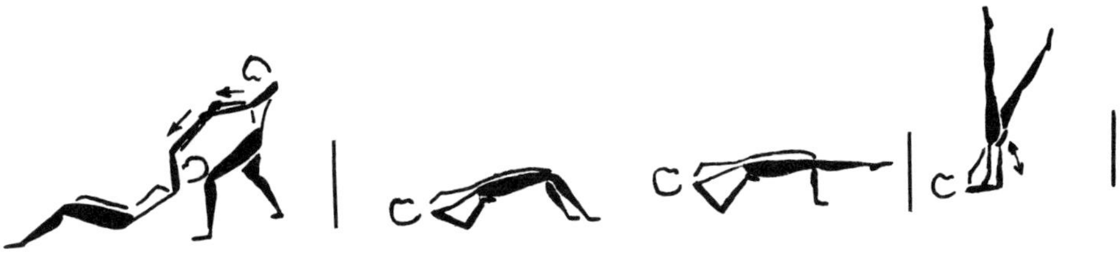

Dehnung der vorderen Brustmuskulatur

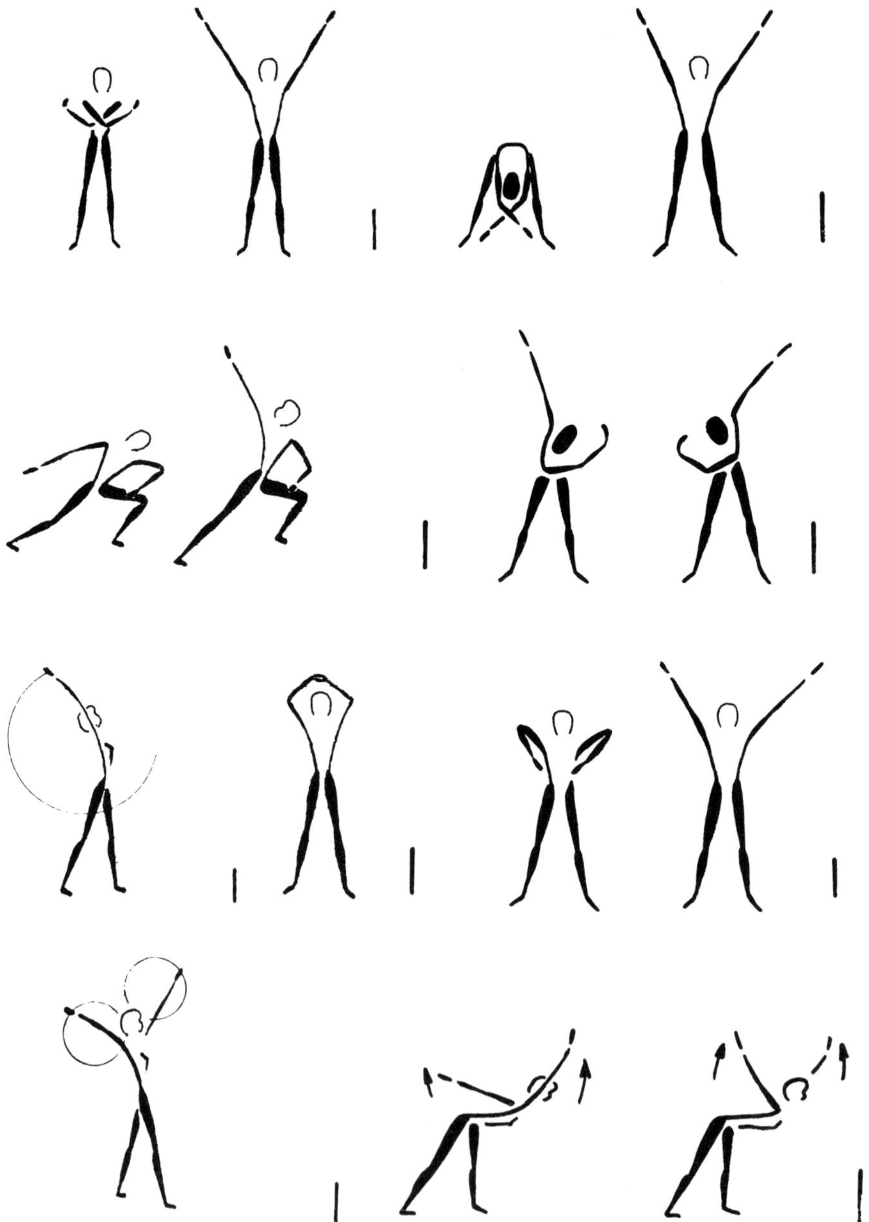

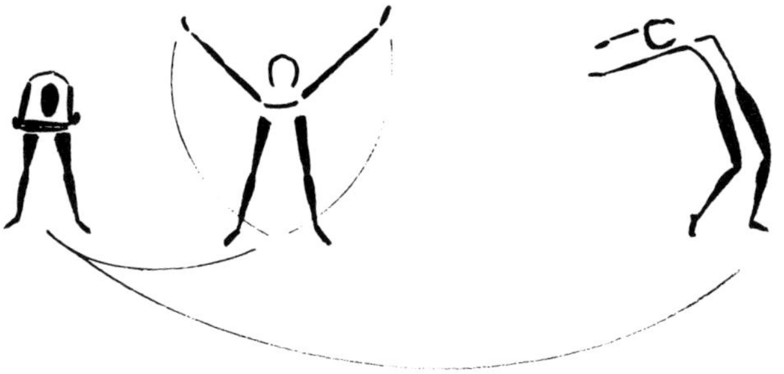

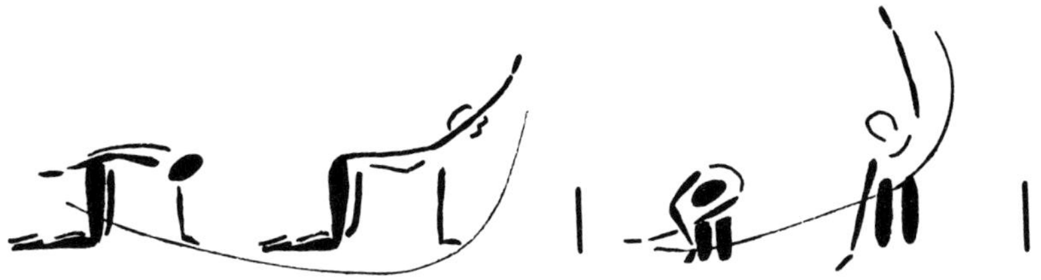

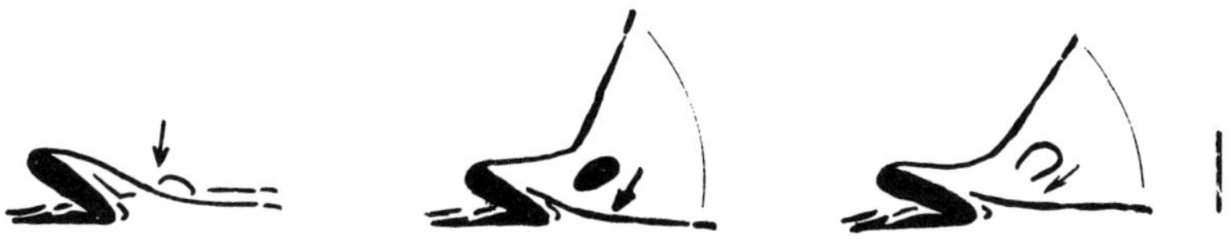

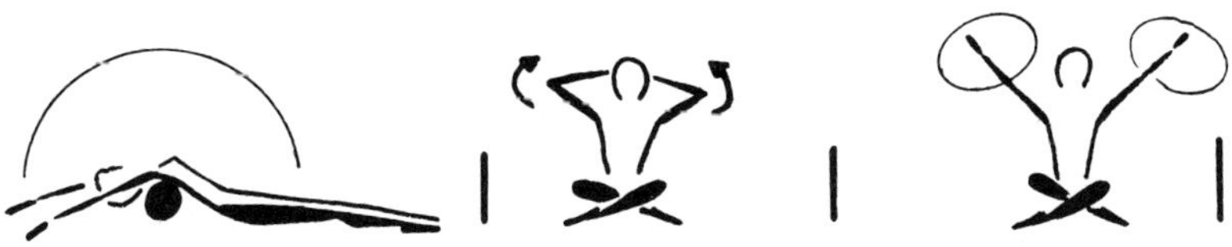

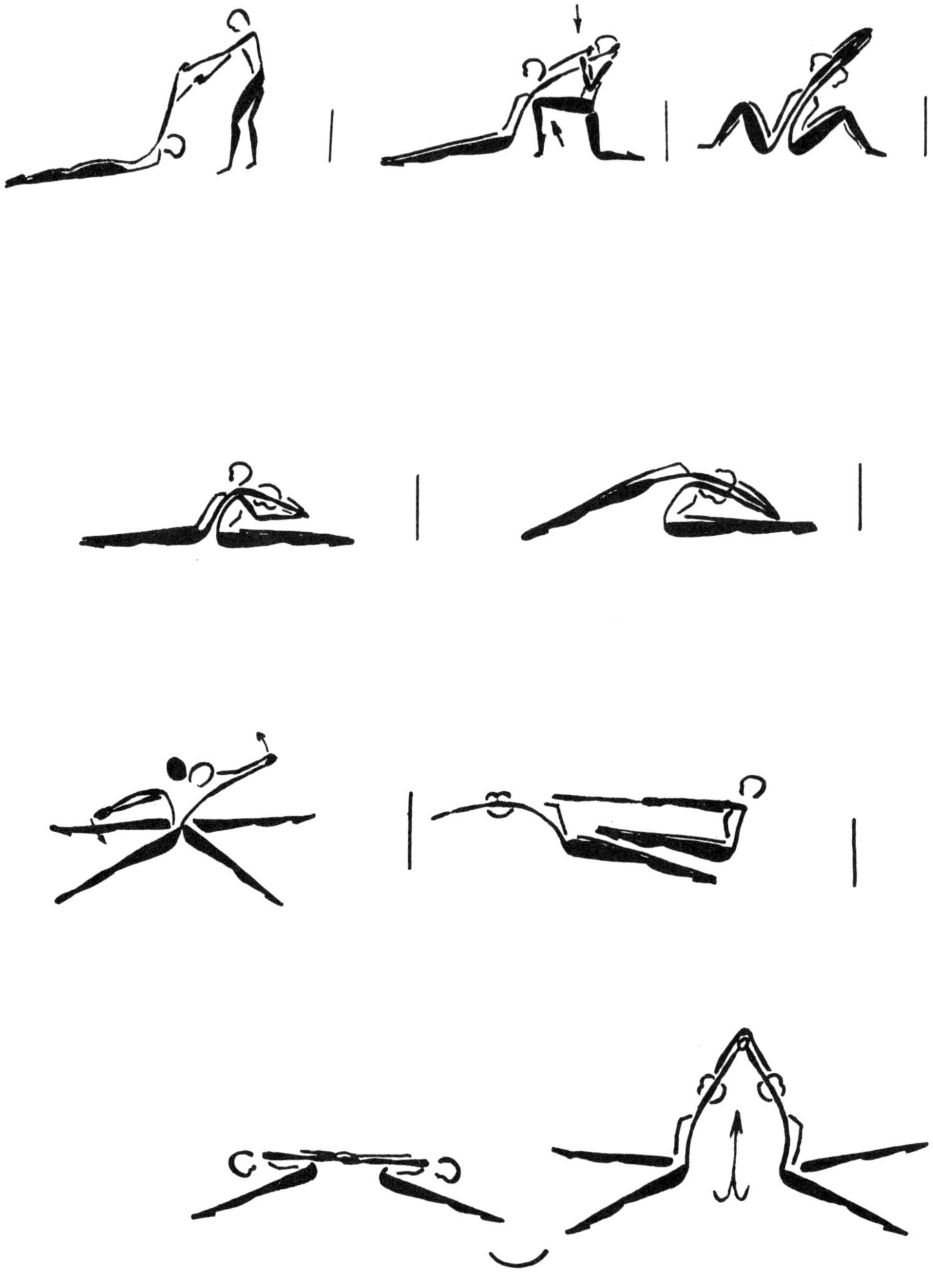

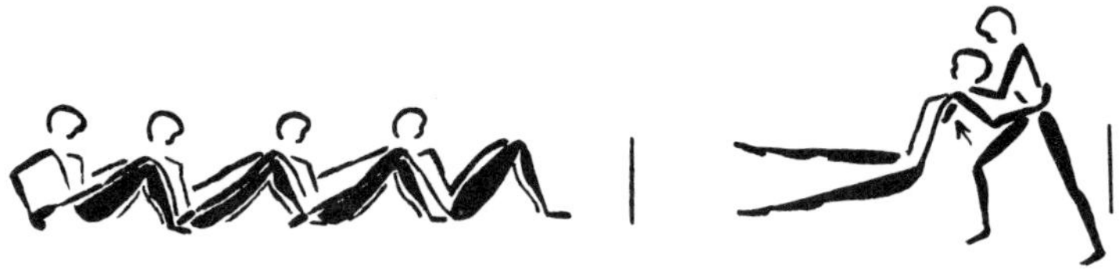

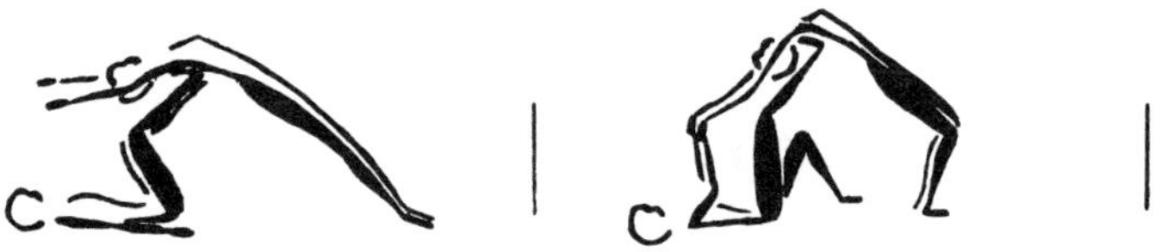

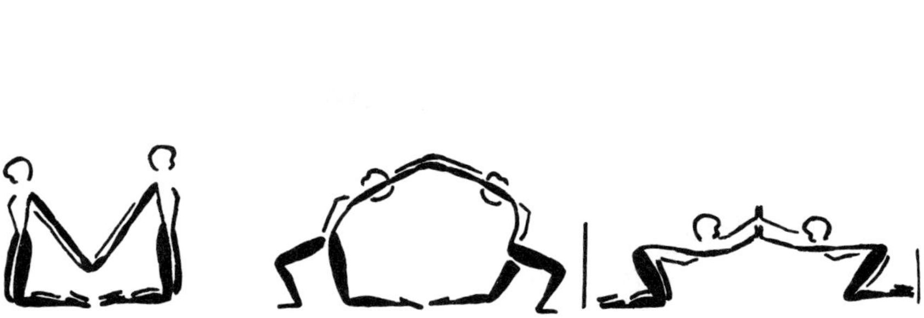

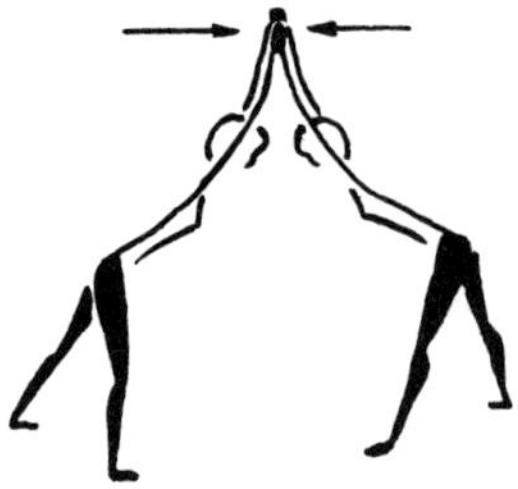

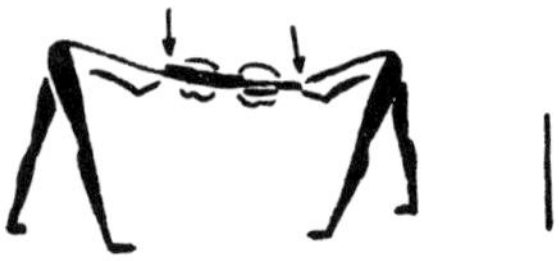

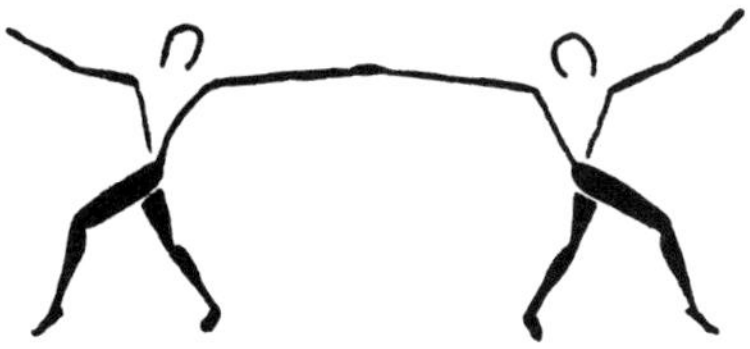

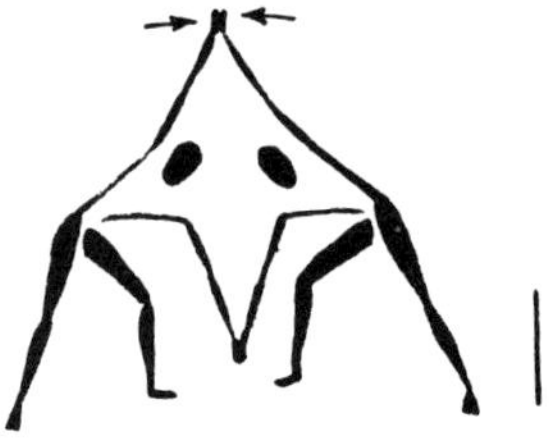

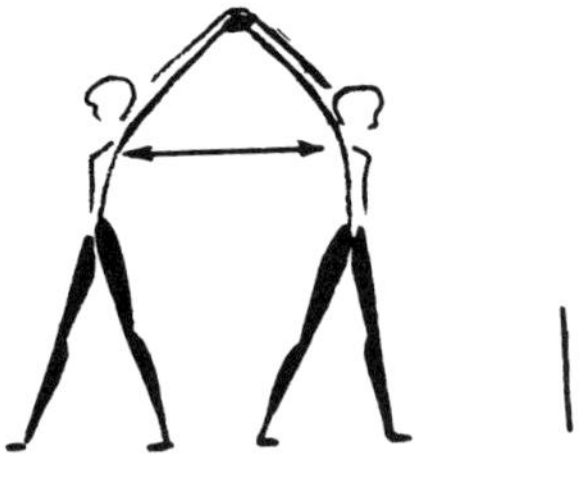

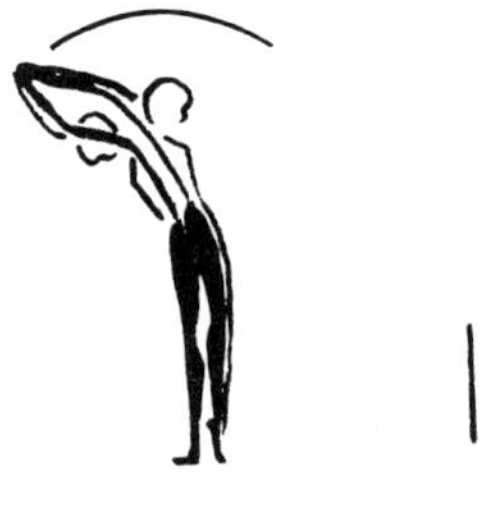

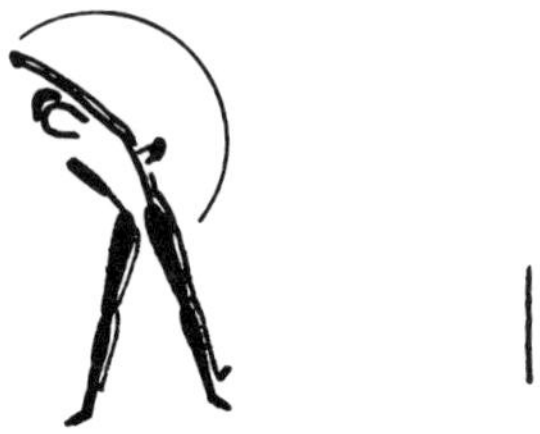

Rücken gegen Rücken

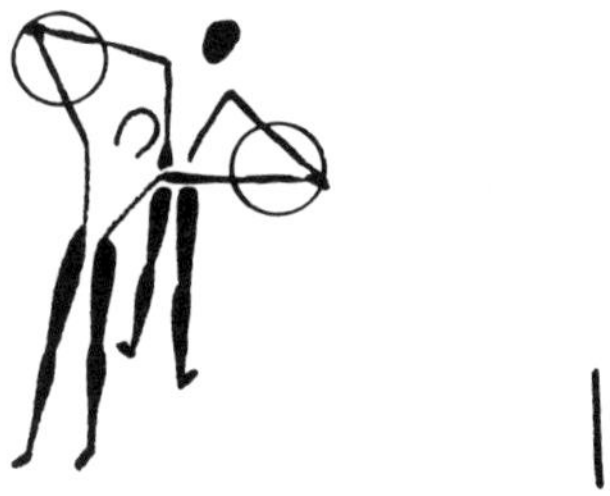

Dehnung der Kniebeuger-Muskulatur

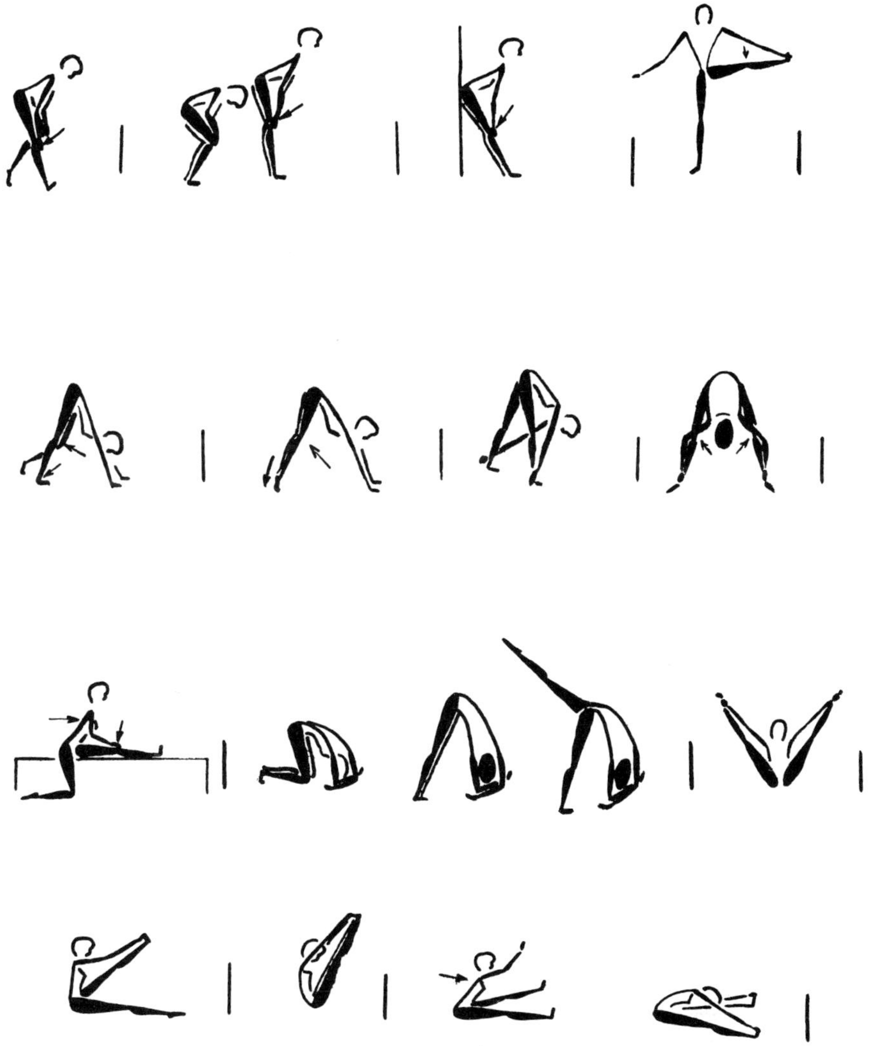

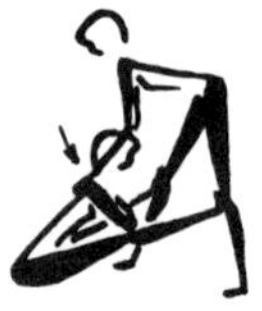

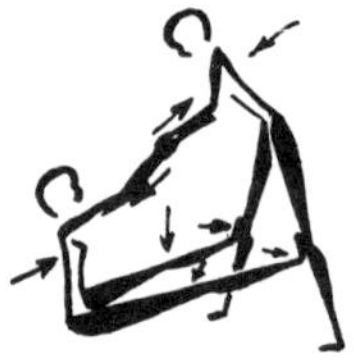

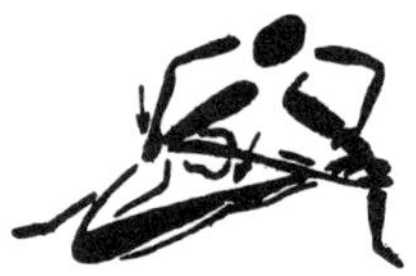

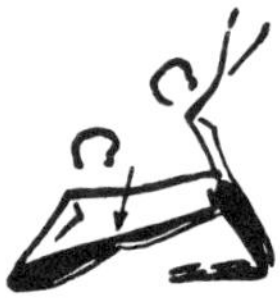

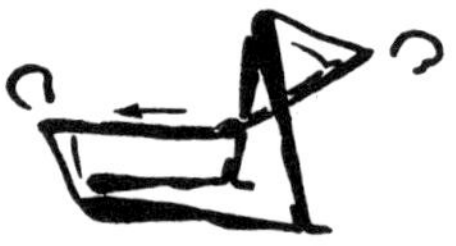

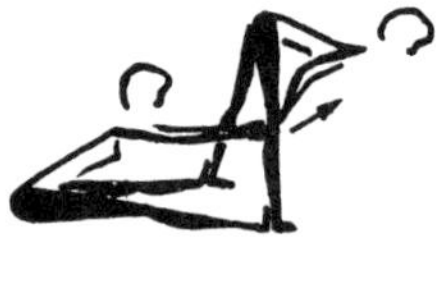

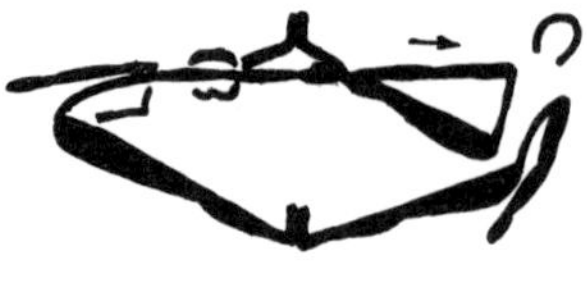

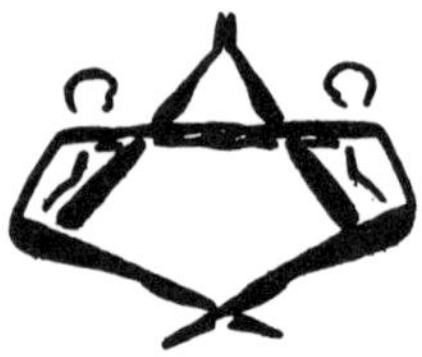

Kräftigung der Bauchmuskulatur

Manche Krankheitsbilder lassen es nicht zu, die Bauchmuskeln mit Hilfe des Oberkörpers zu kräftigen (starke Kyphosierung der Brustwirbelsäule) und manche nicht mit Hilfe der Beine; wir teilen dieses Thema in zwei Teile ein:

1. Kräftigung der Bauchmuskulatur mit Hilfe der unteren Extremitäten
2. Kräftigung mit Hilfe des Oberkörpers.

Falls mit Hilfe der Beine gekräftigt wird, muß eventuell mit einer Hyperlordose (bzw. mit einer Kräftigung des m. iliopsoas, der die Lendenwirbelsäule in die Hyperlordose zieht) und mit einer Kräftigung der Rückenstrecker gerechnet werden.

Gleichzeitig mit den Bauchmuskeln werden oft auch die Hüftbeuger und die Halsbeuger gekräftigt.

AS:

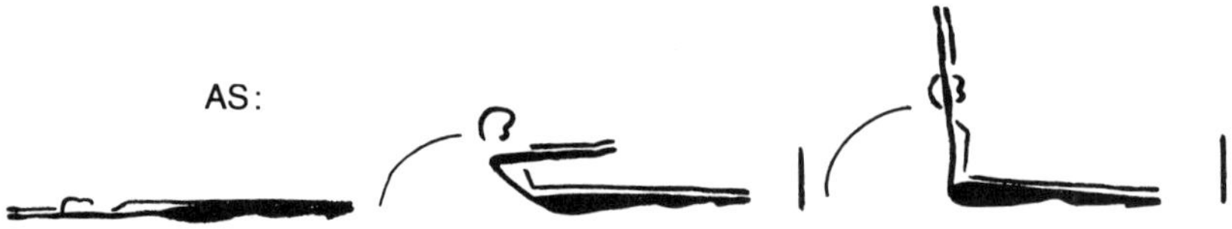

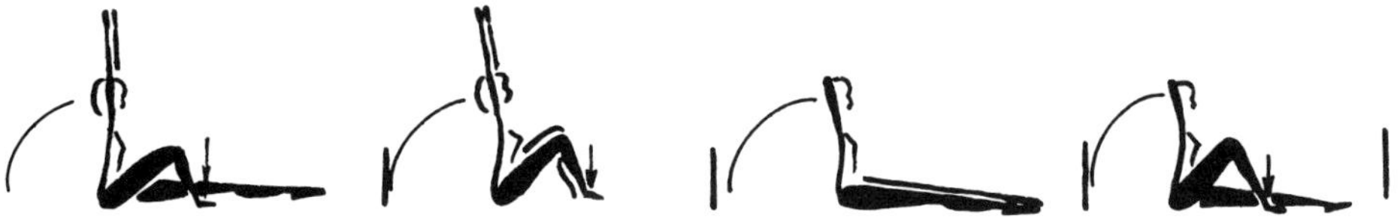

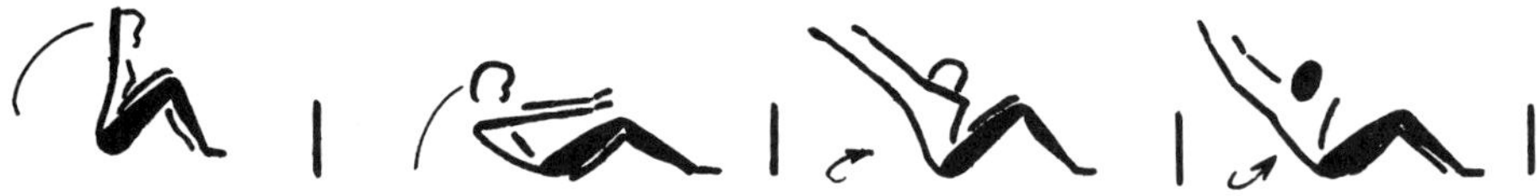

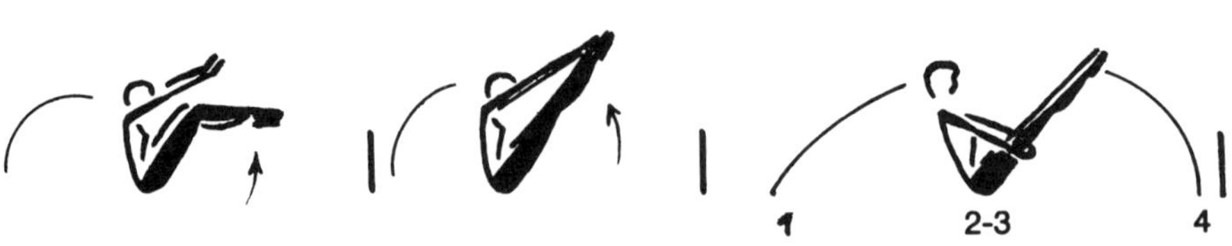

AS:

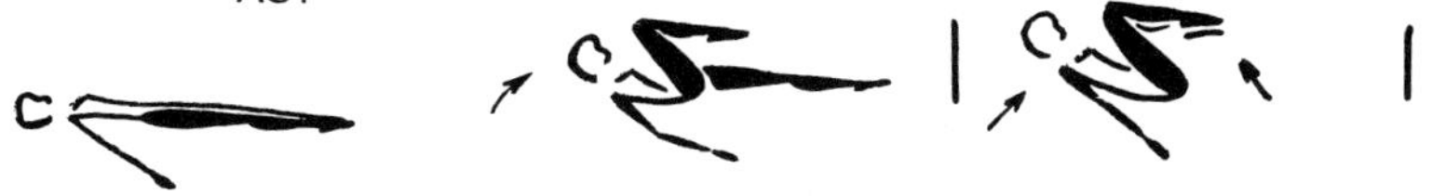

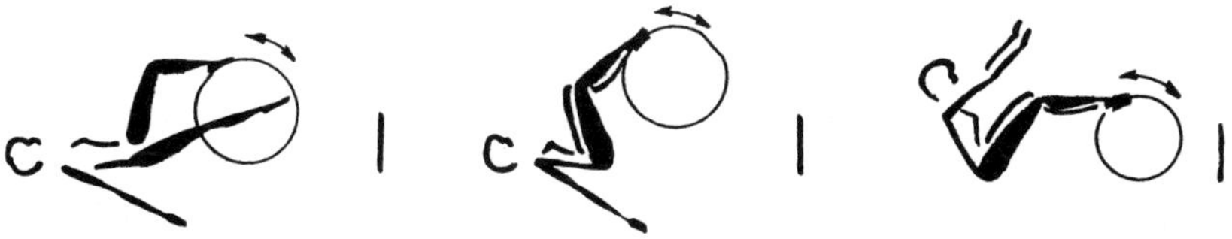

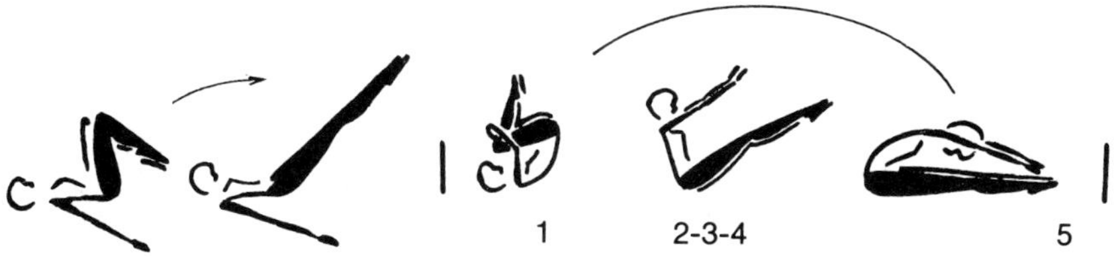

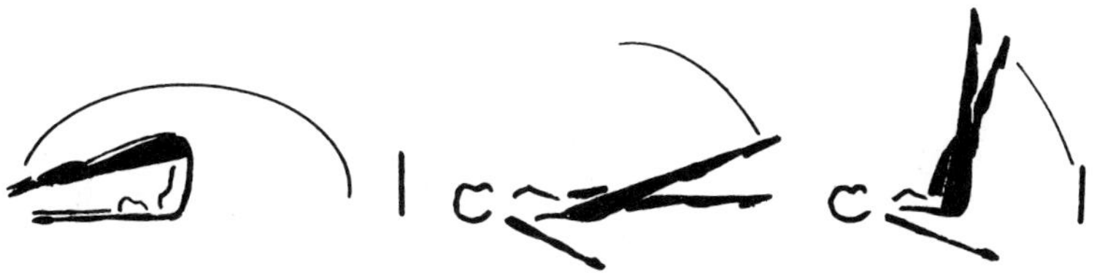

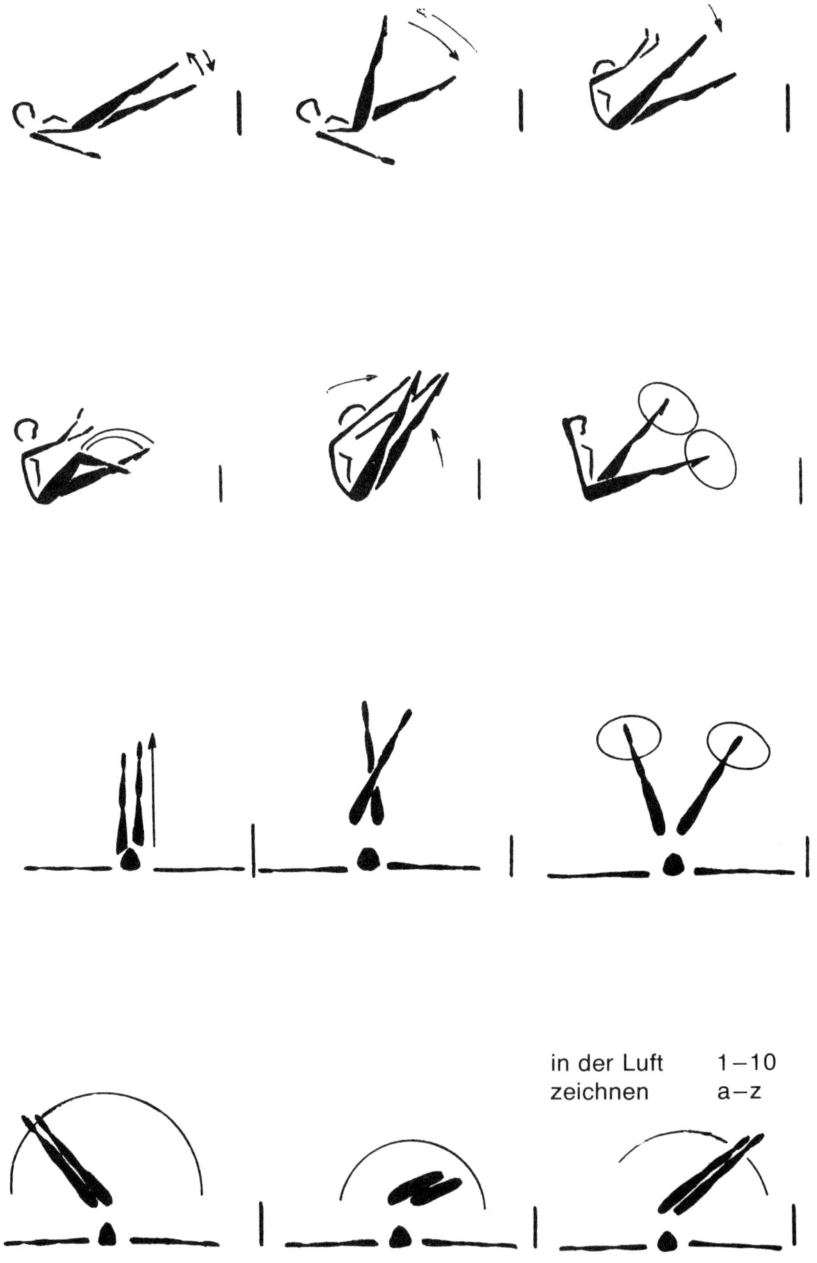
in der Luft 1–10
zeichnen a–z

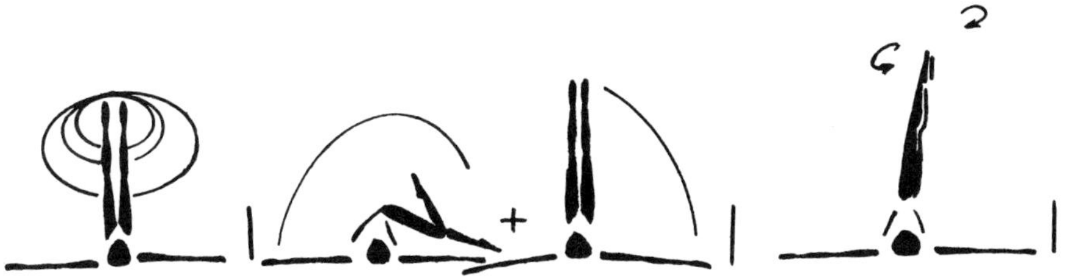

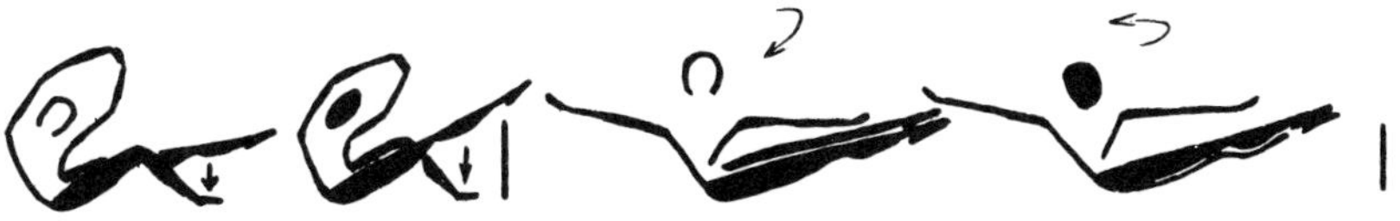

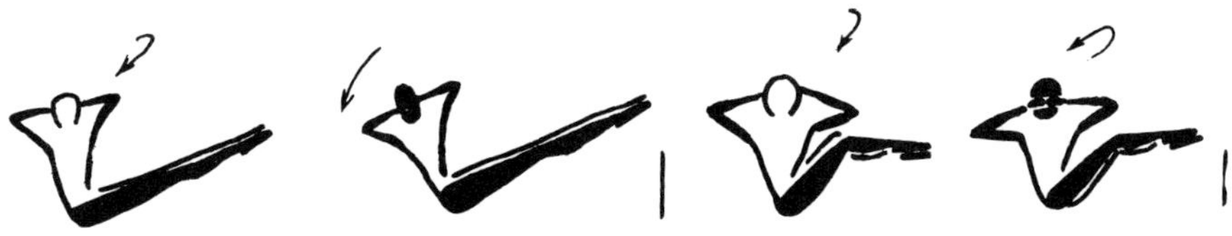

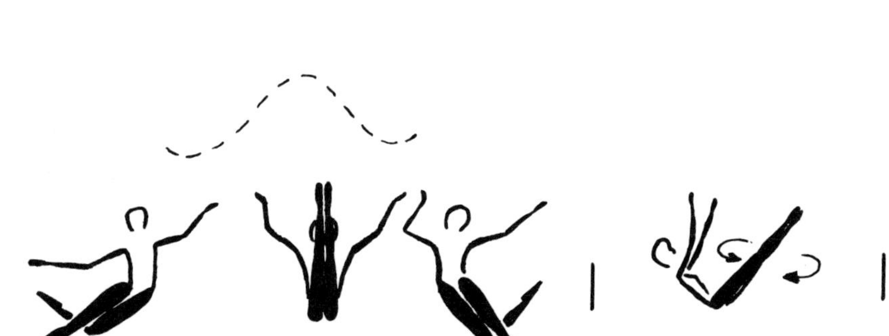

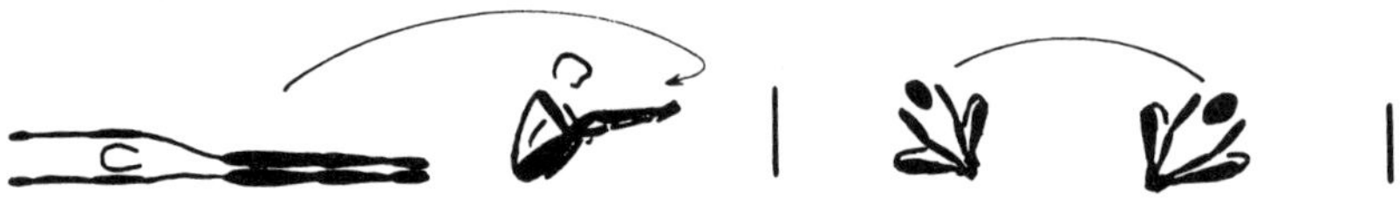

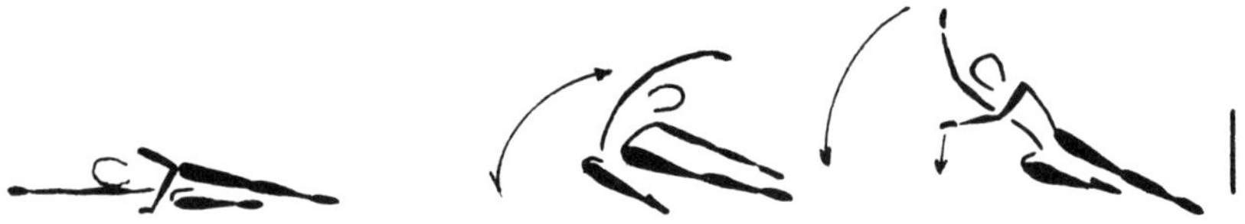

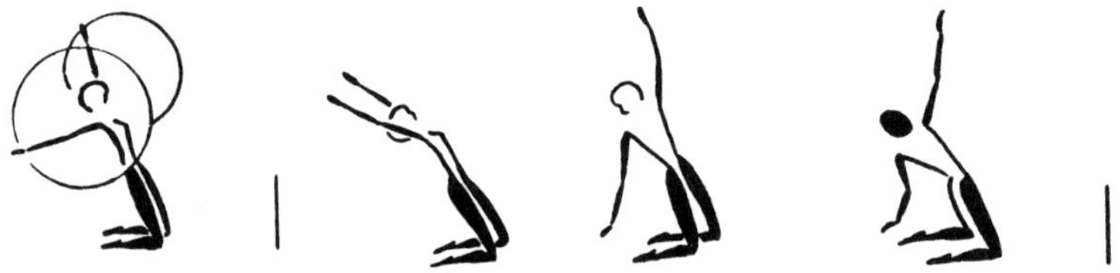

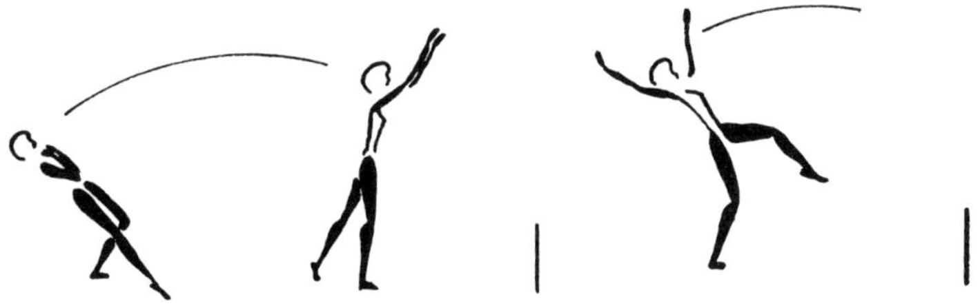

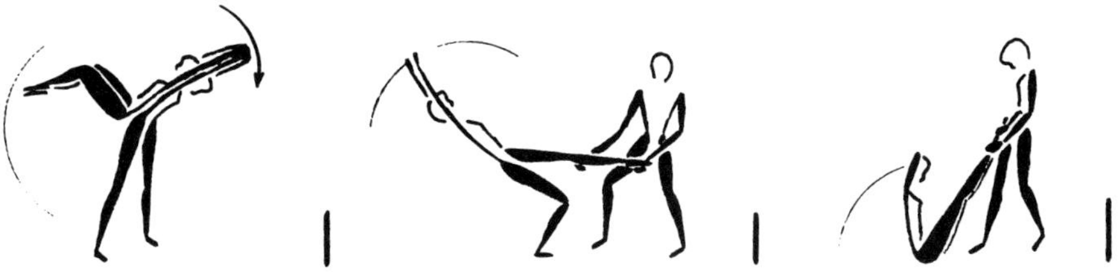

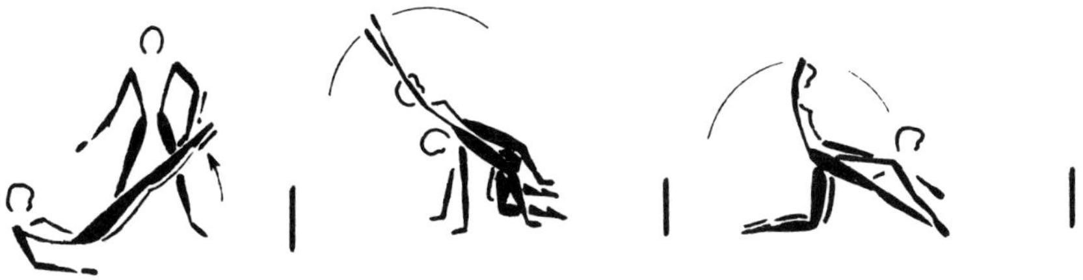

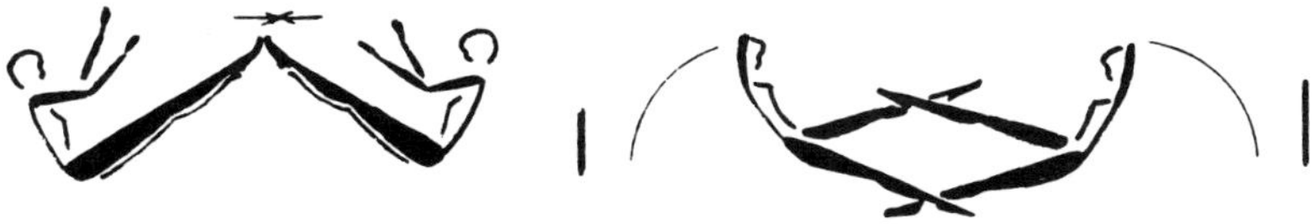

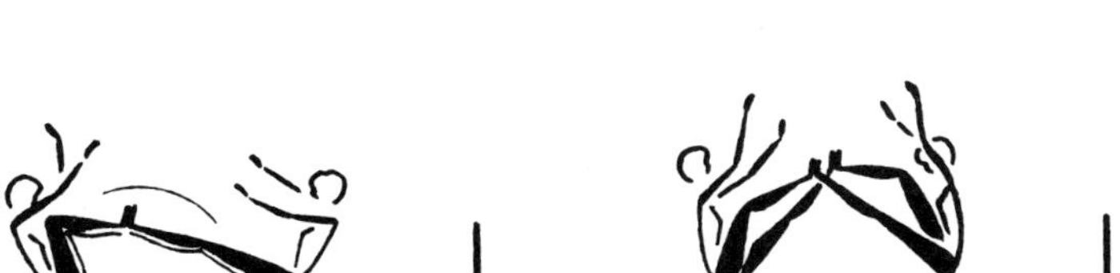

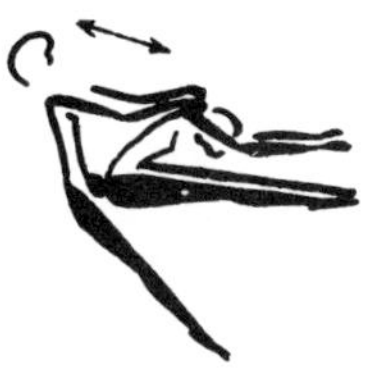

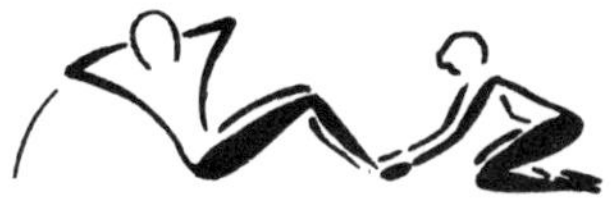

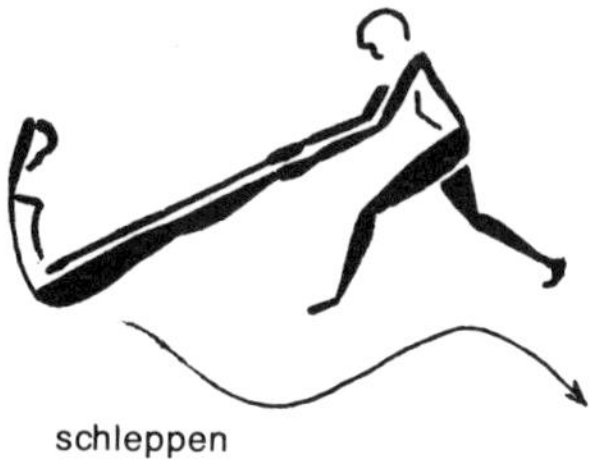
schleppen

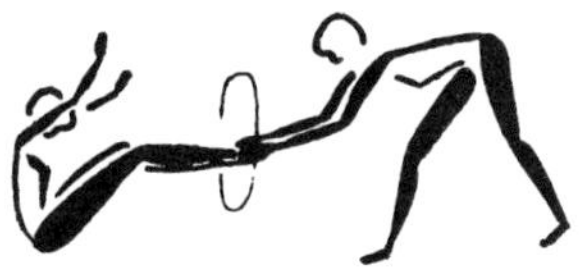

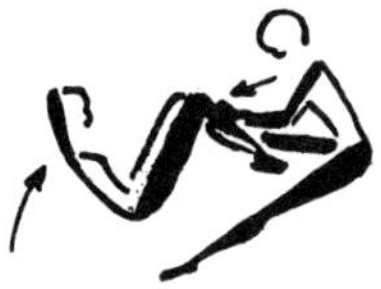

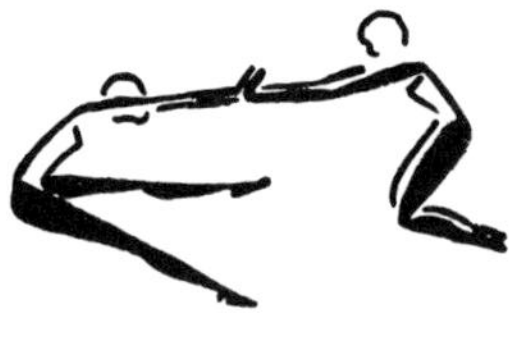

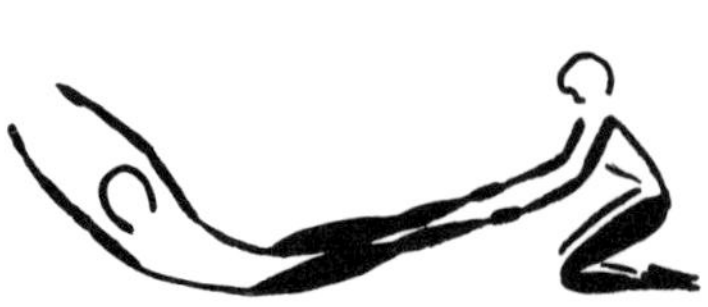

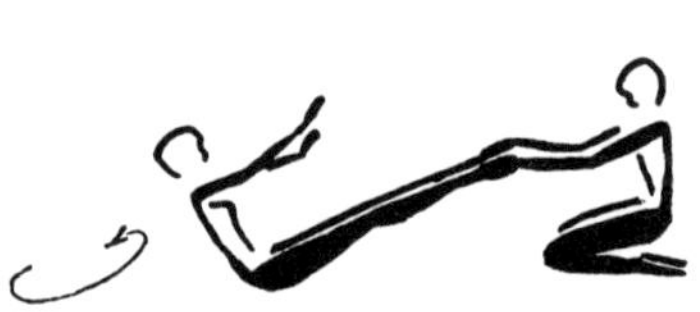

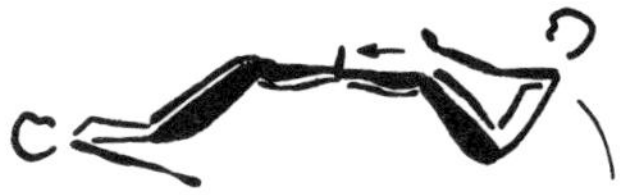

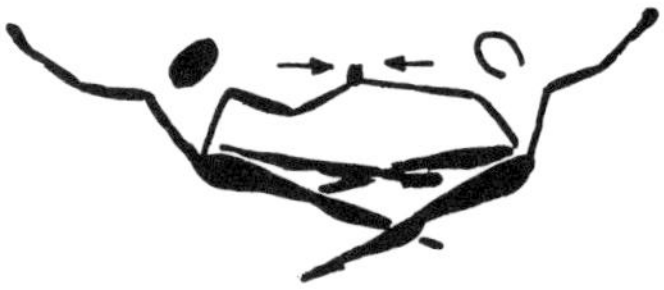

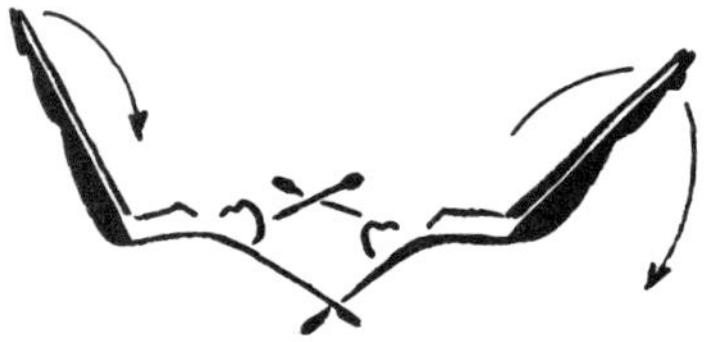

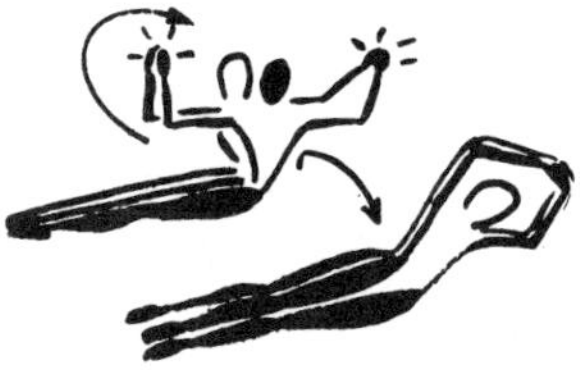

Rücken gegen Rücken

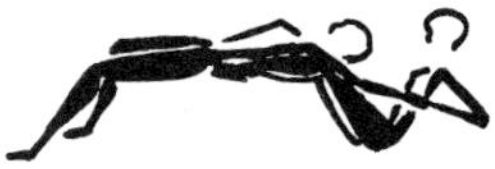

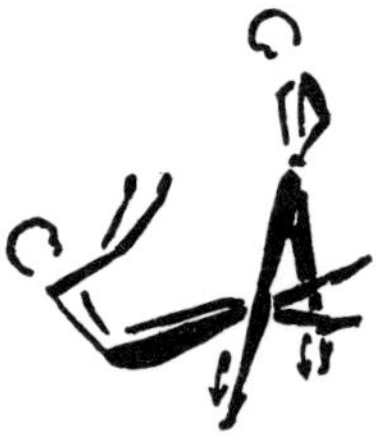

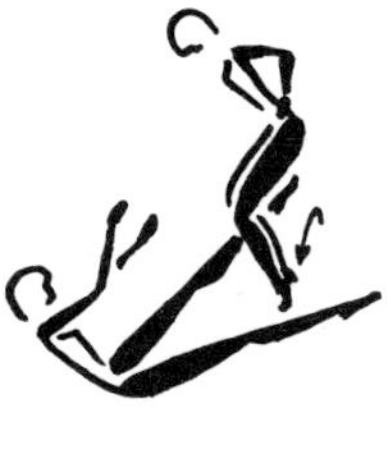

Mobilisation des Hüftgelenkes

Grundbewegungen:

Flexion
Extension
Abduktion mit gestrecktem Hüftgelenk
Abduktion mit gebeugtem Hüftgelenk
Adduktion
Außenrotation
Innenrotation

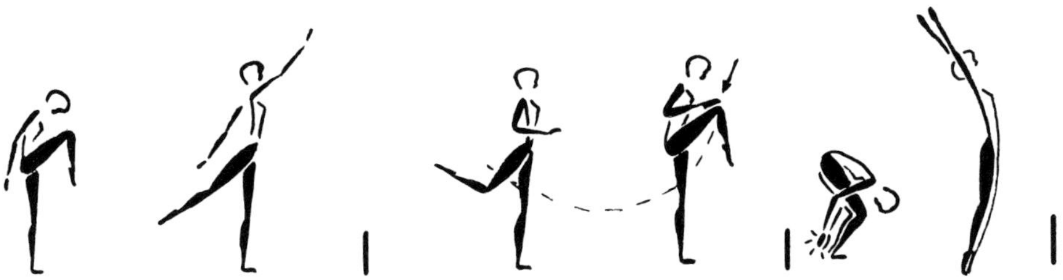

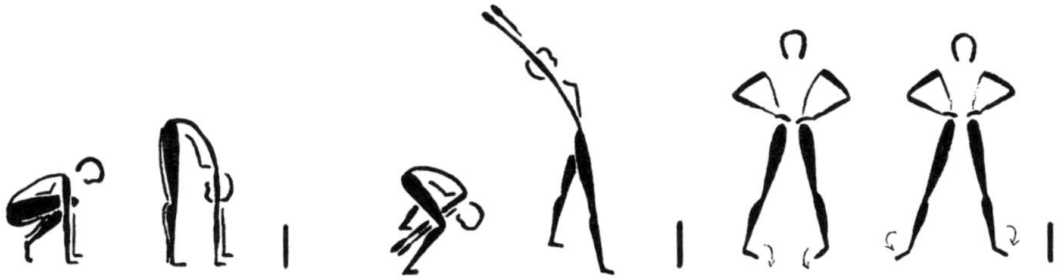

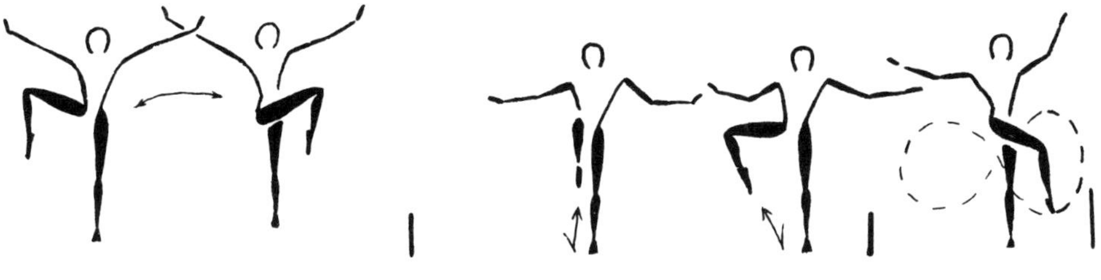

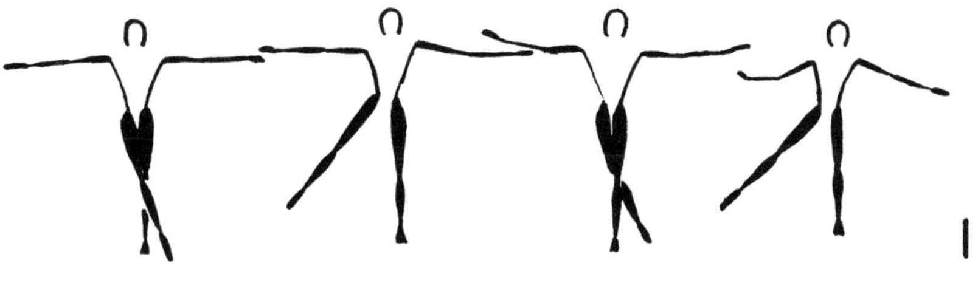

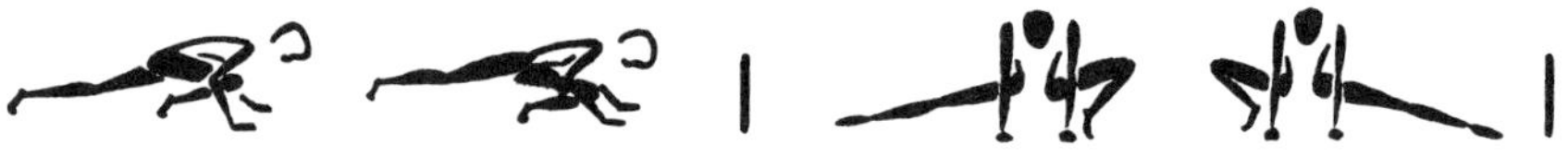

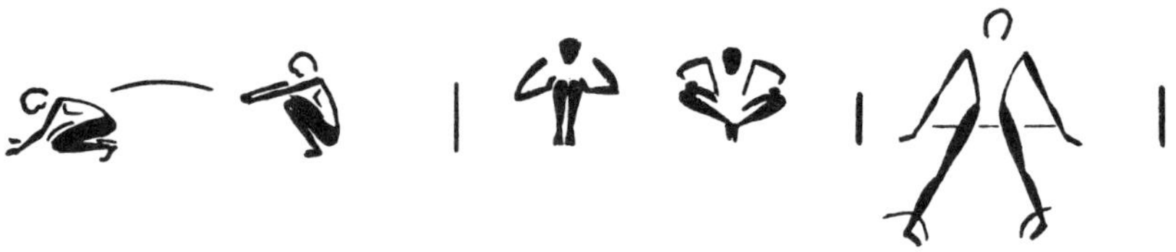

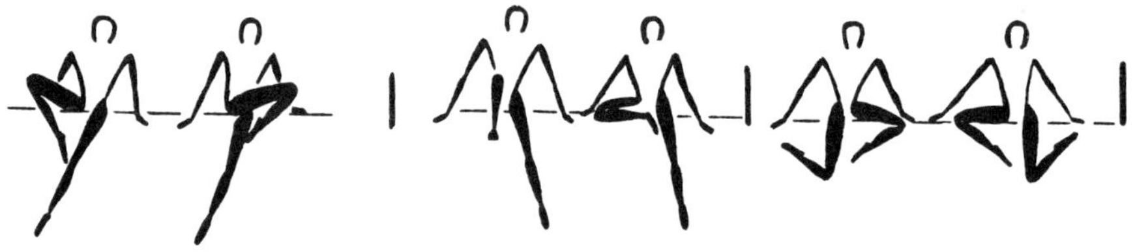

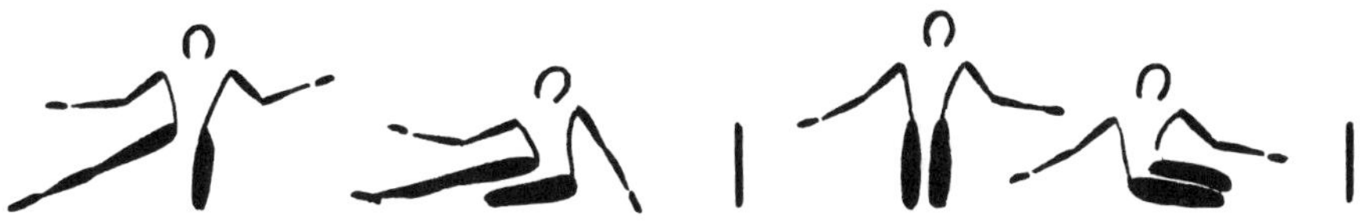

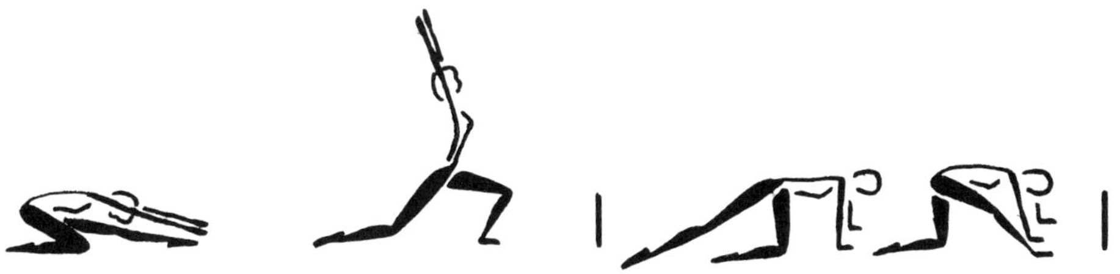

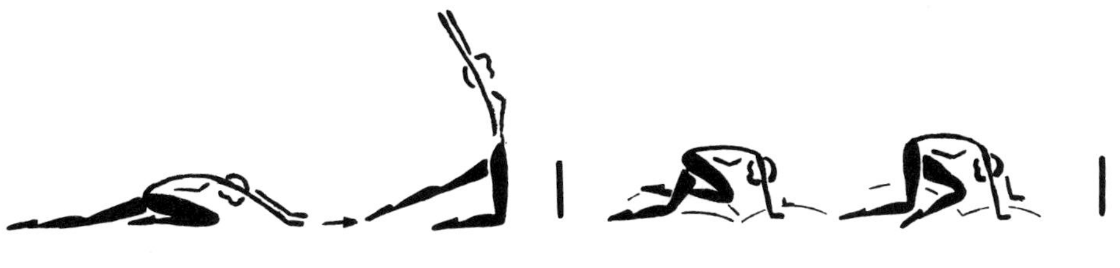

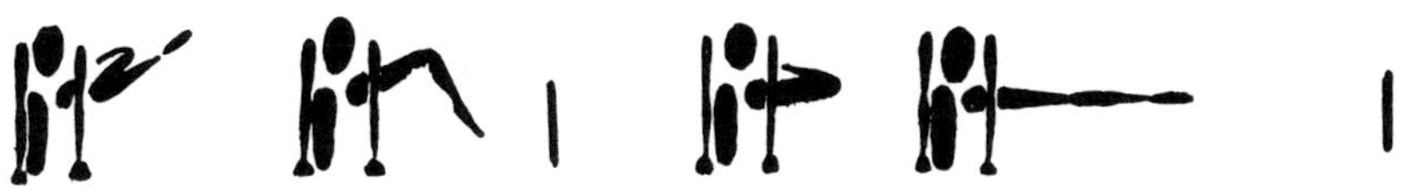

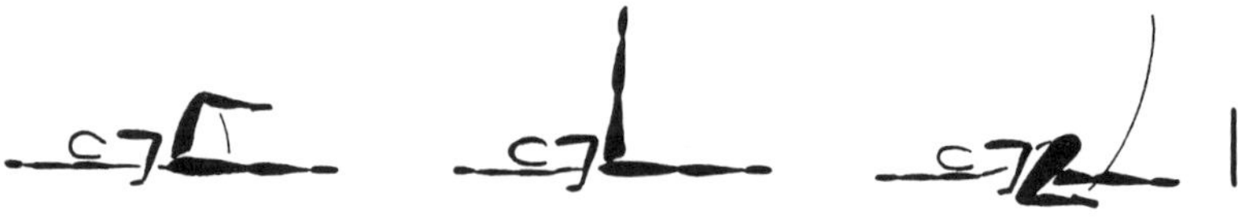

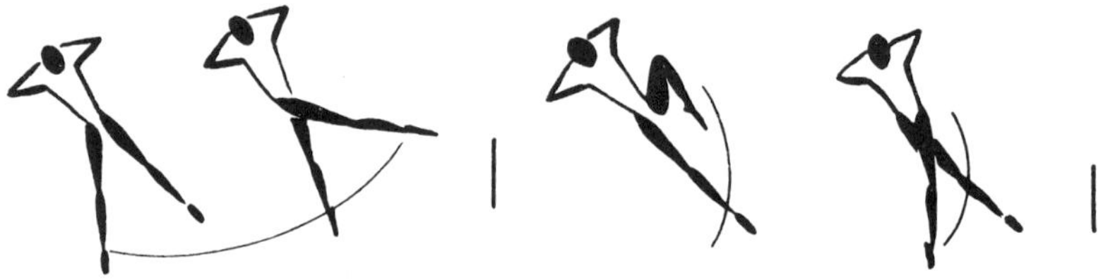

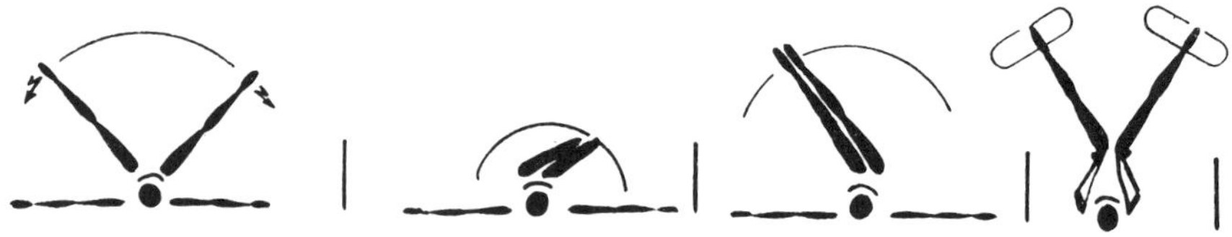

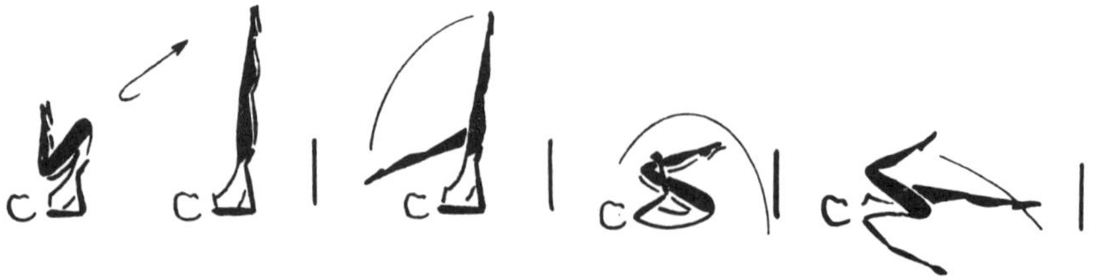

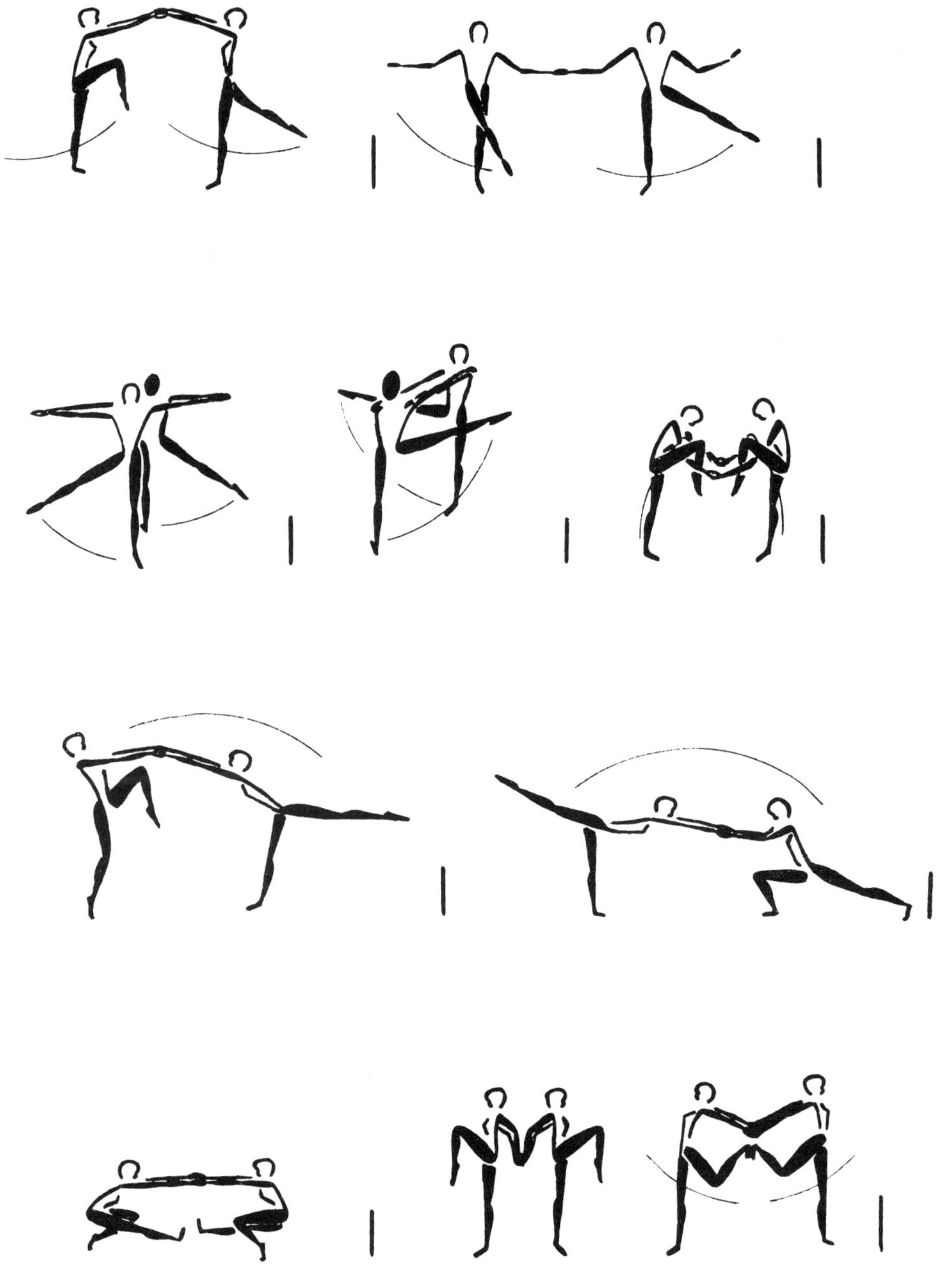

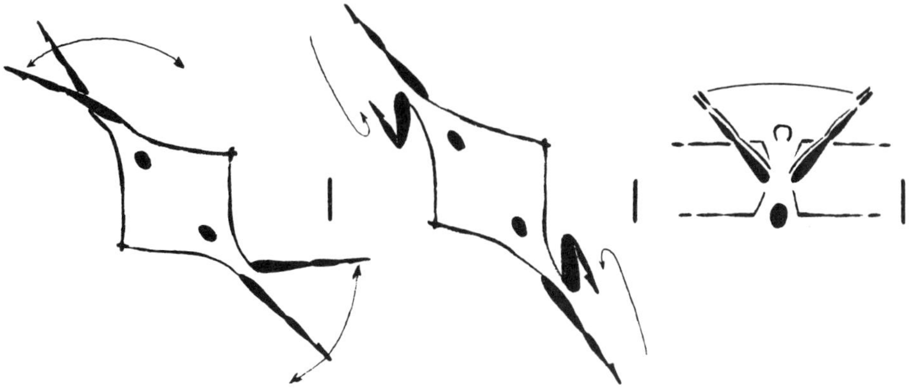

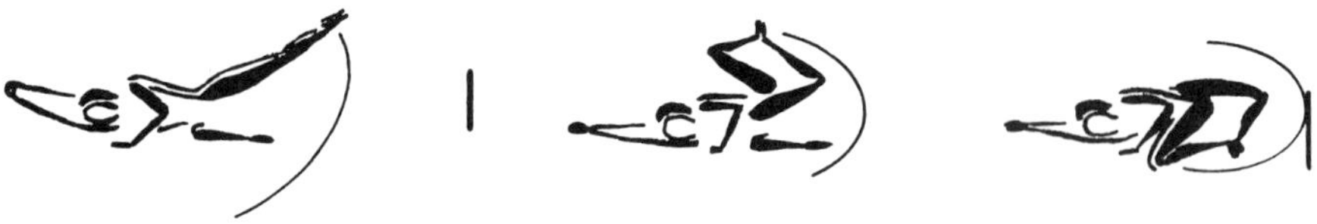

Seitenlage – Rücken gegen Rücken

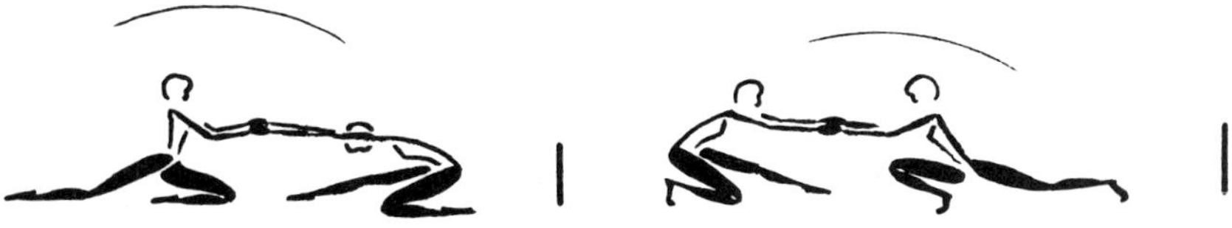

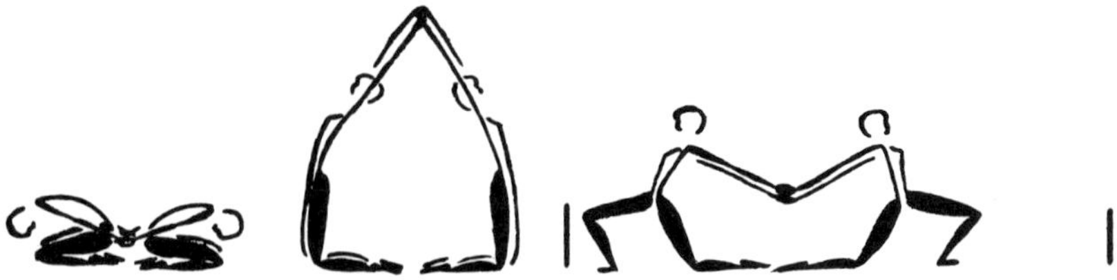

Kräftigung der Hüftbeuger

Bemerkung: meistens werden die Bauchmuskeln mitgekräftigt.

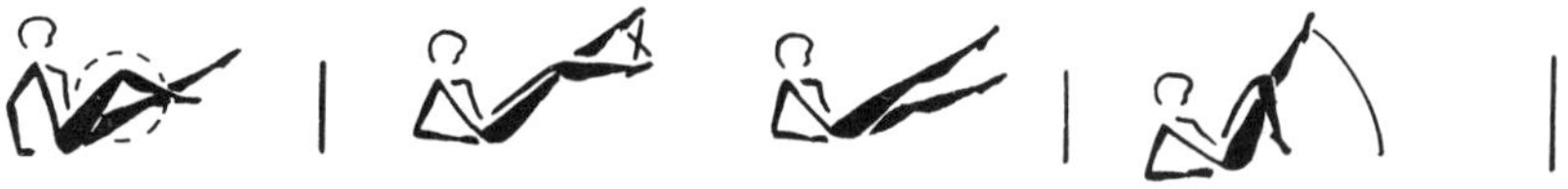

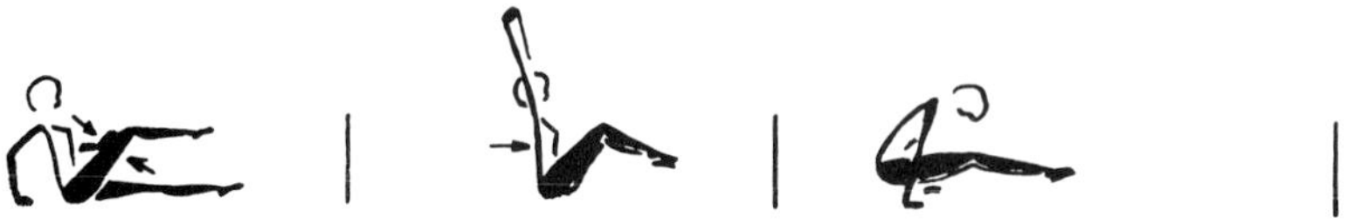

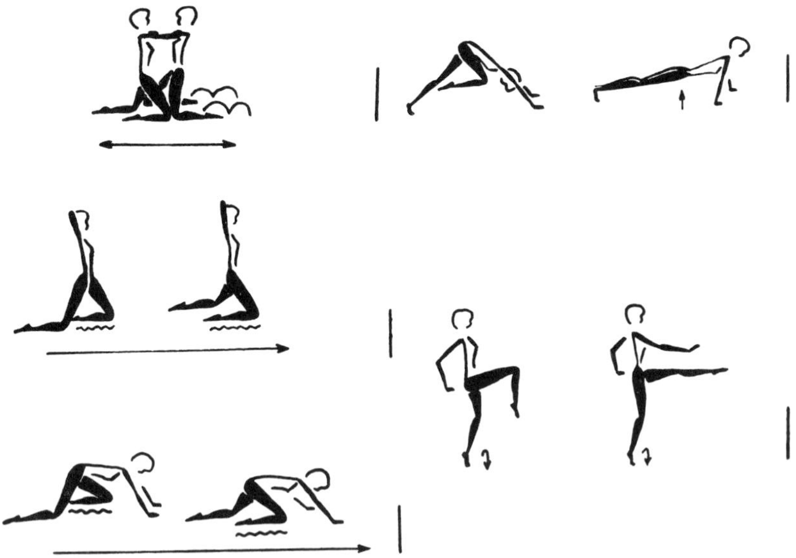

Reibungswiderstand

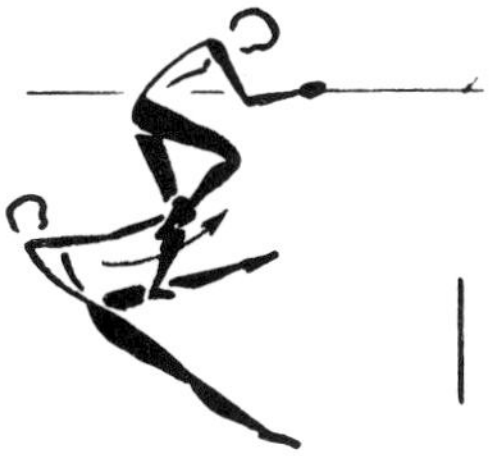

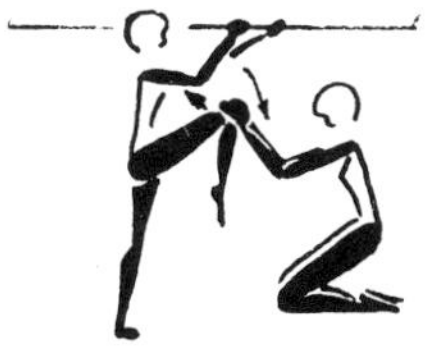

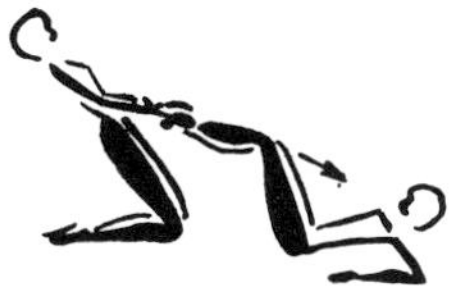

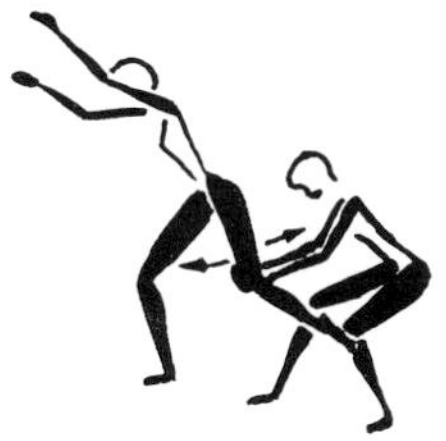

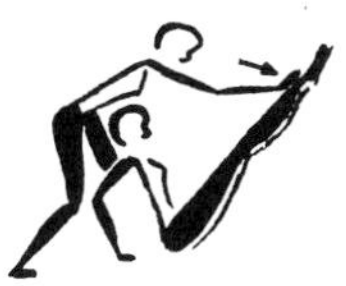

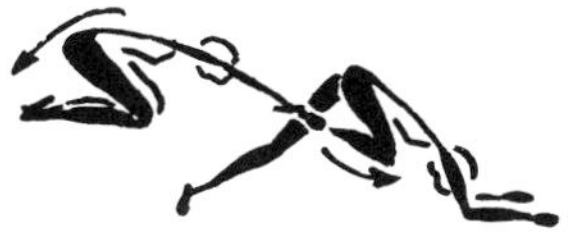

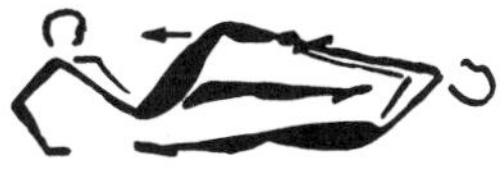

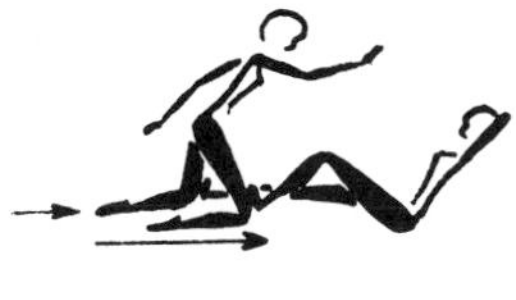

Kräftigung der Hüftstrecker

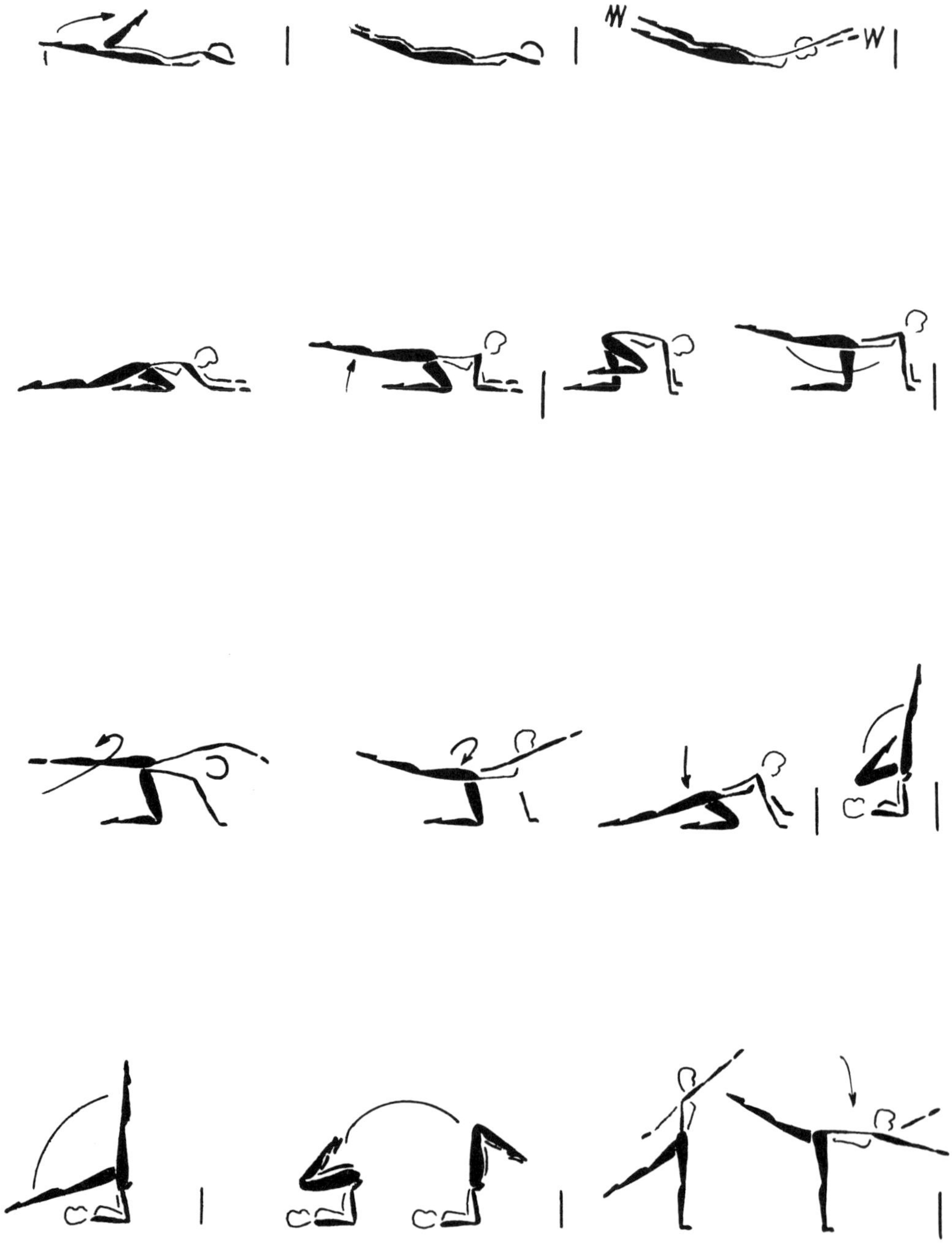

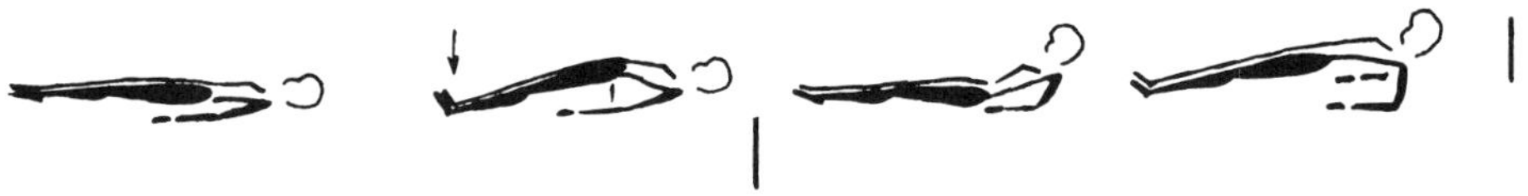

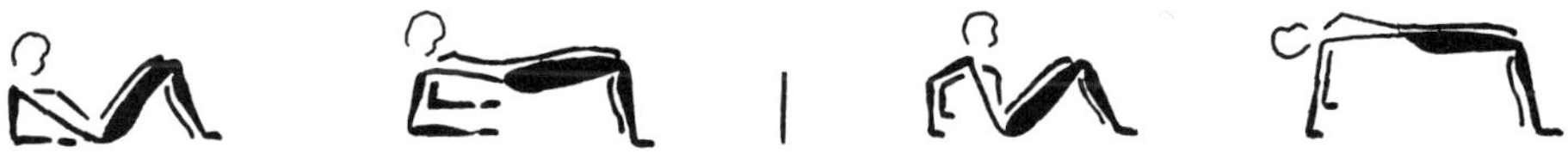

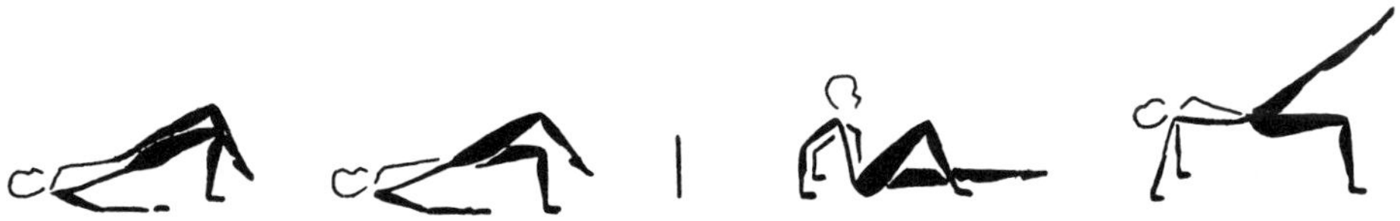

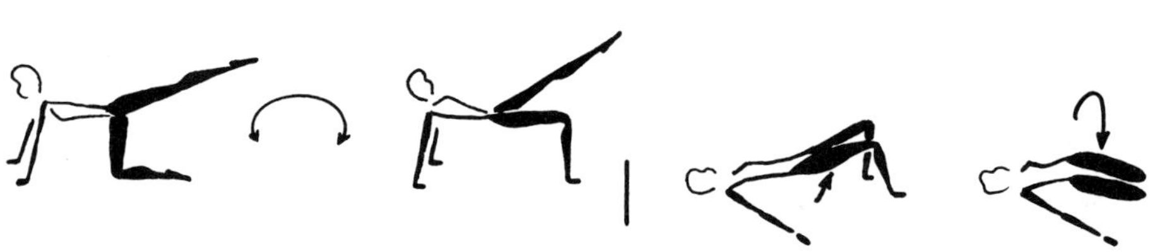

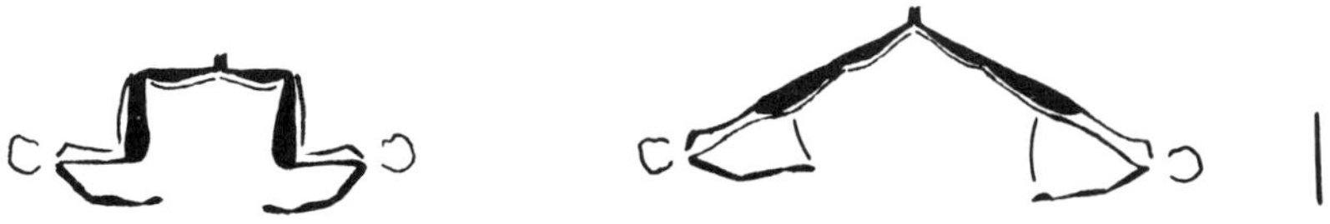

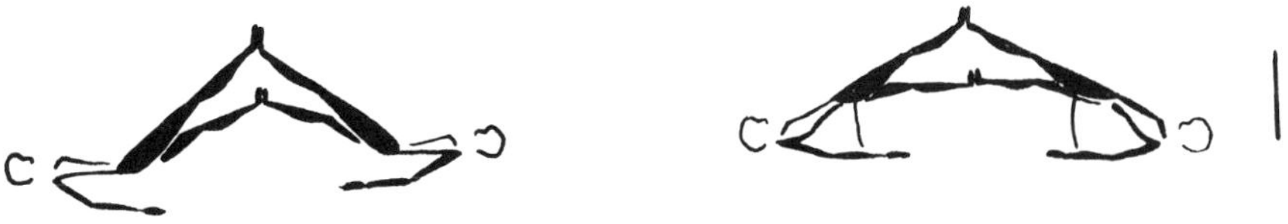

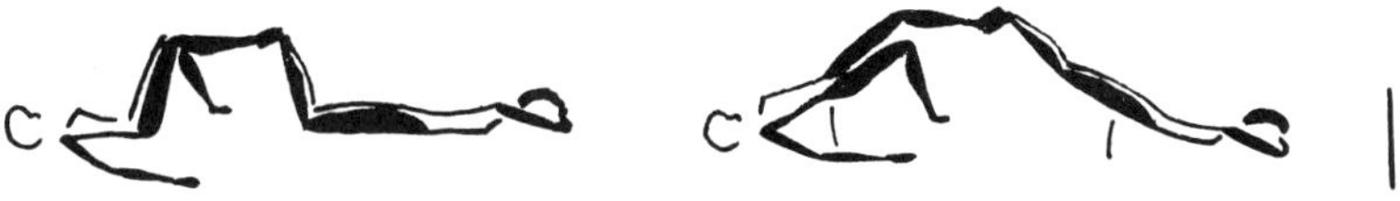

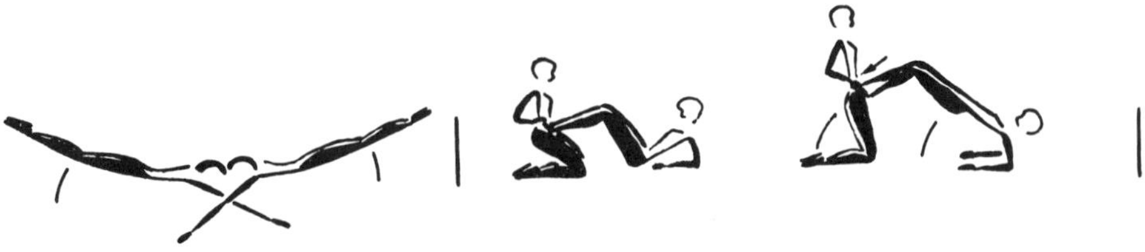

Kräftigung der Ab- und Adduktoren der Hüfte

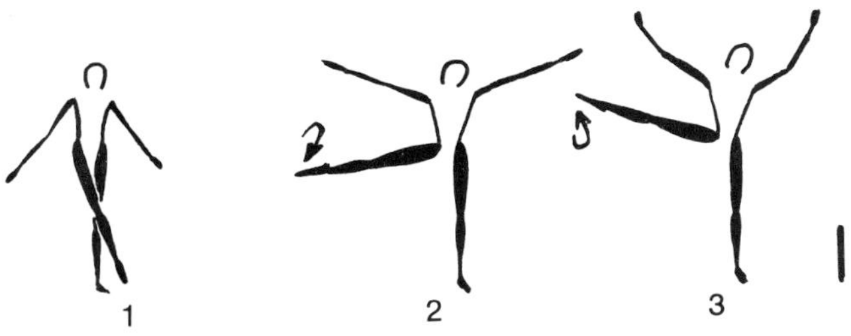

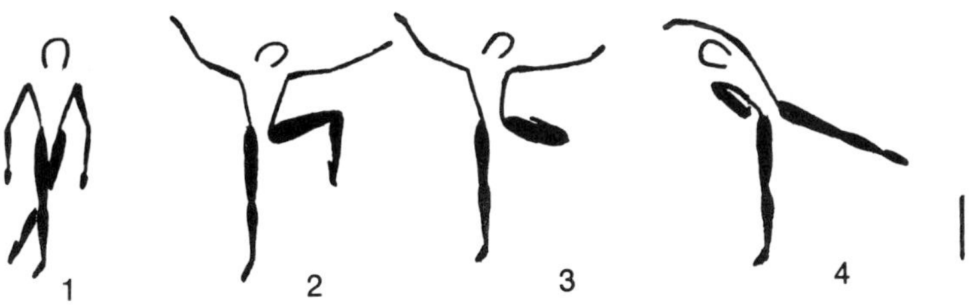

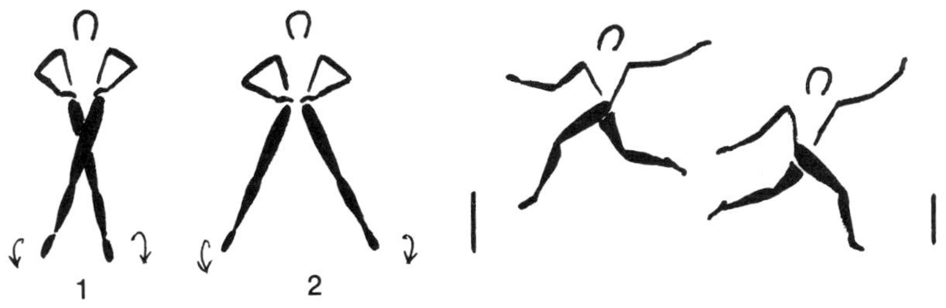

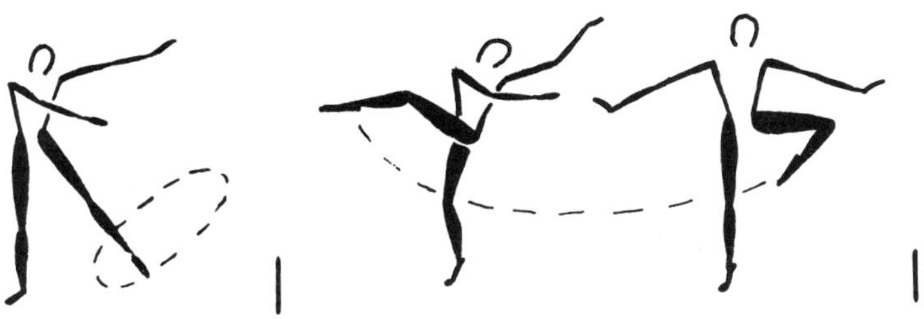

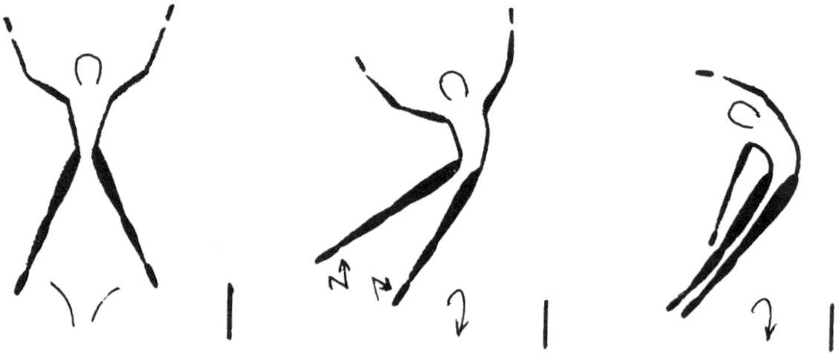

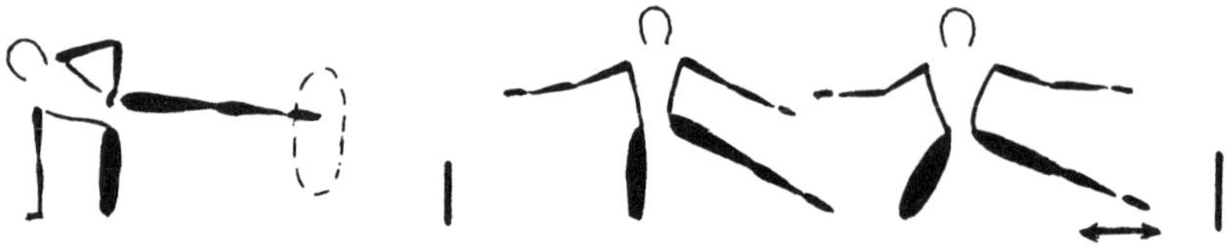

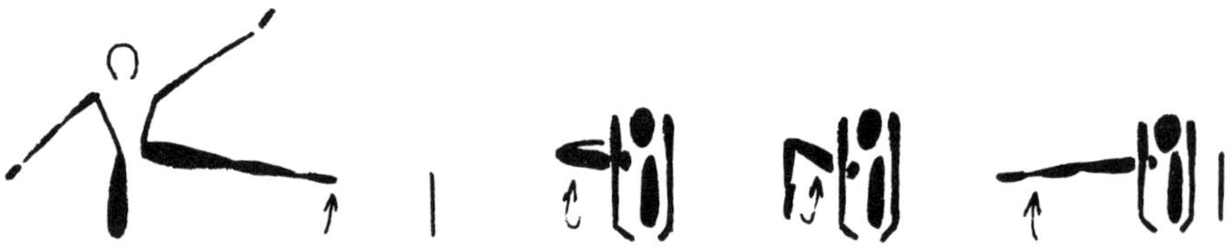

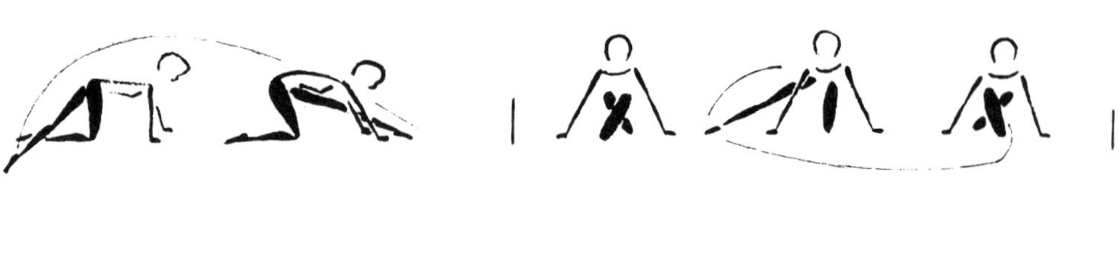

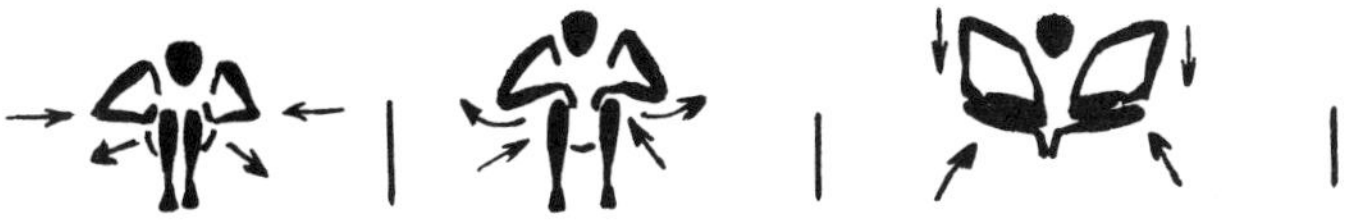

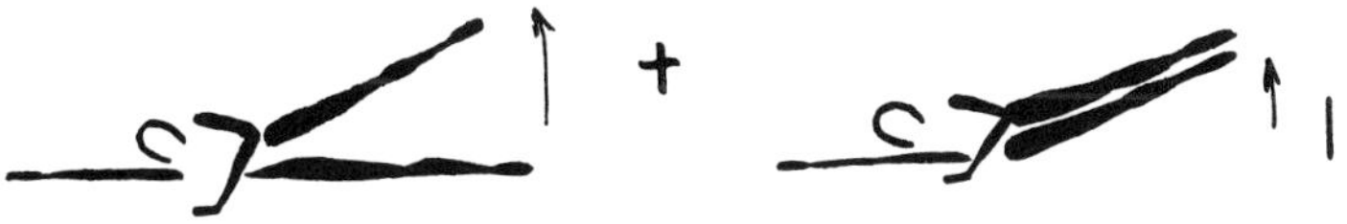

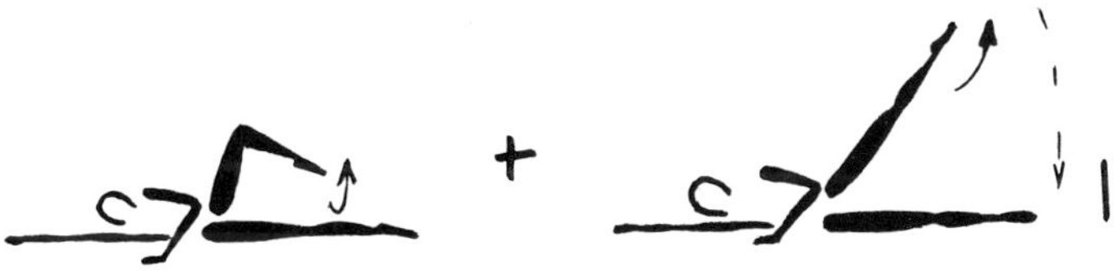

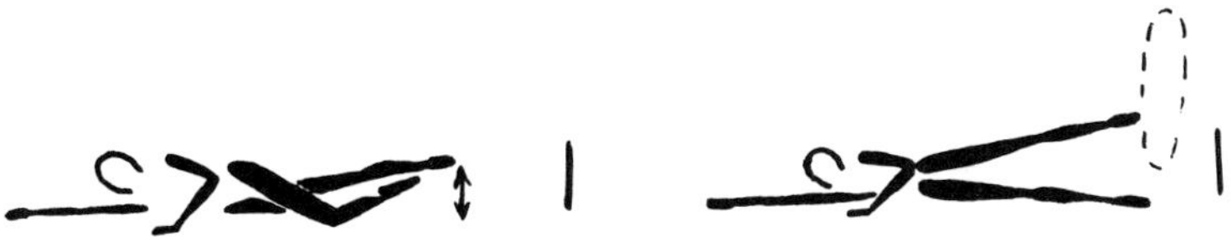

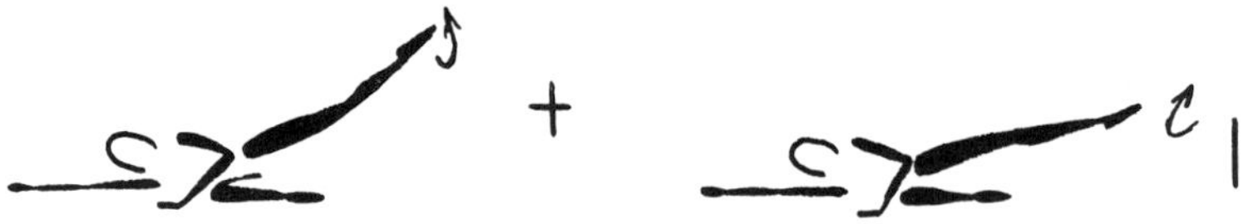

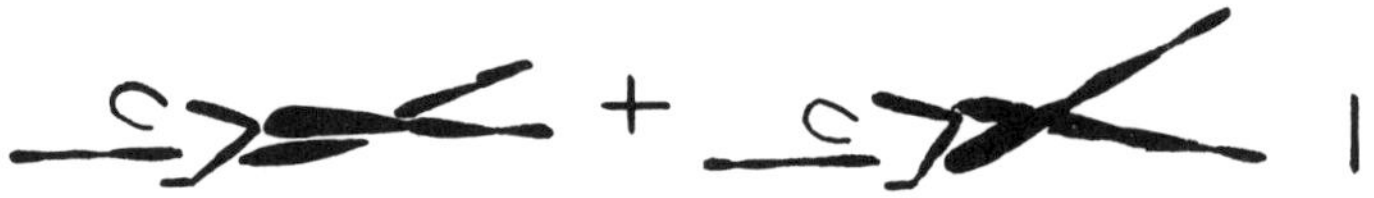

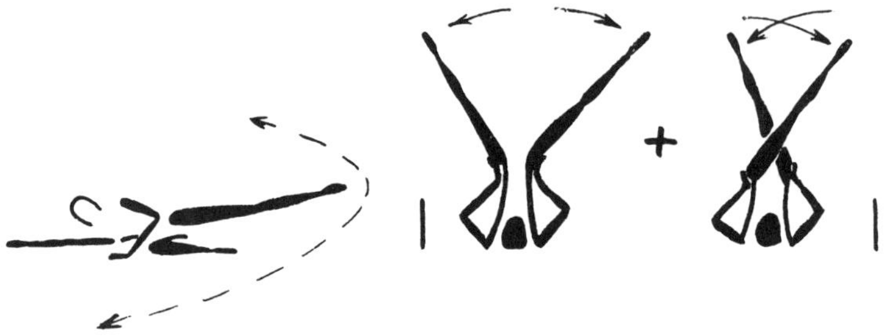

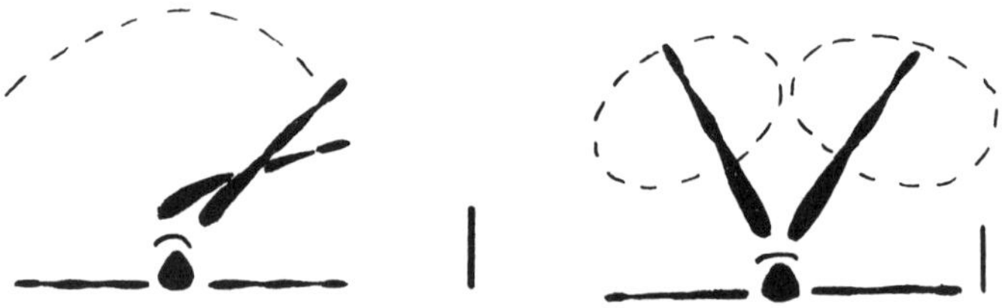

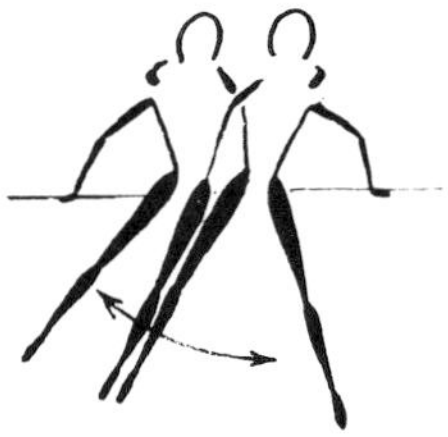

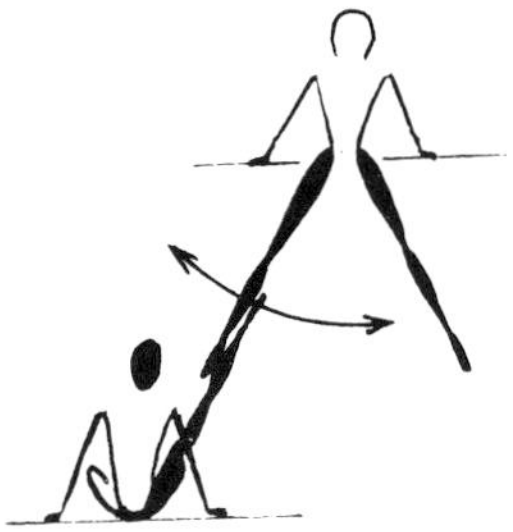

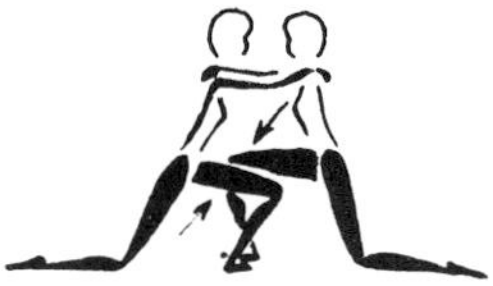

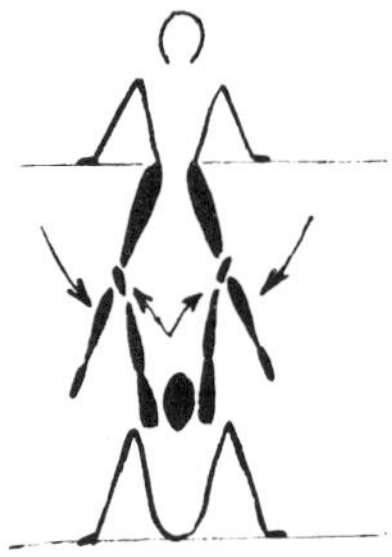

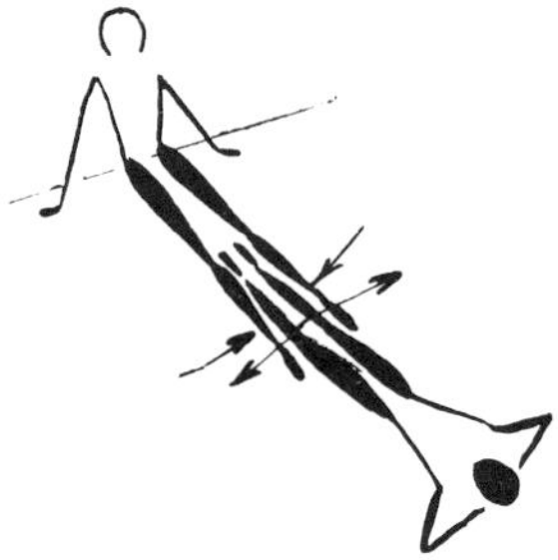

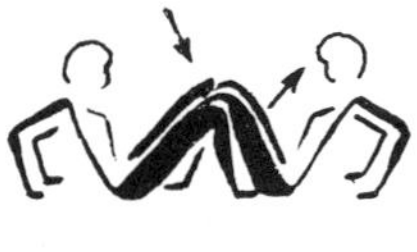

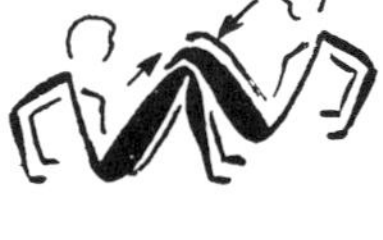

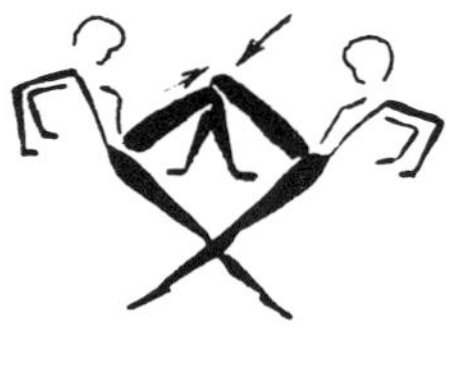

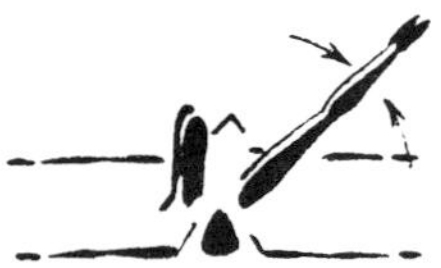

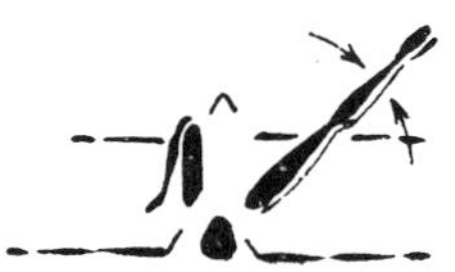

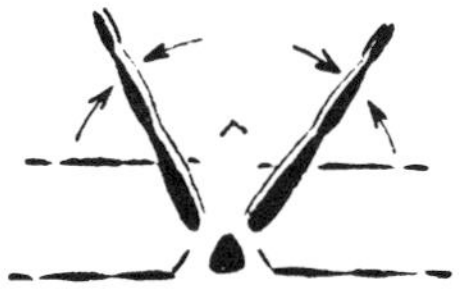

Kräftigung der Rückenstrecker

Bemerkungen:

1. Wenn wir mit Hilfe des Oberkörpers und der Arme kräftigen, wird meistens auch die Schultergürtelmuskulatur mitgekräftigt.
2. Wenn wir mit Hilfe der Beine arbeiten, kräftigen wir gleichzeitig meistens auch die Gesäßmuskulatur. (Bauchmuskeln nicht überdehnen.)

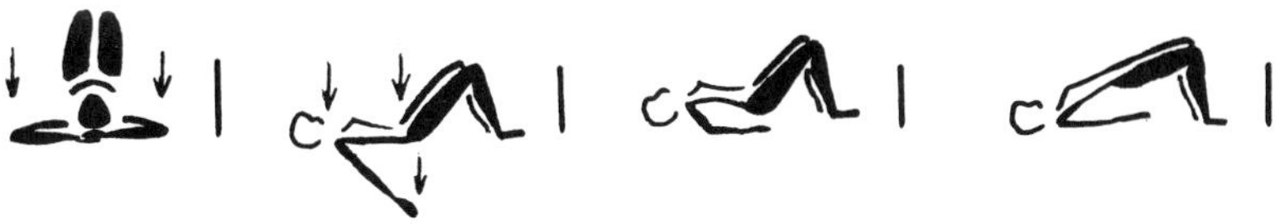

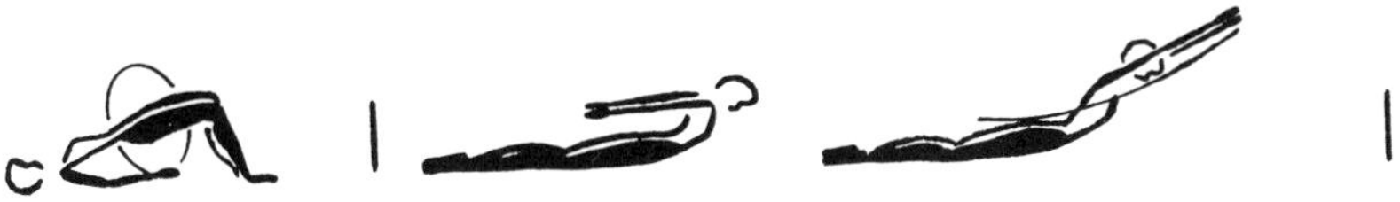

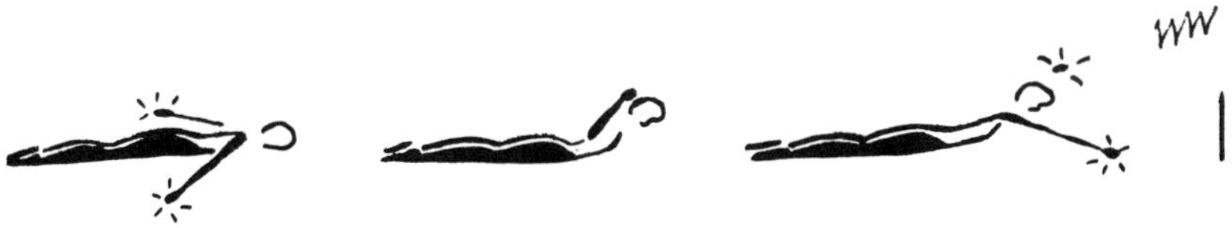

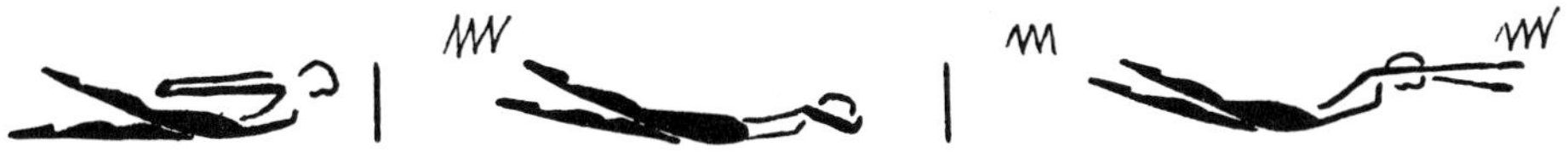

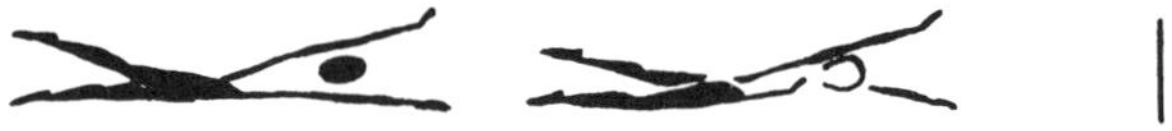

Trockenschwimmen

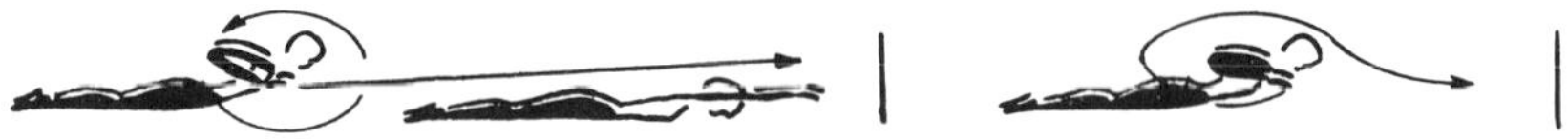

Brust

Delphin

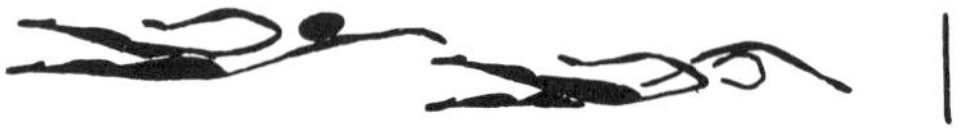

Crowl

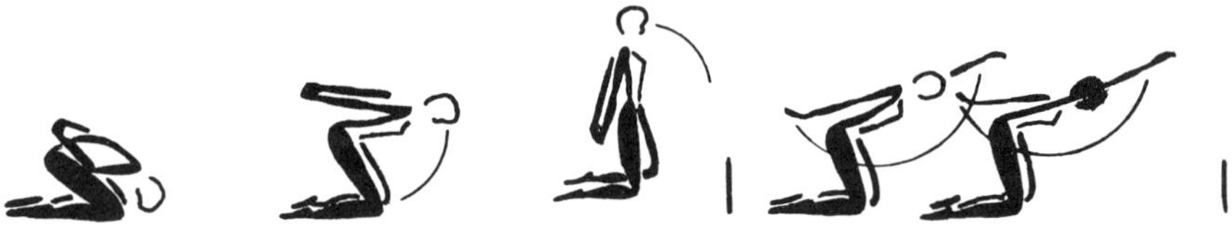

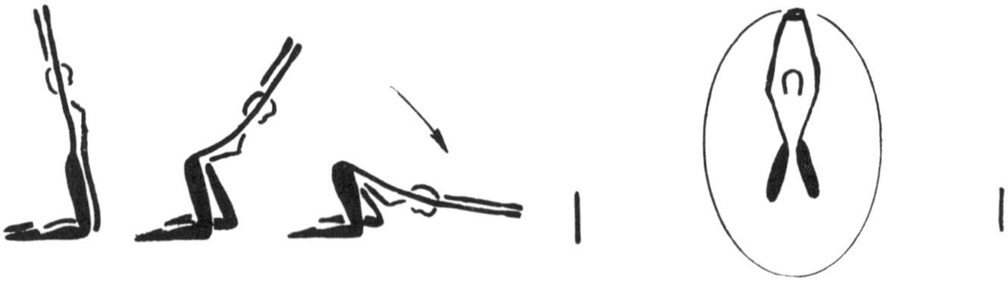

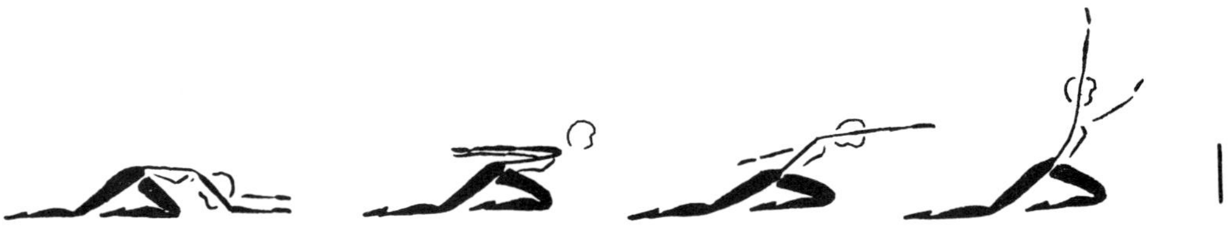

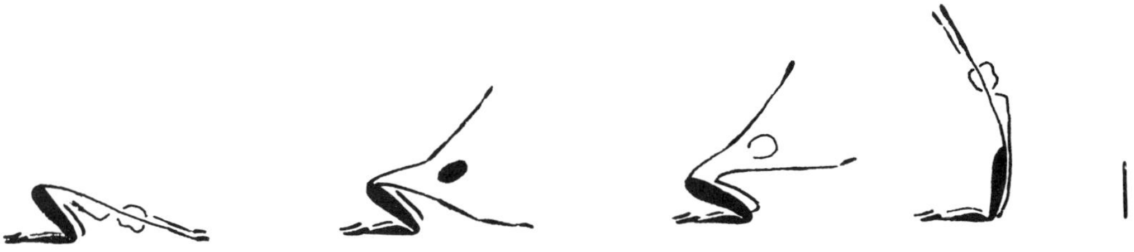

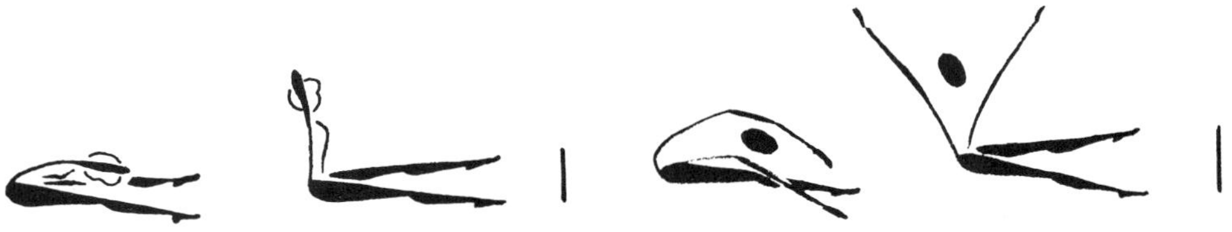

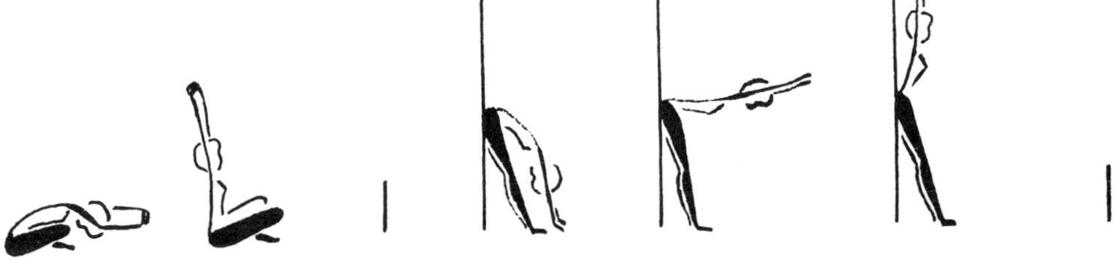

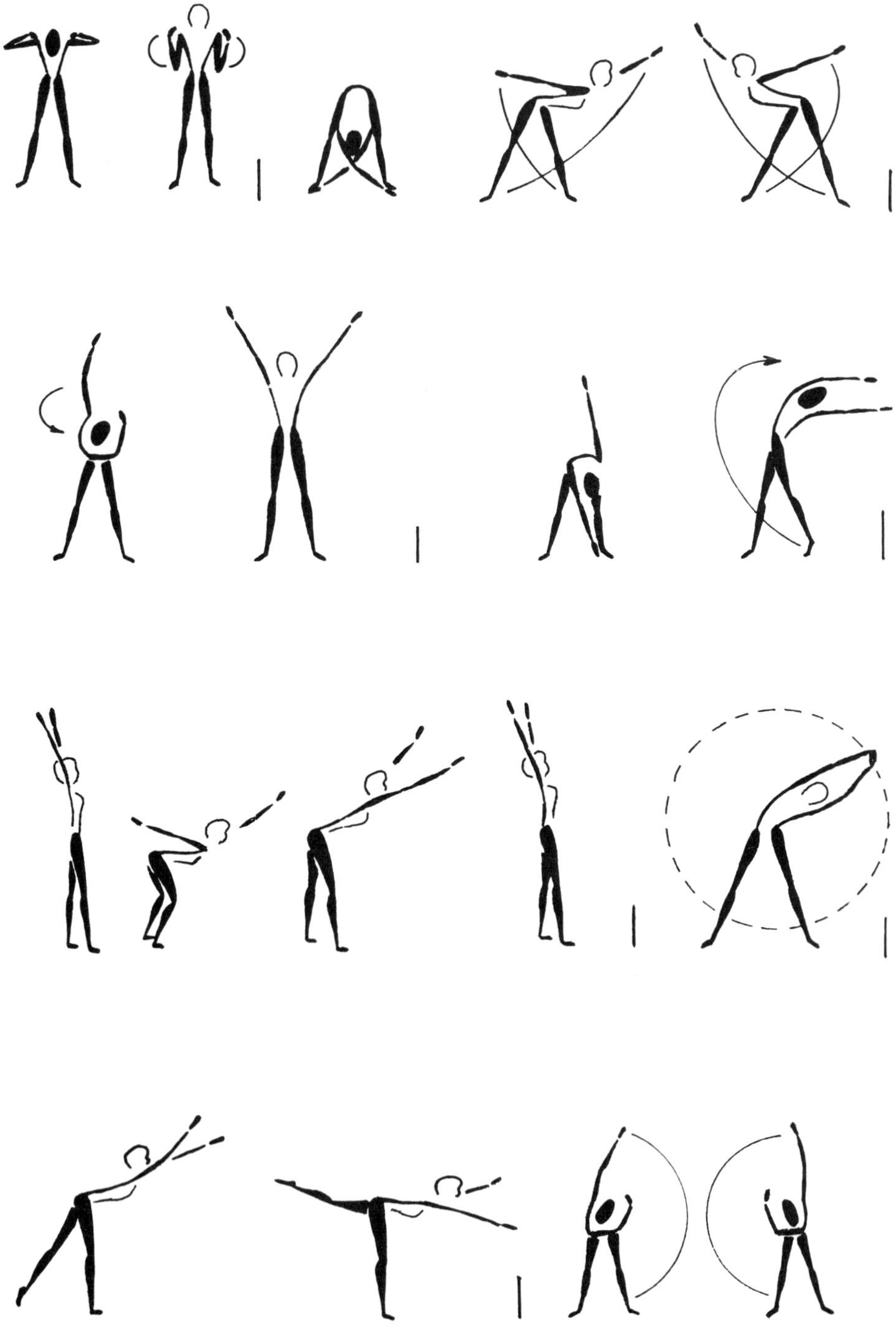

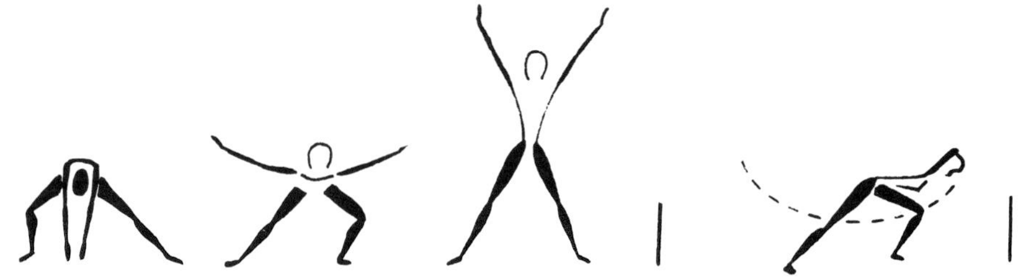

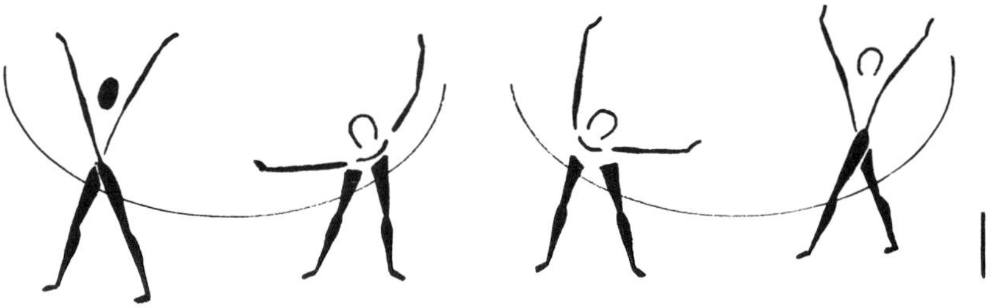

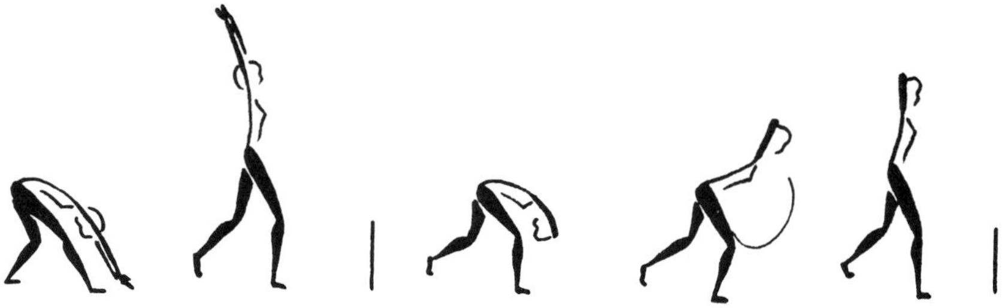

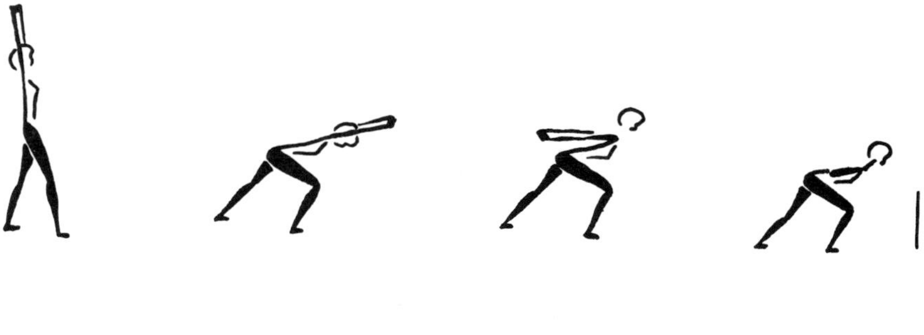

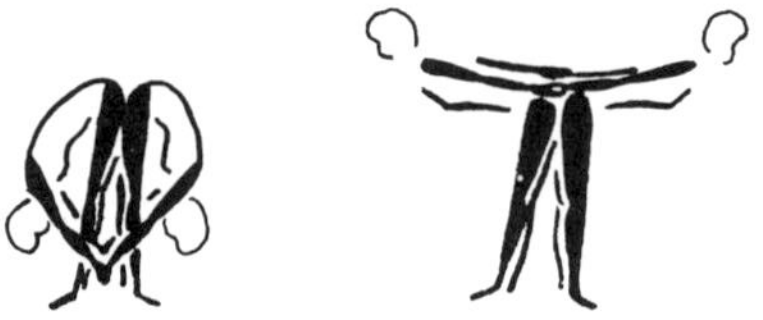

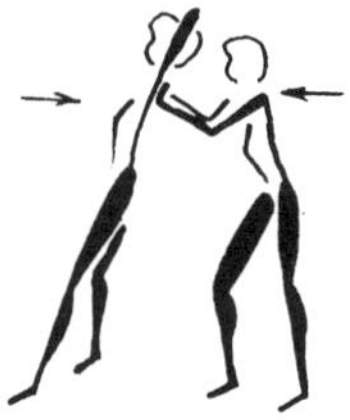

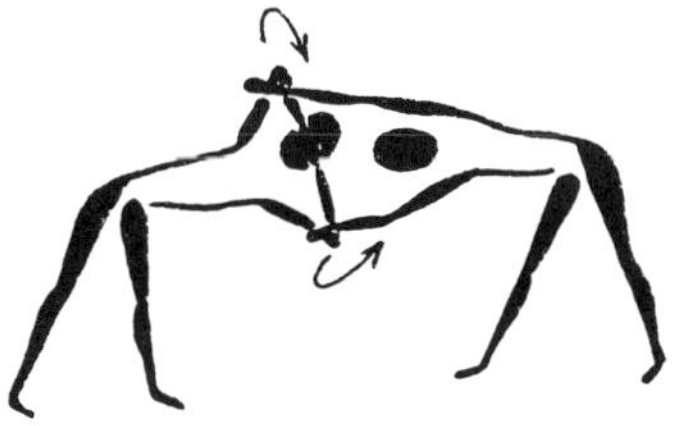

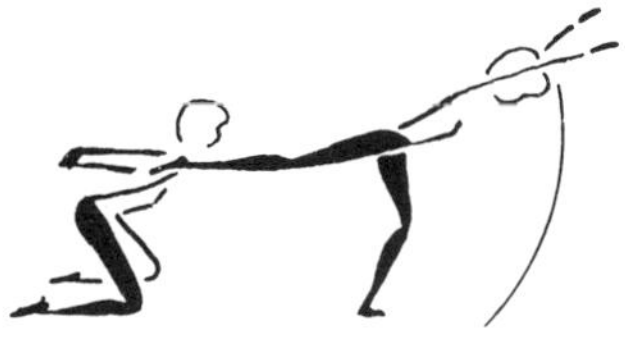

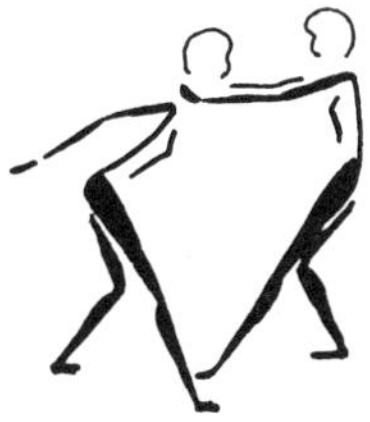

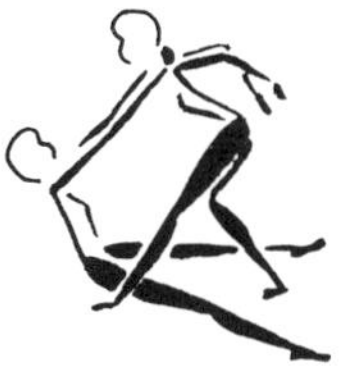

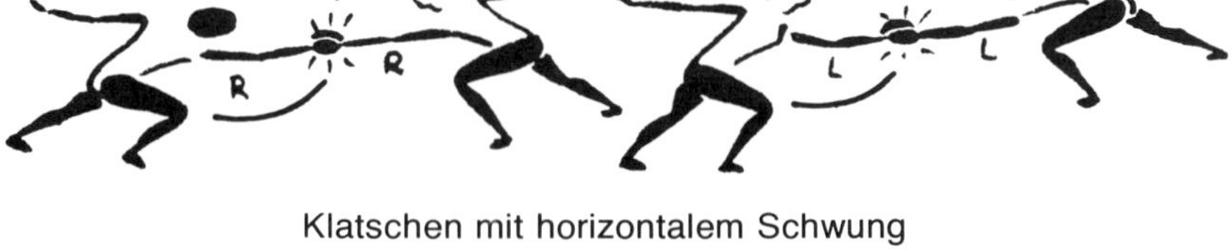

Klatschen mit horizontalem Schwung

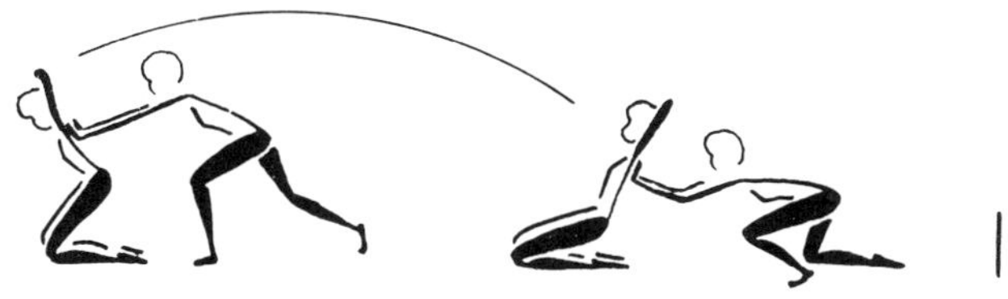

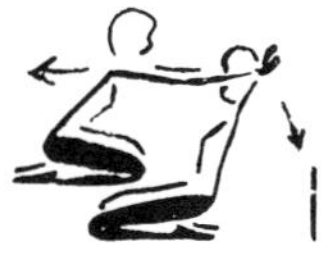

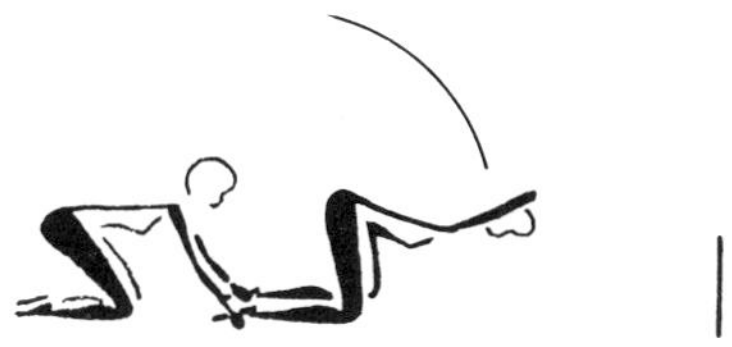

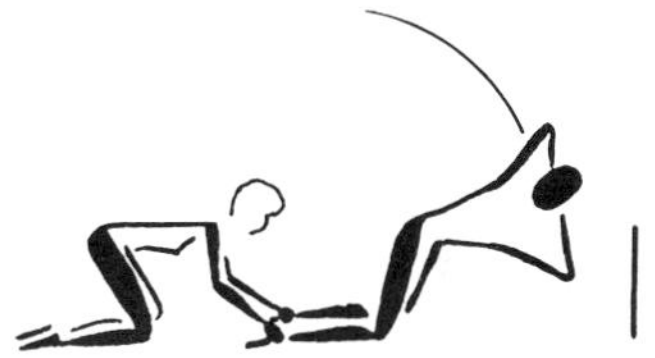

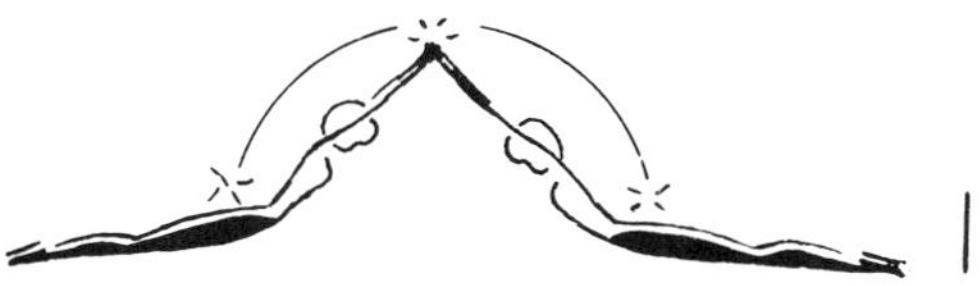

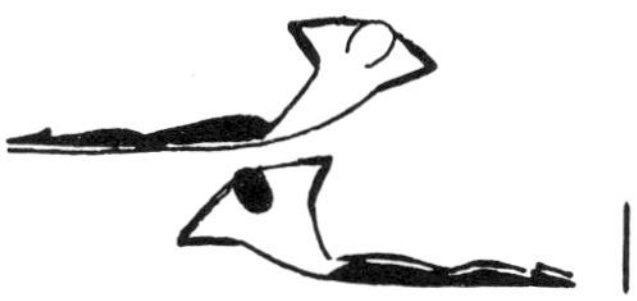

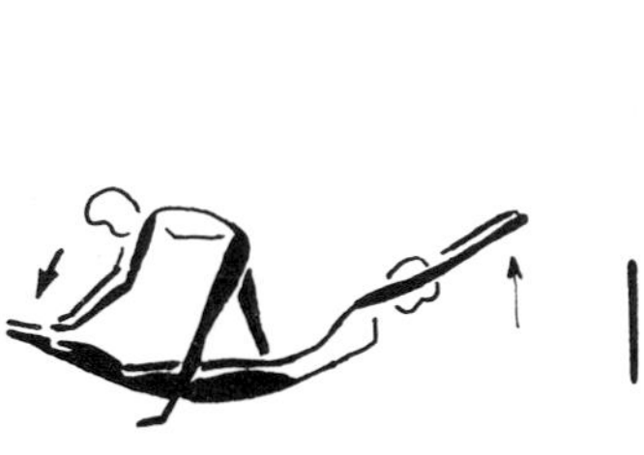

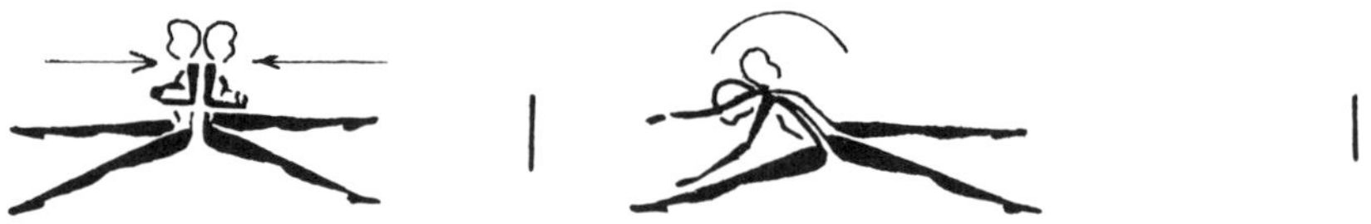

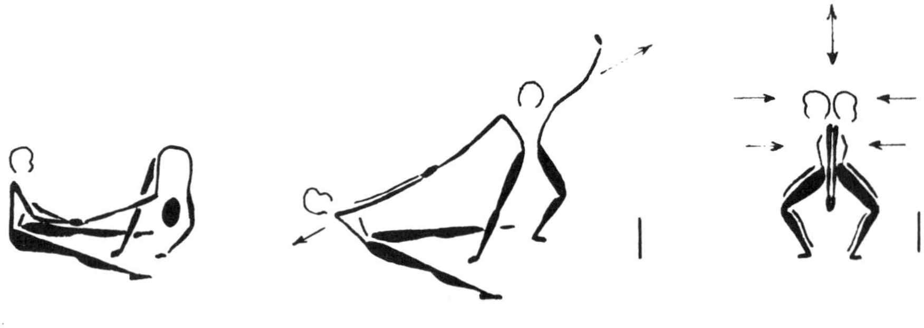

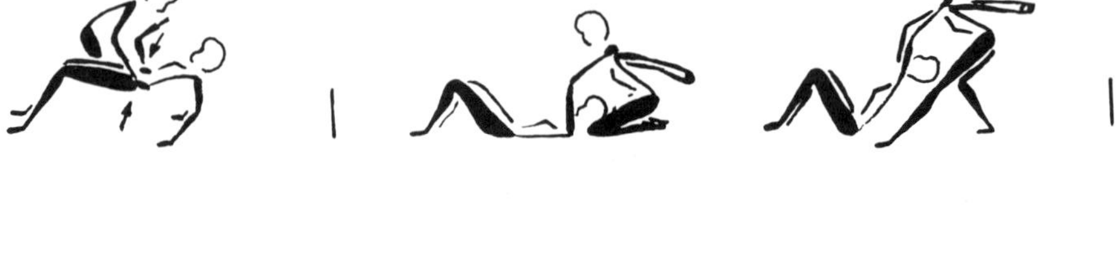

Ausgangsstellung

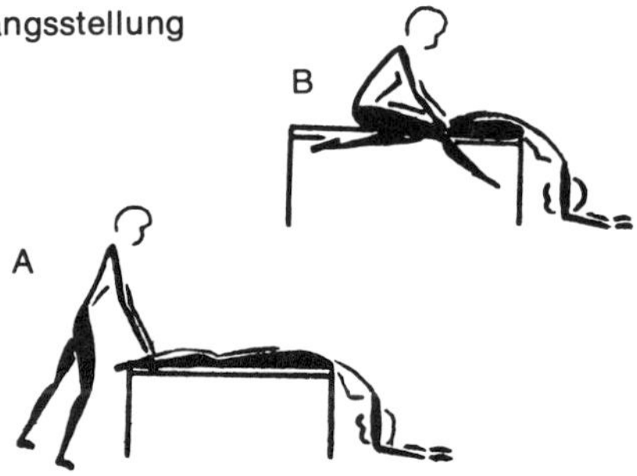

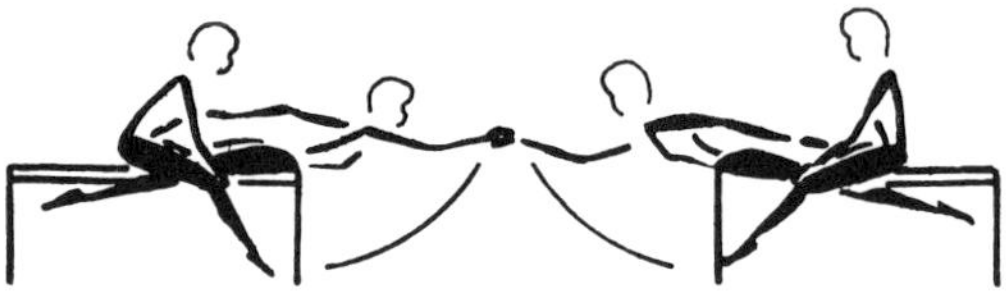

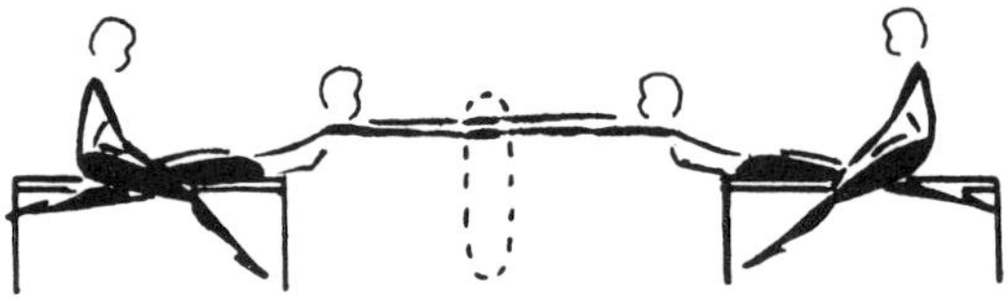

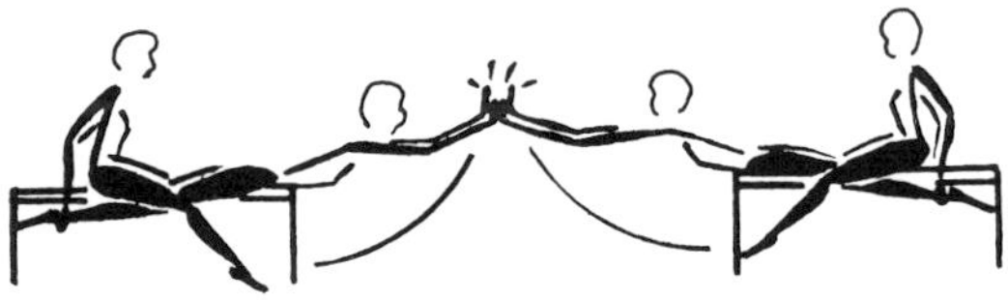

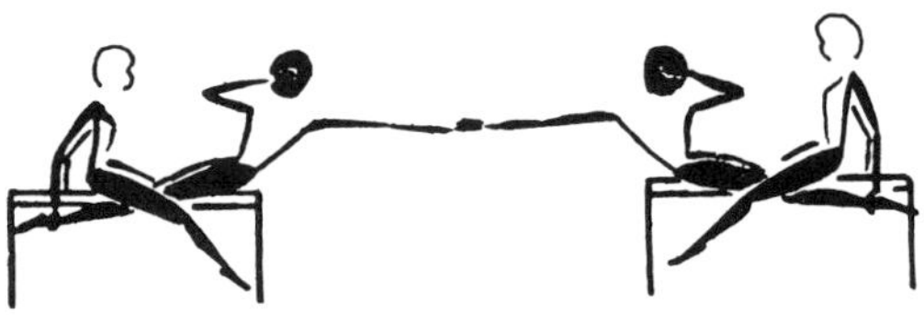

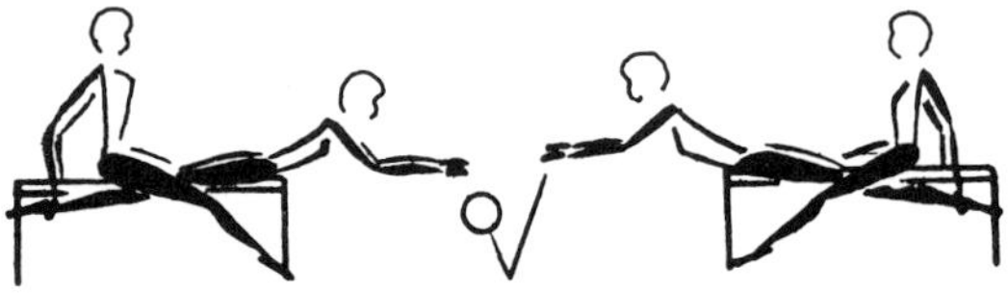

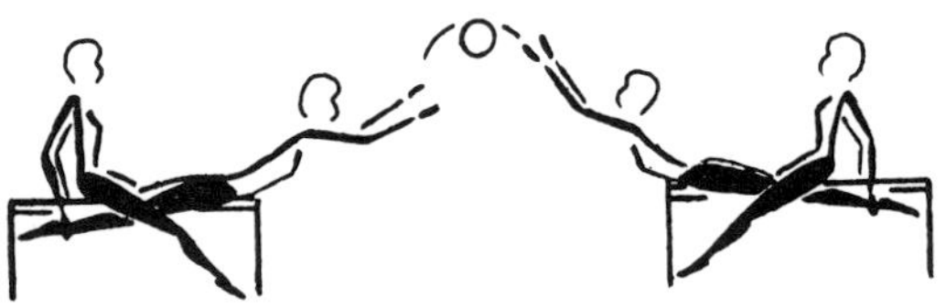

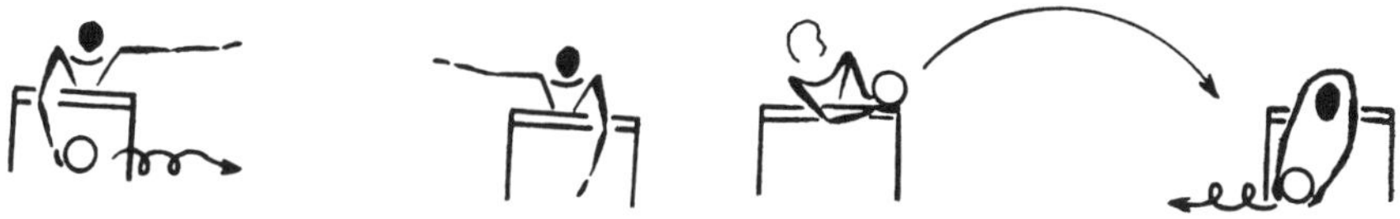

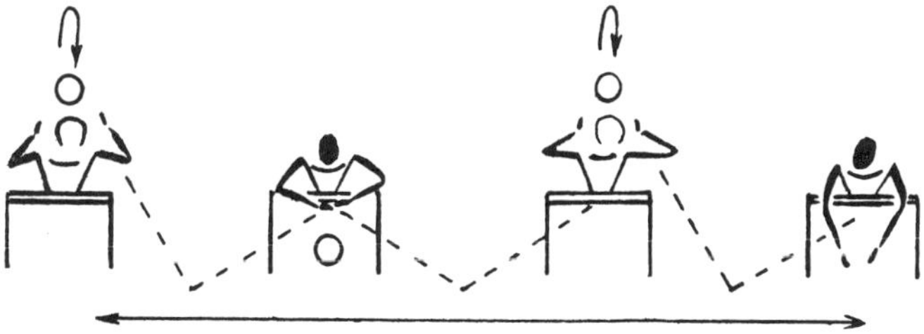

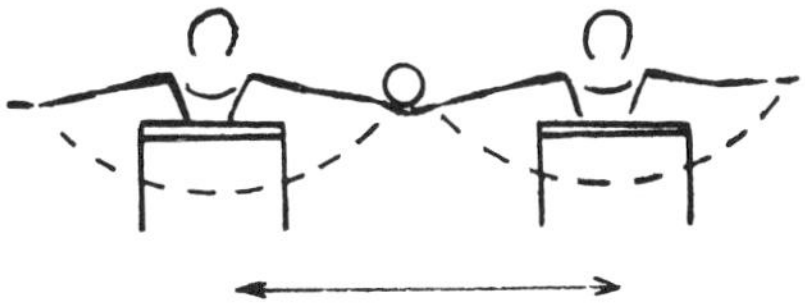

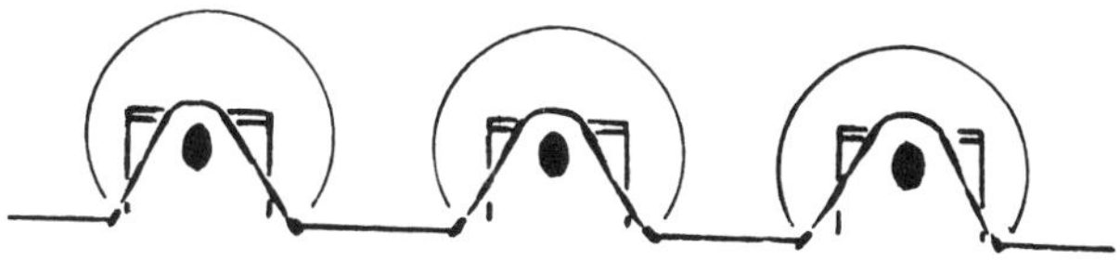

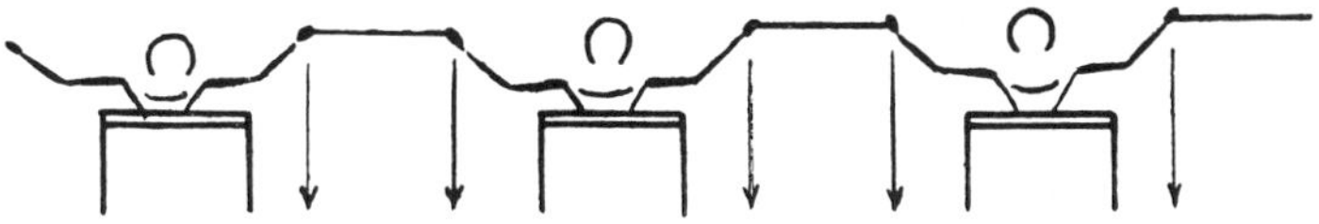

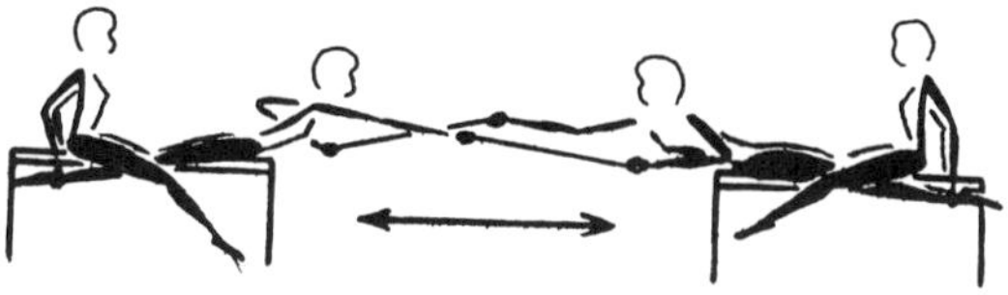

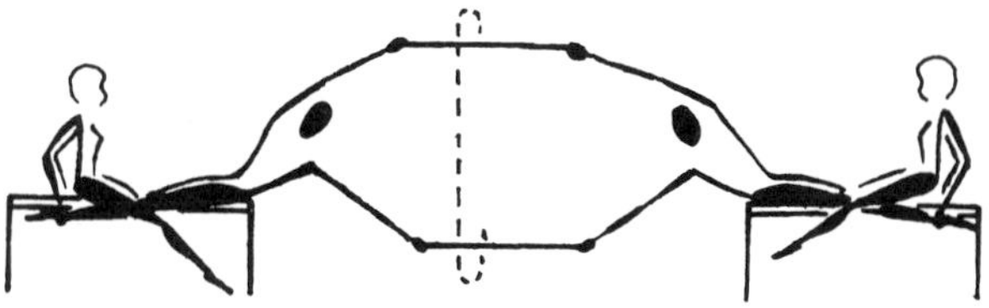

Kräftigung der Bein- und Fußmuskulatur
Kräftigung der Kniestrecker

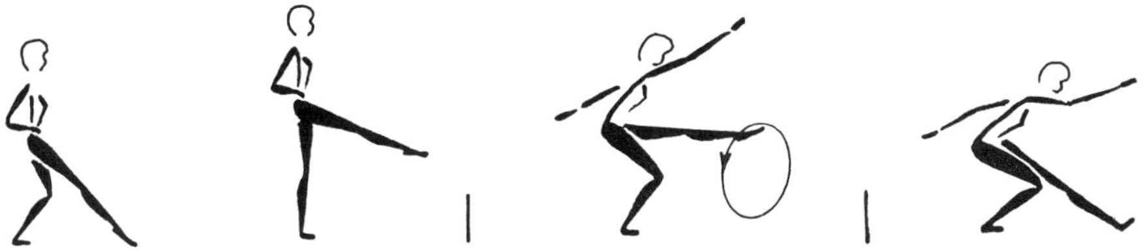

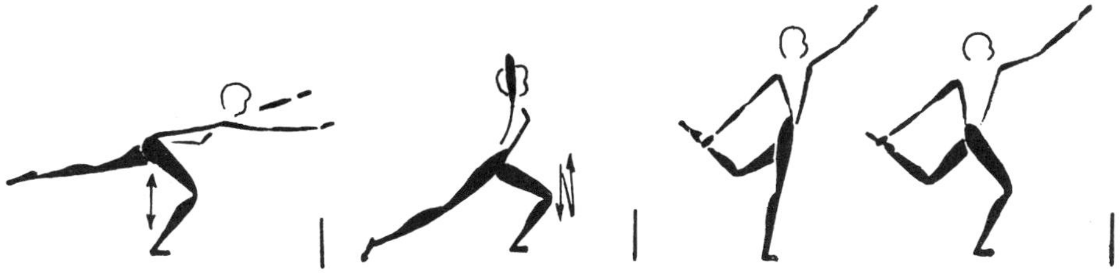

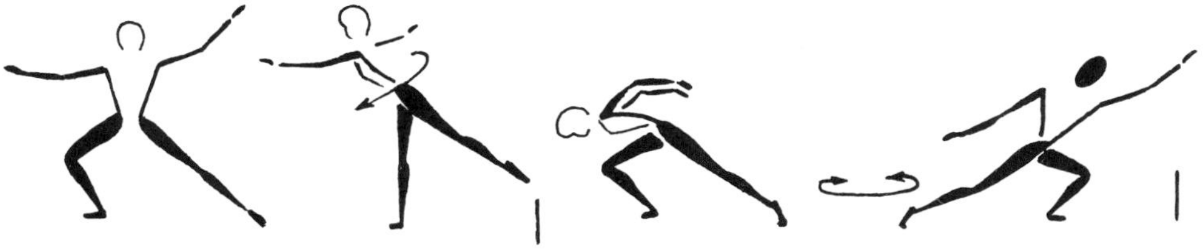

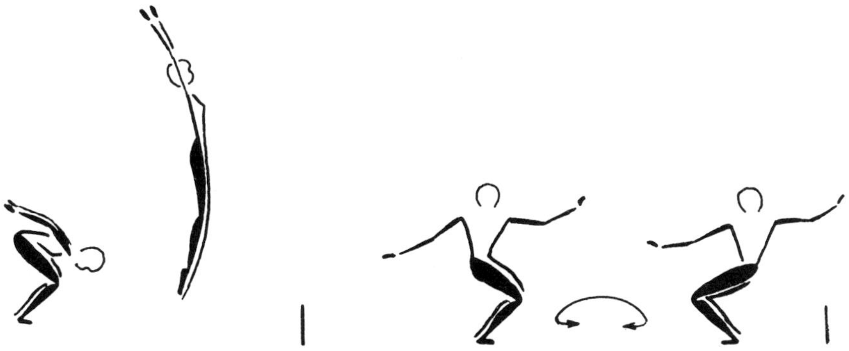

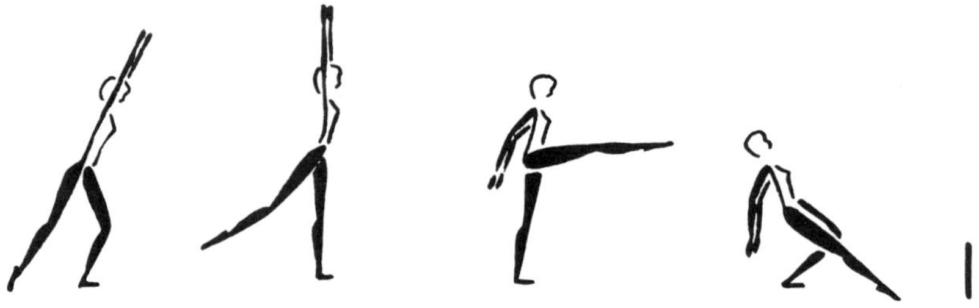

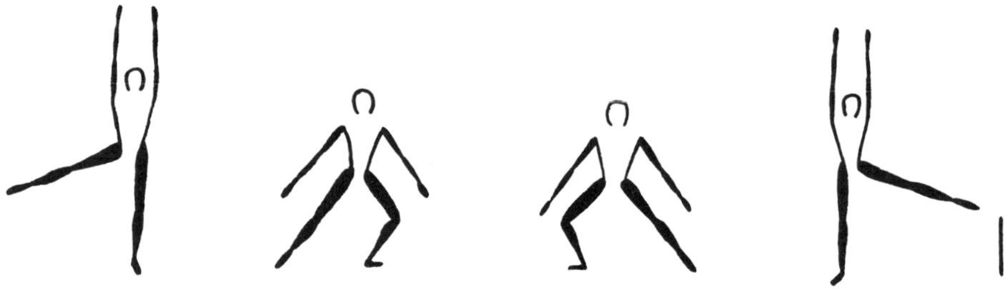

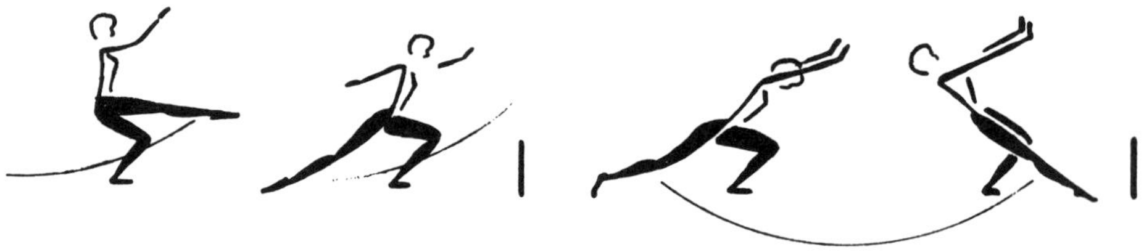

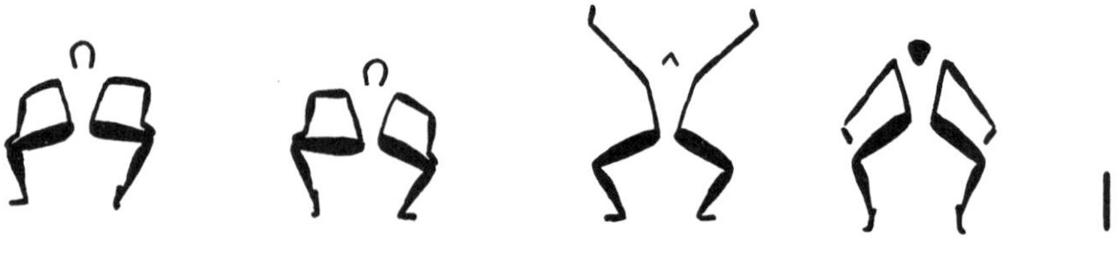

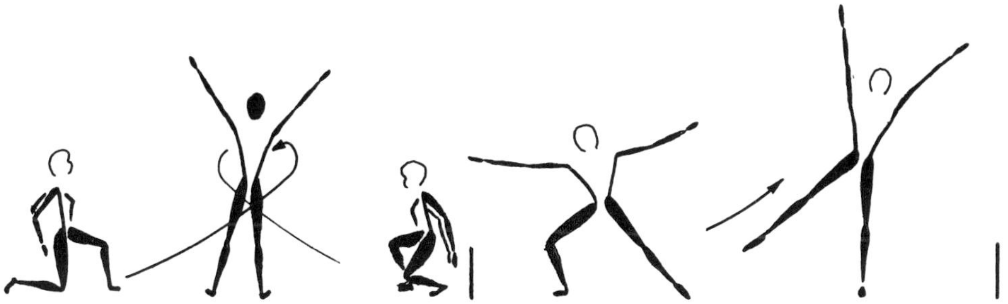

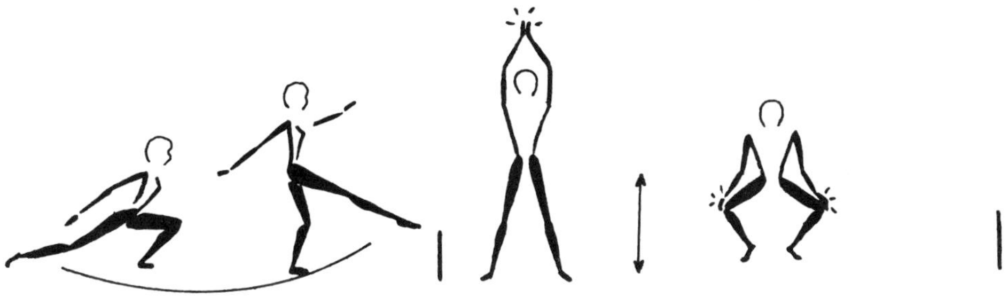

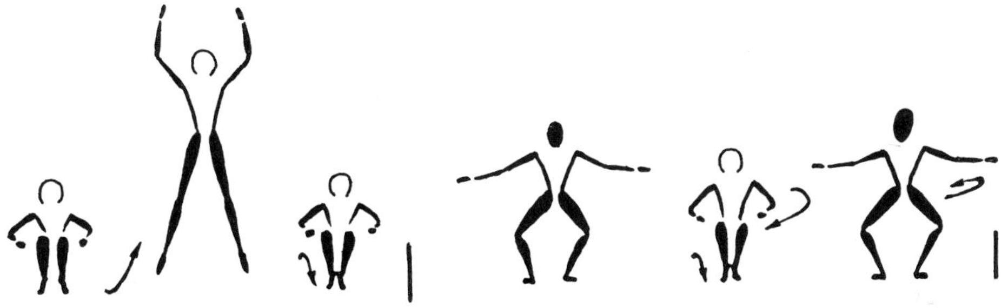

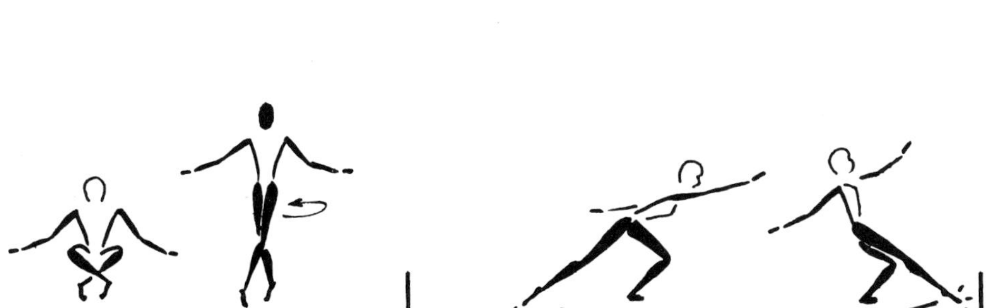

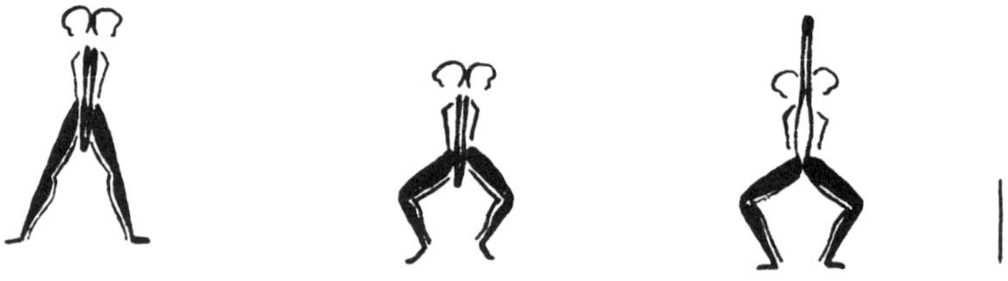

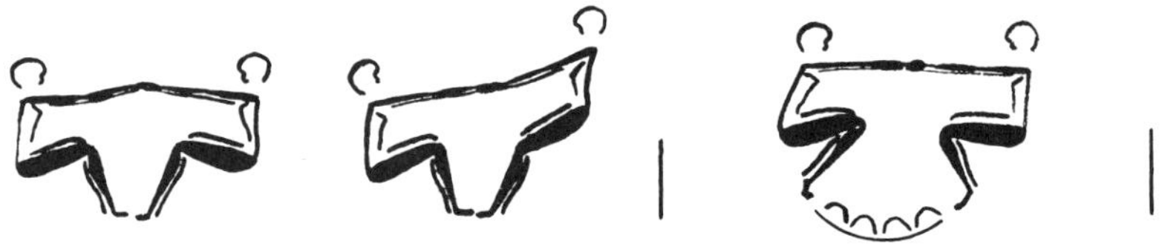

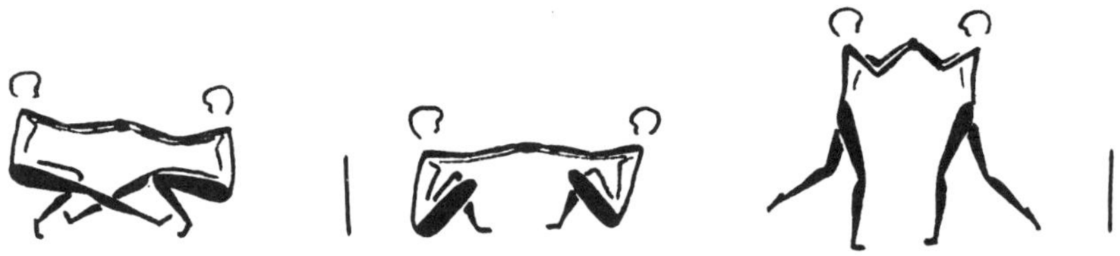

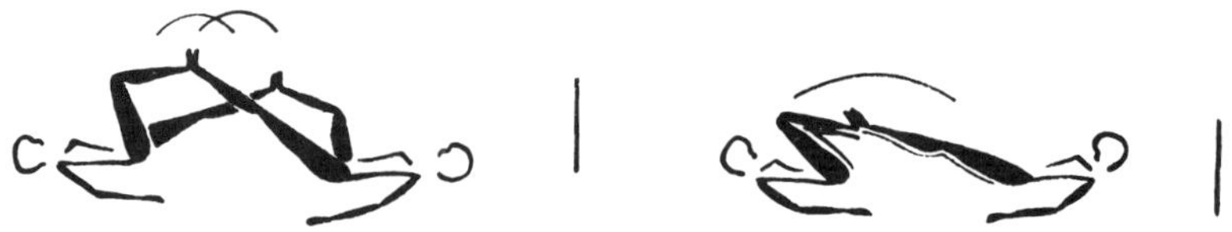

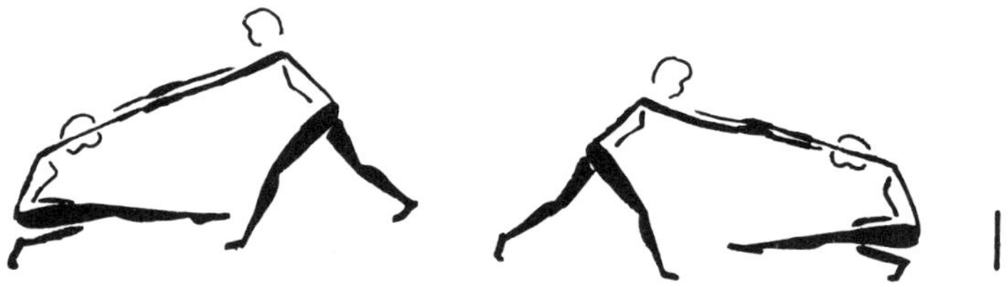

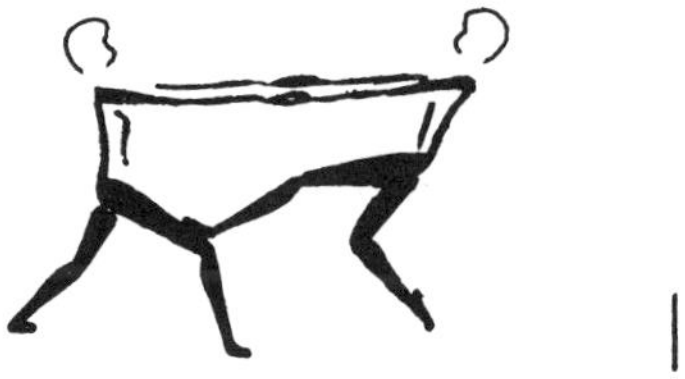

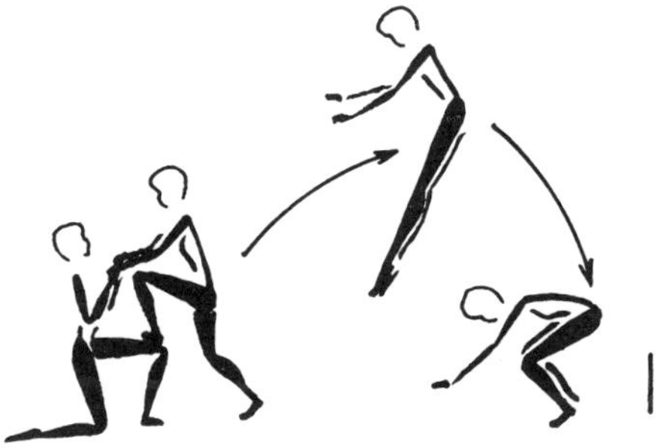

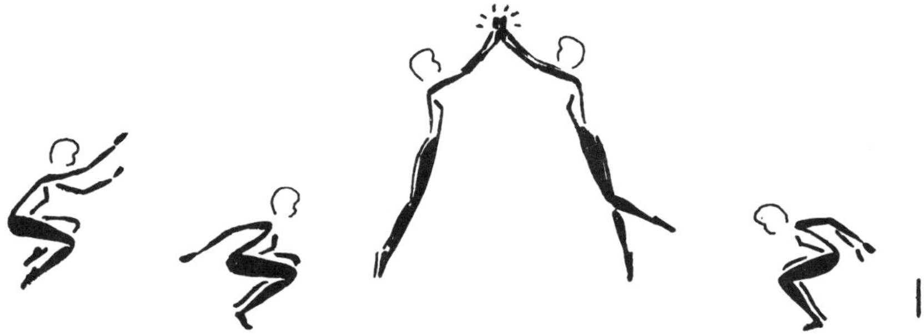

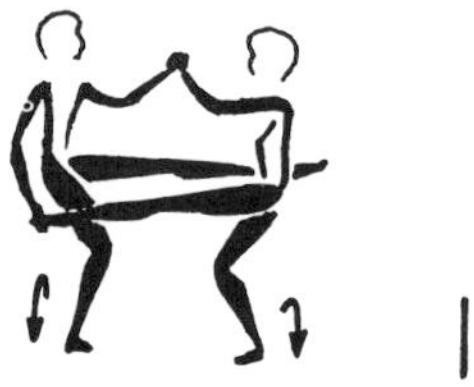

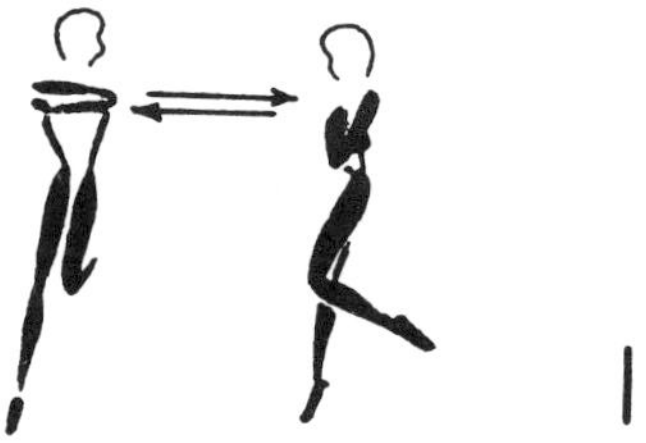

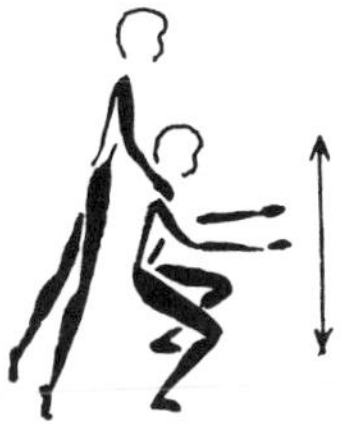

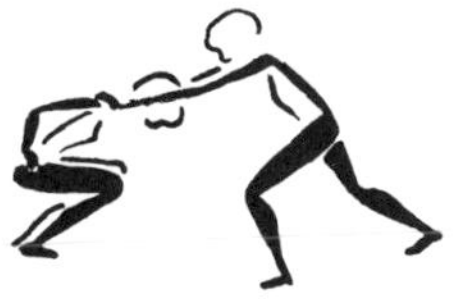

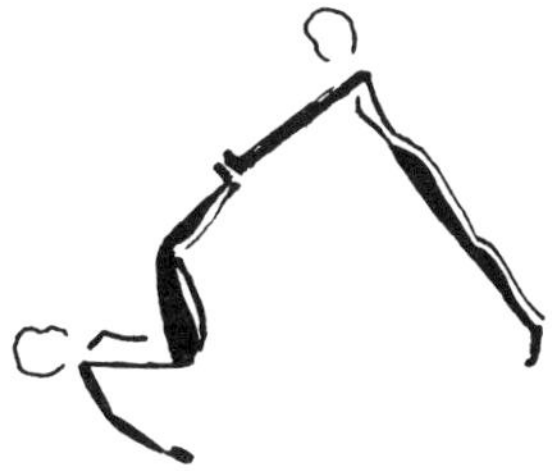

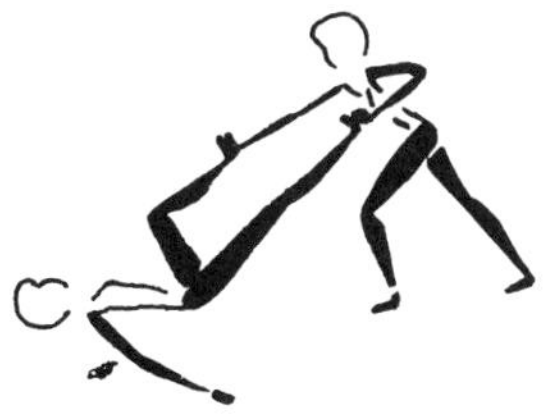

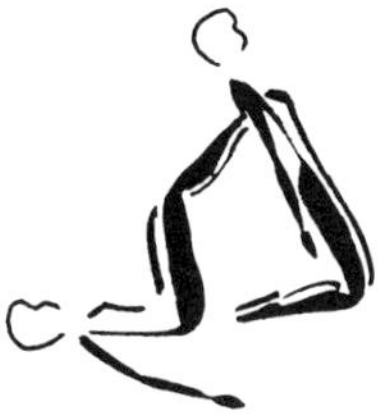

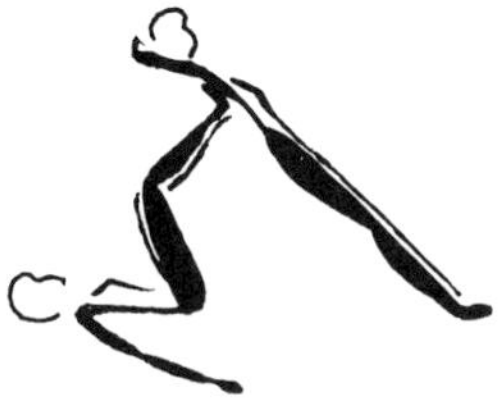

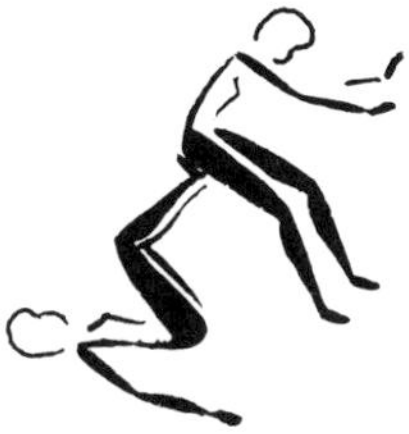

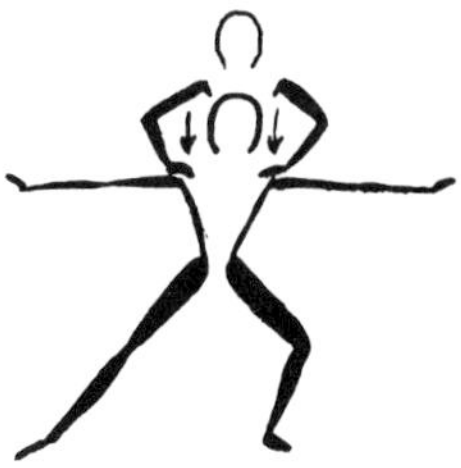

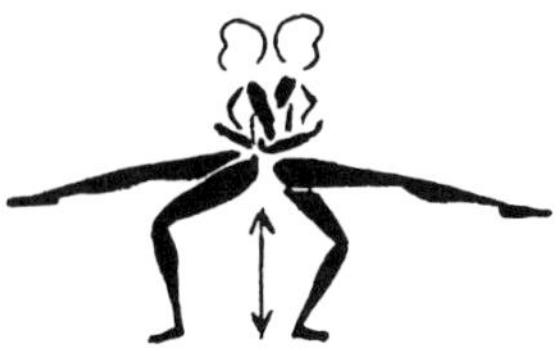

Gang

Der Gang ist die üblichste Form der menschlichen Fortbewegung und die häufigste Bewegung des Menschen überhaupt.
Das Gehen gehört an jeden Anfang oder Schluß jeder Gymnastikstunde und in jede Gruppenbehandlung, als Übung für die richtige aufrechte Körperhaltung oder als eine Gangschule.
Da der am meisten auftretende Fehler beim Gang durch eine falsche Gewichtsverlagerung entsteht, müssen wir am Anfang das bewußte Steuern des Körpergewichts speziell üben. Die Korrektur des Ganges bezieht sich vor allem auf die Körper- und Kopfhaltung, auf das Schwingen der Arme und Haltung der Schultern, der Brust und des Beckens. Wir sollten solange korrigieren, bis ein leichter, beschwingter, elastischer, mit einem Wort schöner Gang erreicht ist. Man sollte nie zulassen, daß nur „gegangen wird“.
Da wir in einer Gymnastikstunde natürlich nicht alle Fehler beseitigen können, müssen wir das Gehen in jede Stunde einbauen.
Es gibt so viele Formen und Variationen des Ganges und der Richtungen, sodaß wir uns nicht oft wiederholen müssen, wobei immer das Grundsätzliche geübt werden soll.
Das Gehen mit seinen Variationen bietet außerdem eine gute Koordinationsschulung.

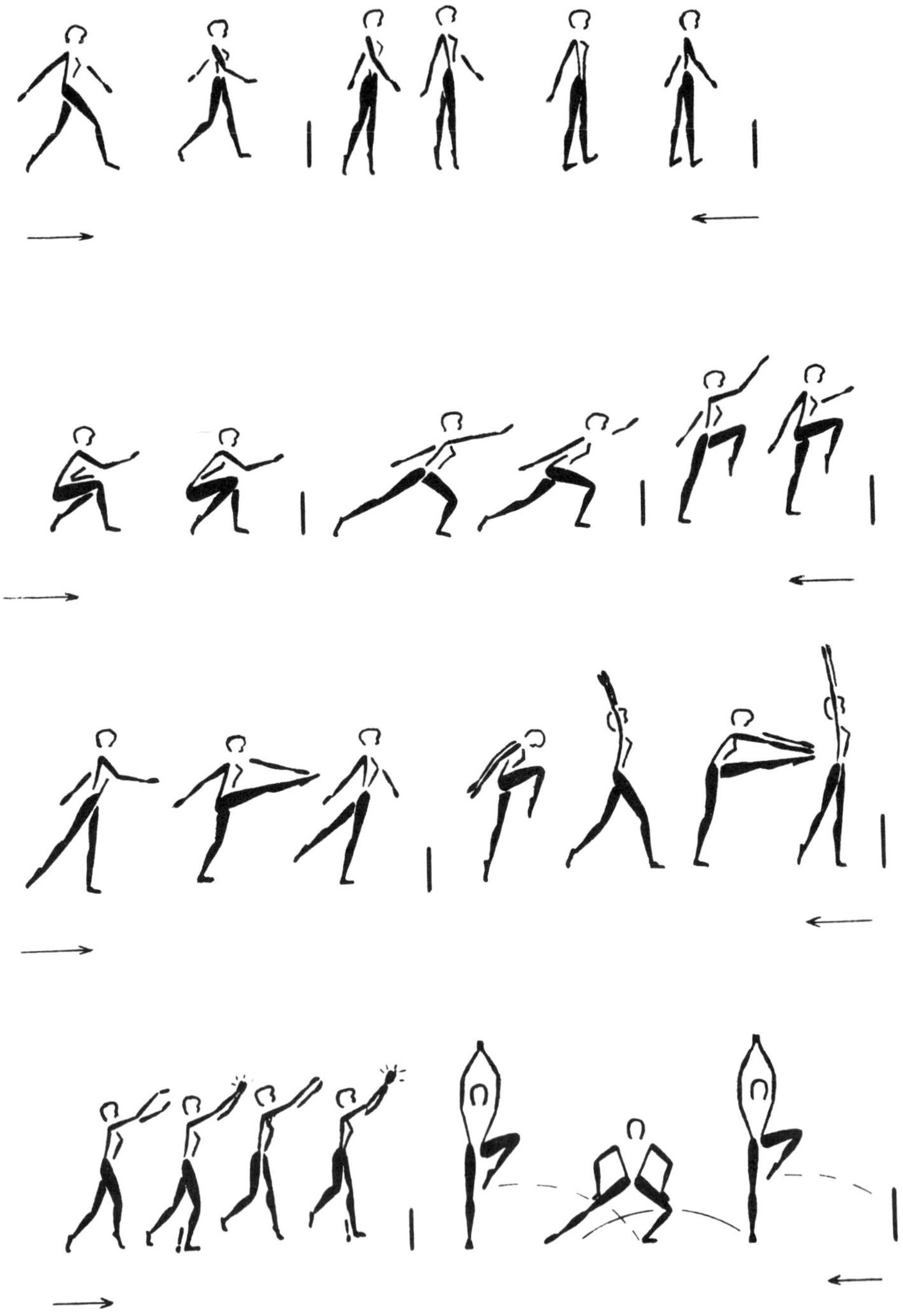

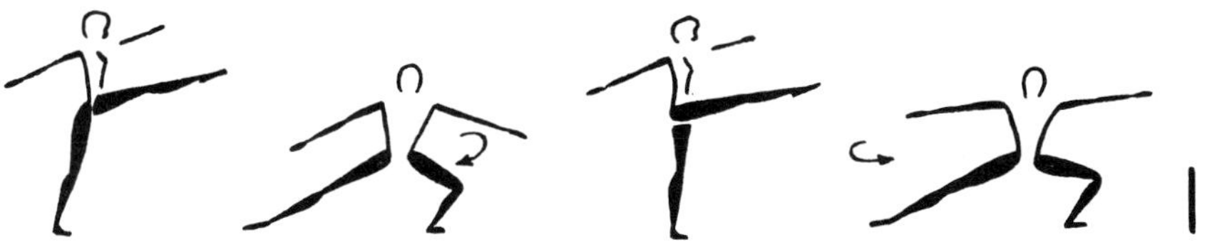

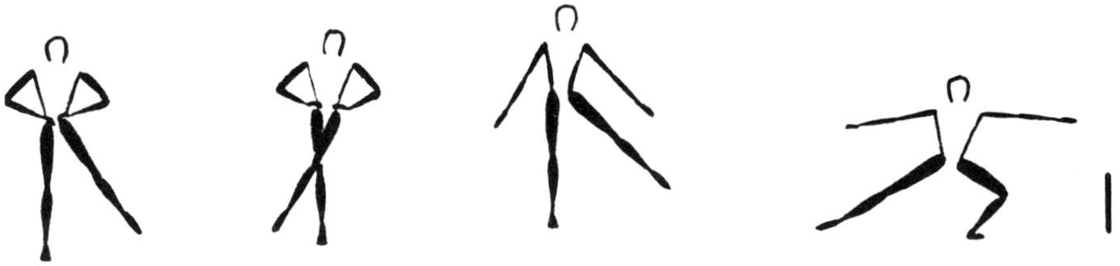

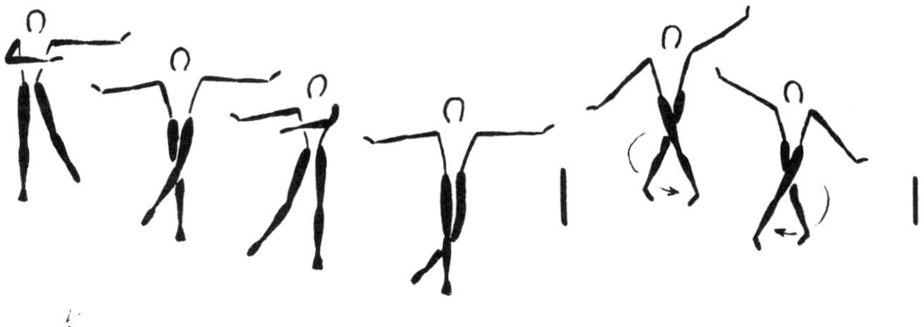

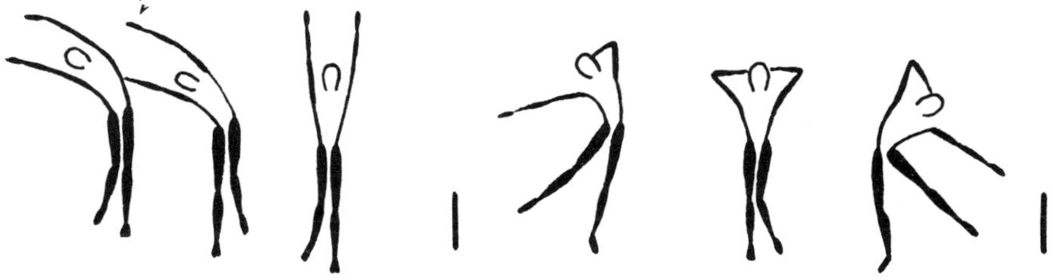

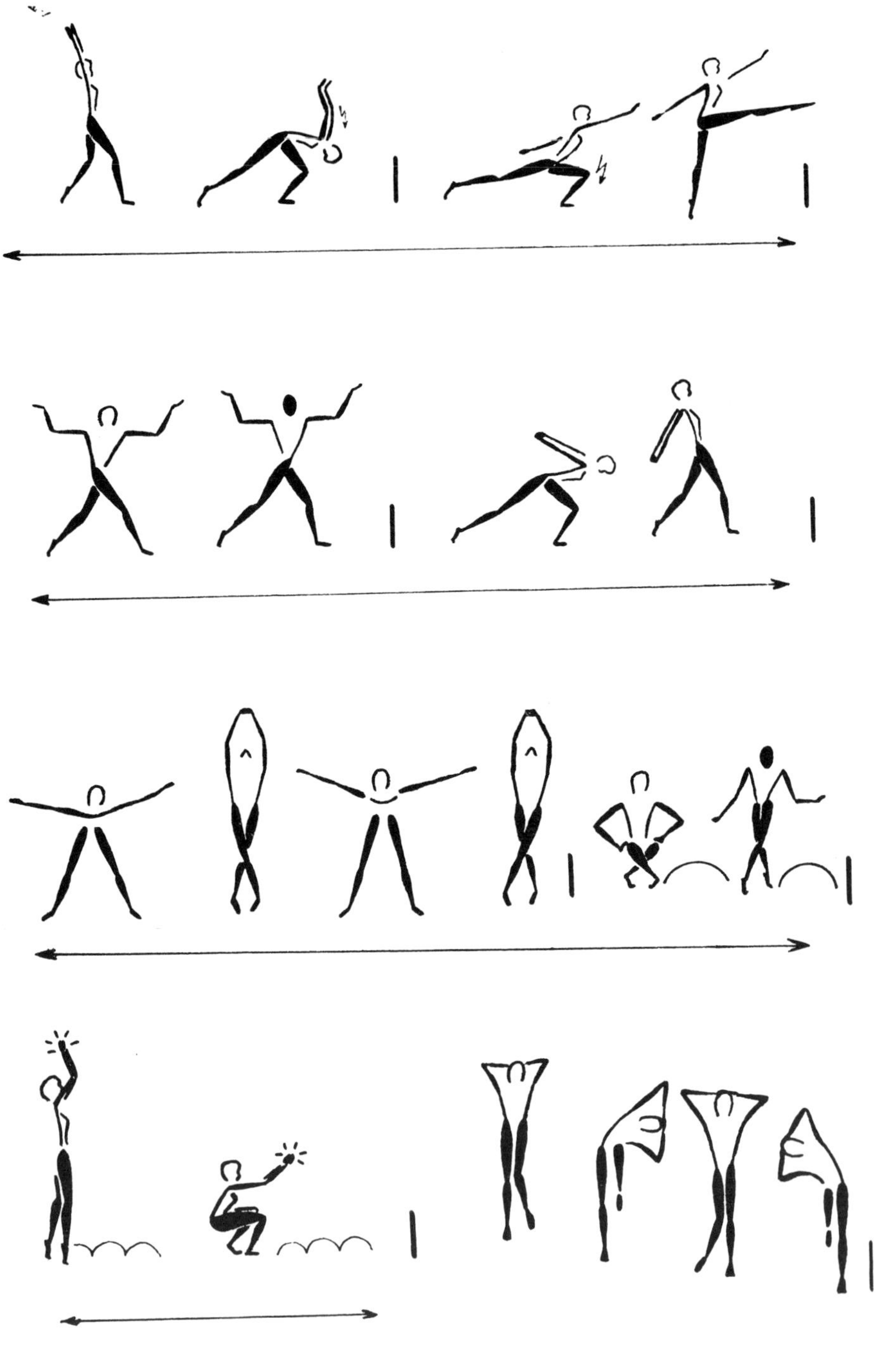

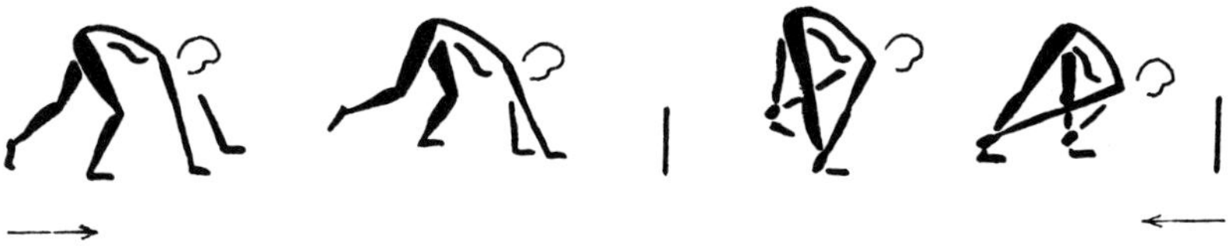

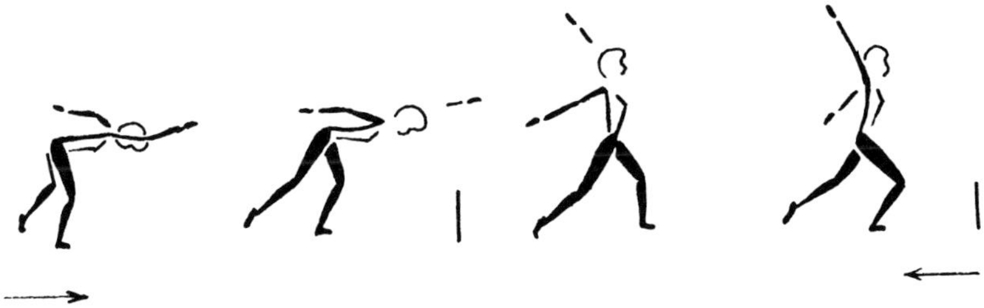

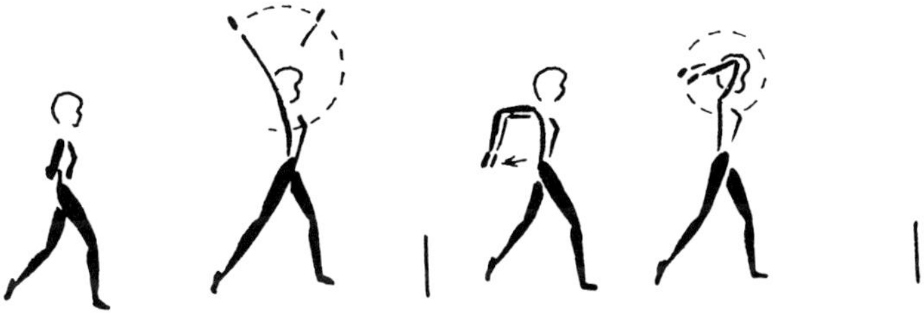

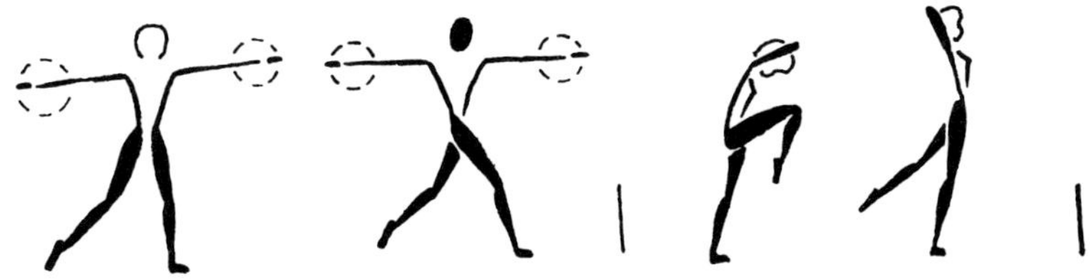

Laufen

Das Laufen bedeutet eine intensive Beanspruchung des ganzen Organismus und wirkt dadurch allgemein kräftigend.
Der technische Unterschied zwischen dem Gang und Lauf besteht darin, daß wir beim Gehen immer einen Kontakt mit dem Boden haben, während es beim Laufen um eine Reihe von Sprüngen geht, wobei die Flugphase deutlich zu sehen ist.
Wie der Gang wird auch das Laufen korrigiert; es soll leicht, elastisch und fließend sein. Wir betonen wieder die Haltung des Oberkörpers, des Kopfes, die gehobene Haltung des Beckens usw.
Das Laufen läßt sich gut rhythmisieren; präzises Laufen nach einem angegebenen Rhythmus übt zusätzlich die neuromuskuläre Koordination

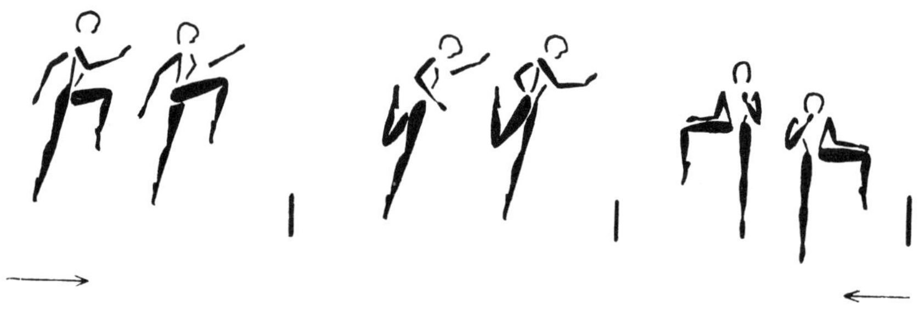

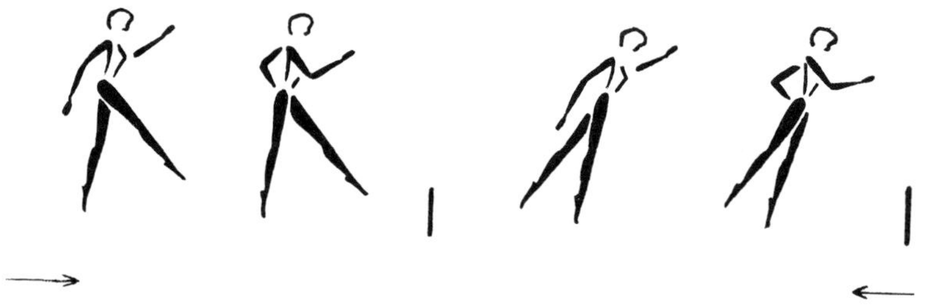

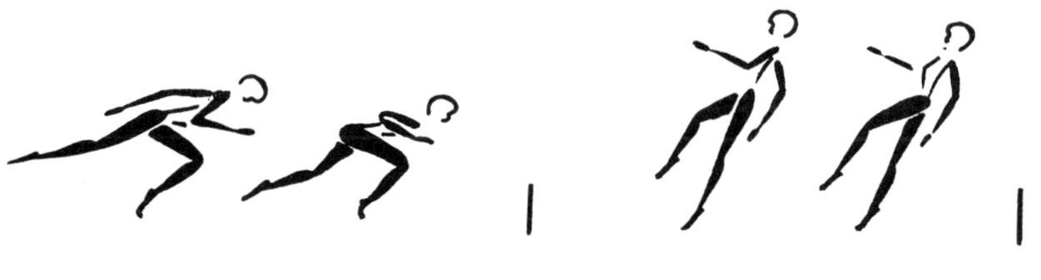

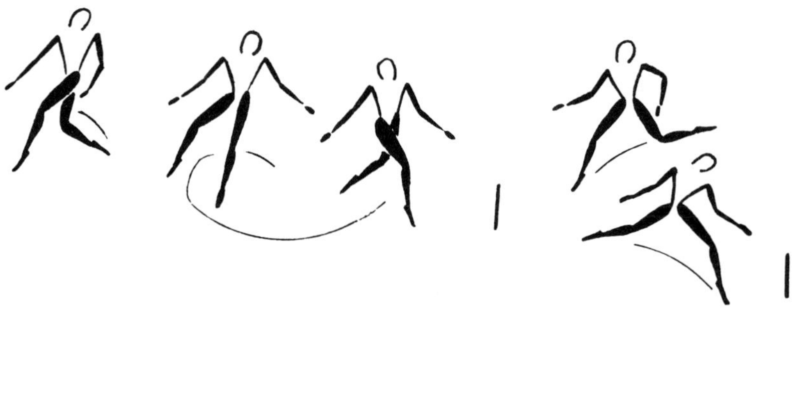

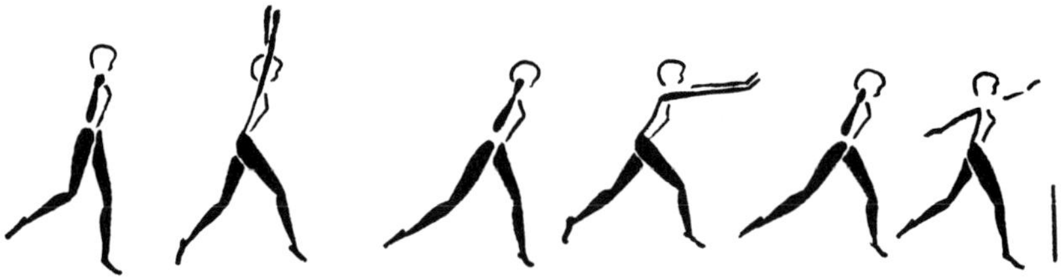

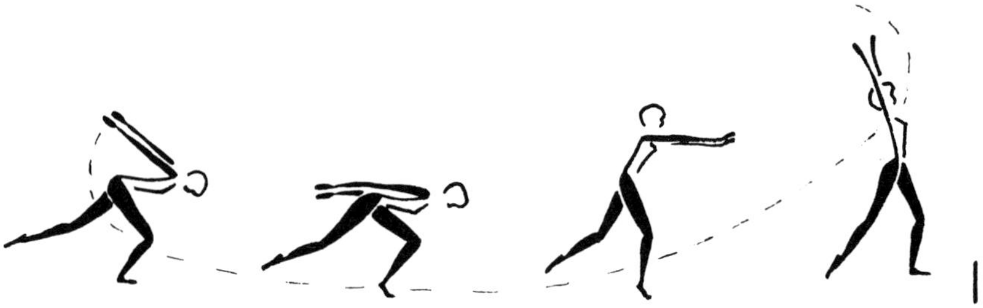

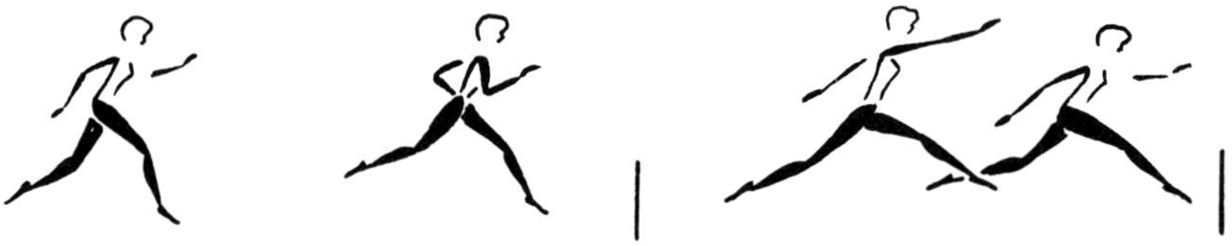

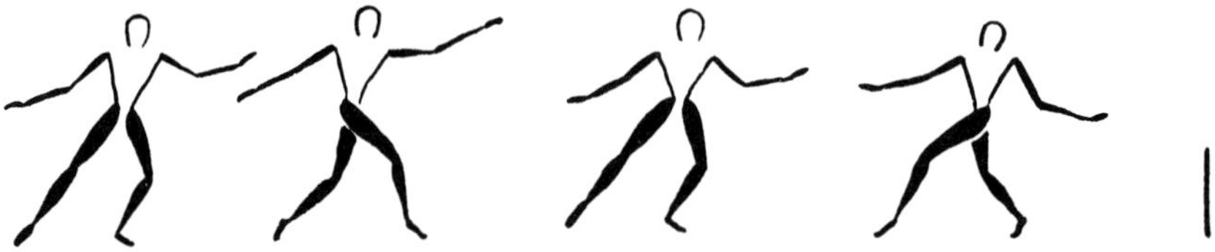

Hüpfen und Springen

Das Hüpfen und Springen bedeutet eine Kräftigung der Bein- und Fußmuskulatur.
Große Muskelgruppen werden eingesetzt; dadurch wird die Funktion der inneren Organe angeregt, der Kreislauf und die Atmung werden aktiviert.
Hüpfen und Springen macht Freude. Beachten wir immer, daß jeder Sprung elastisch, d, h. leicht und „leise“ ausgeführt wird. Wichtig ist ferner ein richtiger Absprung, gute Arbeit im Fußgelenk und in den Zehen und eine leichte, weiche, federnde Landung. Die körperliche Gesamthaltung ist natürlich ebenfalls wichtig.
Es gibt viele Formen und Variationen des Hüpfens und Springens; bei allen wird auch die neuromuskuläre Koordination geschult.

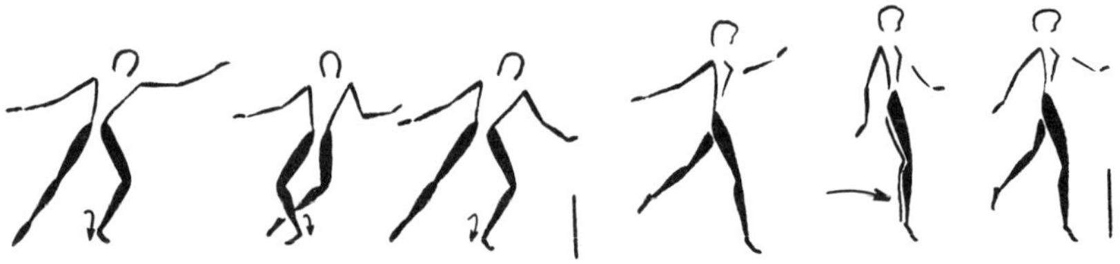

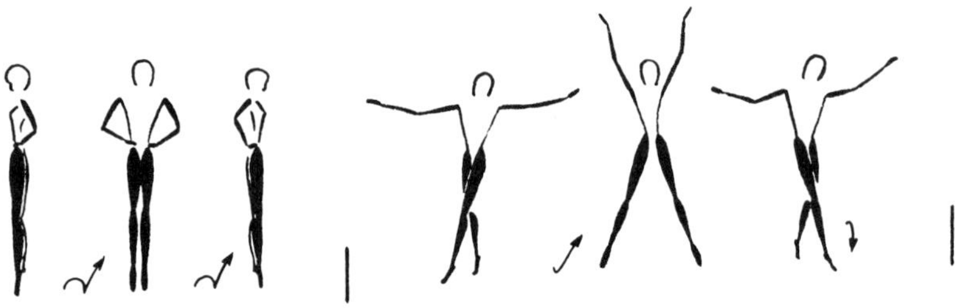

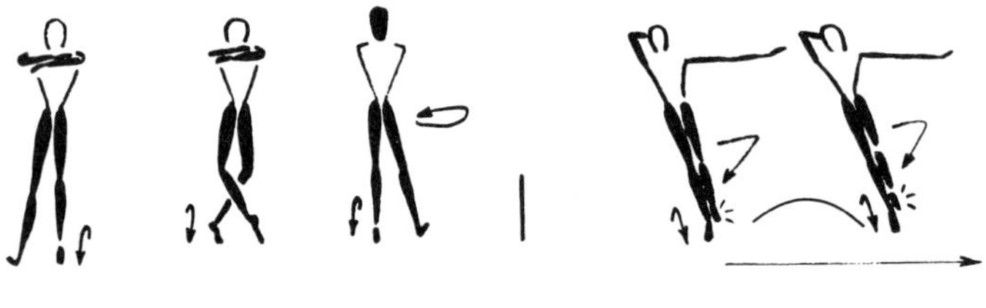

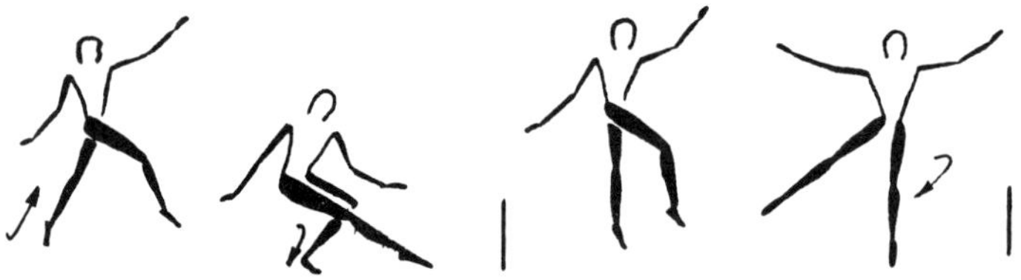

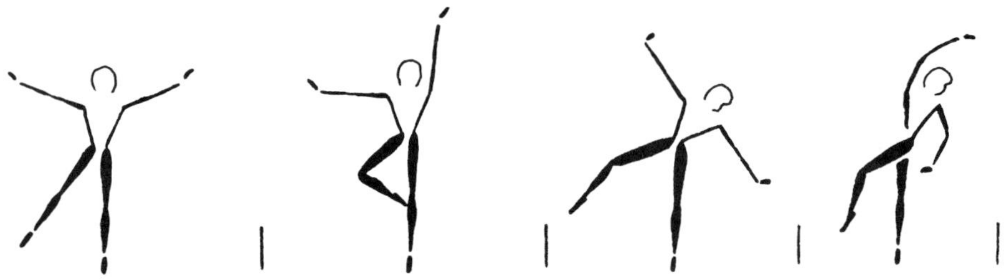

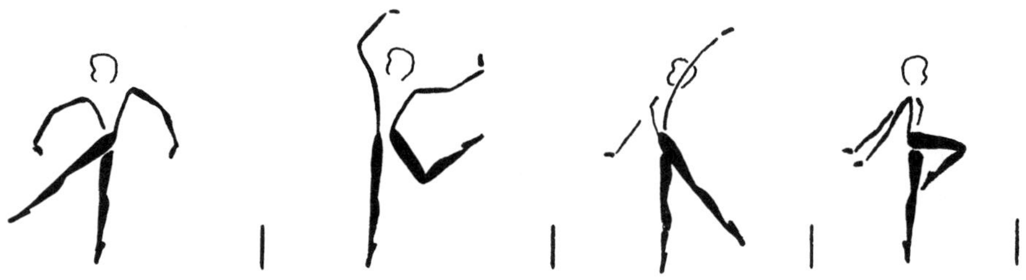

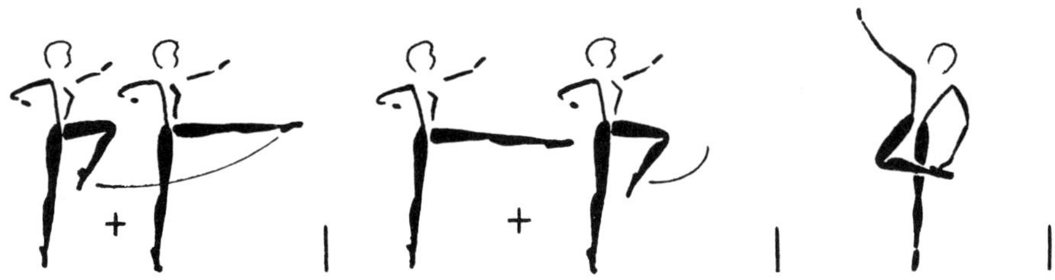

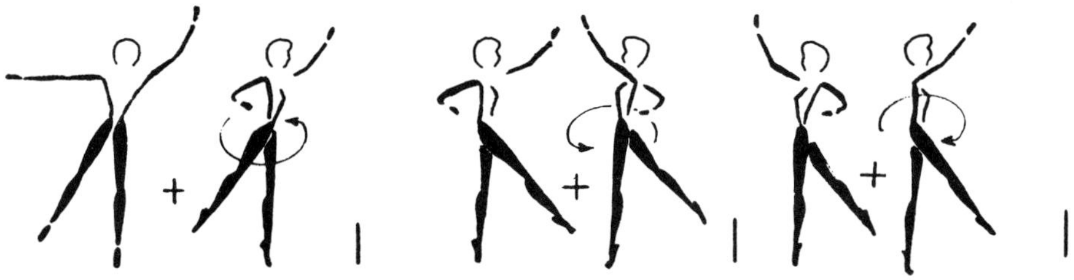

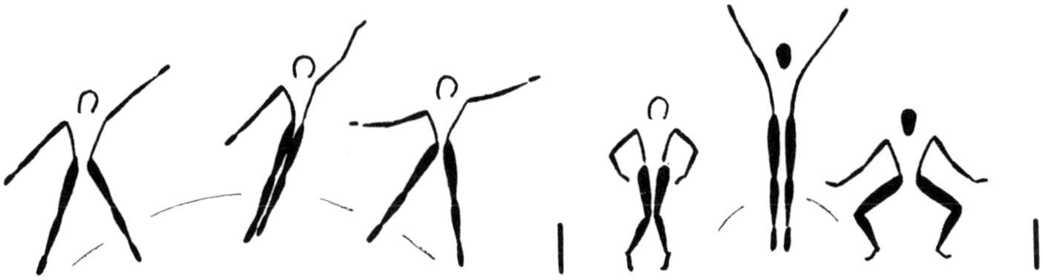

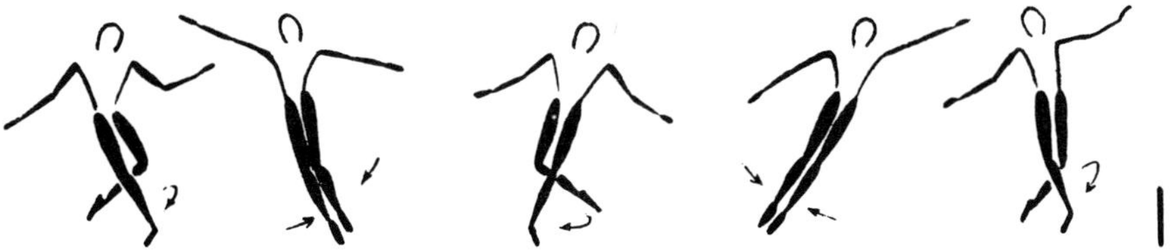

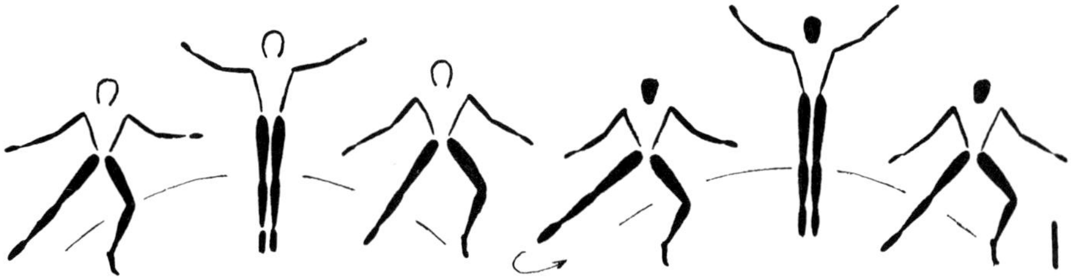

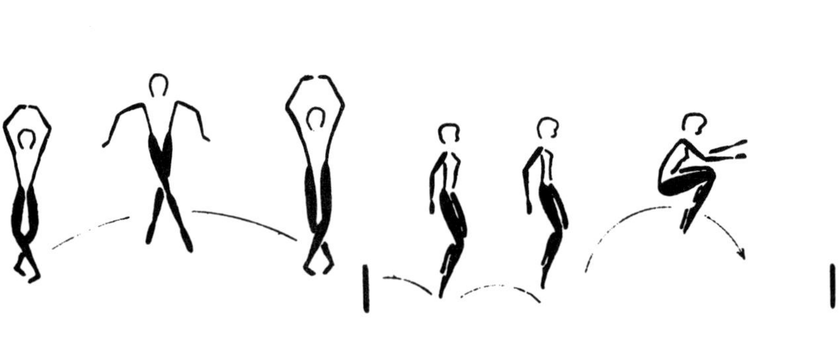

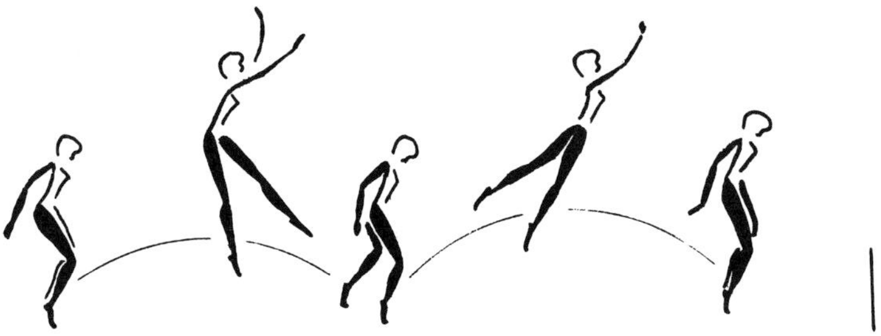

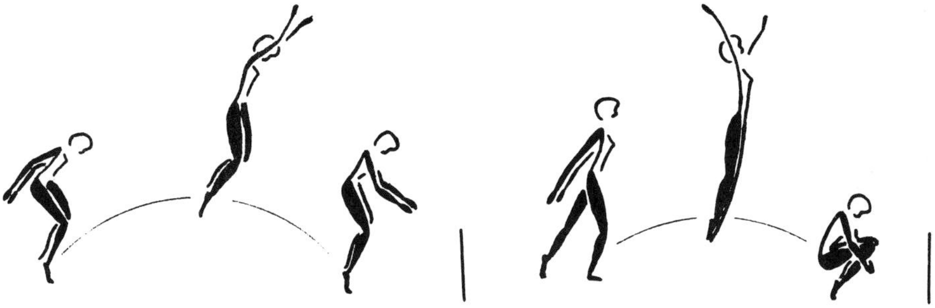

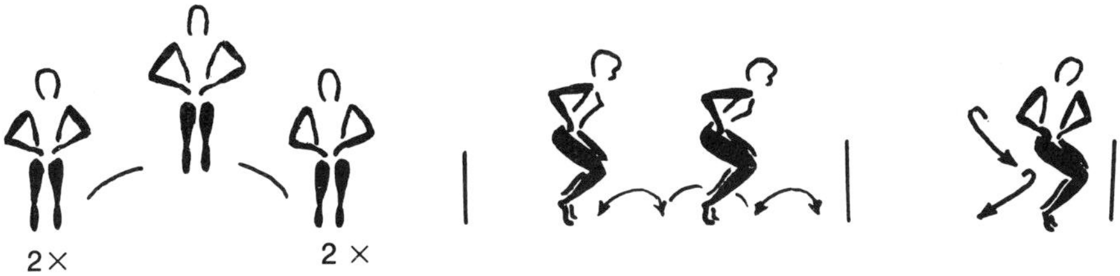
2×
2 ×

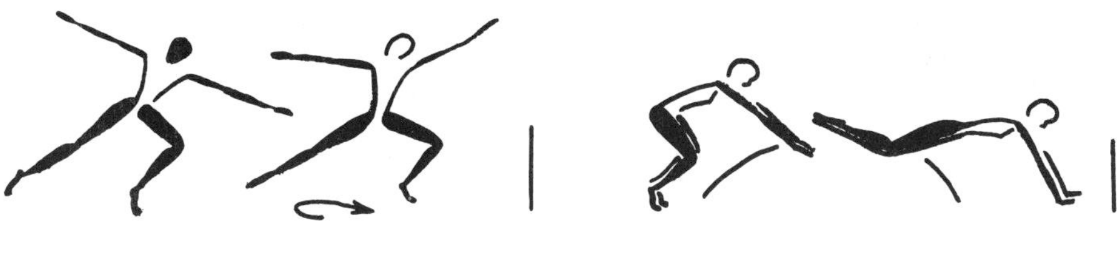

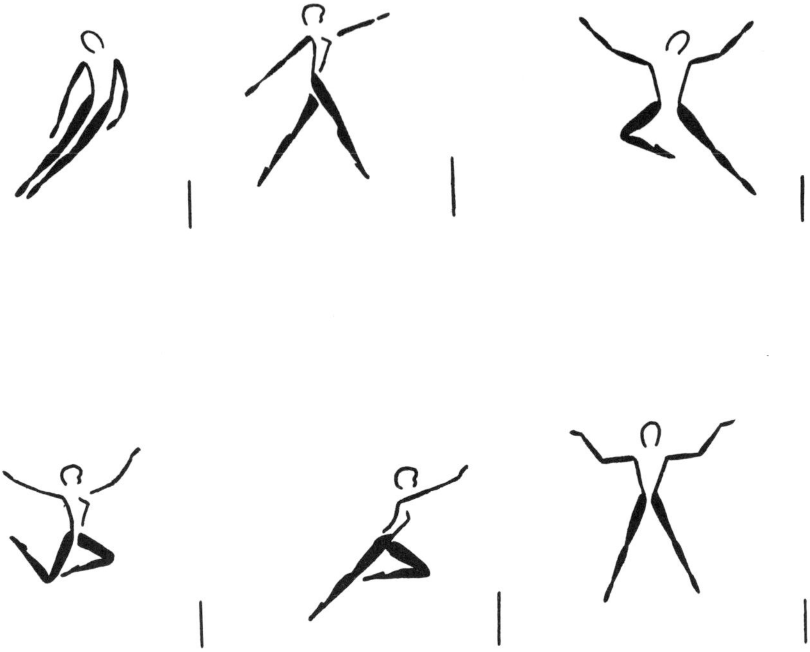

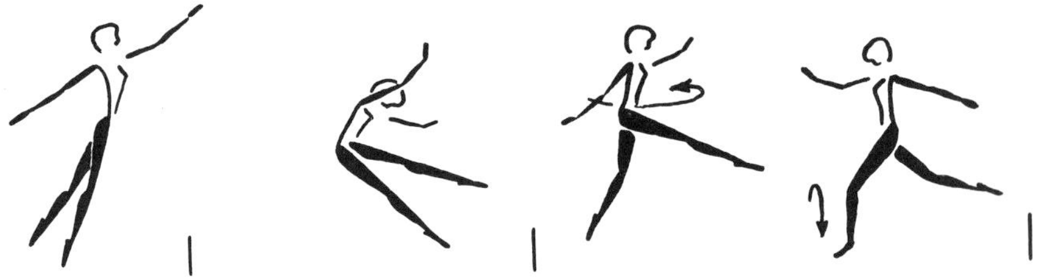

„Scherensprung“

rückwärts vorwärts

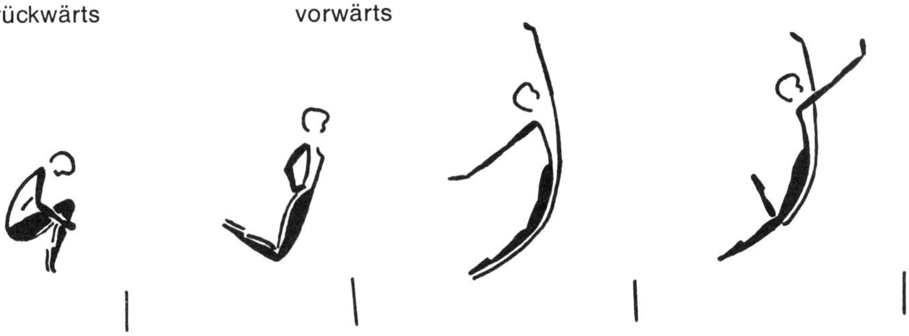

Koordinationsübungen

Für das spezielle Üben der neuromuskulären Koordination eignen sich gut asymmetrische Bewegungen.
Wie immer beginnen wir mit einer einfachen Übung und gehen allmählich zu einer schwierigeren über. Auch verbinden wir mehrere Übungen miteinander, um auf diese Weise die Belastbarkeit des Nervensystems nach und nach zu steigern.
Man kombiniert unterschiedliche Bewegungen der Arme oder Bewegungen von ungleichem Ausmaß, usw. Kombinationen ungleicher Rhythmen oder ein einfacher oder sogar doppelter Bewegungskanon sind für das Nervensystem sehr anstrengend.
Sehr schwierig ist auch die Ausführung asymmetrischer Bewegungen gleichzeitig mit Beinen und Armen.

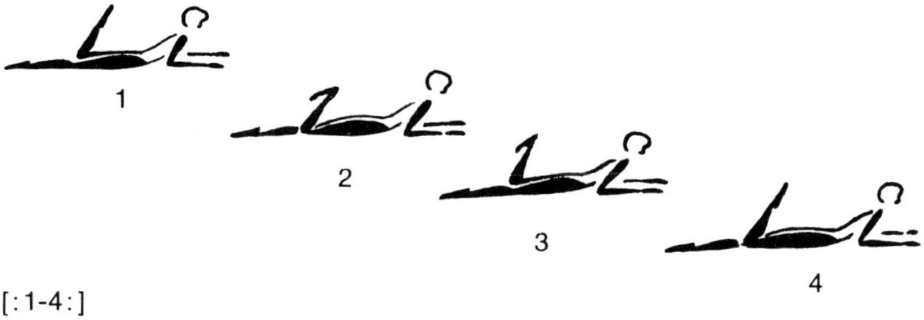

[:1-4:]

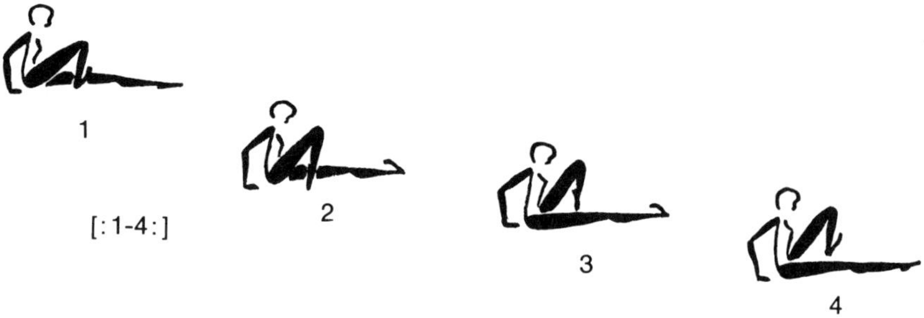

[:1-4:]

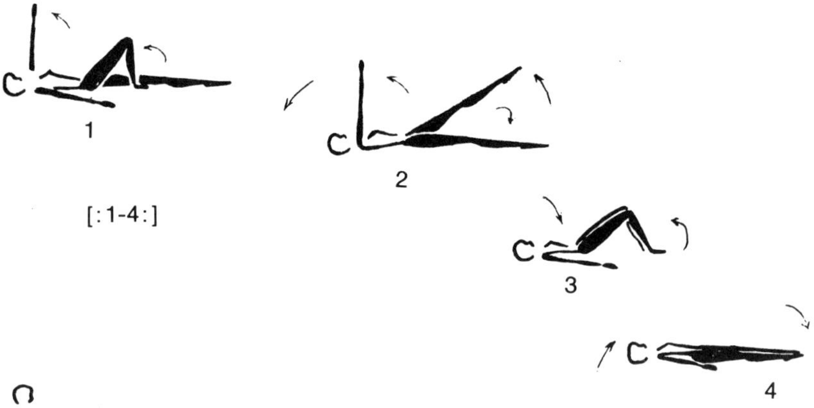

[:1-4:]

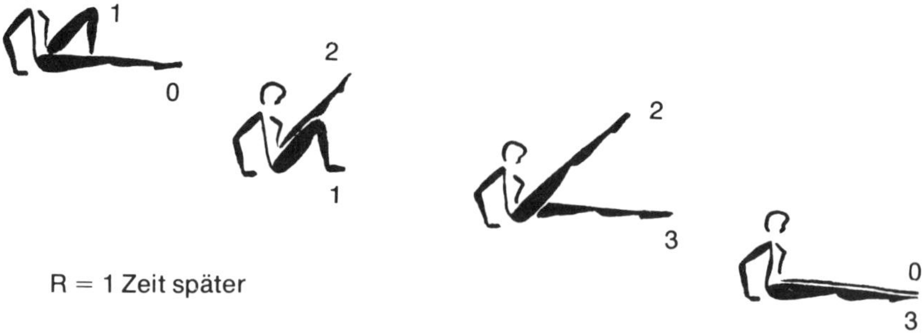

R = 1 Zeit später

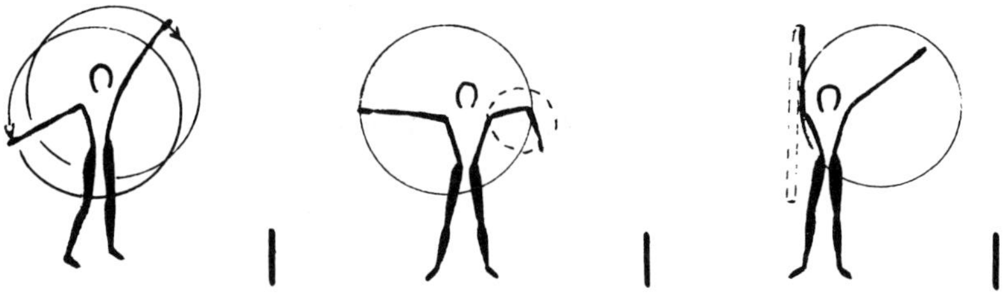

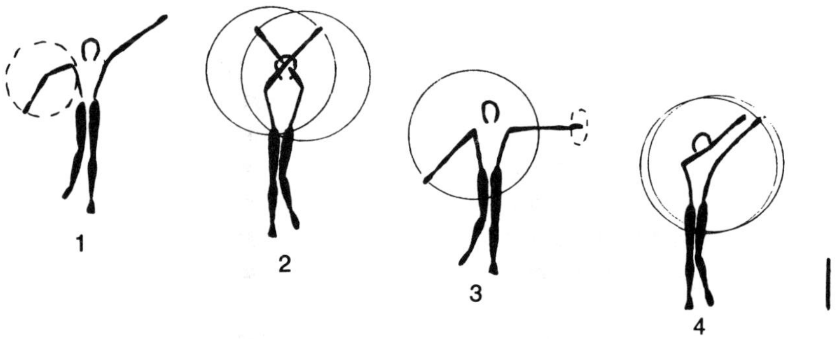

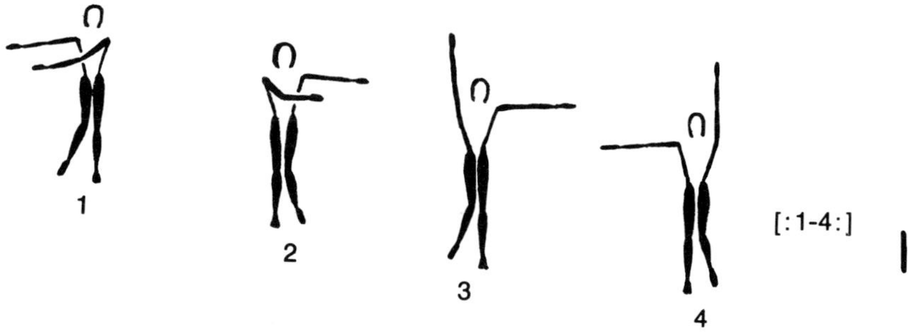

[:1-4:]

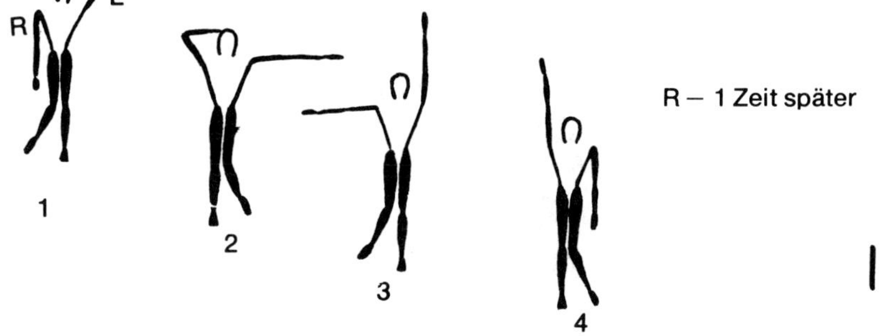

R – 1 Zeit später

[:1-4:]

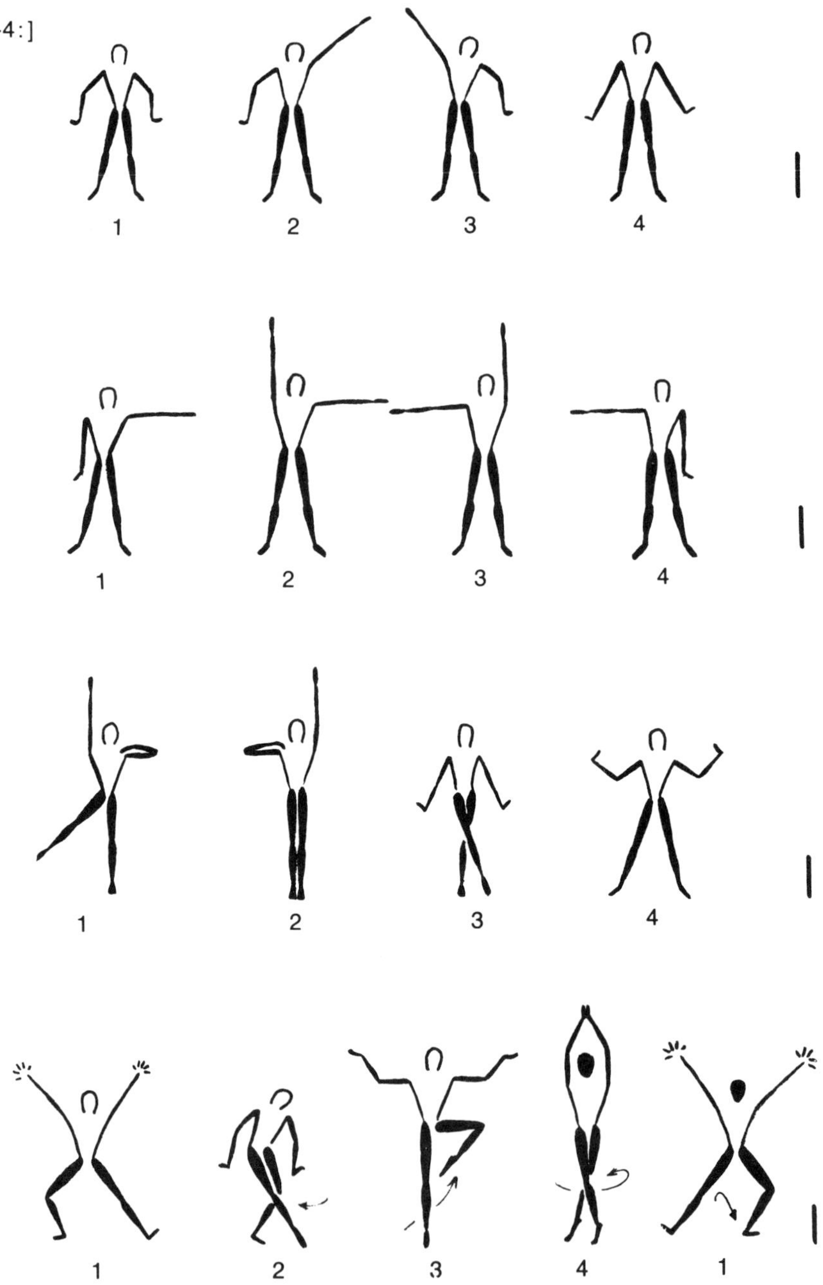

Gleichgewichtsübungen

Die Gleichgewichtsübungen fordern eine schnelle ausgleichende neuromuskuläre Koordination.
Der menschliche Körper ist dauernd mit dem Problem des Gleichgewichts beschäftigt. Jede Bewegung und jede Änderung der Position muß sofort ausgeglichen werden. Dieses Ausgleichen verursacht ein ständiges harmonisches Zusammenspiel der Muskelkraft und der Schwerkraft.
Die Beanspruchung können wir variieren durch die
Wahl der Ausgangsstellung
    der Übungen
    der Unterlage – z.B. dünne oder dicke Matte.
Wir unterscheiden statische und dynamische Gleichgewichtsübungen.
Unter ersteren verstehen wir Übungen mit relativer Ruhestellung, z. B. stehend auf einem Bein oder sitzend ohne Stütze. Das Üben wird durch Verkleinerung der Unterstützungsfläche oder durch Abweichen von der senkrechten Achse oder durch Tieflagerung und Hochlagerung des Schwerpunktes erschwert.
Dynamische Gleichgewichtsübungen sind alle mit einer schnellen Bewegung verbunden. Dazu gehört z. B. das Orientieren im Raum beim Landen nach dem Sprung oder bei und nach einer schnellen Drehbewegung, wobei noch das Ausgleichen der Zentrifugalkraft eine Rolle spielt.
Selbstverständlich können wir diese Übungen auch mit Geräten gestalten. Das Gerät, je nach Wahl und Anwendung, kann das Gleichgewicht erleichtern oder aber erschweren. – Sinngemäß gilt dieses auch für Partnerübungen mit oder ohne Gerät.

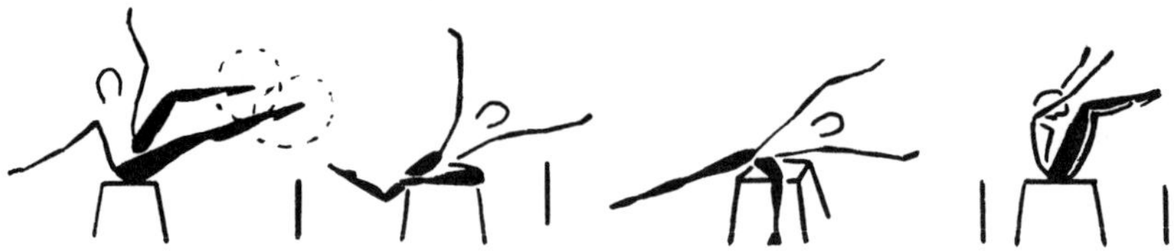

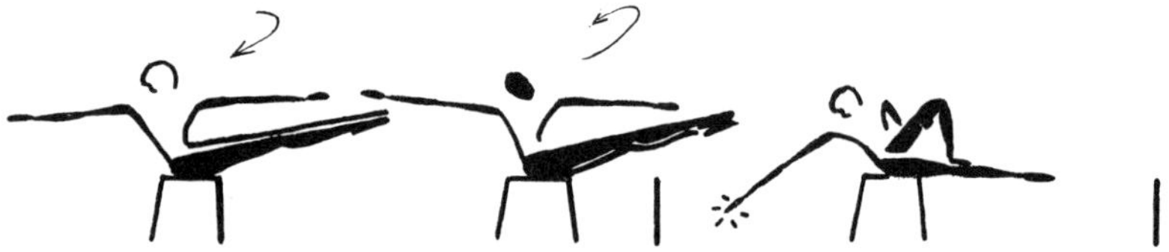

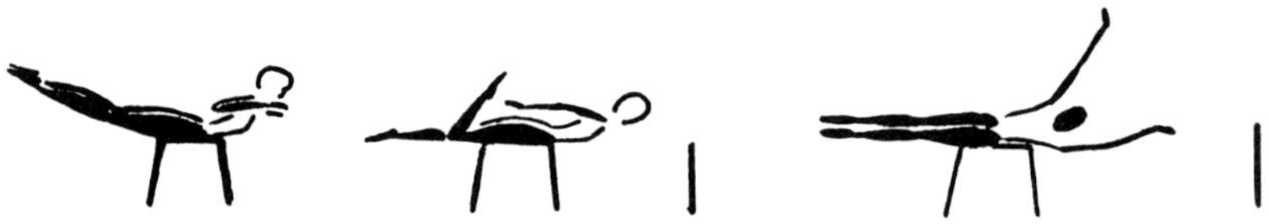

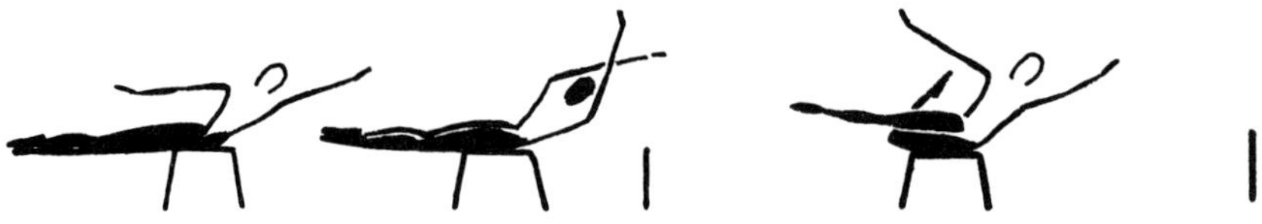

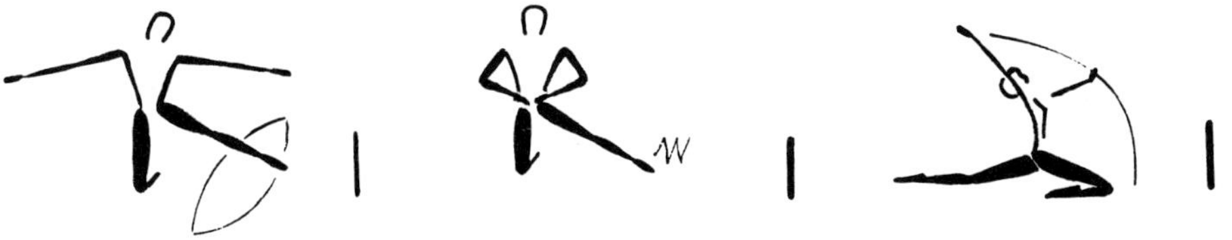

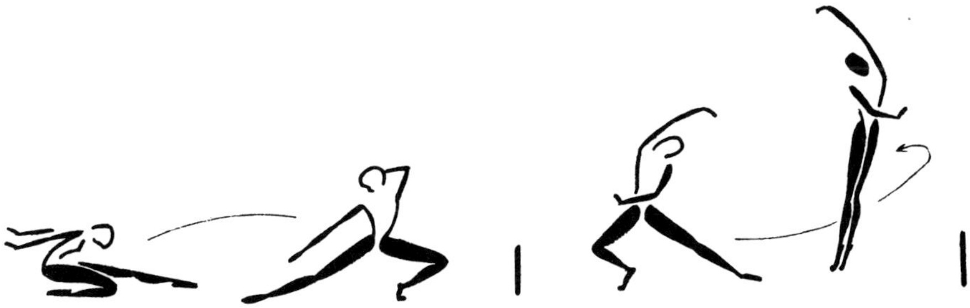

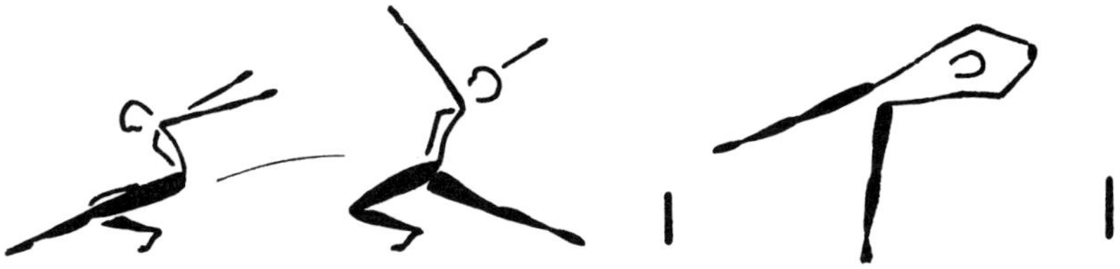

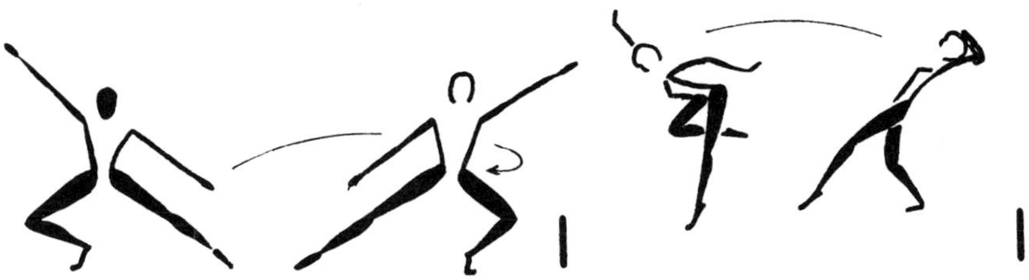

langsam ausführen
oder nach dem Schwung in Endstellung ausharren

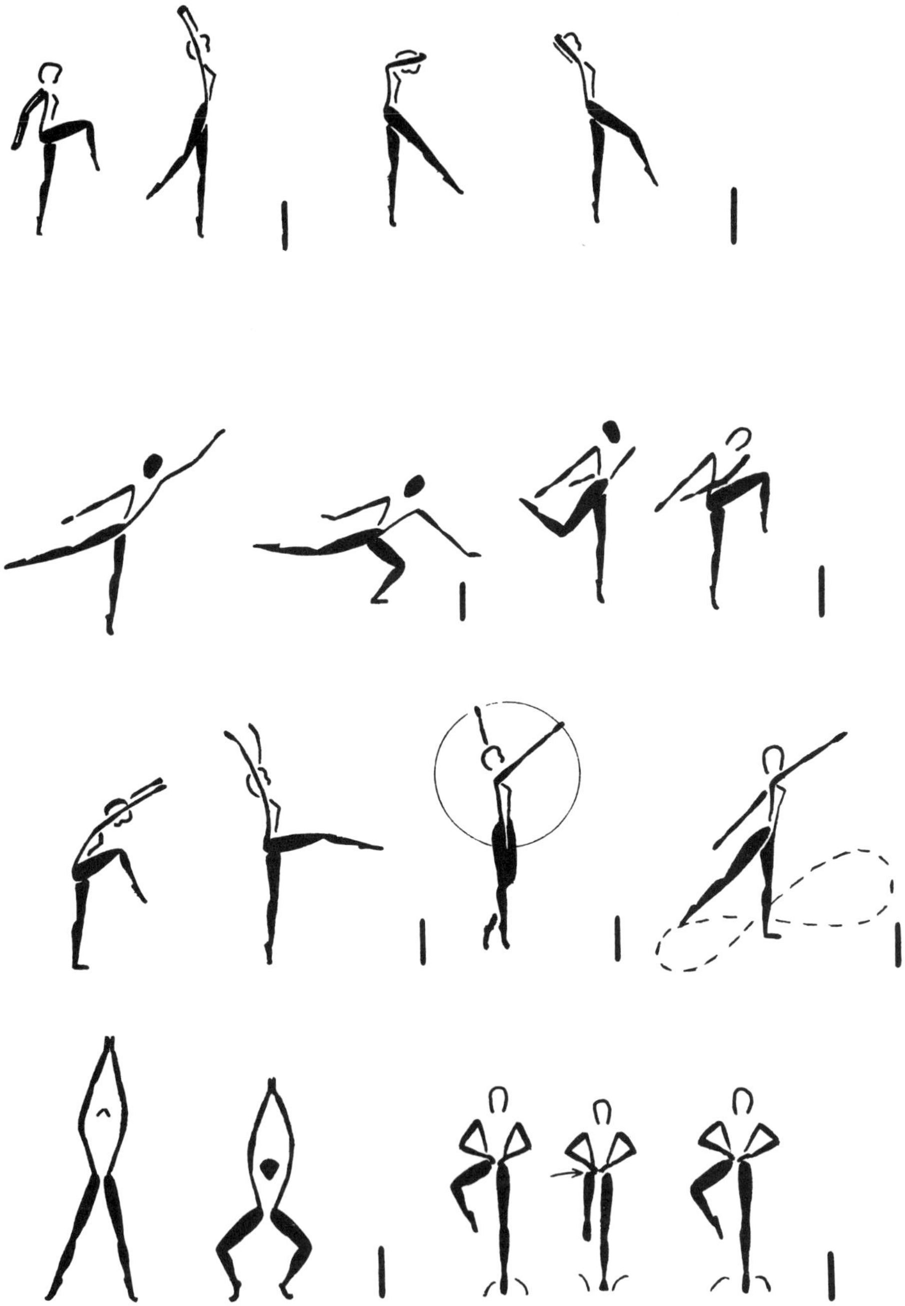

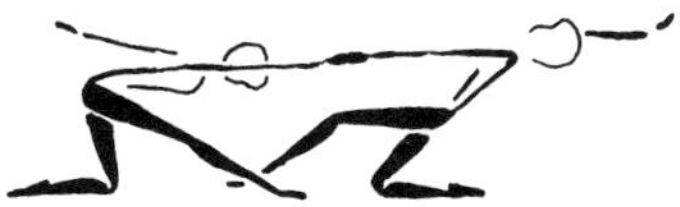

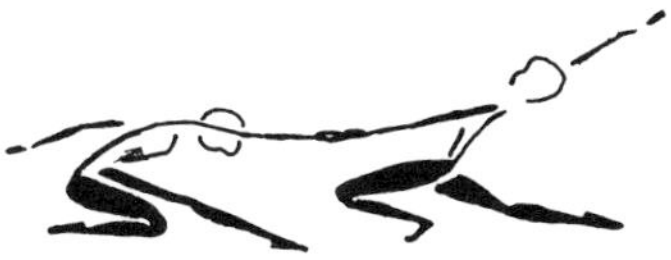

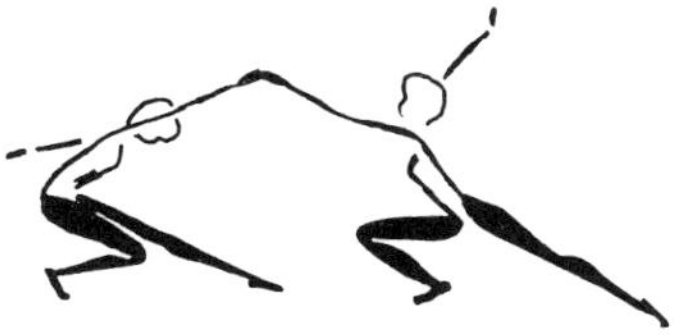

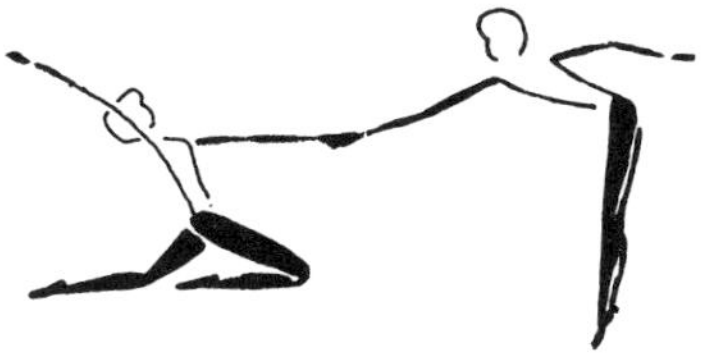

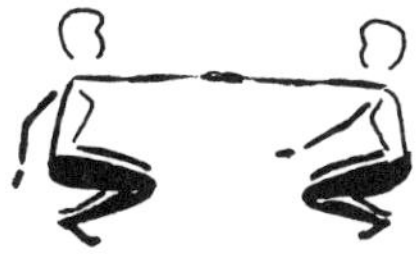

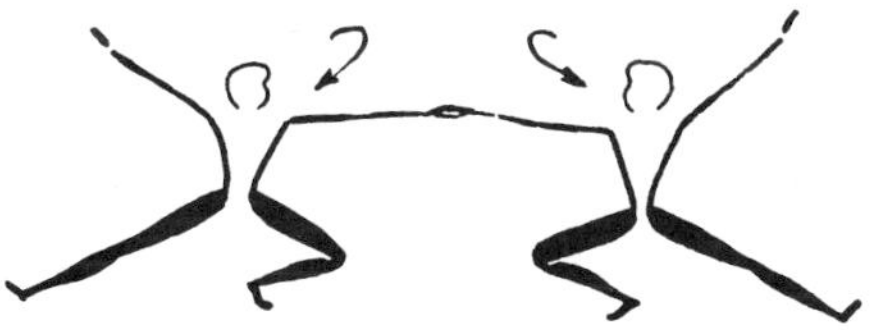

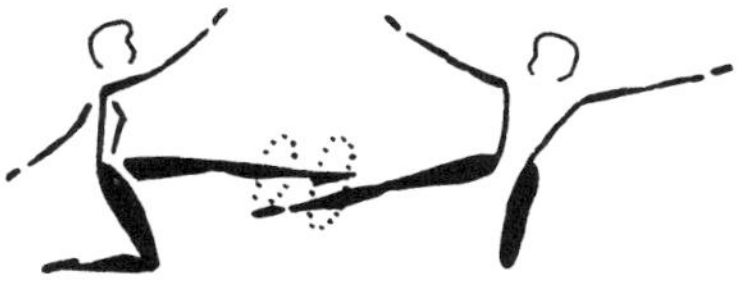

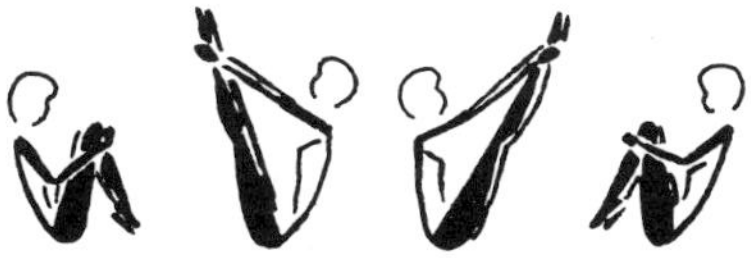

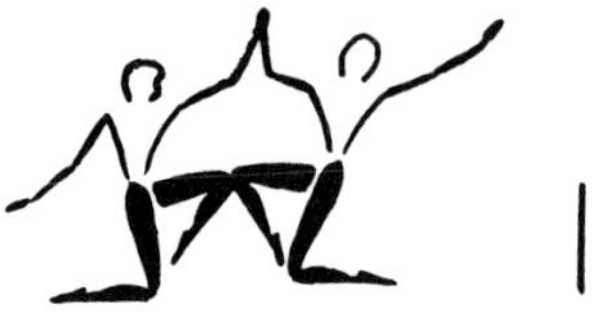
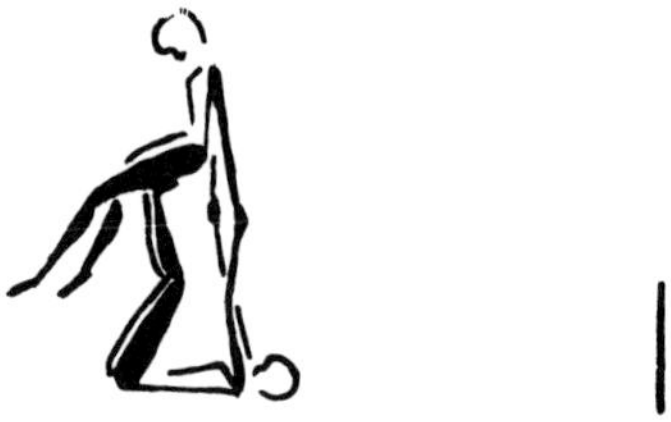
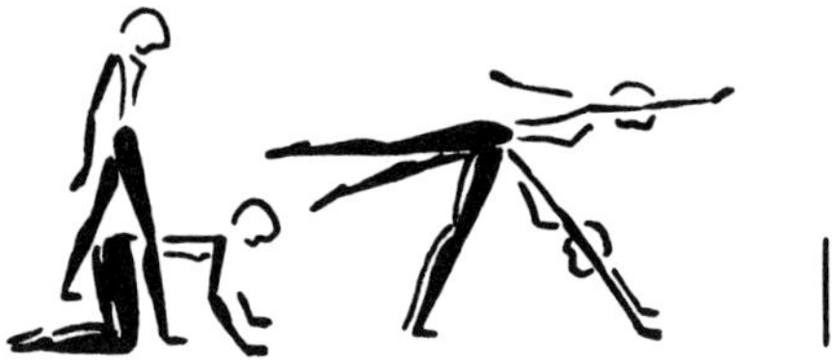
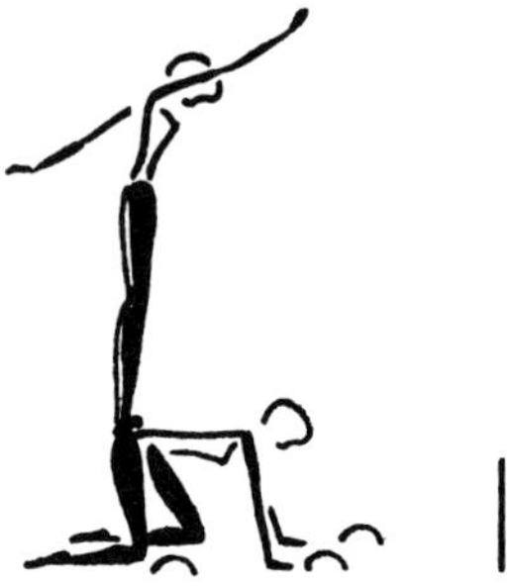
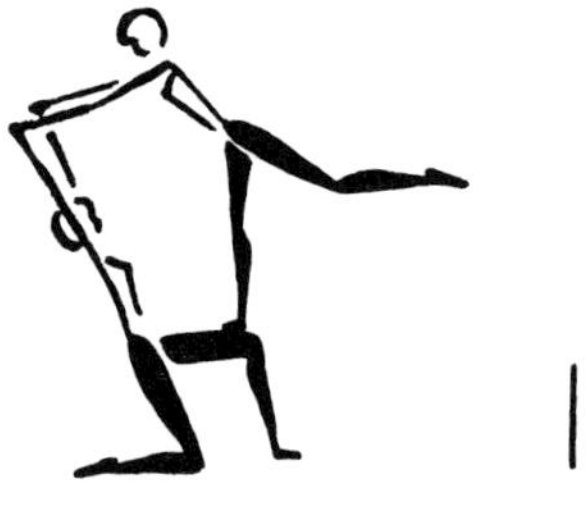
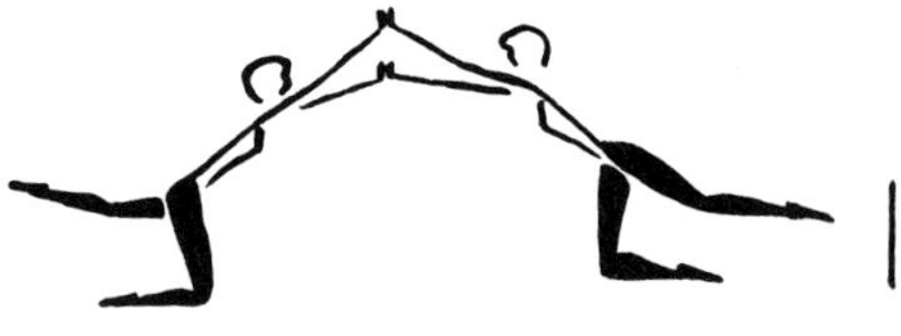
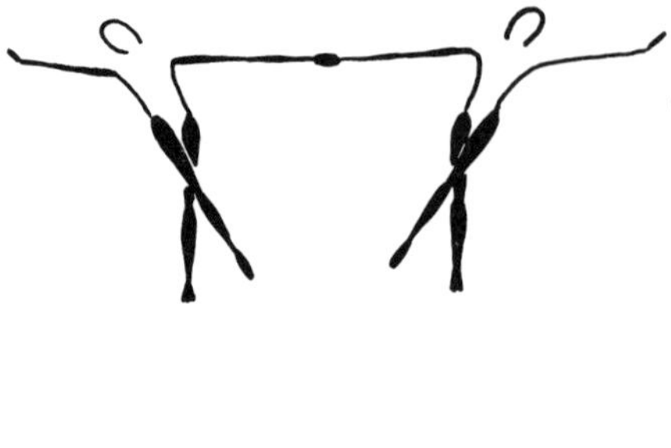
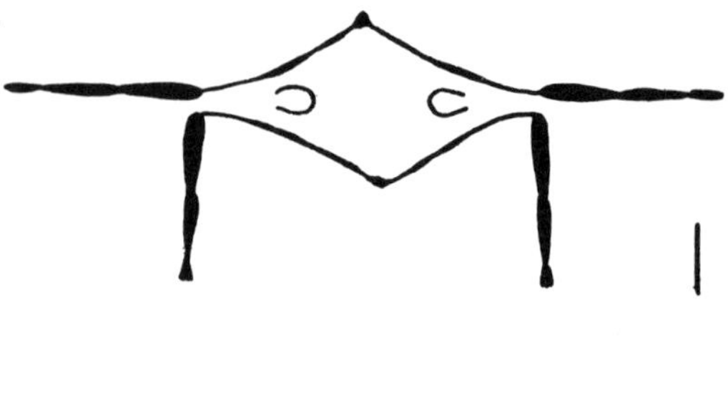

2. Teil · Übungen mit Geräten

Kreisel
Keule
Reifen
Stab
Seil
Gummiseil
Sprossenwand
Schwebebank–Langbank
Hanteln
Bälle (Tennisball, Medizinball, Gymnastikball)
Tuch

Kreisel

Der Kreisel bietet eine weitere Möglichkeit für das Gleichgewichtstraining. Die gesamte Haltungsmuskulatur wird auf spielerische Art beansprucht, wobei es um die reaktive Stabilisation und Mobilisation geht.
Alle Kreisel-Übungen müssen genau erklärt, bzw. gezeigt werden. Sie können auch zuerst mit Halten an der Stange (Sprossenwand) oder im Barren geübt werden. Es ist bei der Ausführung darauf zu achten, daß der Kreisel nicht hart und ruckartig hin und her aufschlägt, sondern weich und leise kippt. Wenn sich der Patient auf dem Kreisel befindet währenddem der Therapeut den Kreisel bewegt, muß dies sehr feinfühlig geschehen. Gleichzeitig muß der Therapeut die Reaktion des Patienten beobachten.

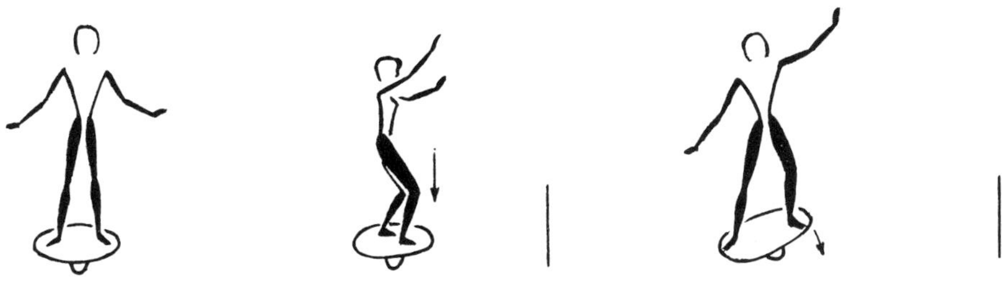

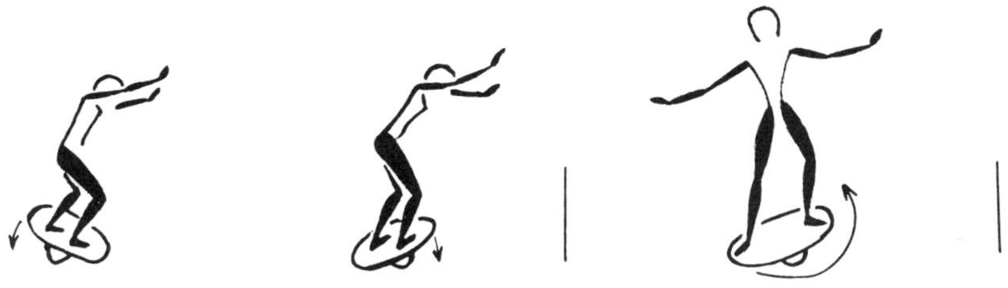

kreisen

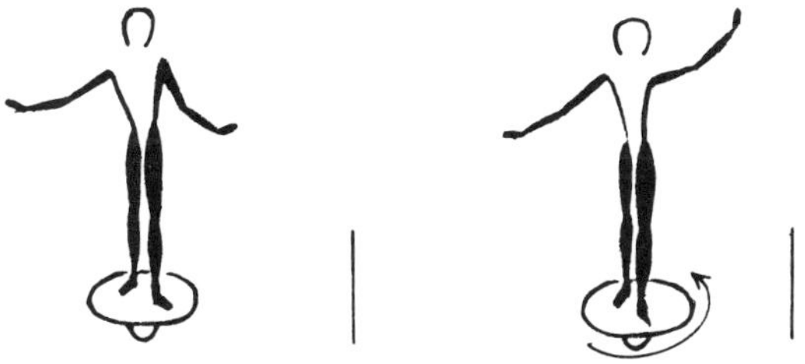

Schrittstellung kreisen

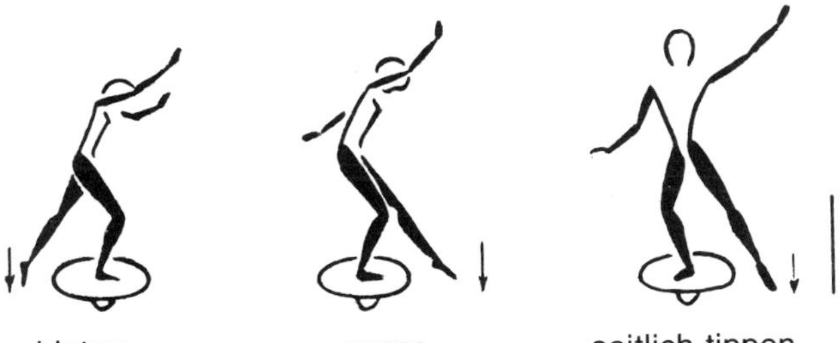

hinten vorne seitlich tippen

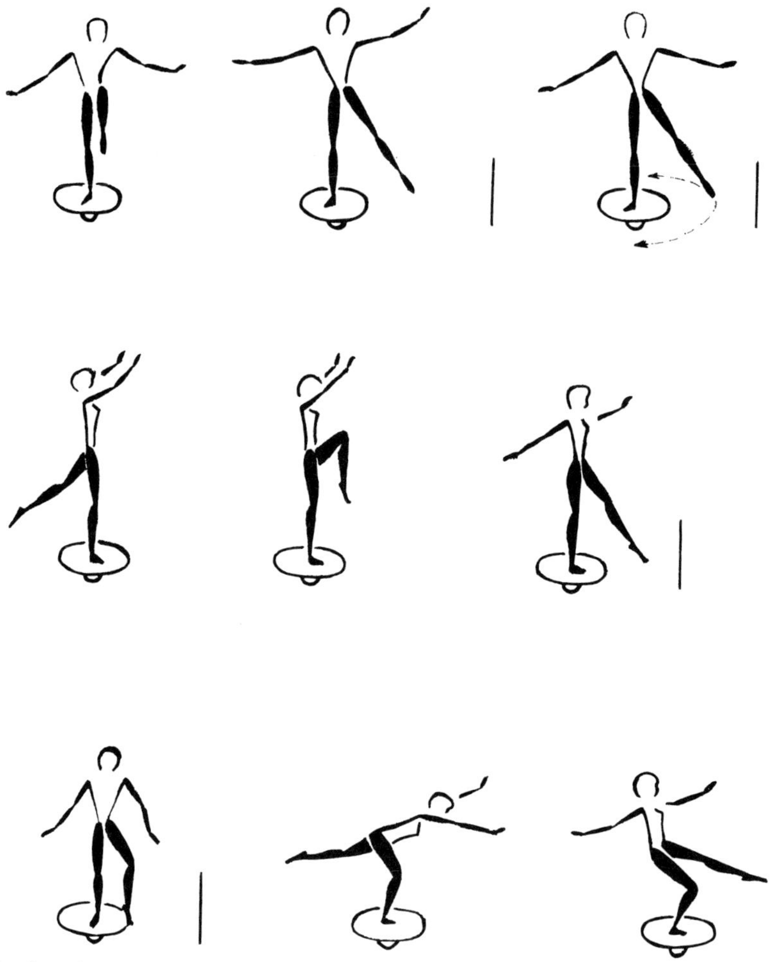

Kreiselrand
mit dem Fuß umfahren

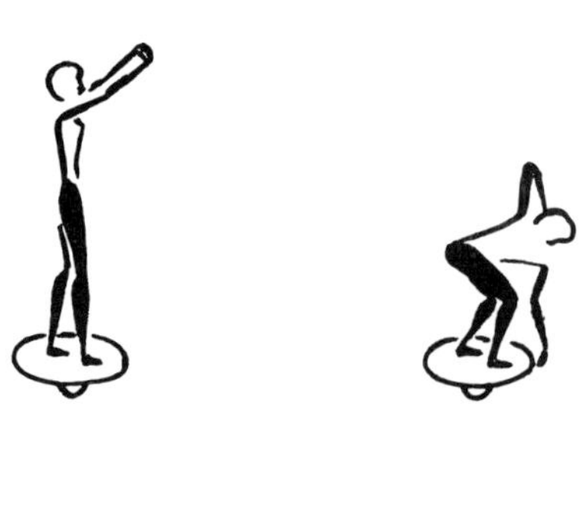

Beispiele der gezielten
Arm- und Handbewegung

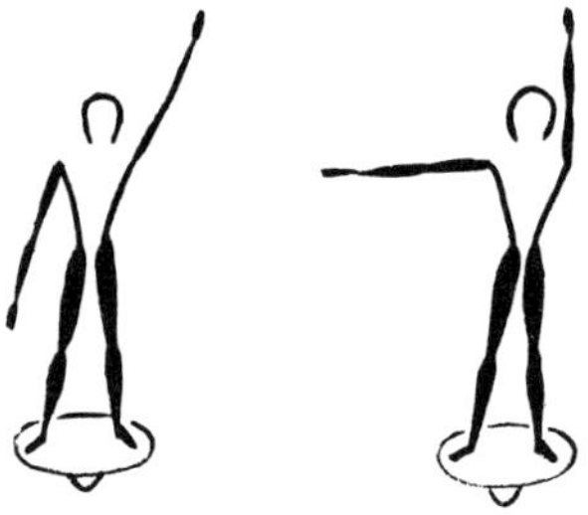

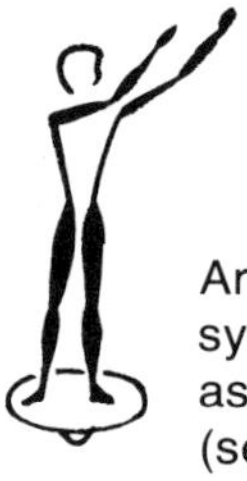

Armbewegungen
symmetrisch und
asymmetrisch
(sehr langsam ausgeführt)

a) bei breitbeinigem Stand
b) evtl. mit geschlossenen Beinen

c) ohne und mit Kopfbewegung
d) ohne und mit Rumpfbewegung

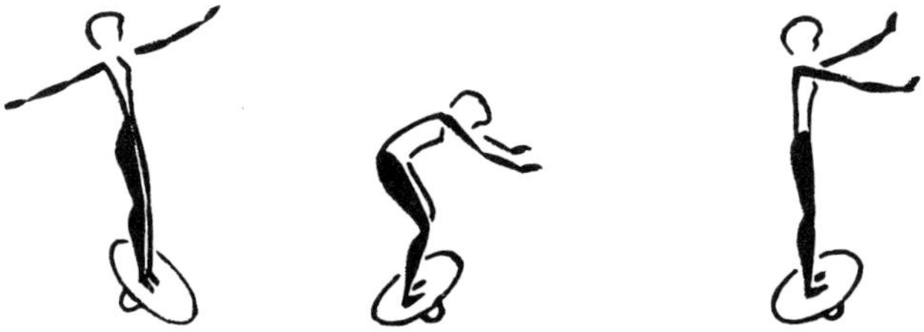

Varianten mit gebeugten und gestreckten Knien mit Rumpfbeugung und Streckung
A) mit Antippen des Bodens durch den Kreiselrand (langsam, weich, leise)
B) ohne Antippen des Bodens (nur auf dem Kreiselfuß kippen)

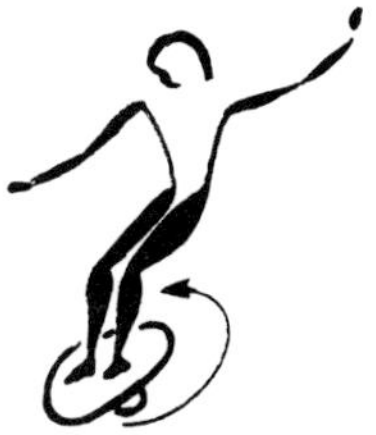

kreisen:
a) mit Berühren des Bodens
   durch den Kreiselrand
b) ohne Berühren des Bodens

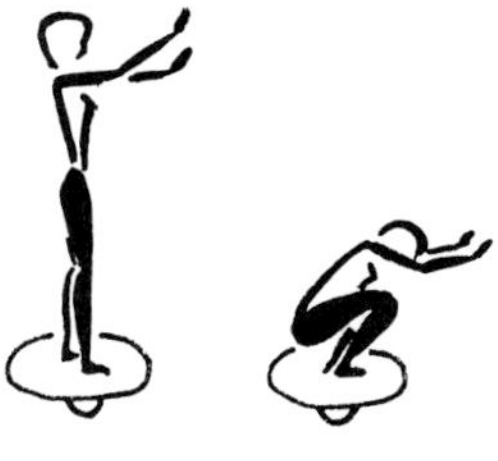

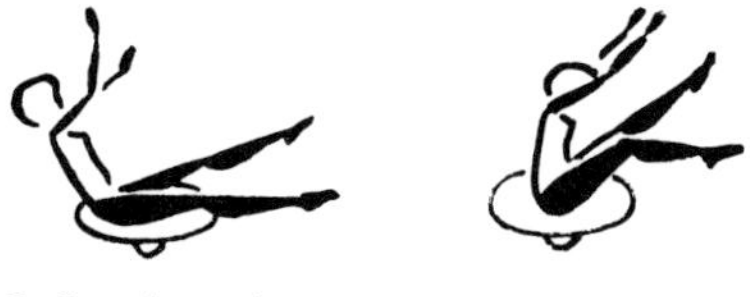

Grätsch- oder
Langsitz

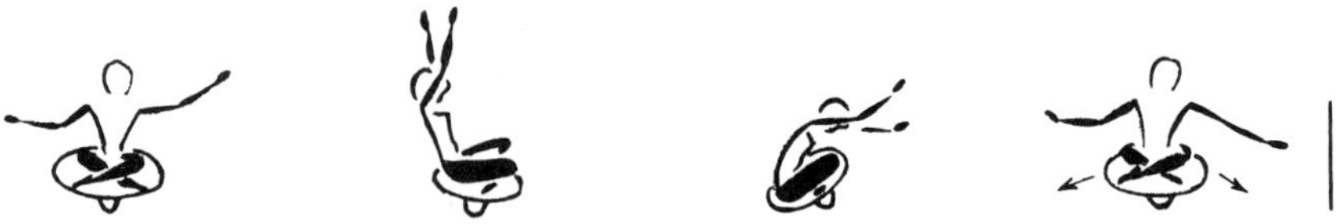

Kippen des Kreisels — vorwärts — rückwärts — seitwärts

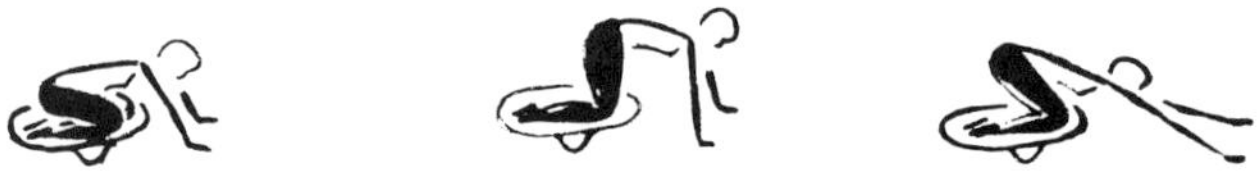

Drehung des Kreisels durch die Beckenbewegung

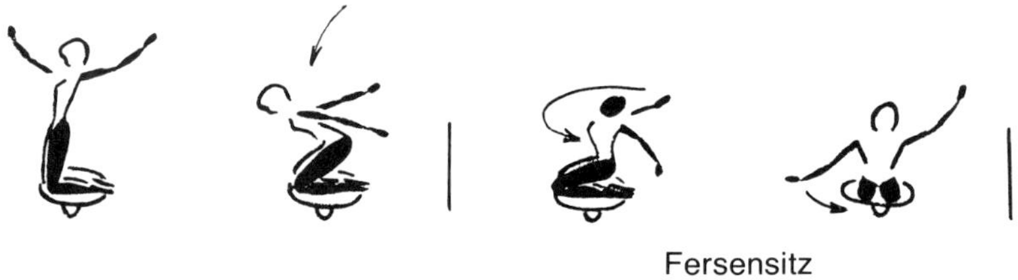

Fersensitz
Drehung des Kreisels durch den Armschwung

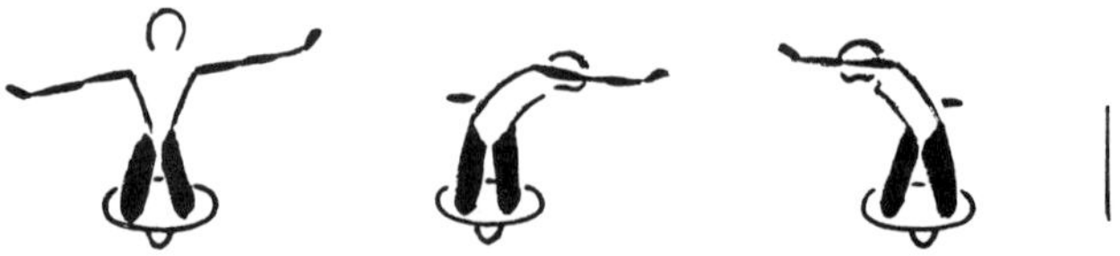

ähnliche Arm-Rumpf- und Kopfbewegungen wie im Stand auf dem Kreisel

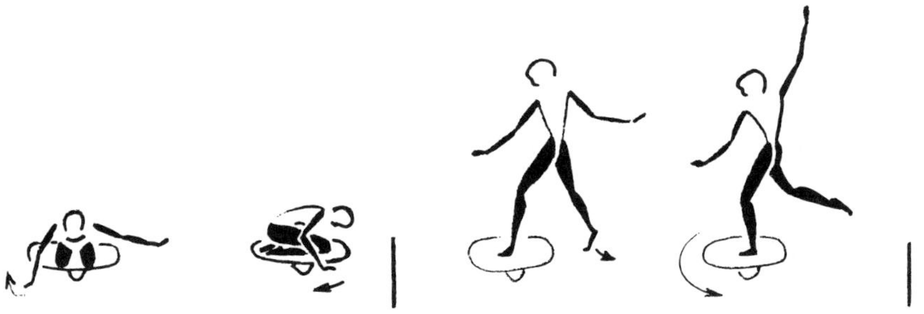

Drehung des Kreisels durch Abstoßen

mit Händen

mit Füßen

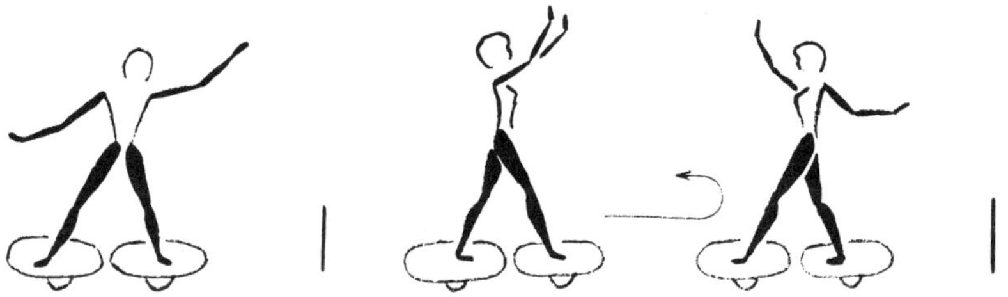

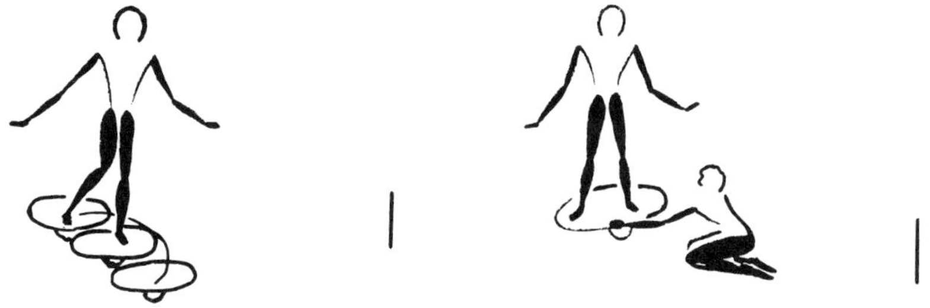

sehr langsam
den Kreisel bewegen

Als Partnerübungen eignet sich z. B. Werfen, Rollen oder leichtes Prellen des Balles, Werfen des Tuches, Rollen der Hanteln, indem entweder beide Partner auf den Kreiseln stehen, oder jeder eine andere Ausgangsstellung einnimmt.

Keule

Zur Gymnastik nehmen wir eine oder zwei Keulen. Das heutige Turnen mit Keulen ist sehr beliebt, besonders bei Frauen. Die Bewegungen werden meist schwungvoll ausgeführt; der Schwung wird mit dem ganzen Körper und mit dem Kopf begleitet. Die Keule „führt" die Bewegung. Der physiologische Wert der Übungen wird durch das Gewicht und durch die Form der Keule vergrößert. Schwungbewegungen mit der Keule erweitern das Bewegungsausmaß im Schultergelenk, und die kleinen Kreisbewegungen machen das Handgelenk beweglicher und kräftigen die Handmuskeln. Gleichzeitige Kreisbewegung der Arme mit verschiedenen Radien und Richtungen verbessert die Bewegungskoordination.
Bei Übungen mit der Keule darf beim Abgeben von einer Hand in die andere sowie beim Werfen und Fangen der Schwung nicht unterbrochen werden, sodaß der Fluß der Bewegung beibehalten wird.
Die Keule wird entweder „fest" oder „locker" gehalten. „Fest" bedeutet, daß der Zeigefinger den Hals der Keule unterstützt. So verlängert die Keule den Hebel des Armes.
Die Gymnastik mit der Keule ist interessant und wirkt ästhetisch. Amüsant ist es auch, wenn wir mit dem Kopf oder mit dem Rumpf der Keule verschiedene Rhythmen schlagen oder manche Bewegungen mit Klopfen begleiten; dadurch schulen wir die Koordination.

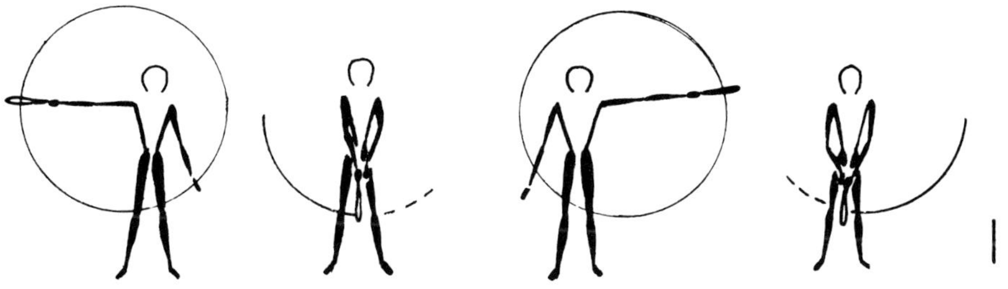

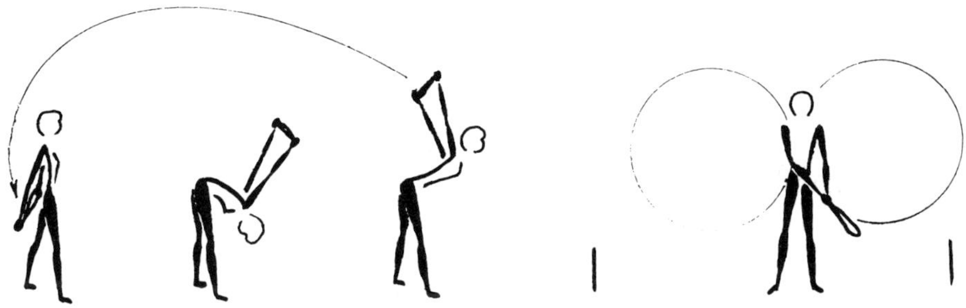

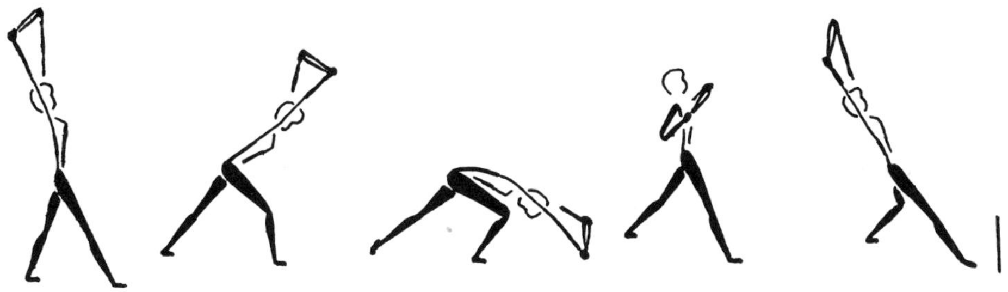

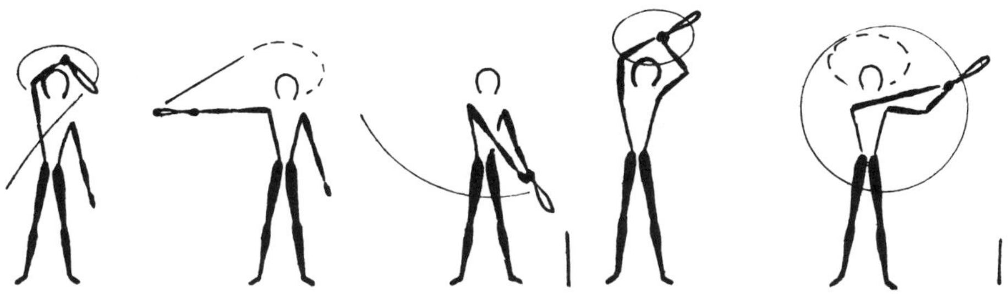

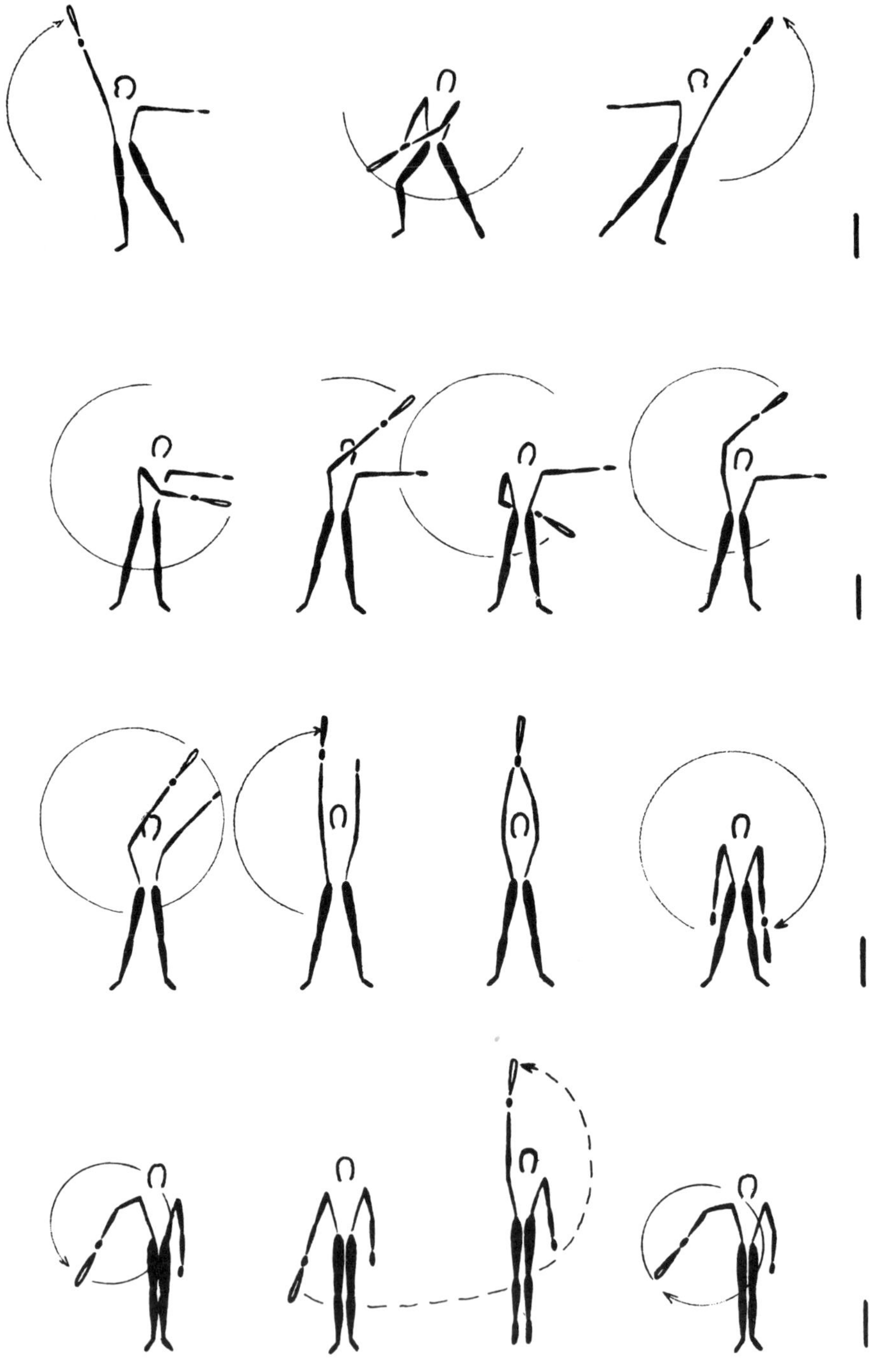

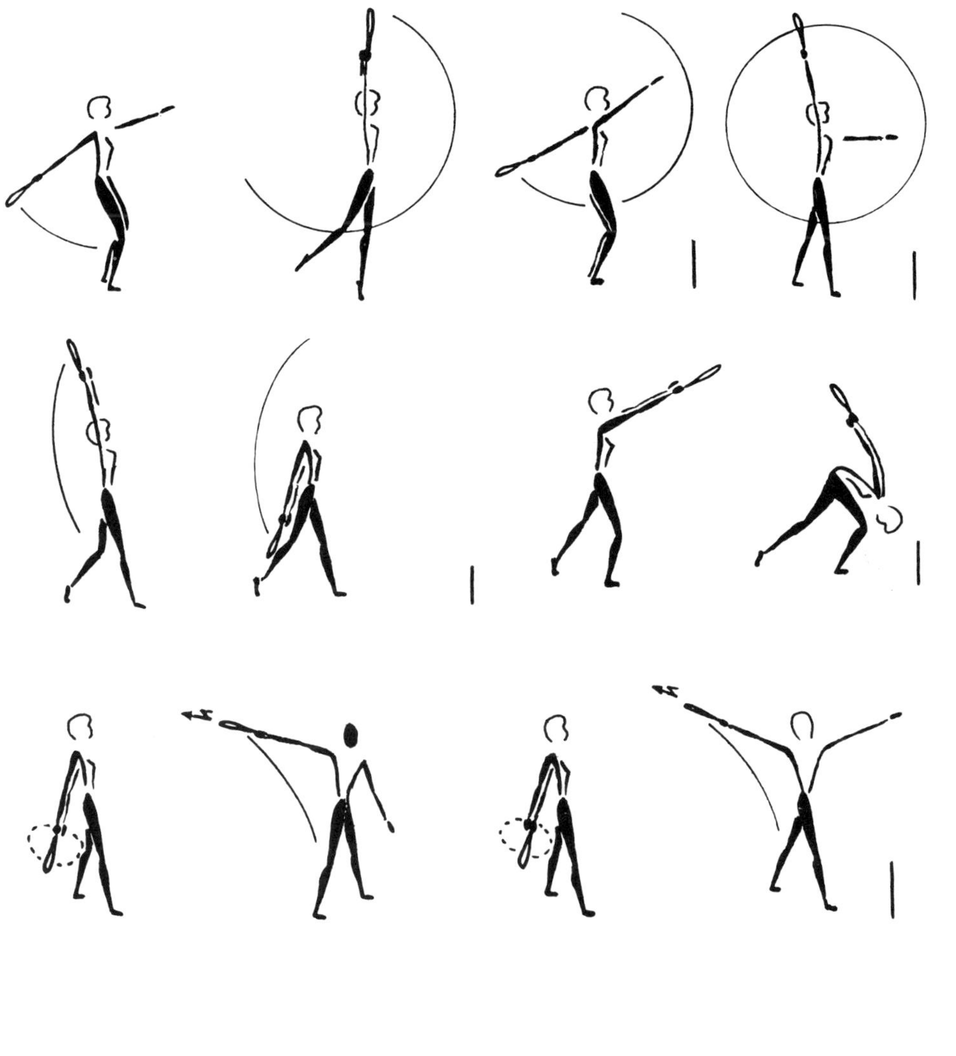

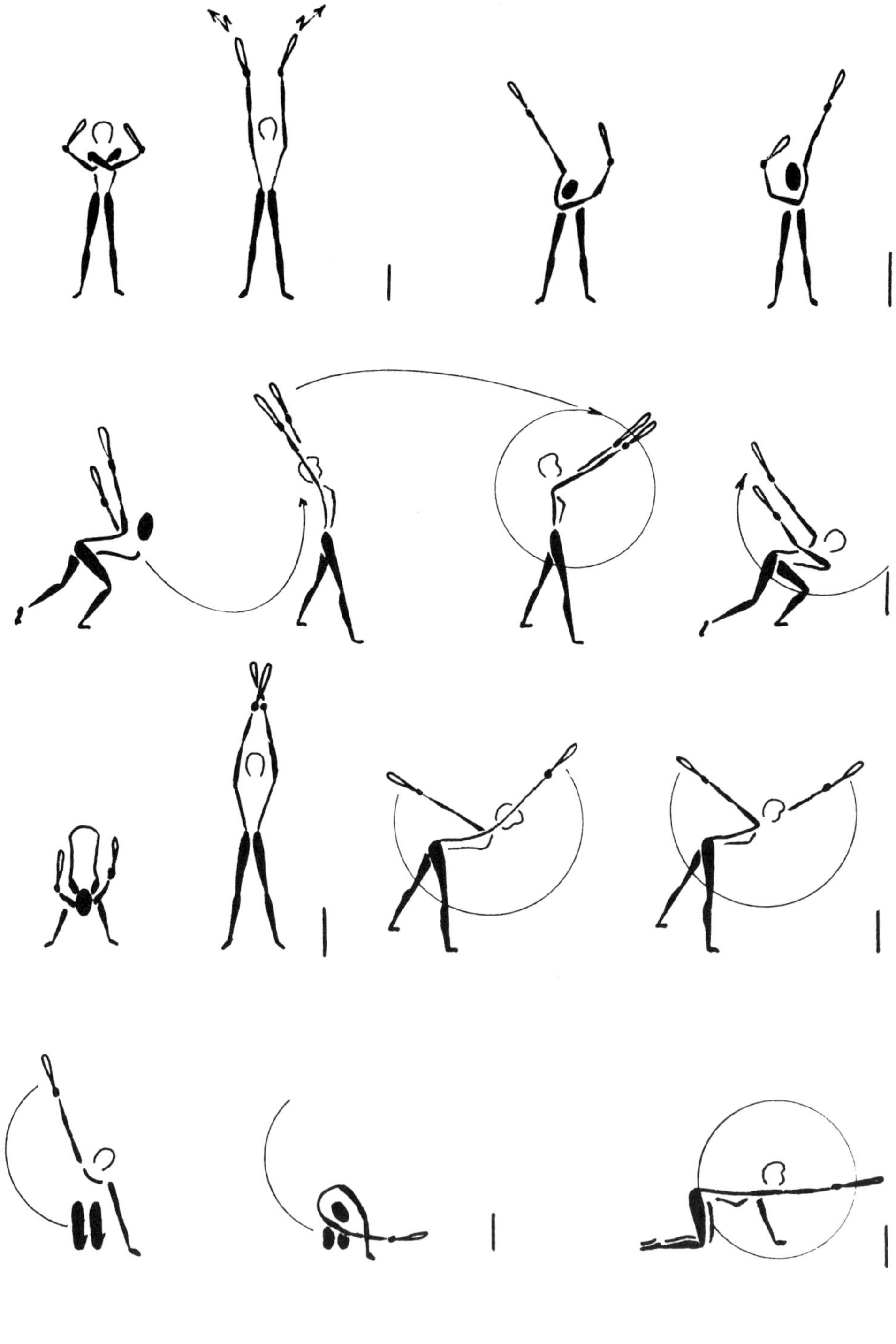

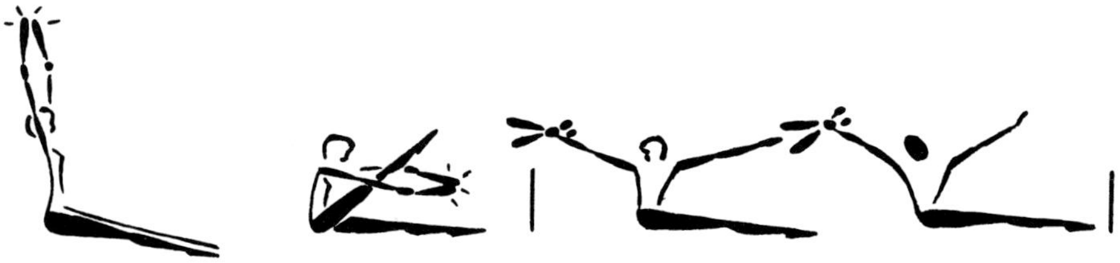

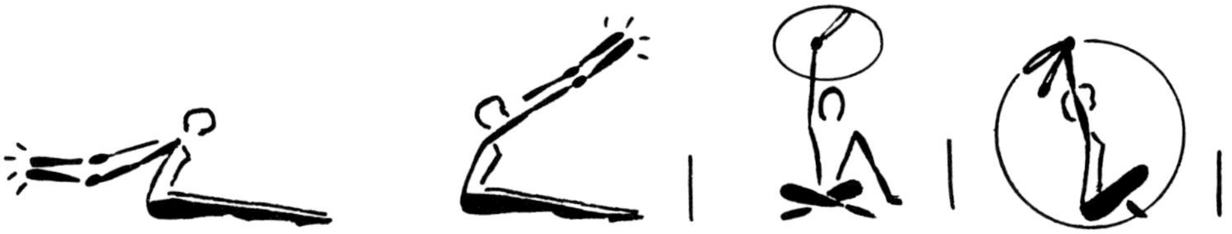

Rückenlage

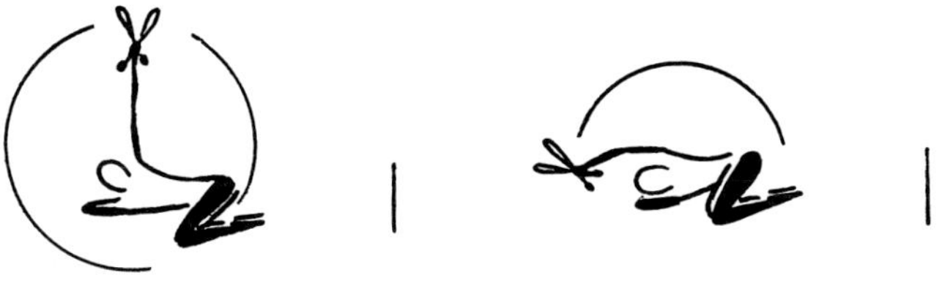

Seitenlage

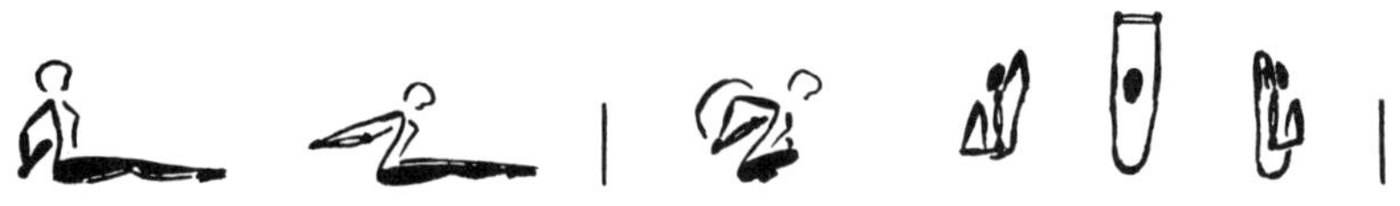

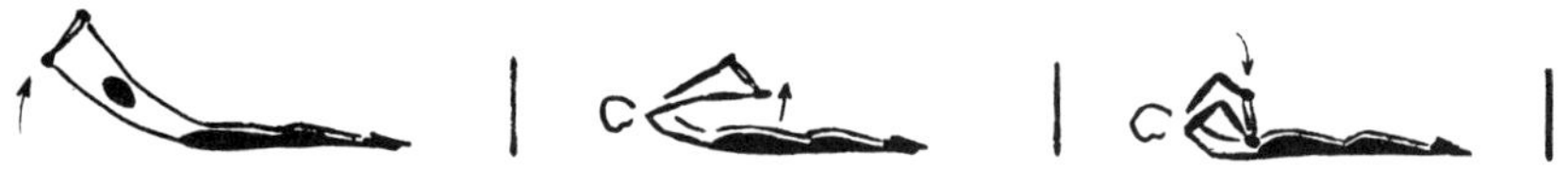

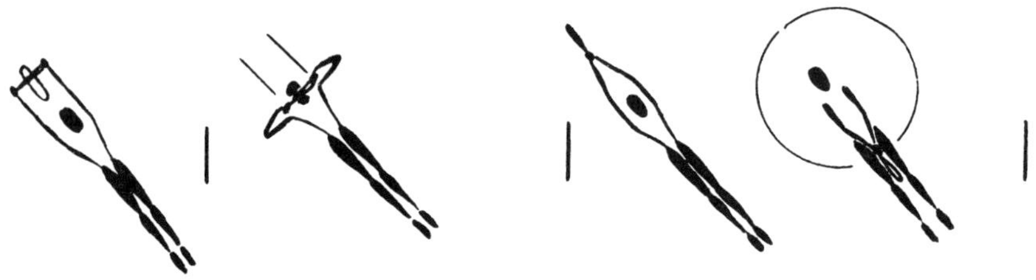

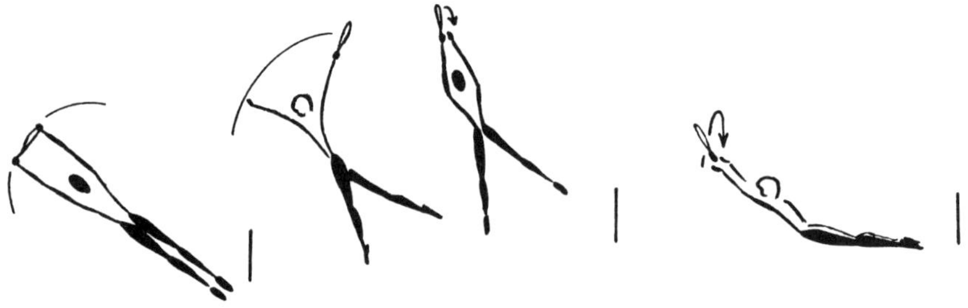

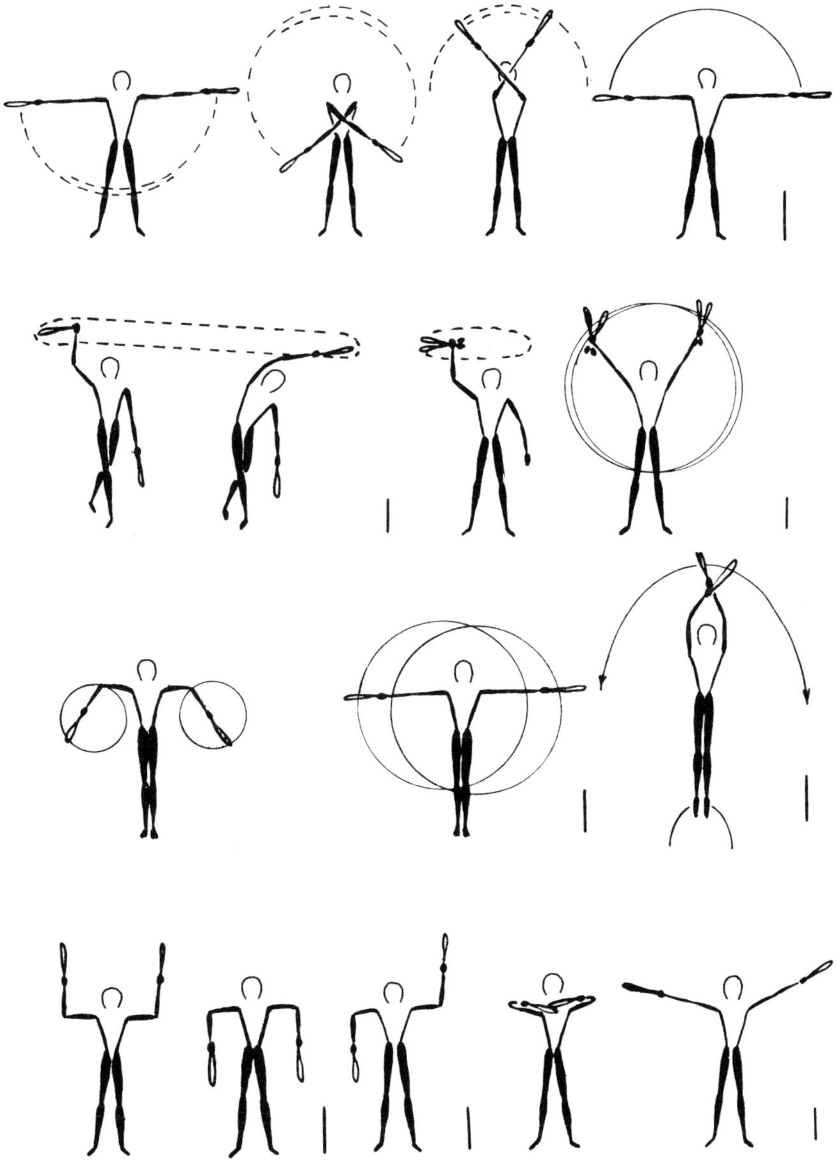

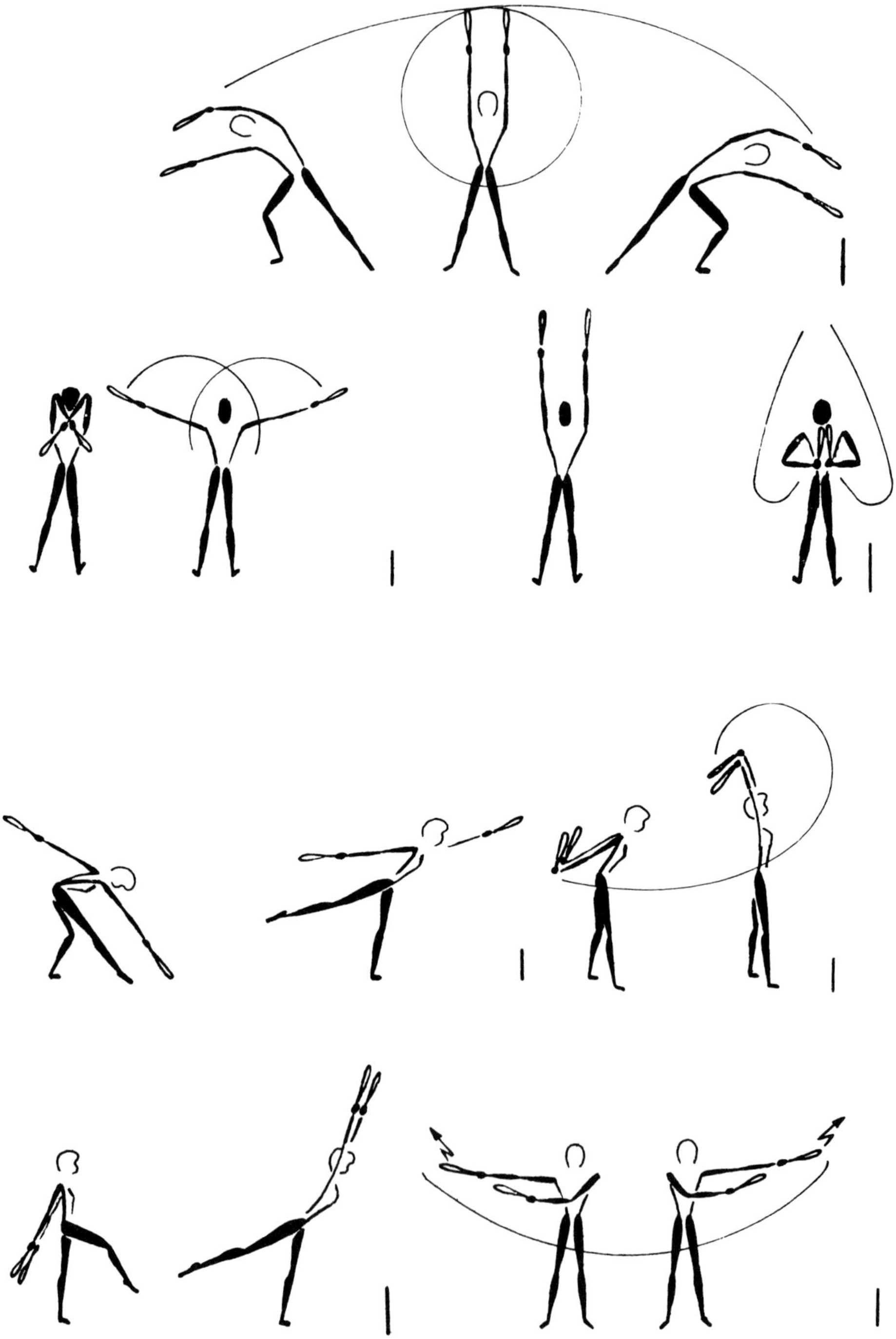

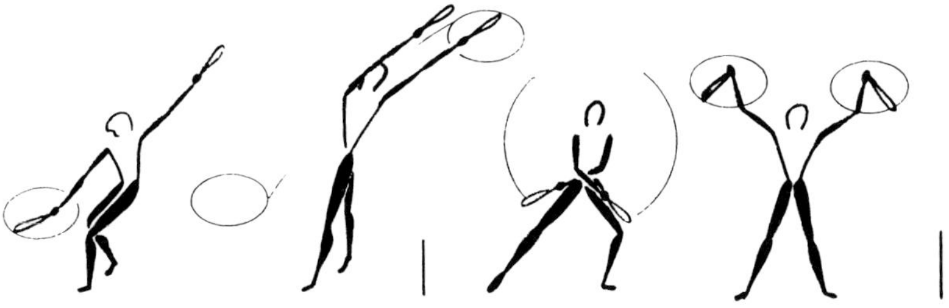

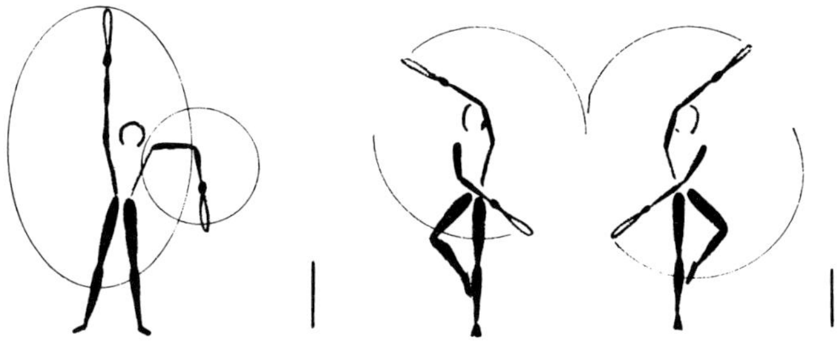

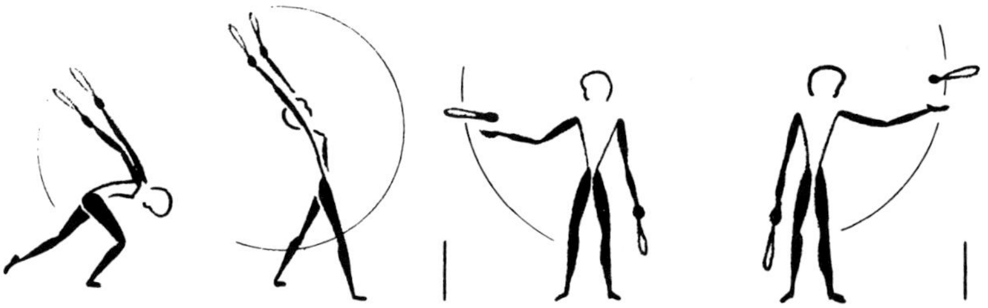

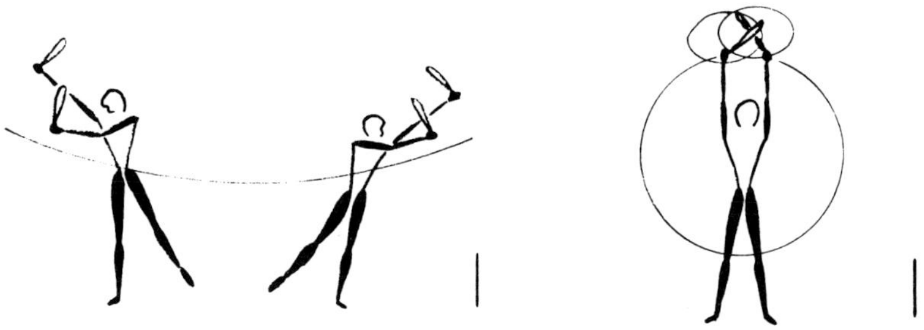

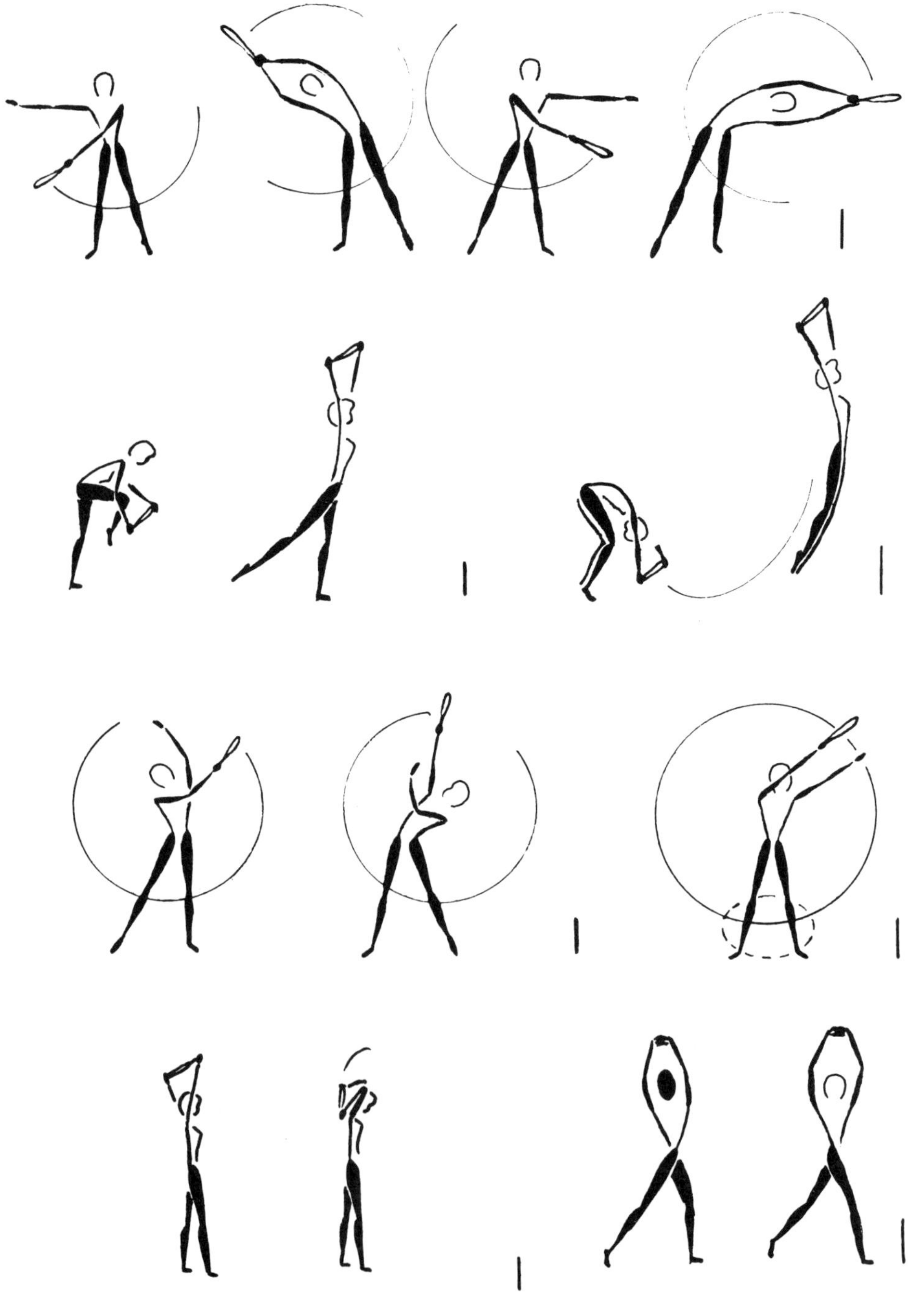

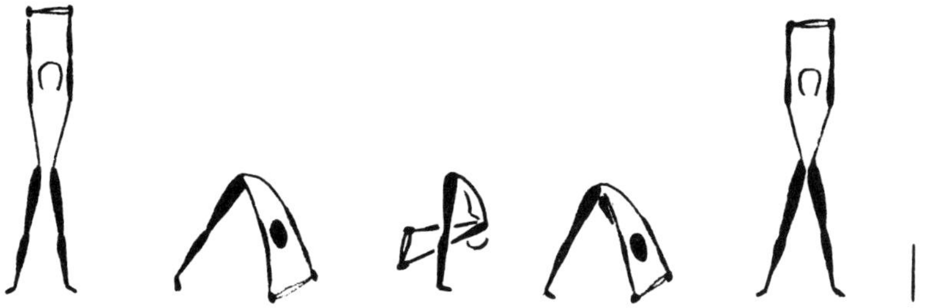

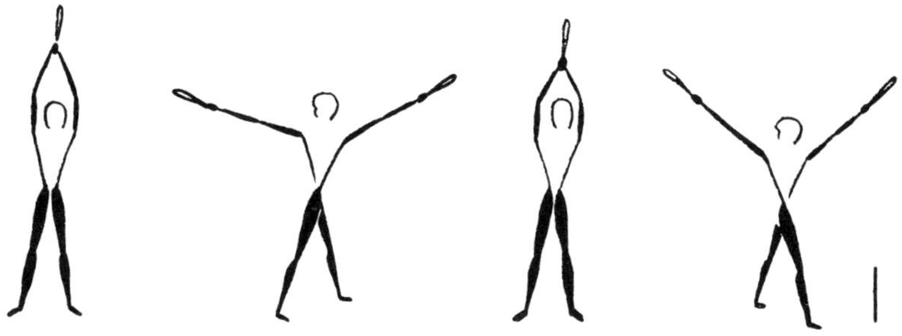

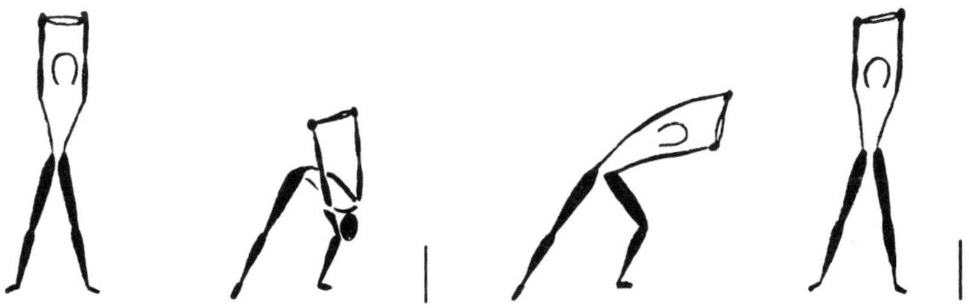

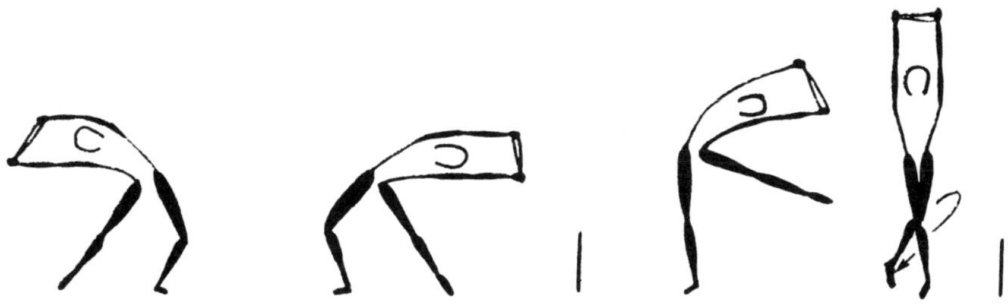

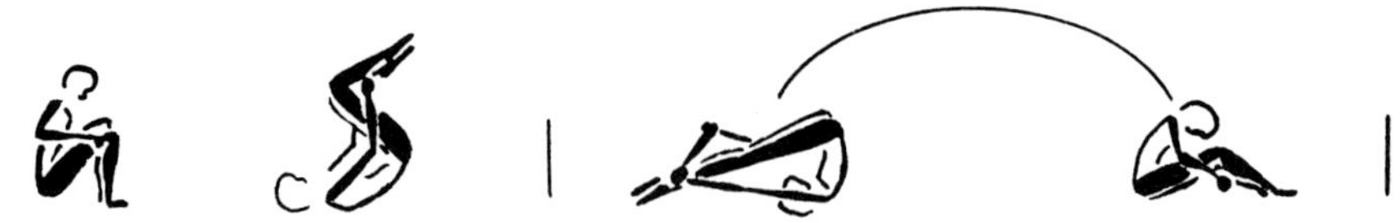

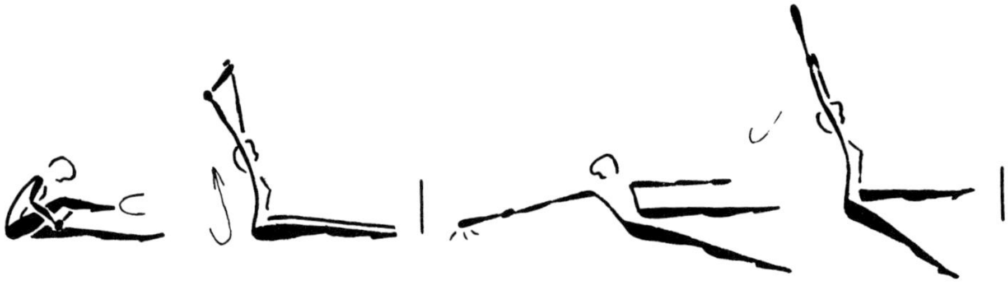

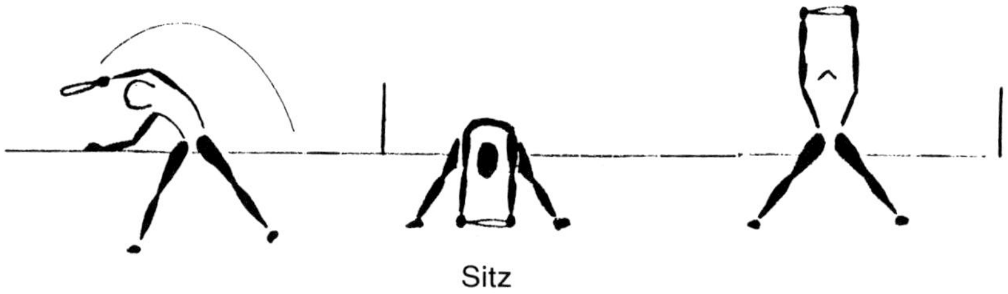
Sitz

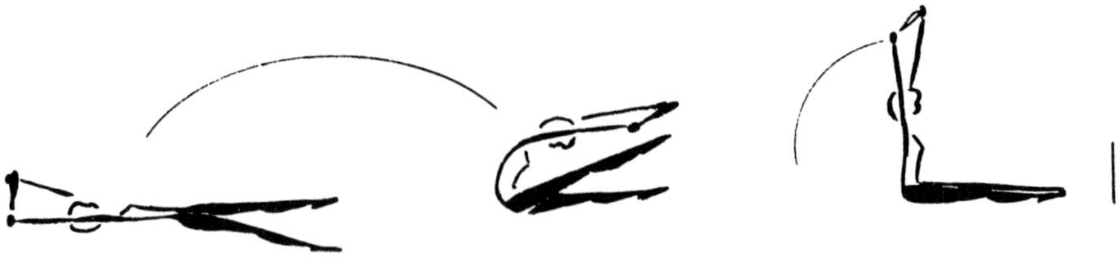

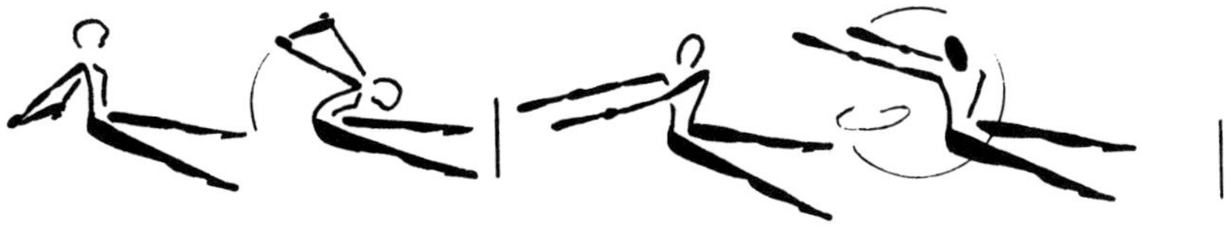

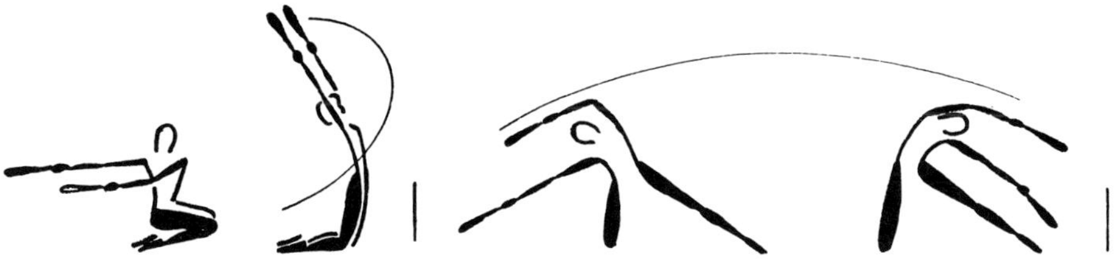

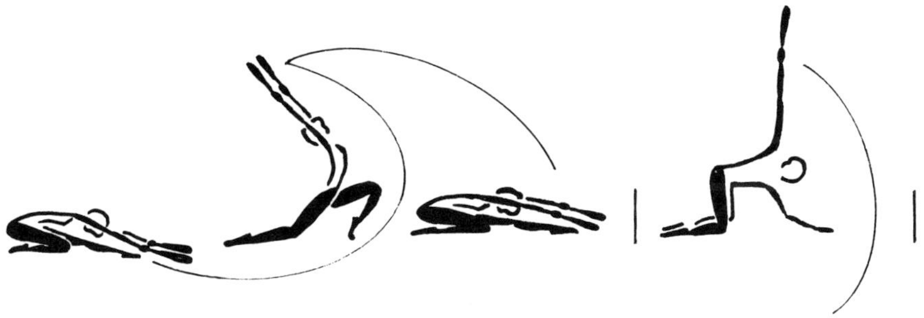

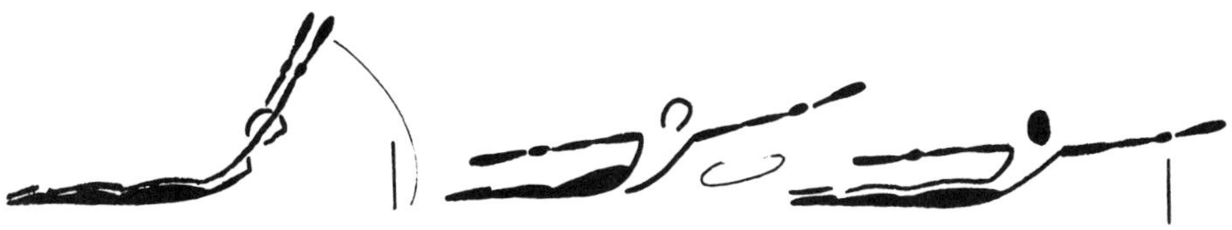

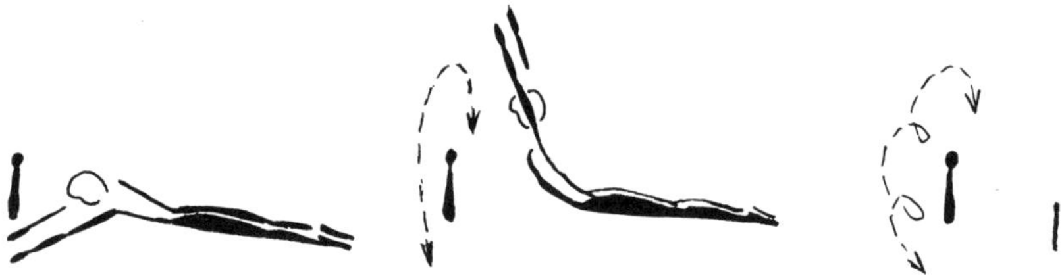

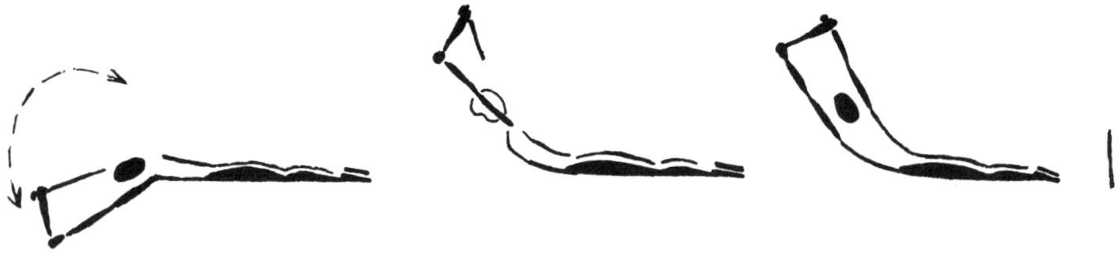

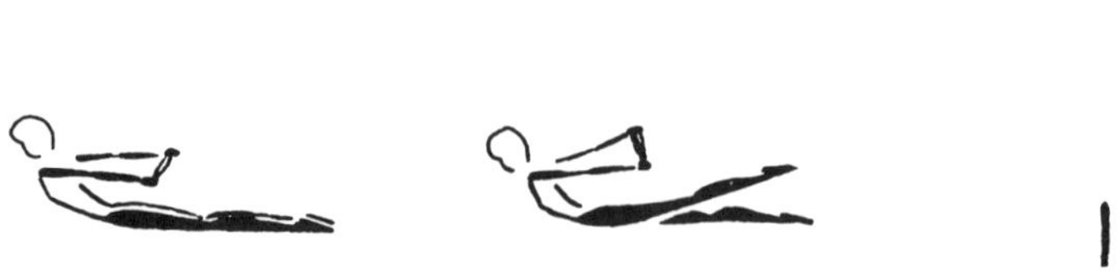

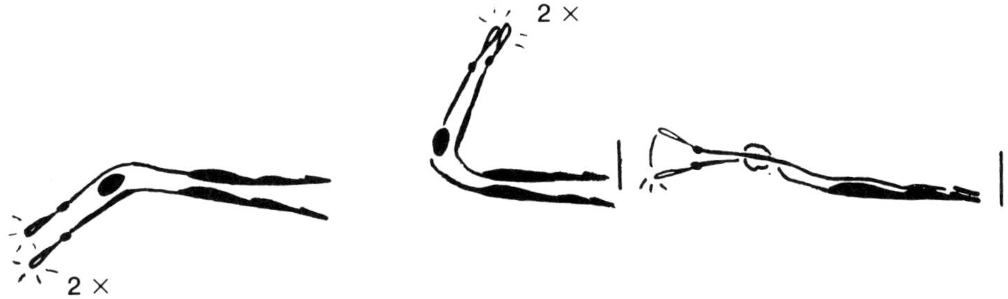

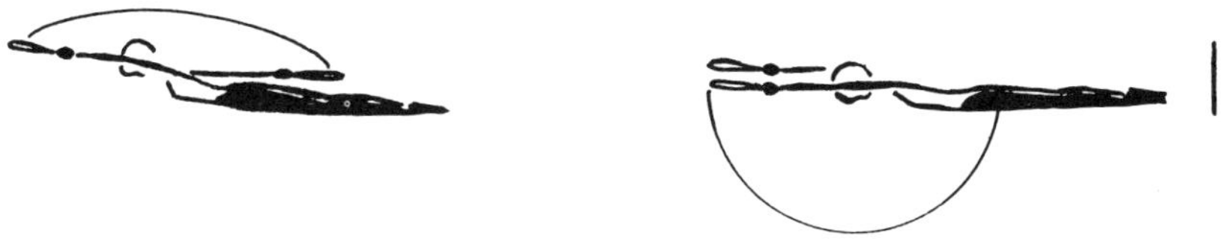

Keulen gleiten auf dem Boden

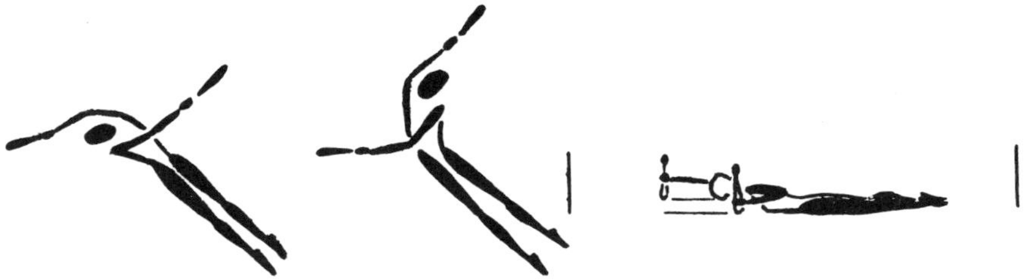

Bauchlage

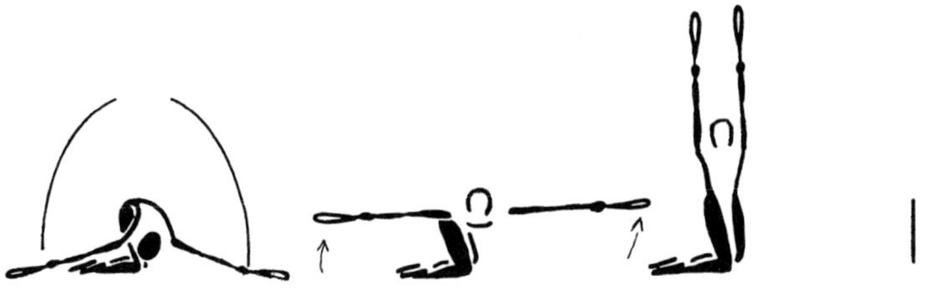

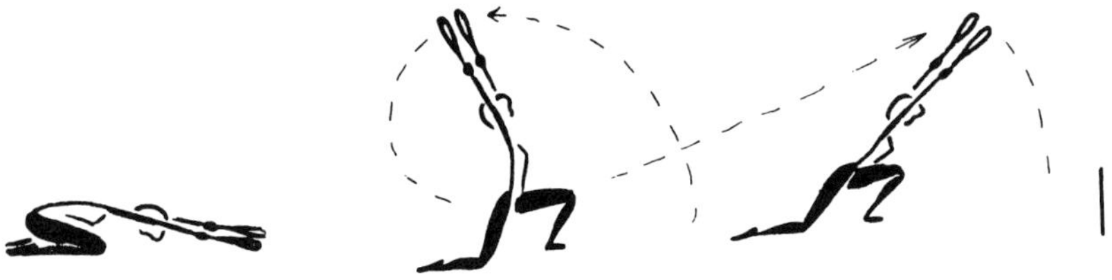

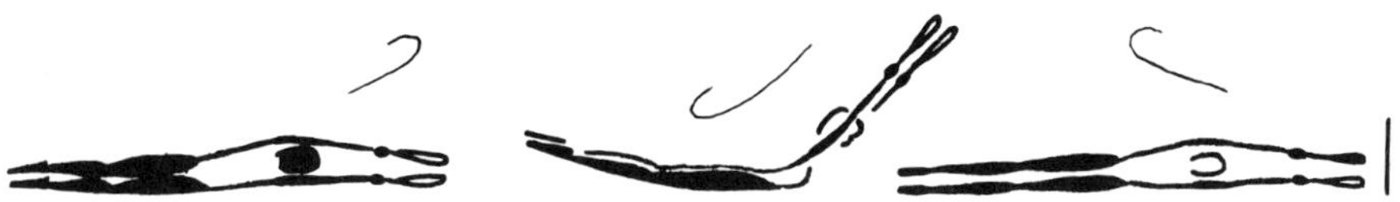

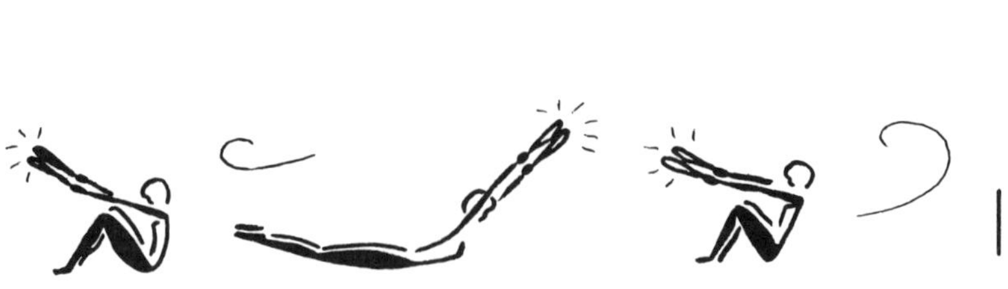

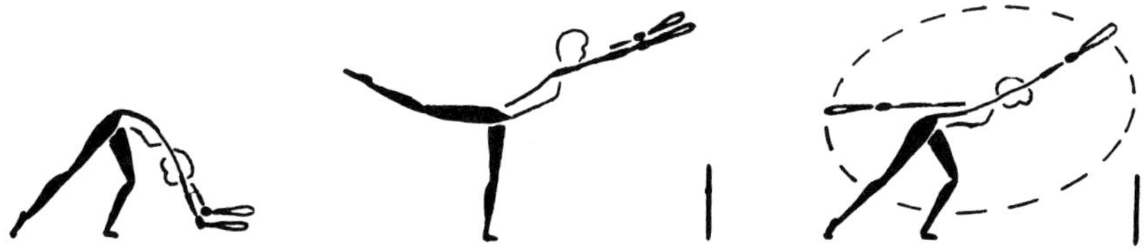

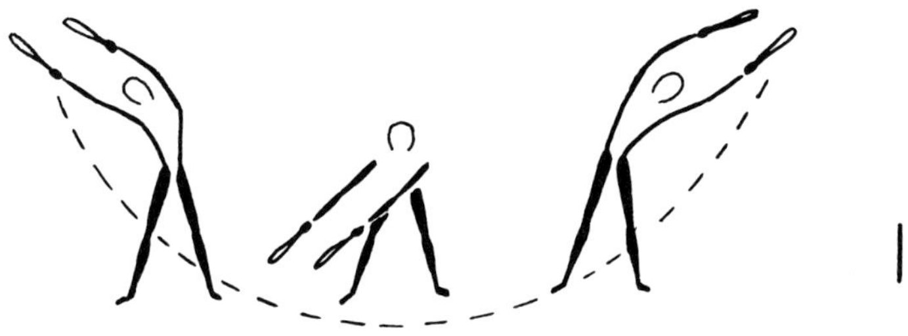

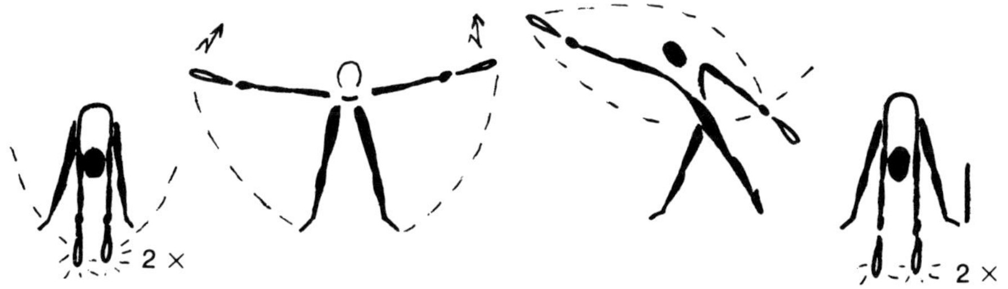
2 ×
2 ×

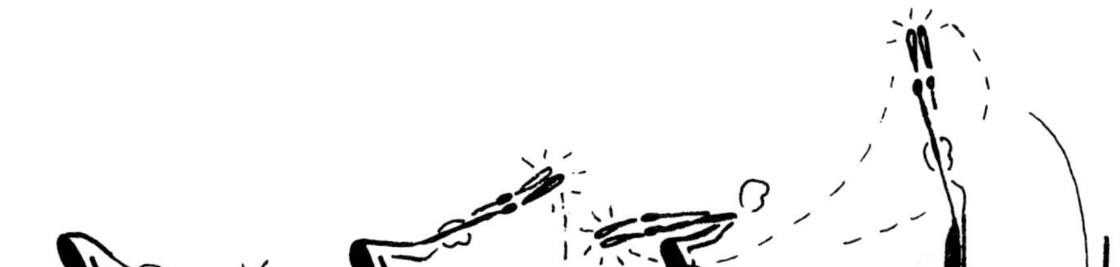

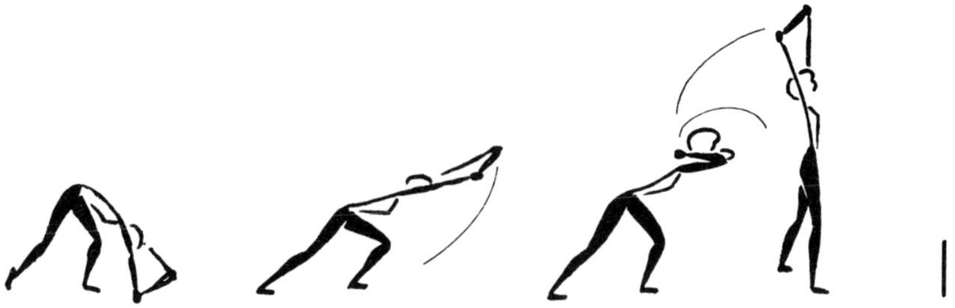

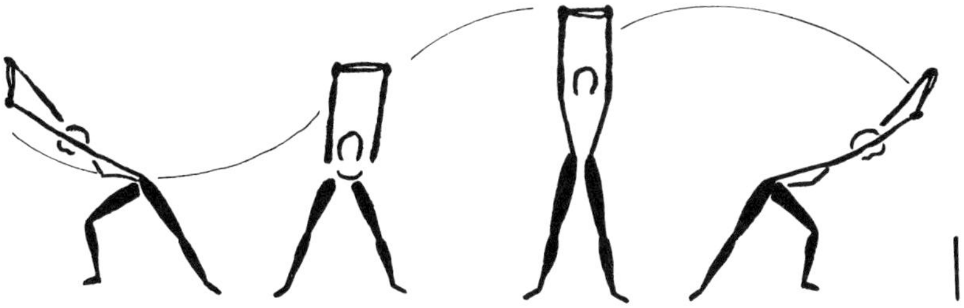

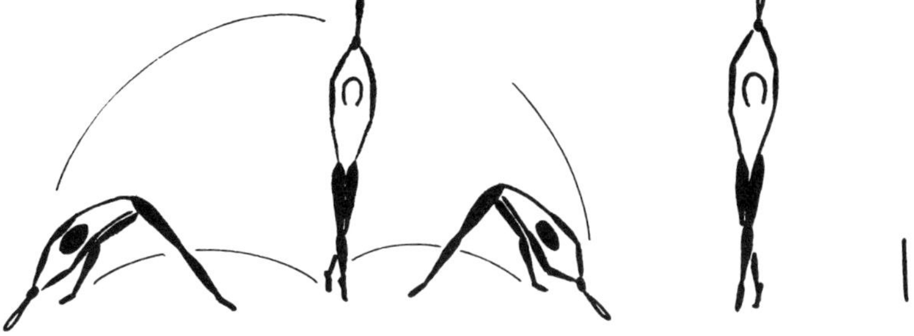

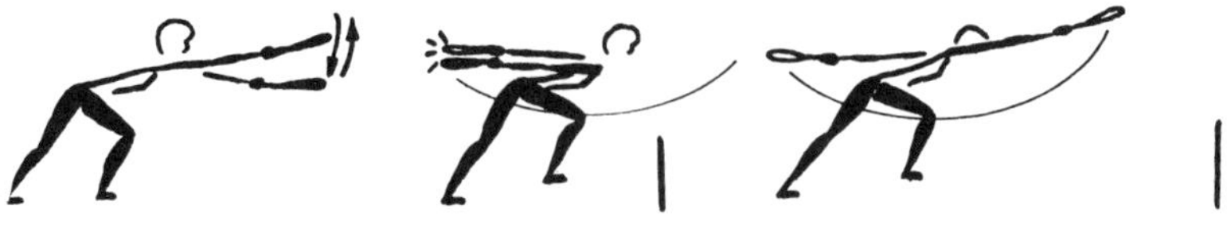

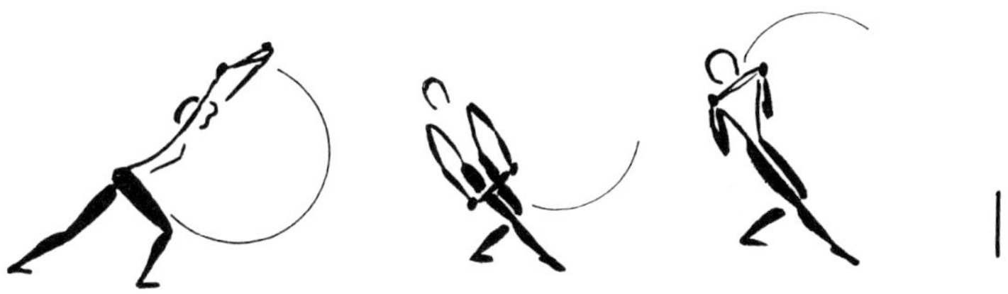

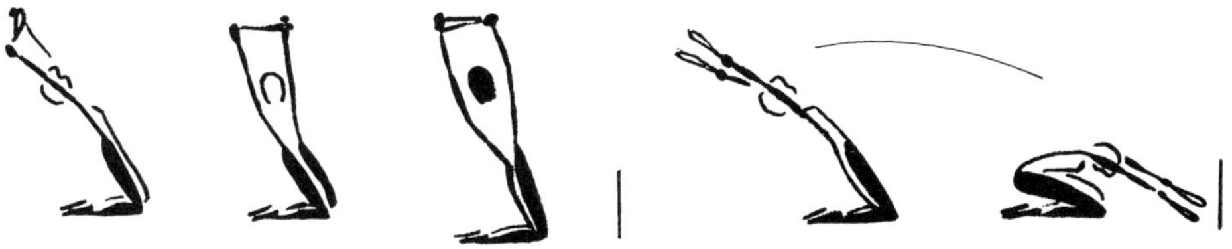

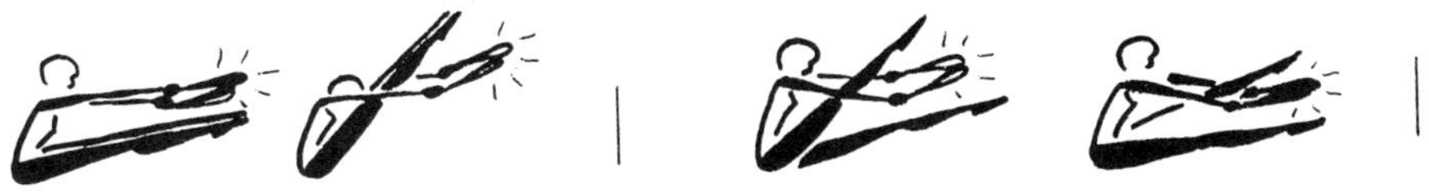

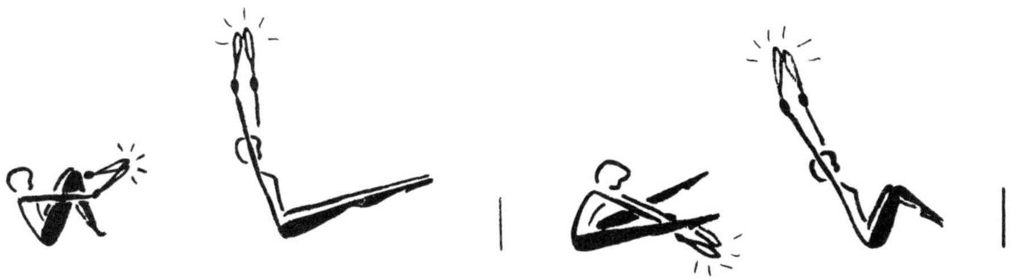

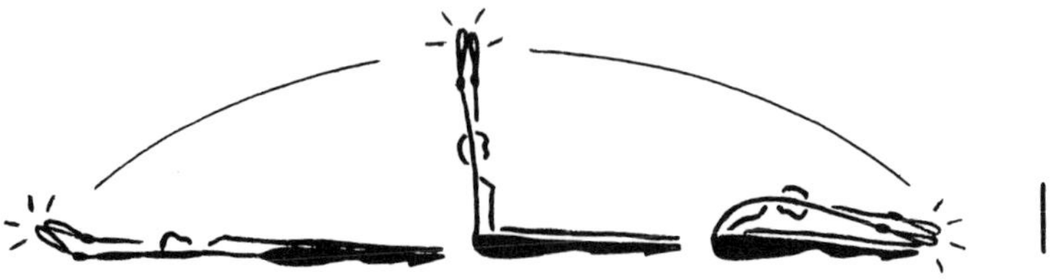

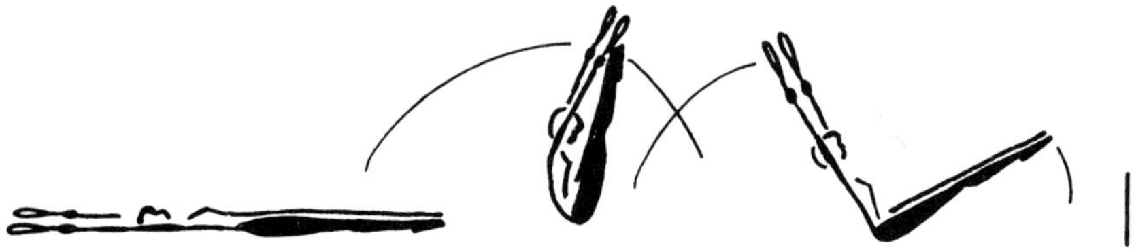

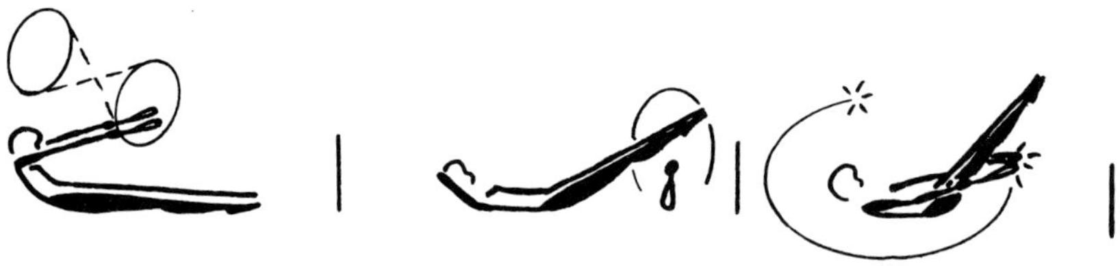

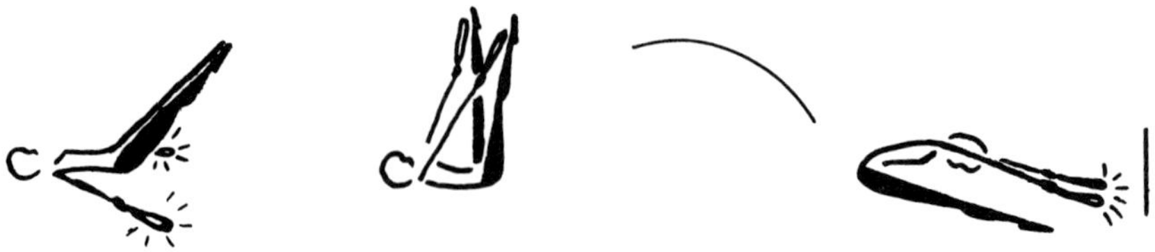

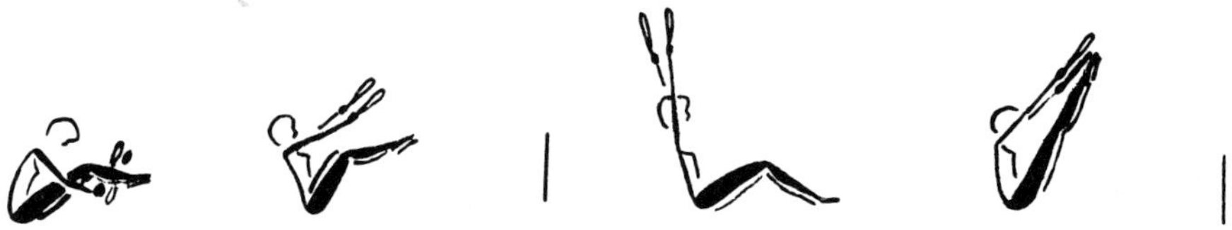

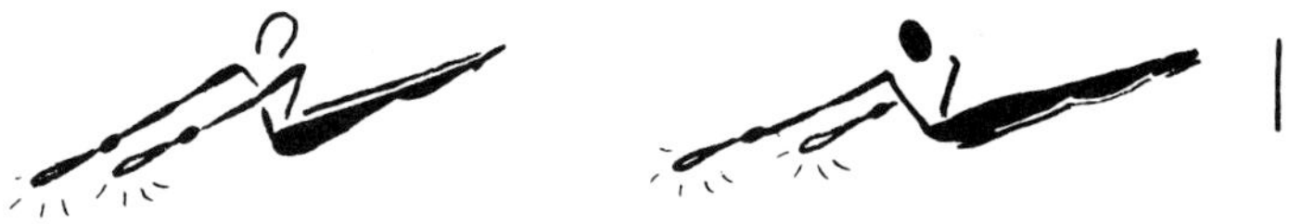

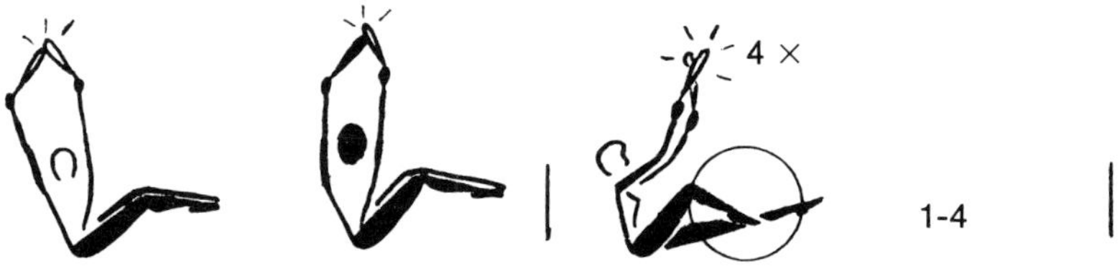
4 ×
1-4

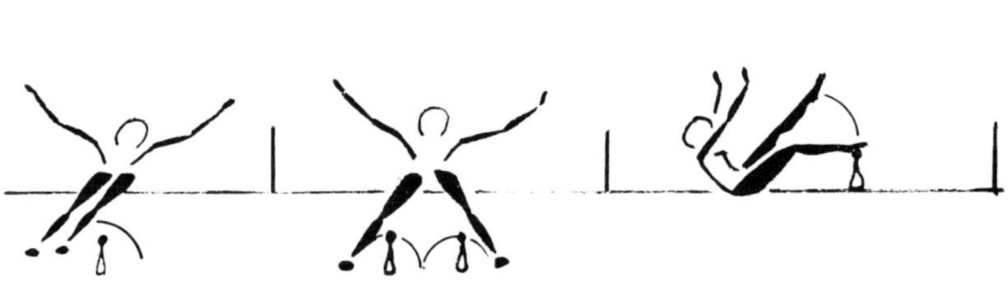

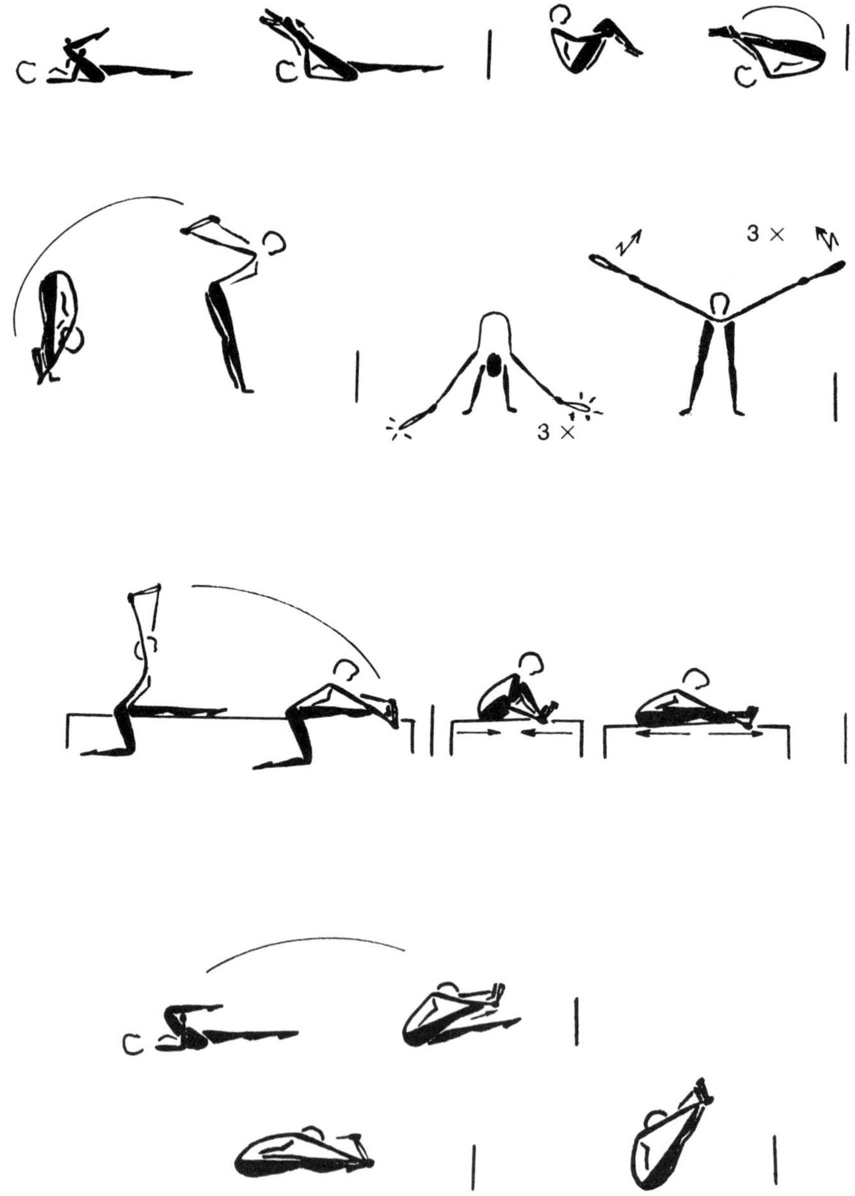
3 ×
3 ×

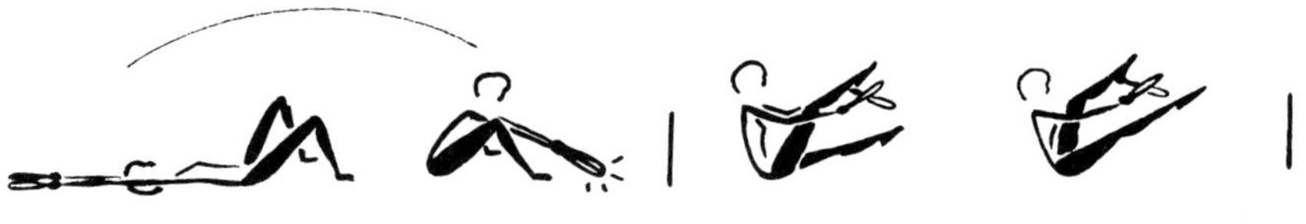

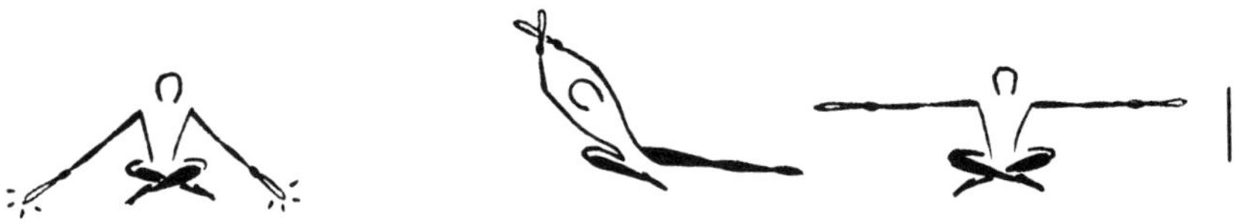

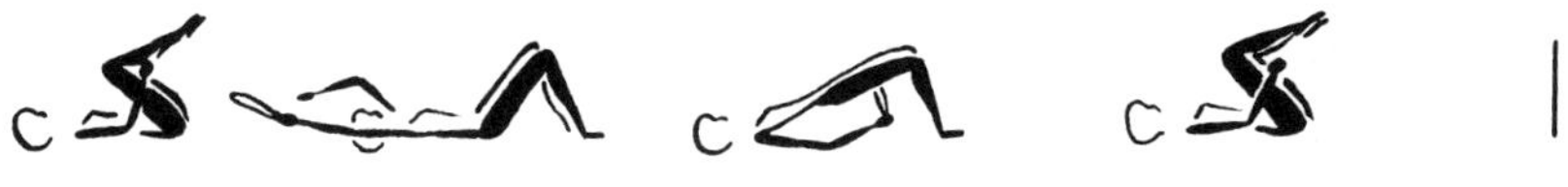

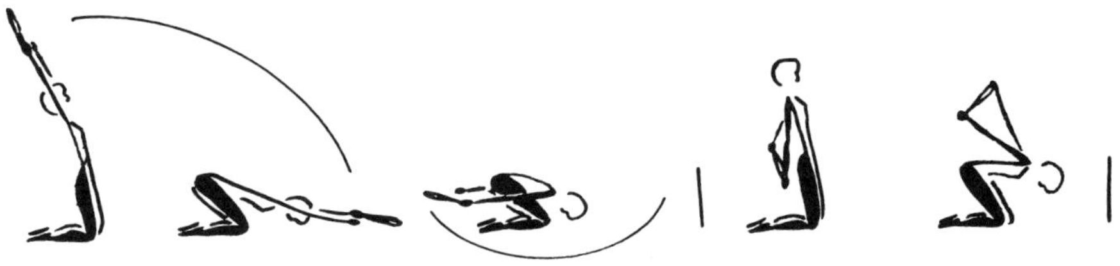

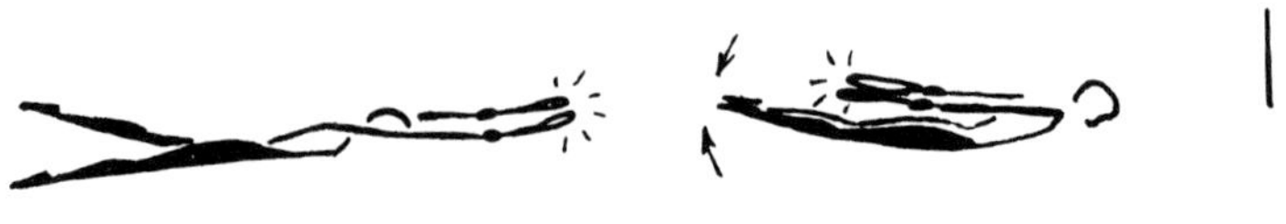

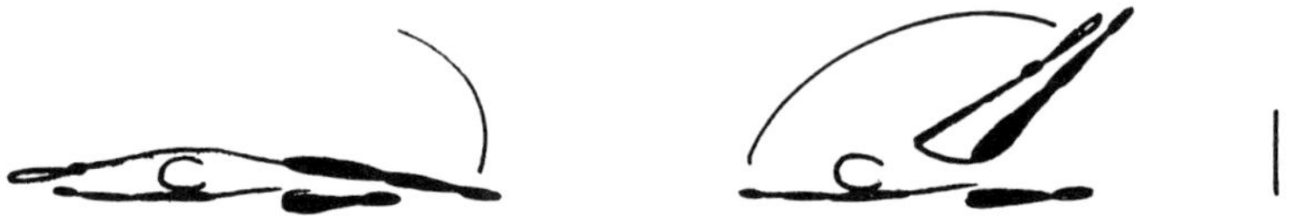

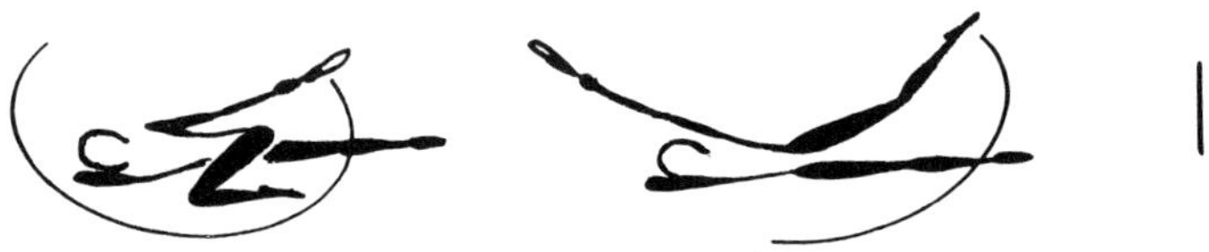

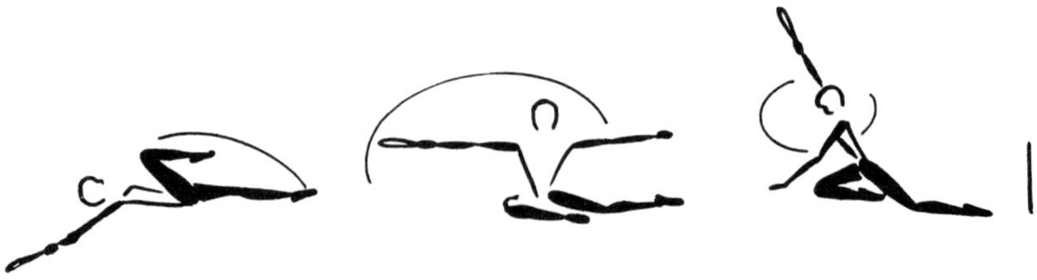

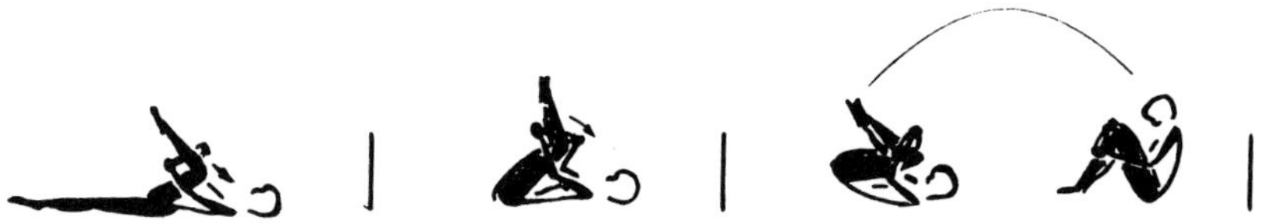

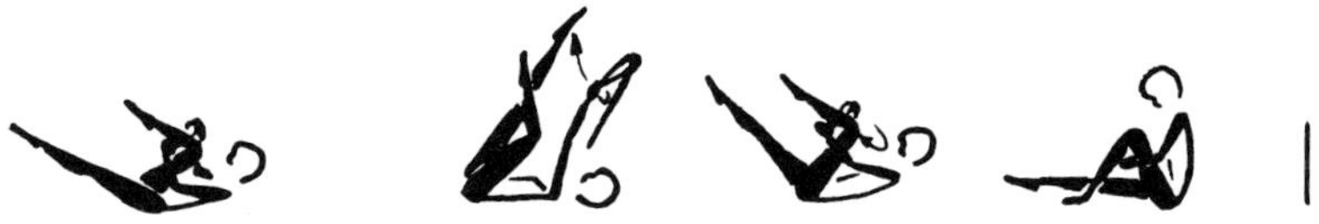

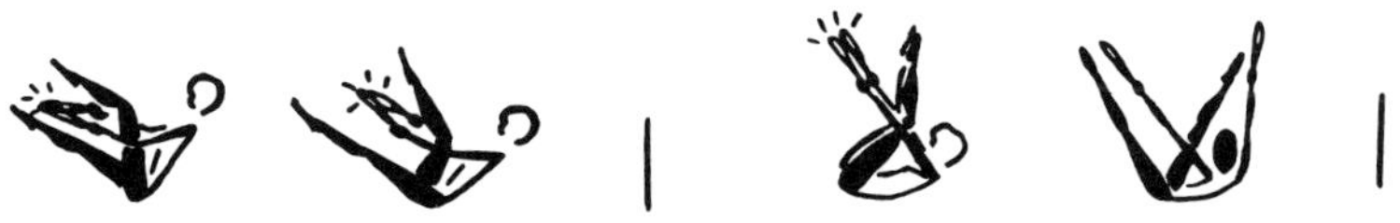

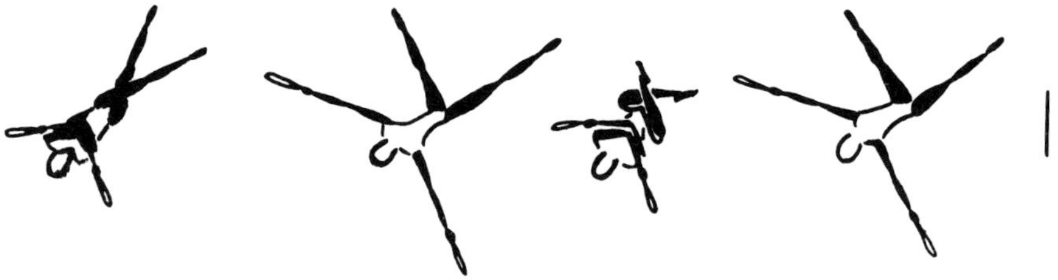

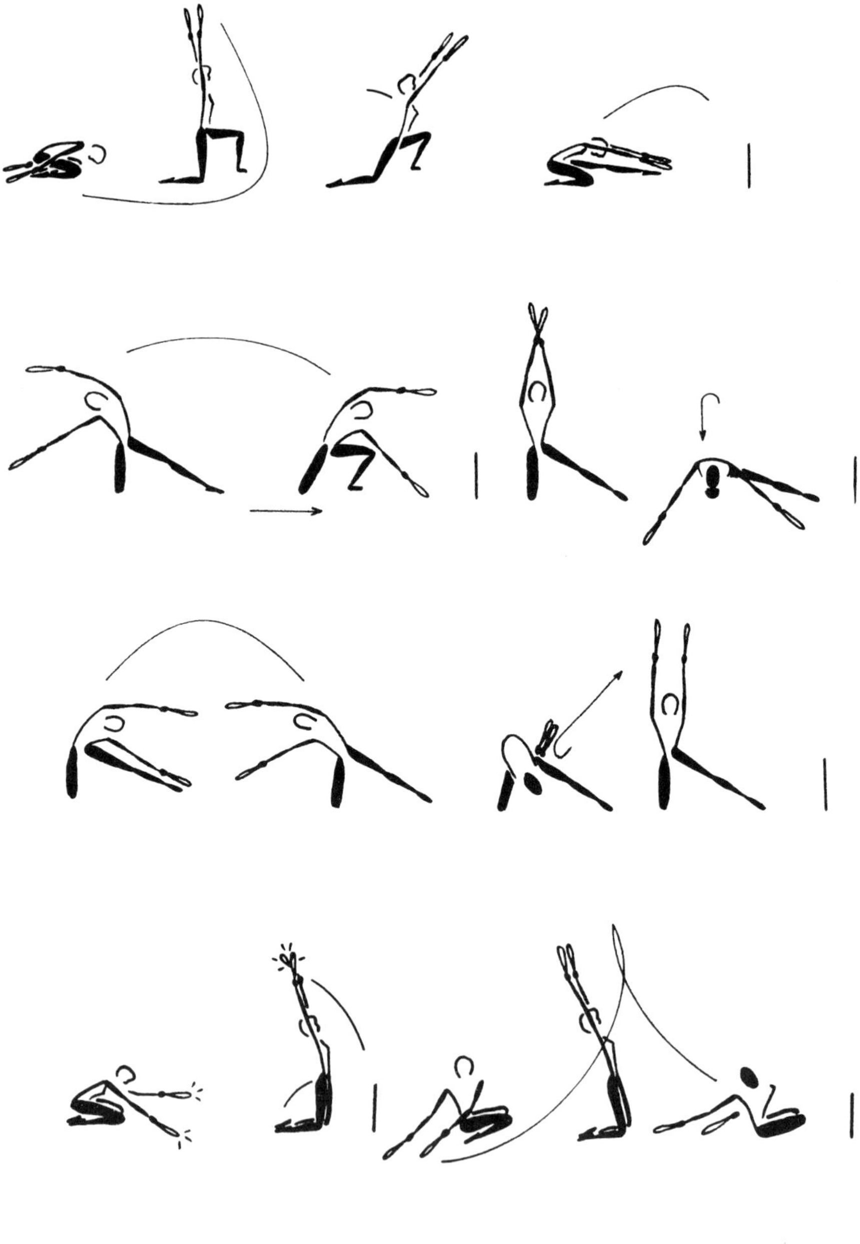

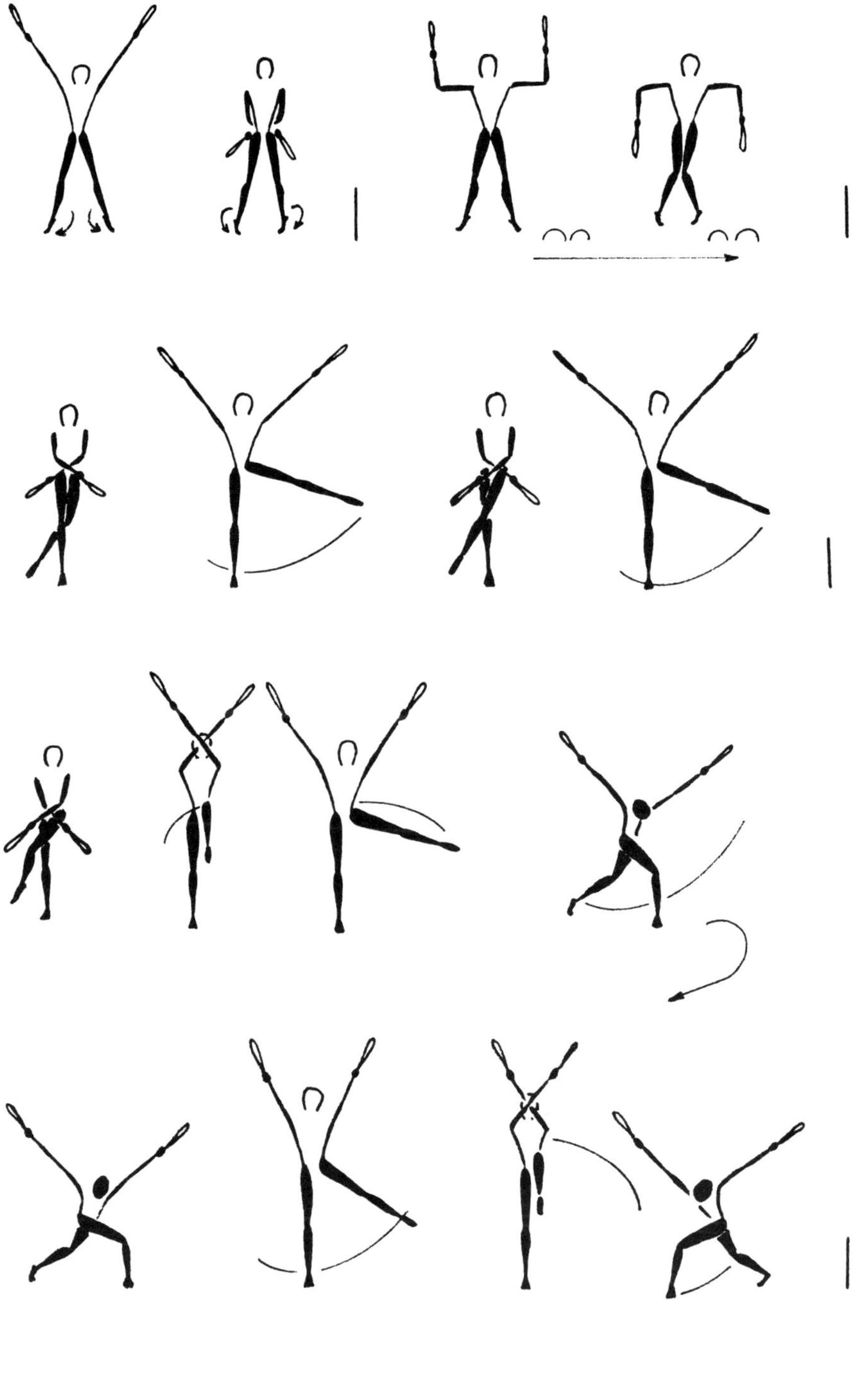

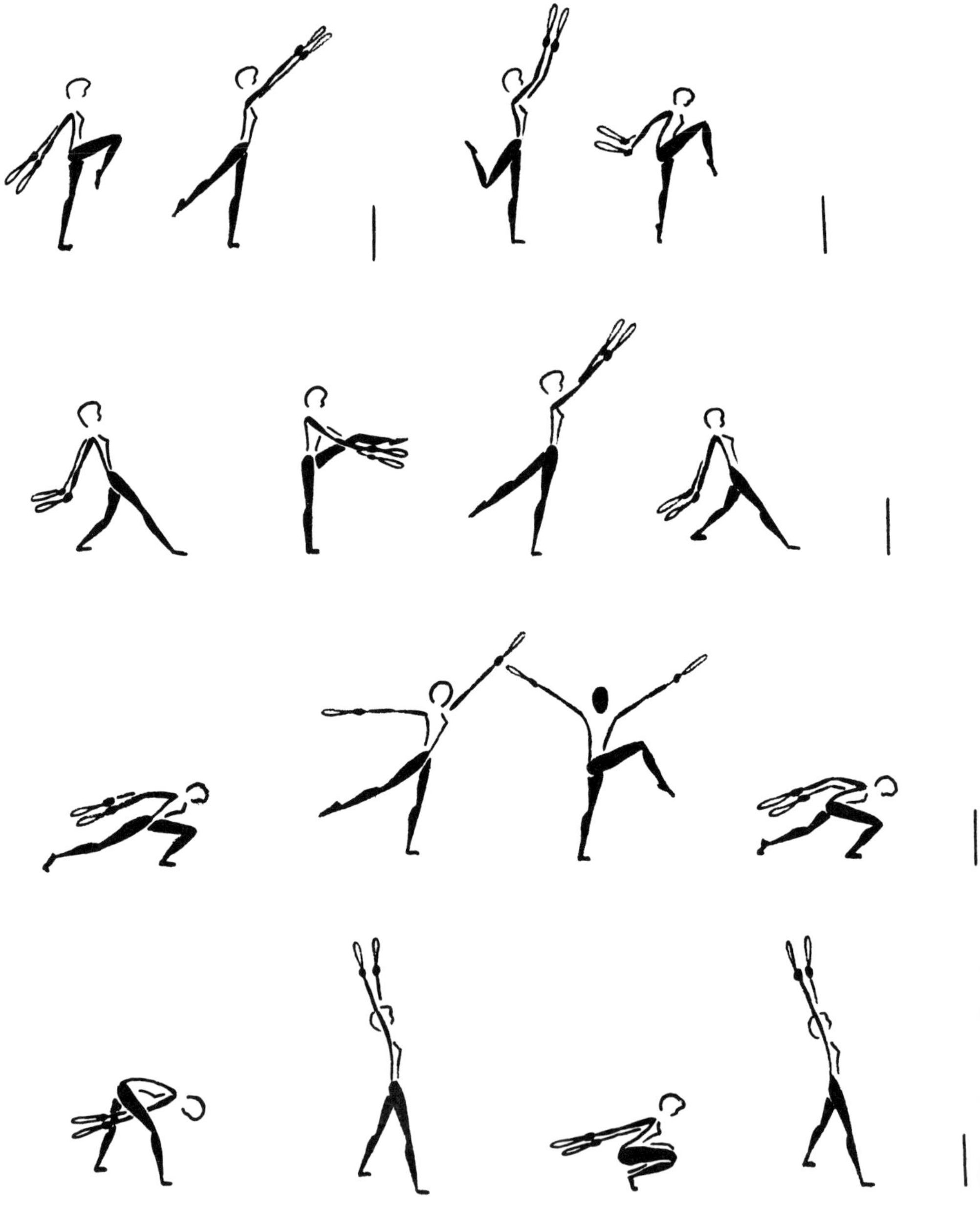

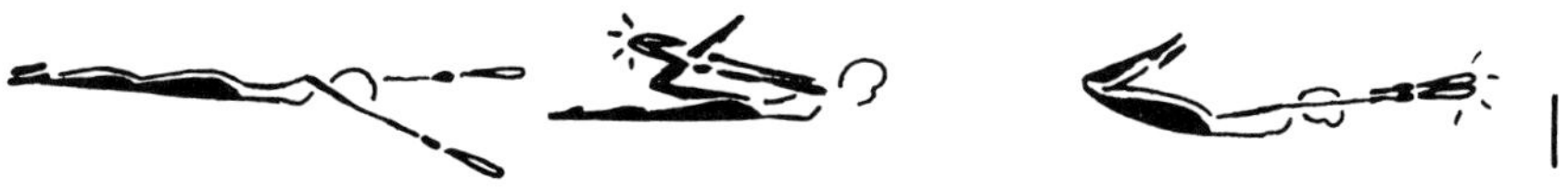

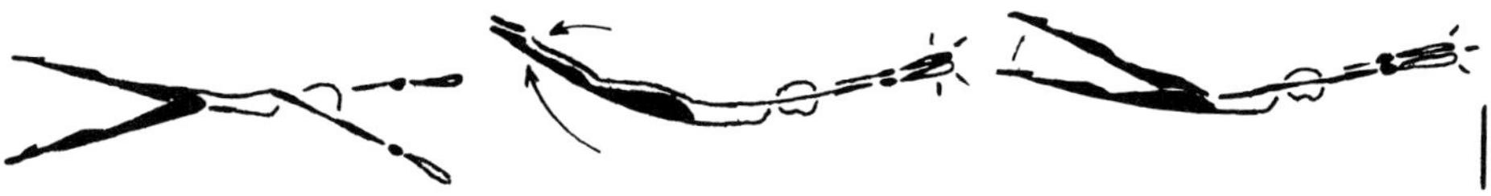

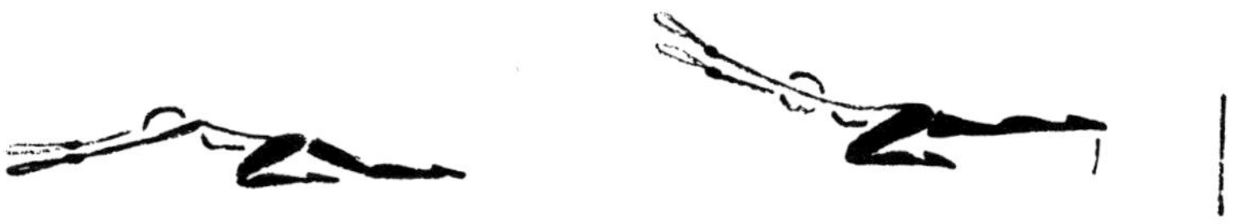

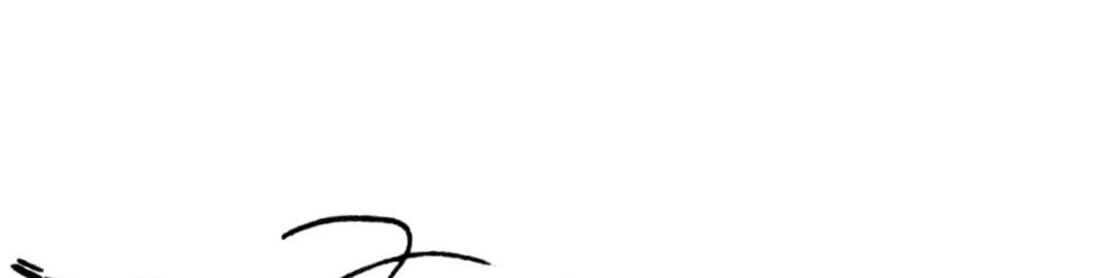

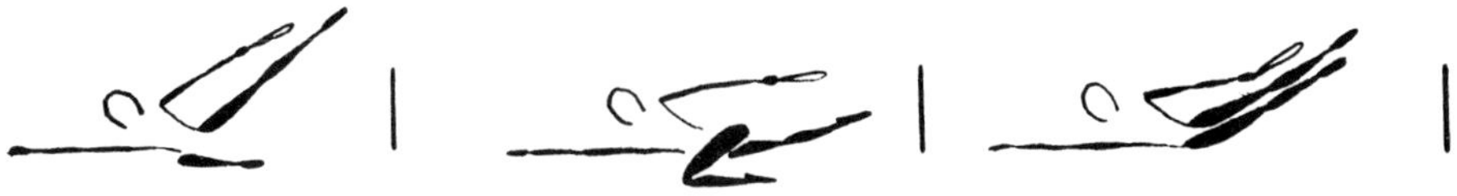

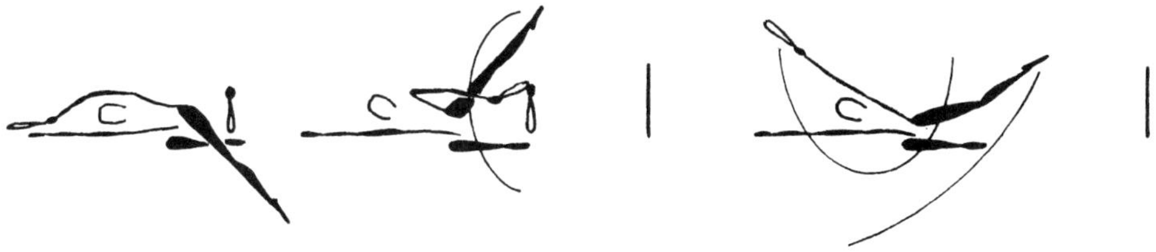

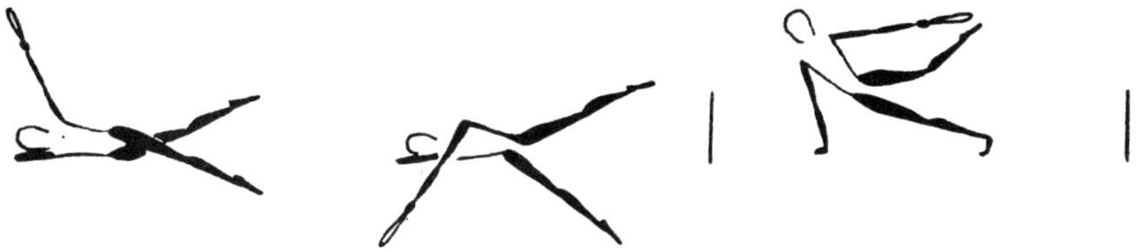

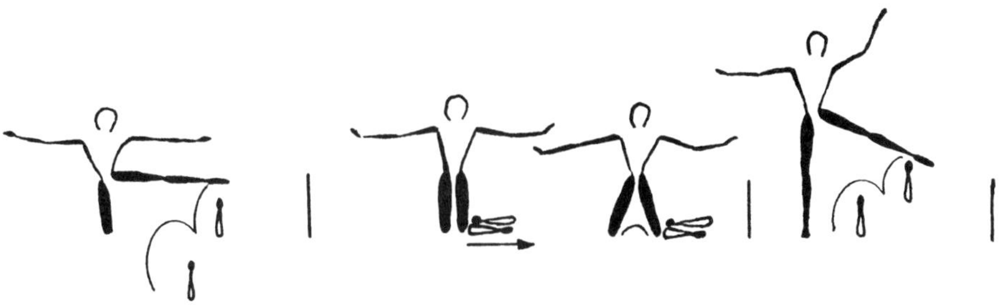

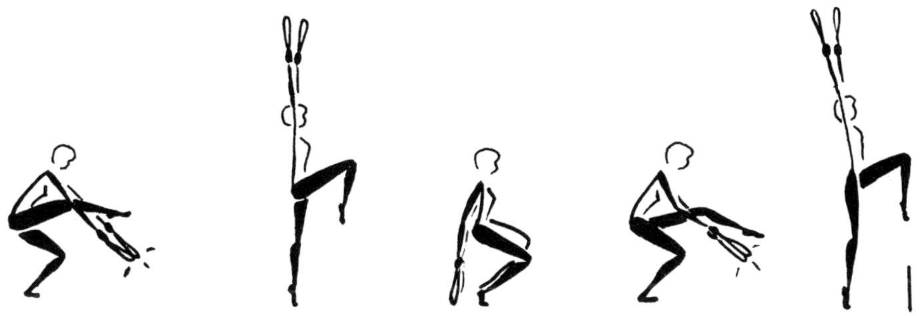

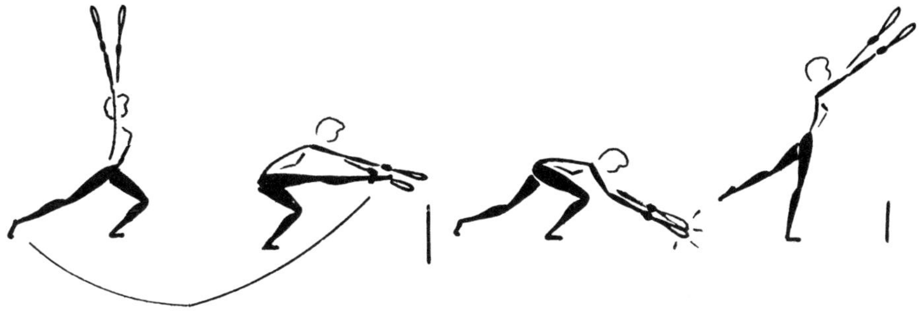

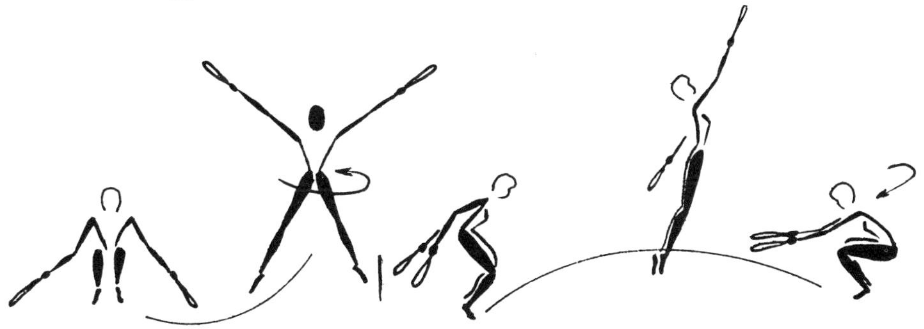

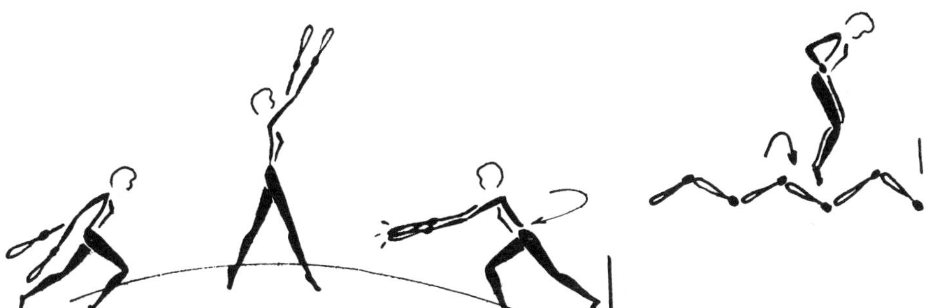

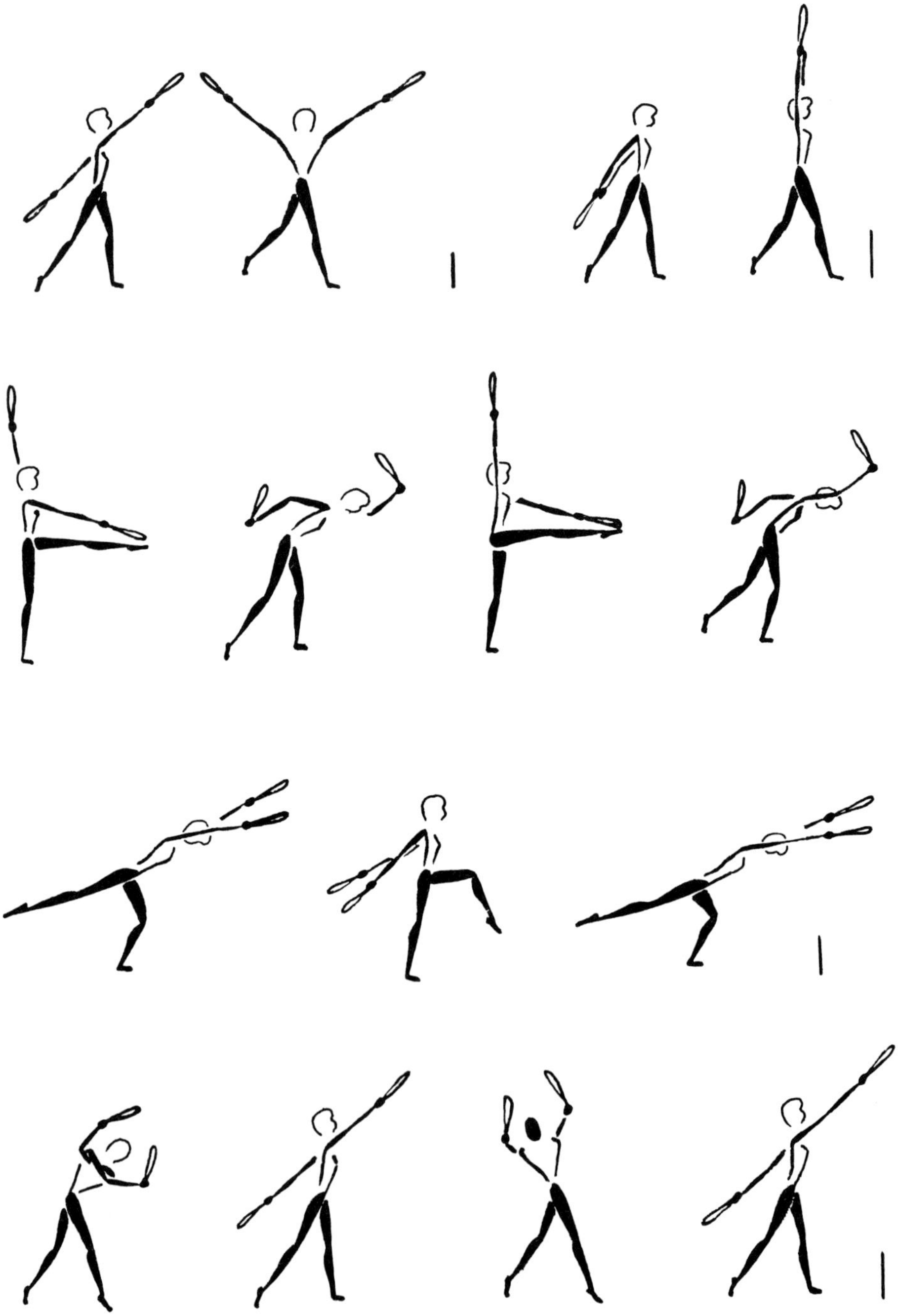

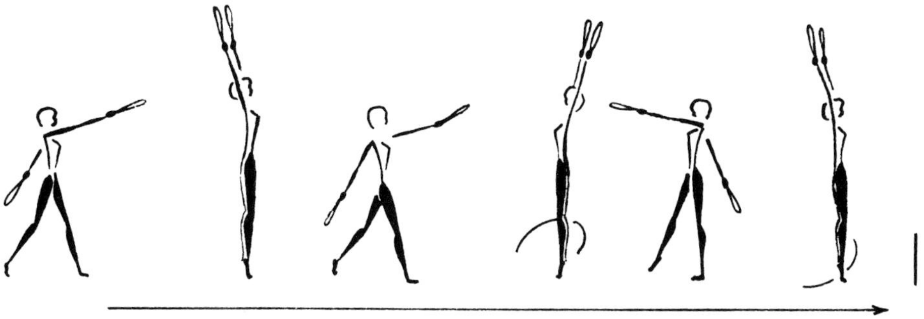

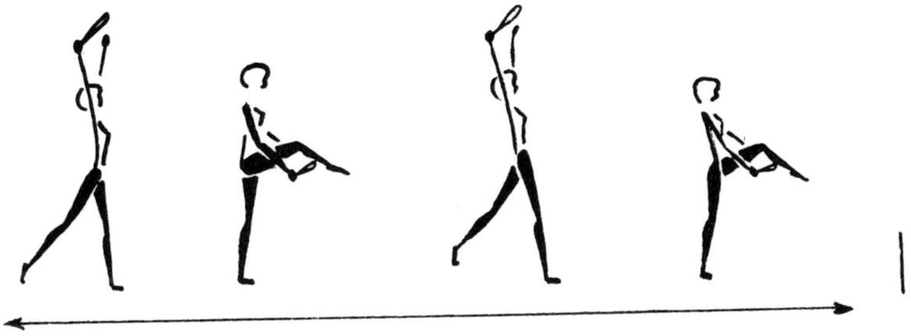

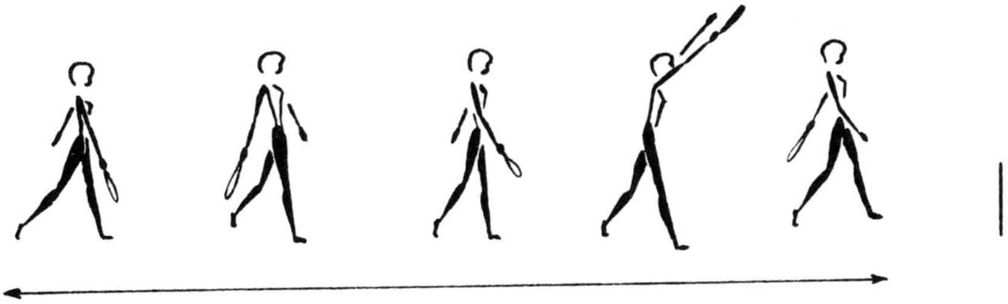

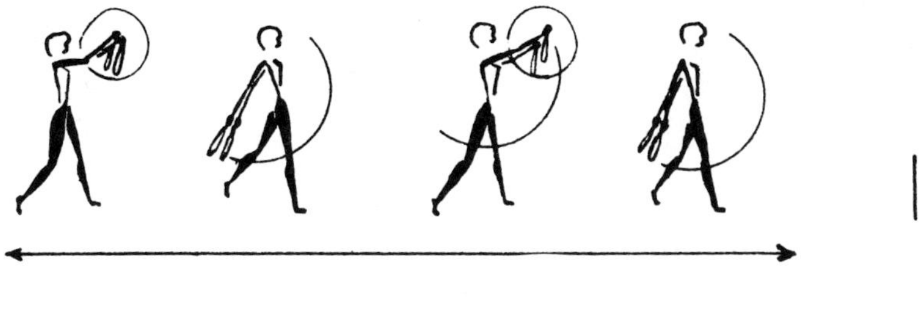

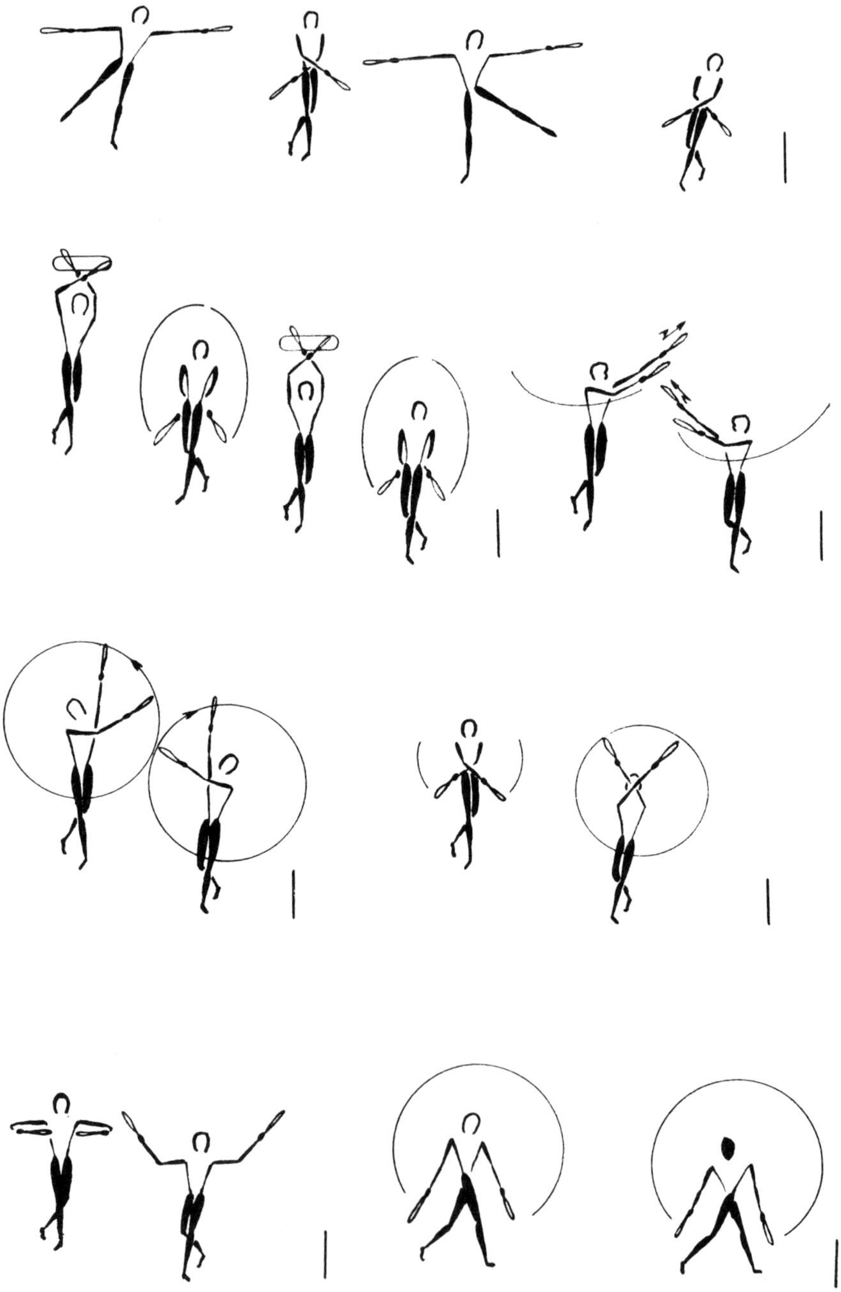

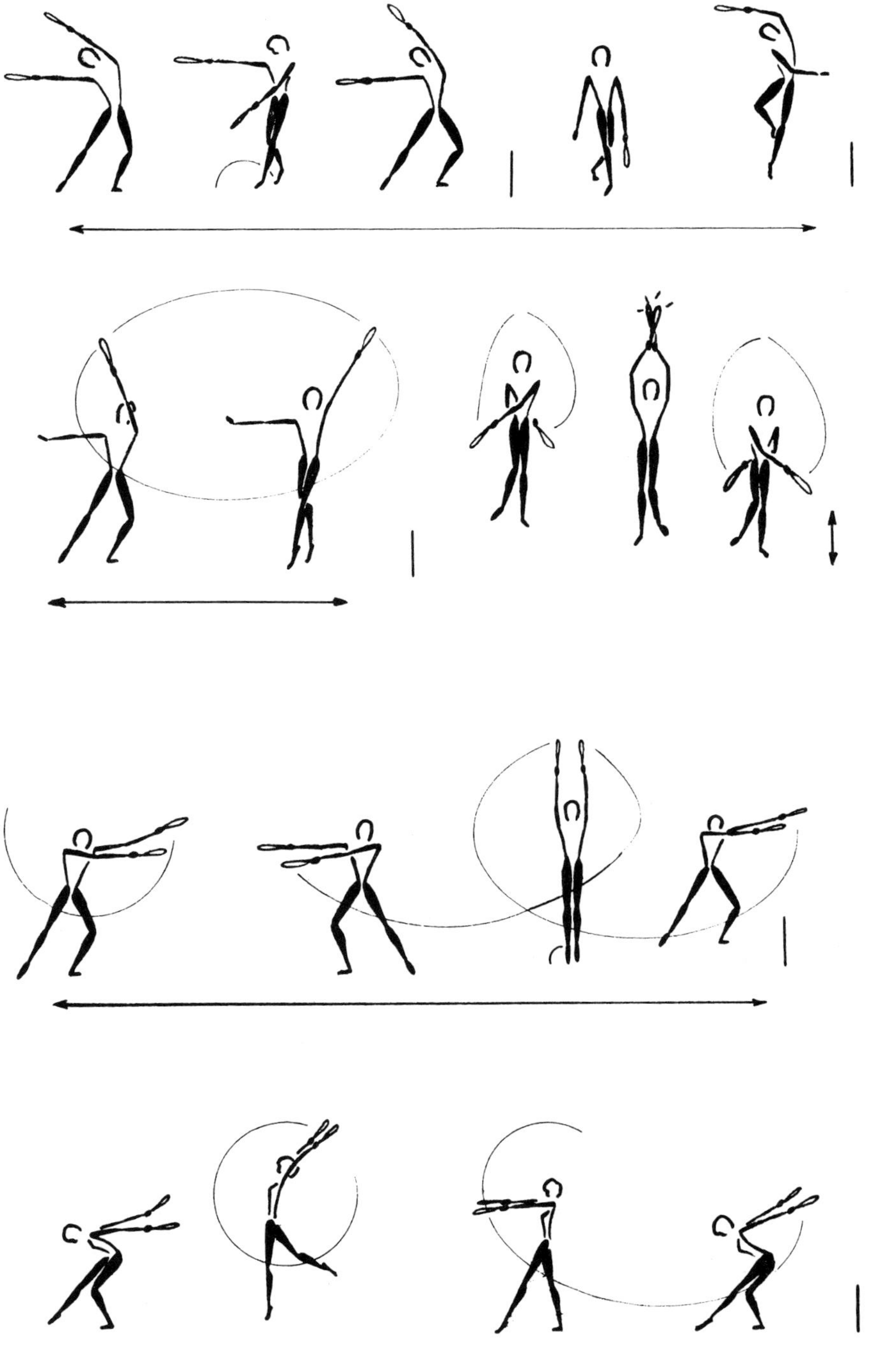

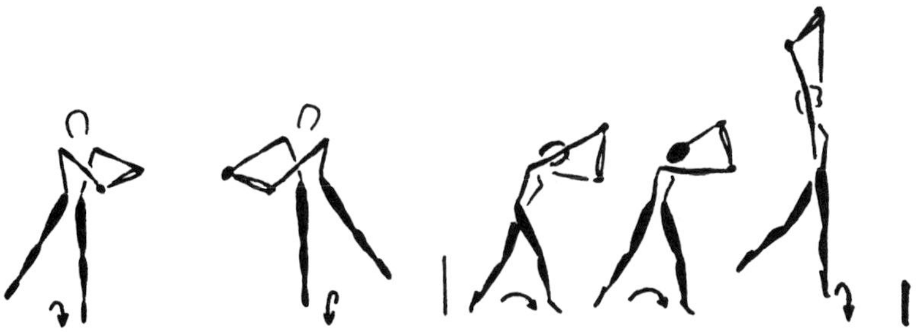

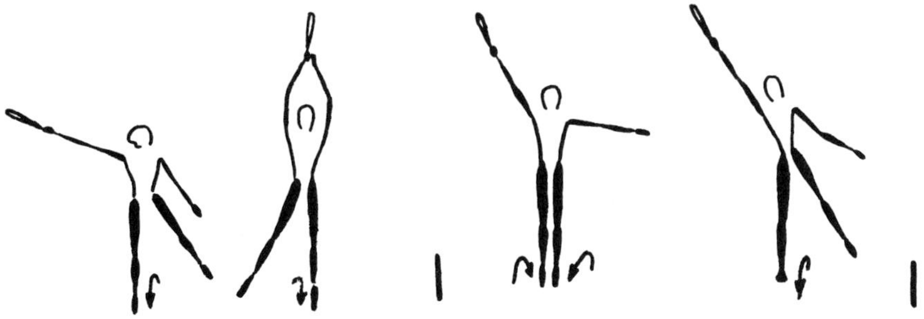

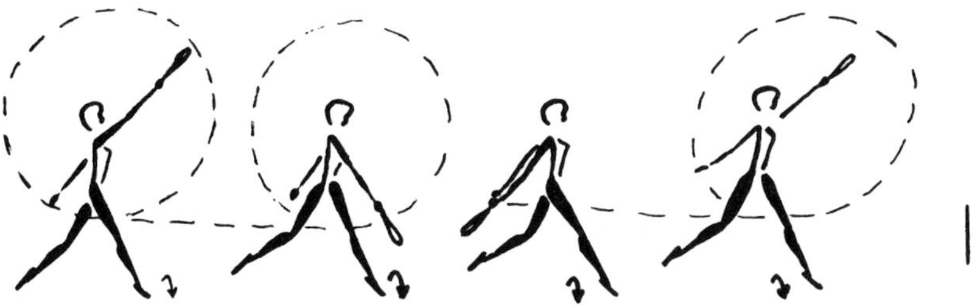

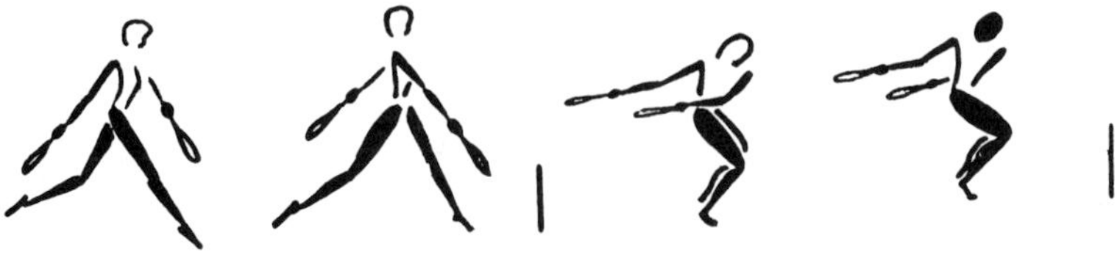

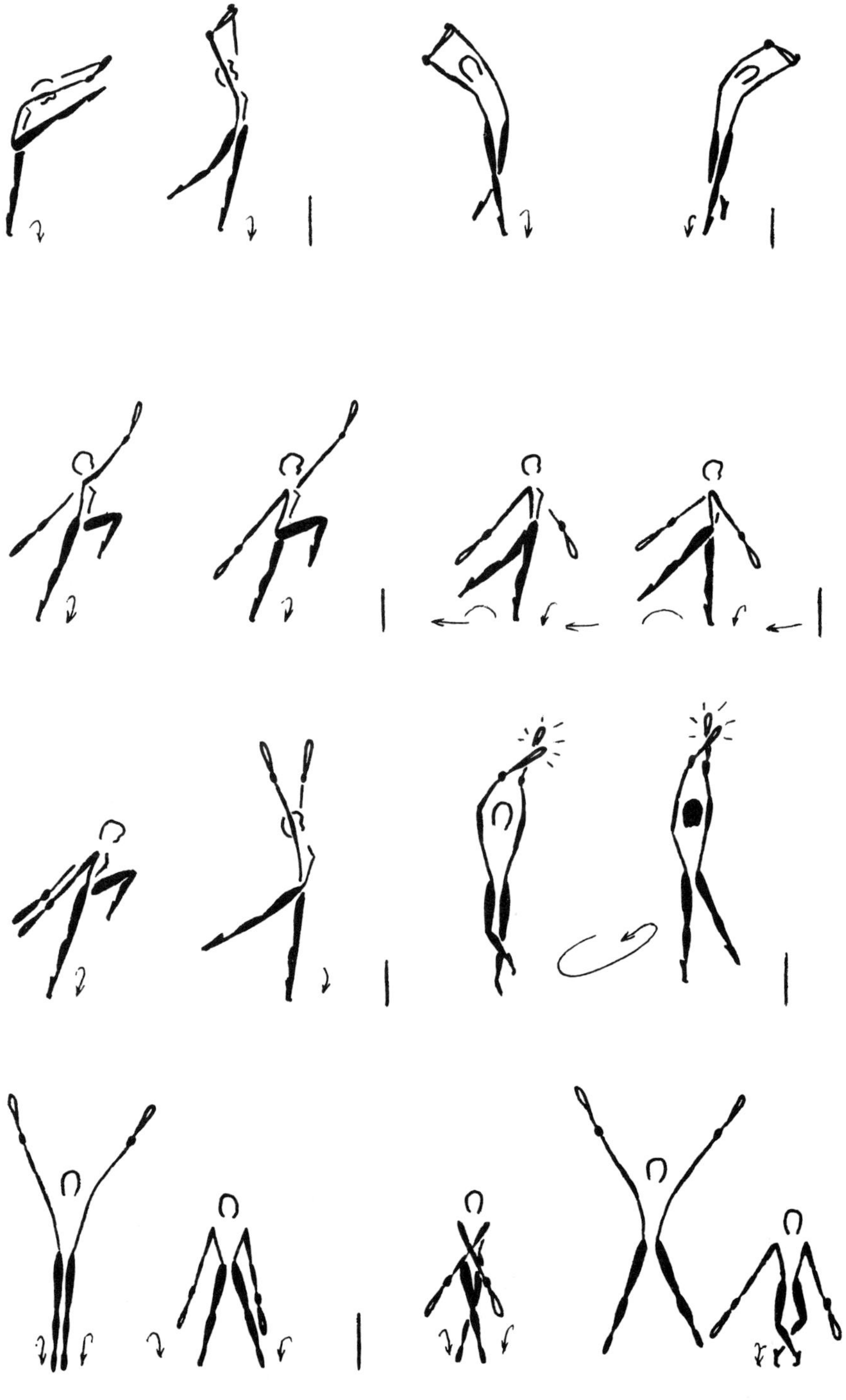

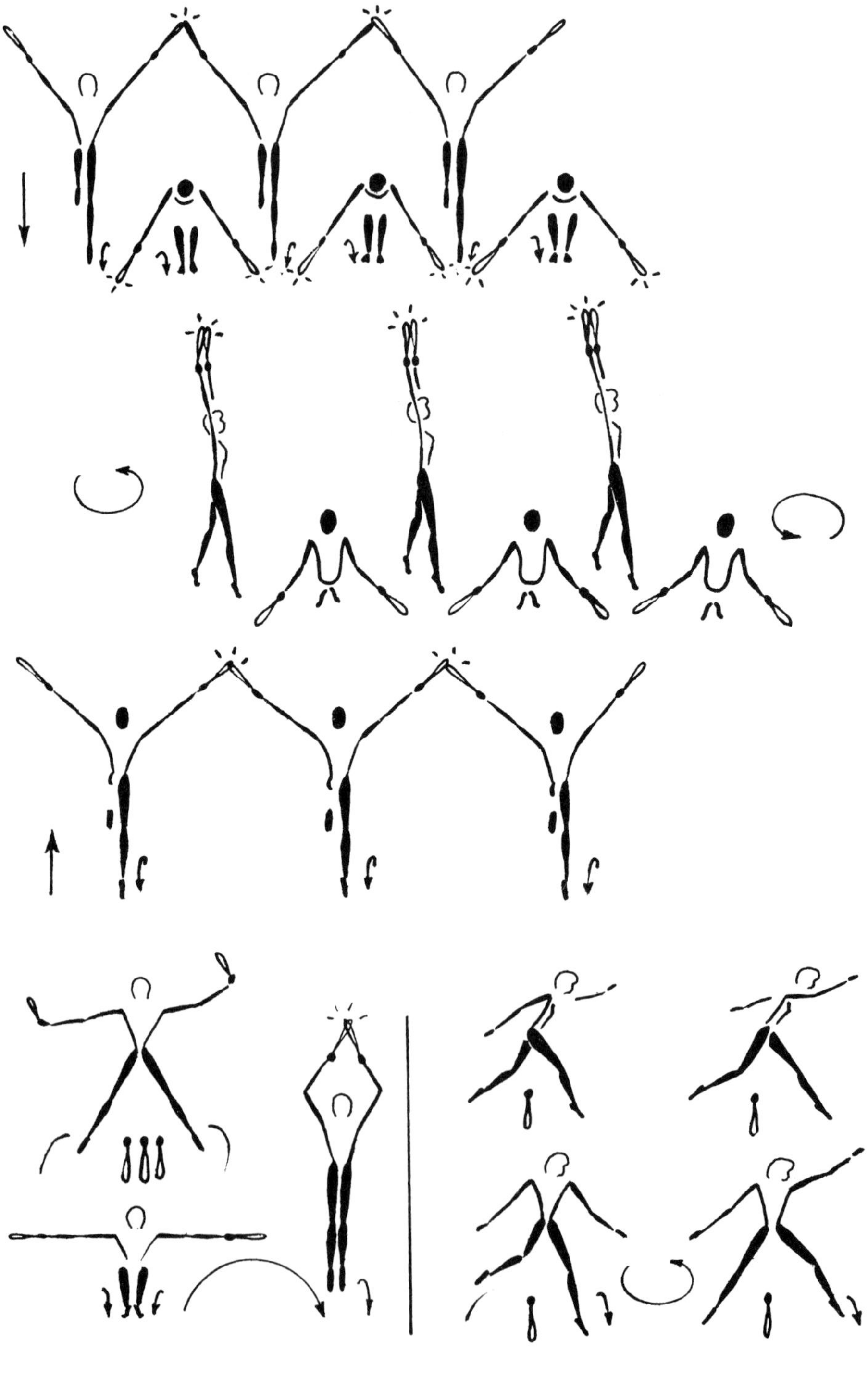

Reifen

Der Reifen besteht im allgemeinen aus Holz und kann unterschiedliche Durchmesser haben. Auch Kunststoffreifen sind praktisch, besonders wenn man sie öffnen kann, womit ein Bogen entsteht, der weitere Möglichkeiten zum Turnen bietet.

Am besten eignen sich Reifen mit 70-90 cm Durchmesser. Mit dem Reifen schwingen wir, kreisen, drehen, kippen oder rollen ihn, werfen oder fangen ihn oder springen hindurch.

Beim Schwung soll der Reifen stets in einer Ebene bleiben.

Das Kreisen gelingt, wenn wir den Reifen um die Hand mit abgespreiztem Daumen drehen lassen.

Das Übergeben von einer Hand in die andere und auch das Werfen und Fangen des Reifens darf den Schwungablauf nicht stören.

Das Kippen des Reifens besteht auch aus einer fließenden Bewegung, wobei man den Reifen an gegenüberliegenden Stellen mit beiden Händen hält. Das Kippen wird dann nur mit den Fingern ausgeführt.

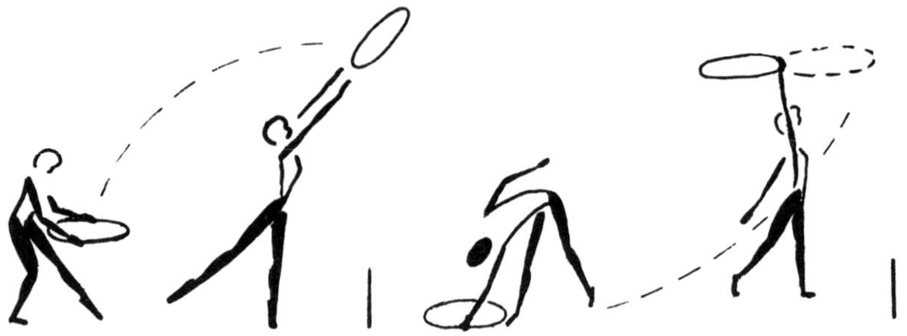

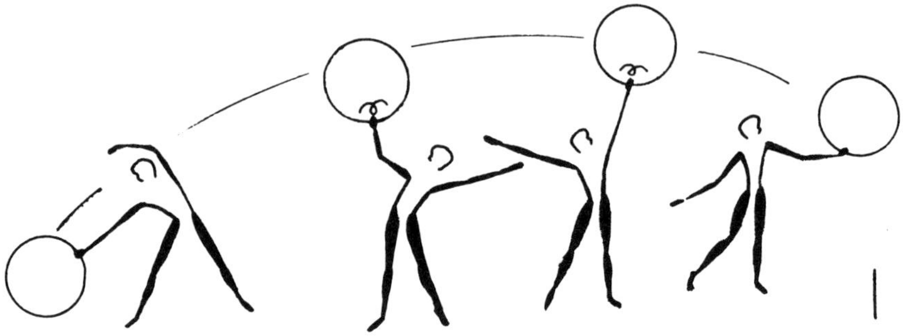

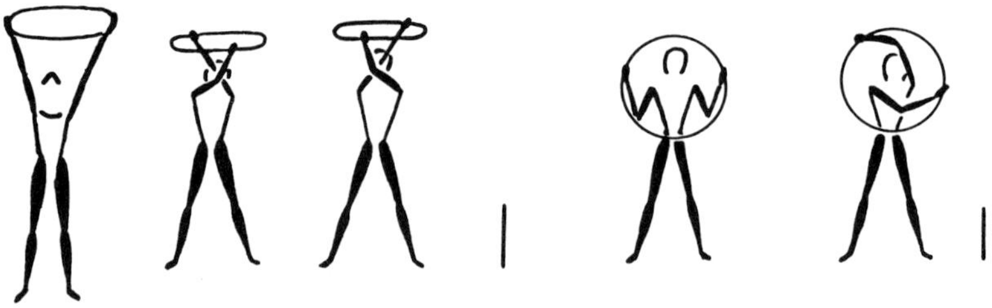

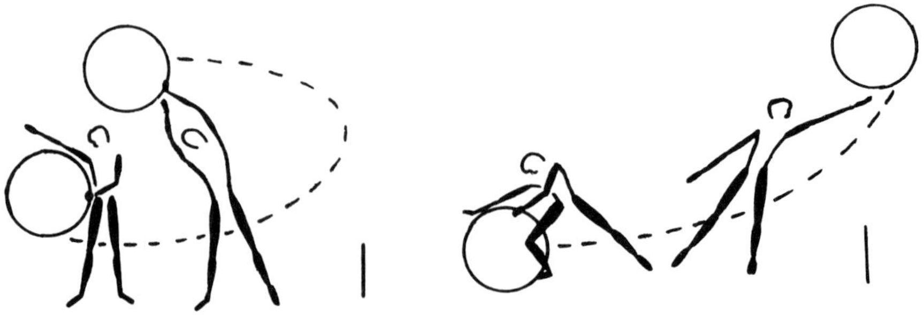

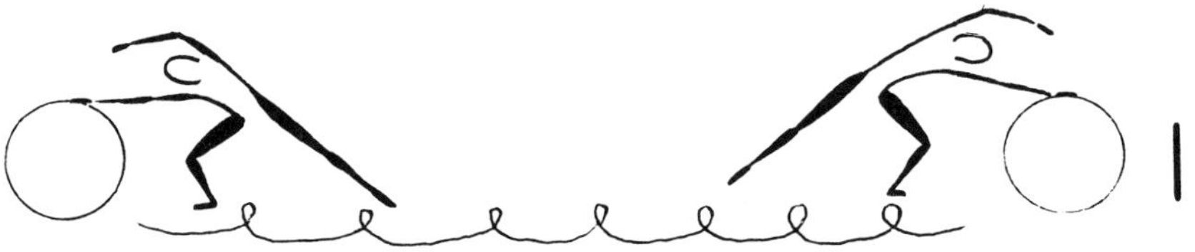

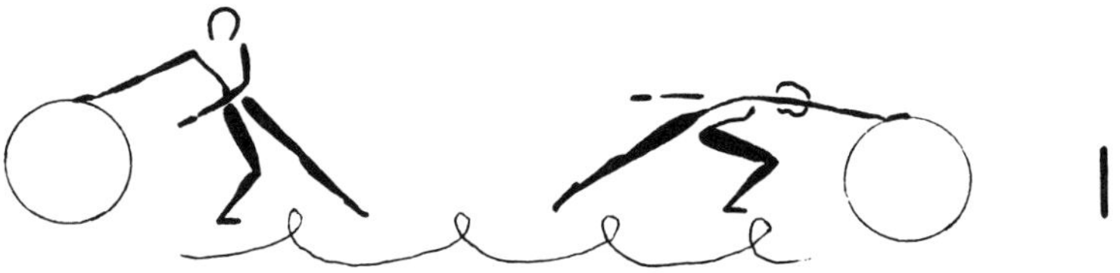

Reifen kippen

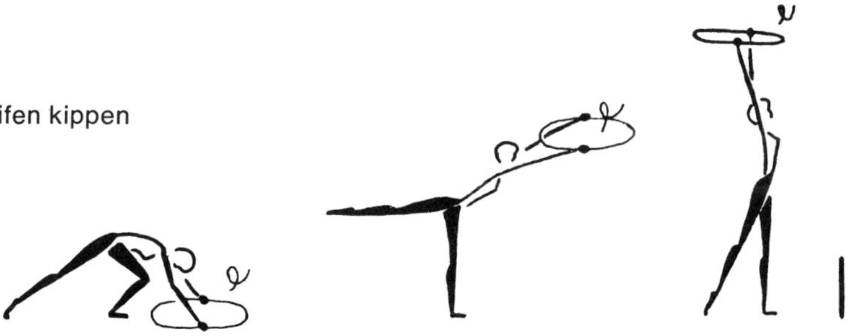

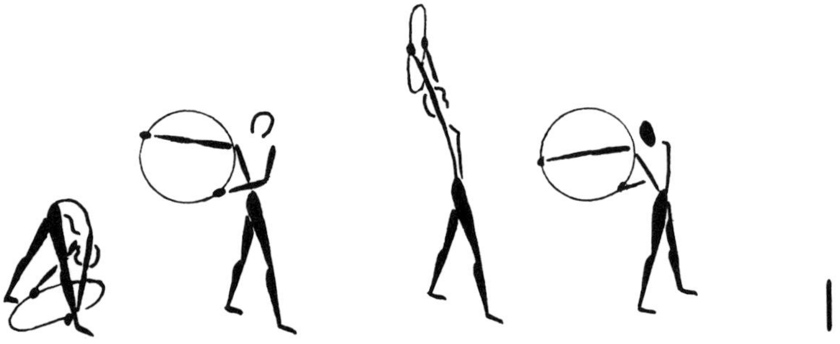

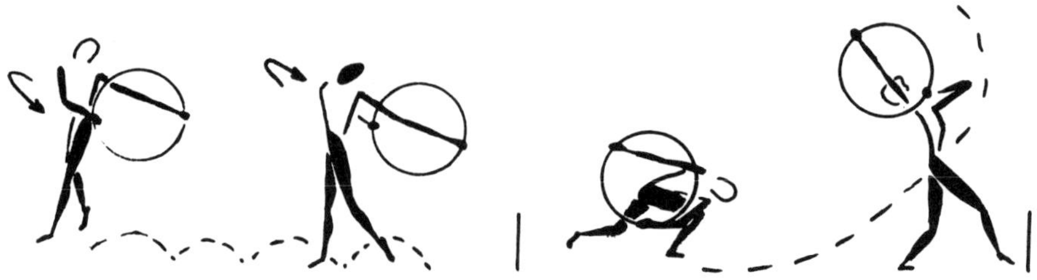

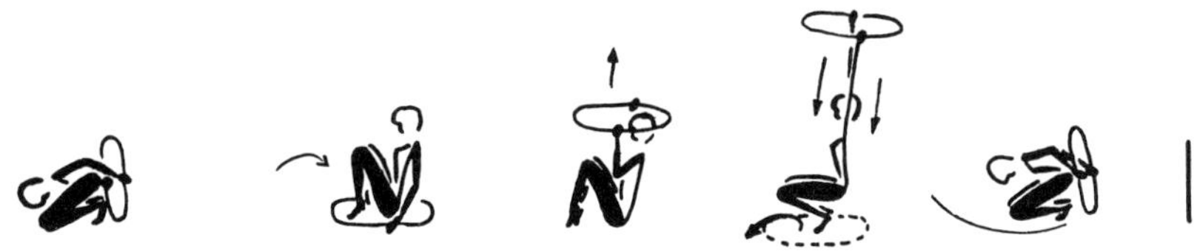

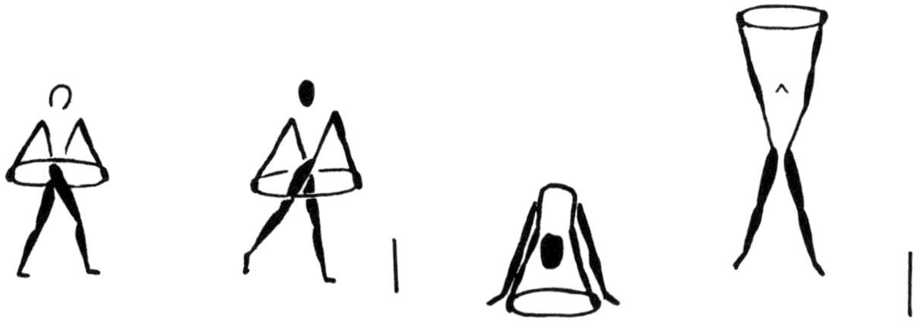

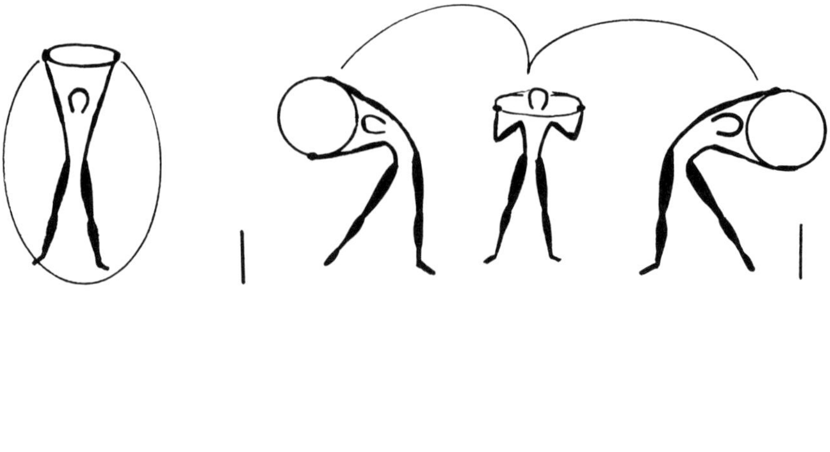

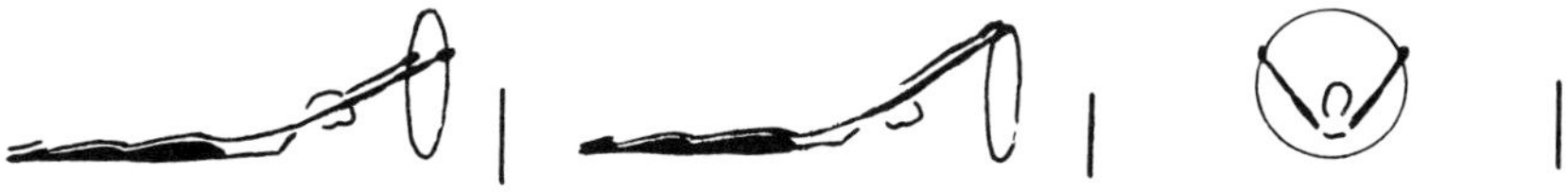

Bauchlage

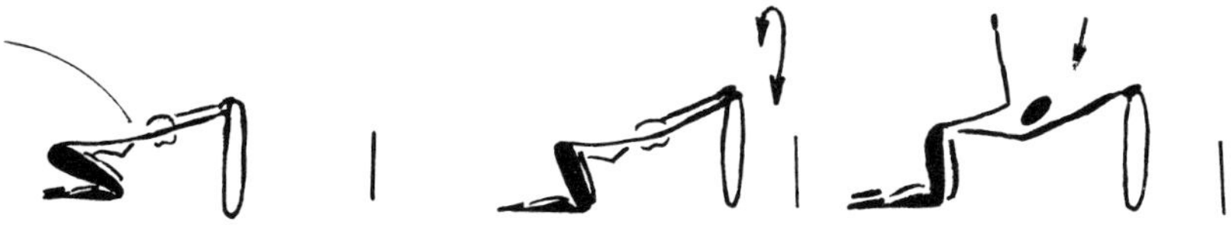

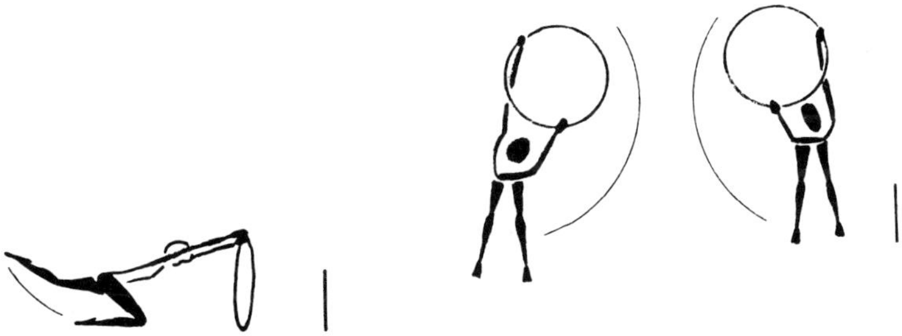

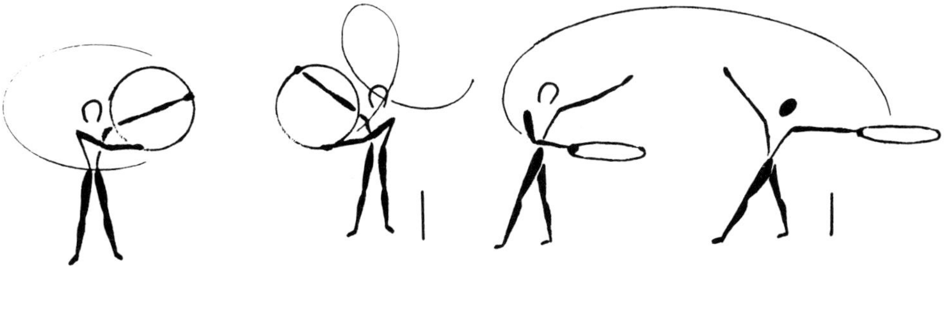

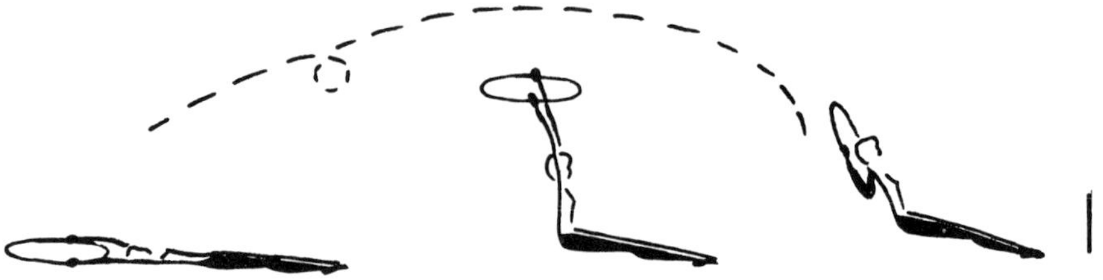

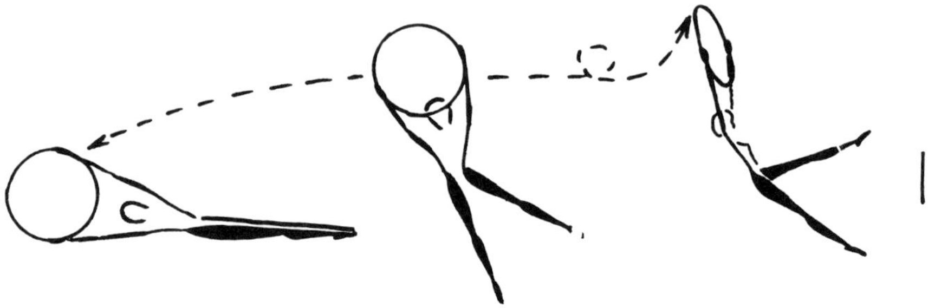

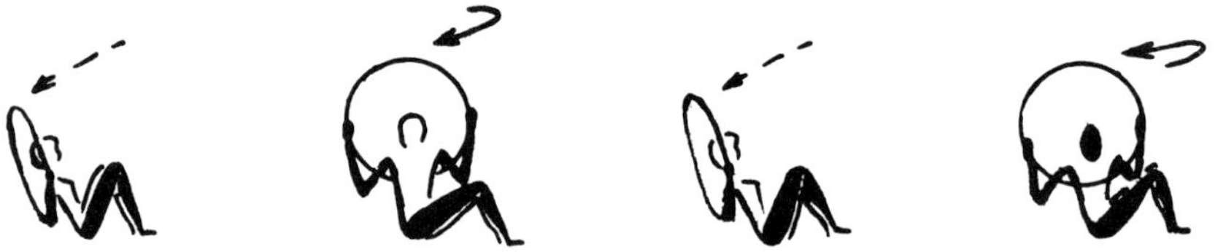

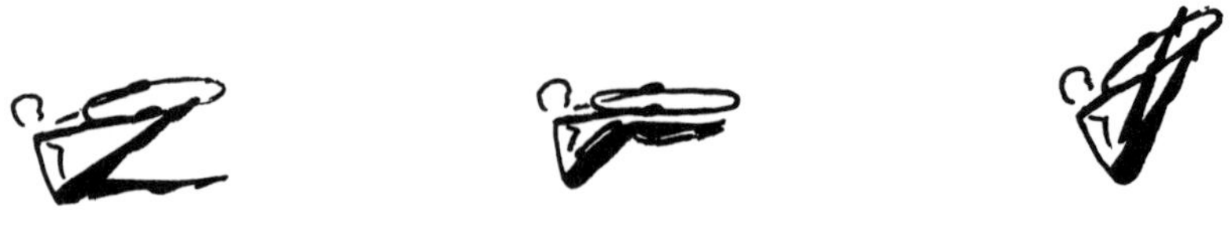

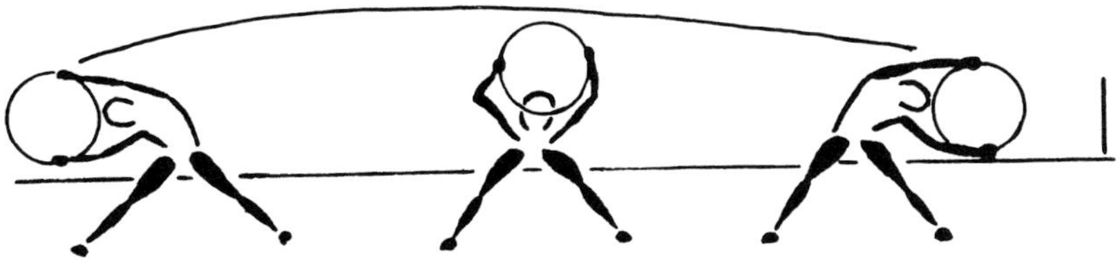

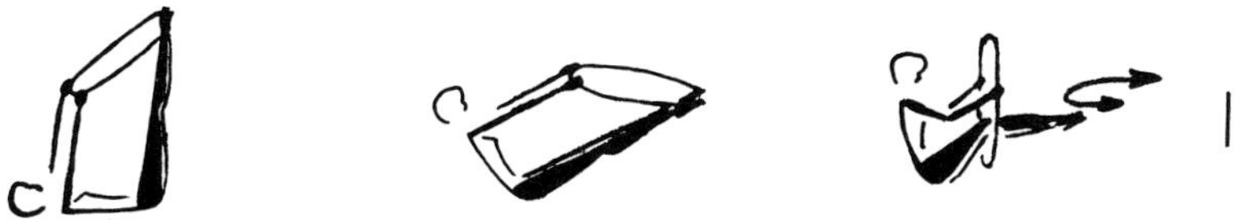

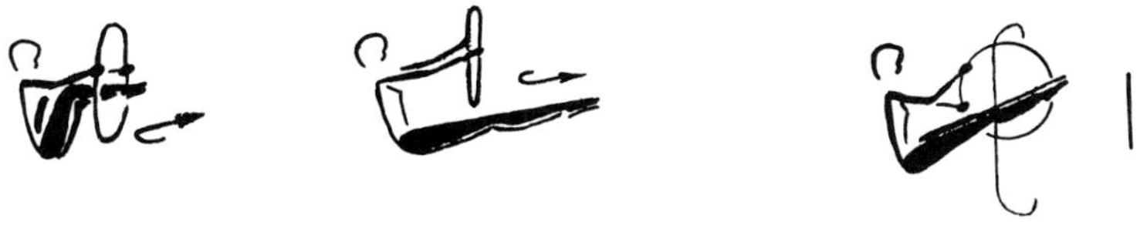

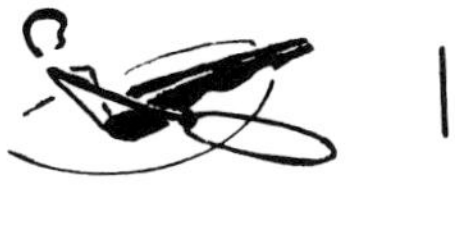

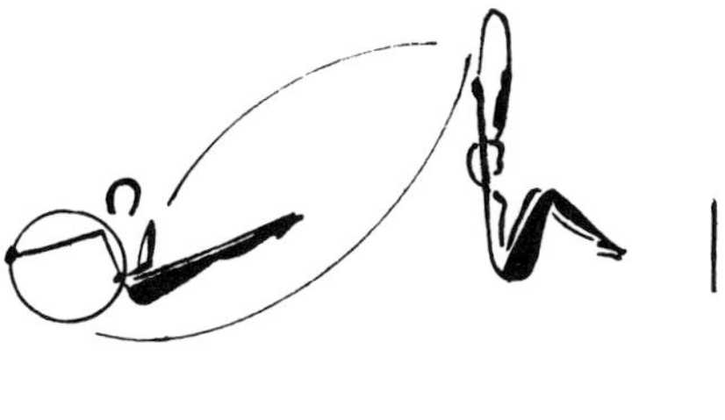

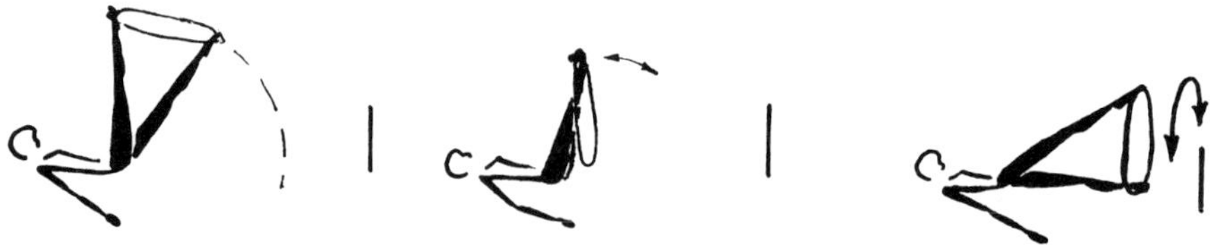

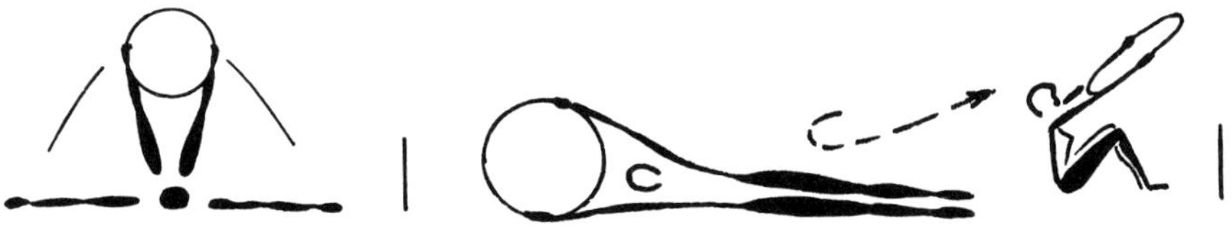

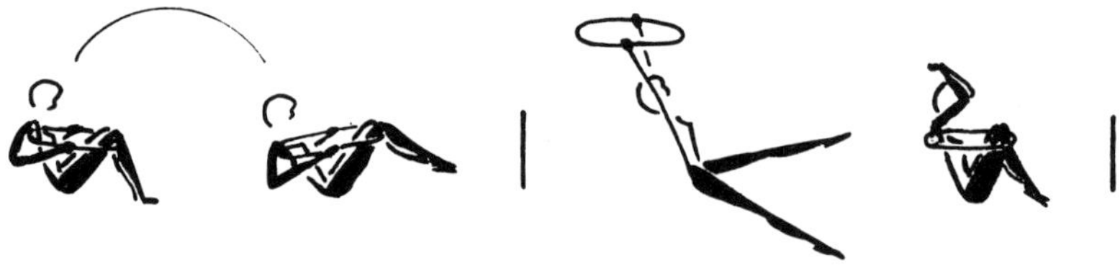

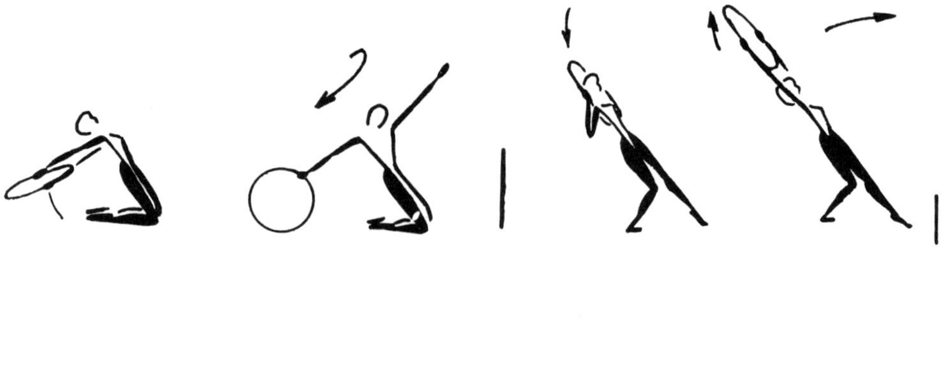

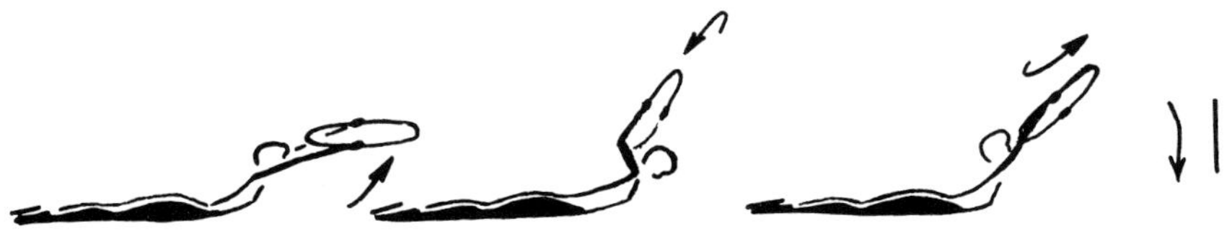

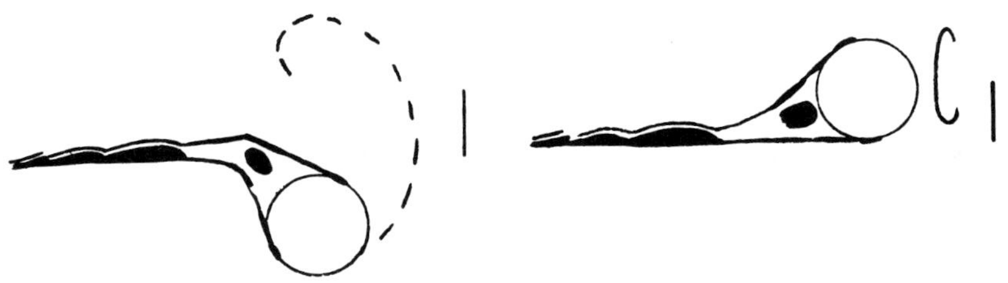

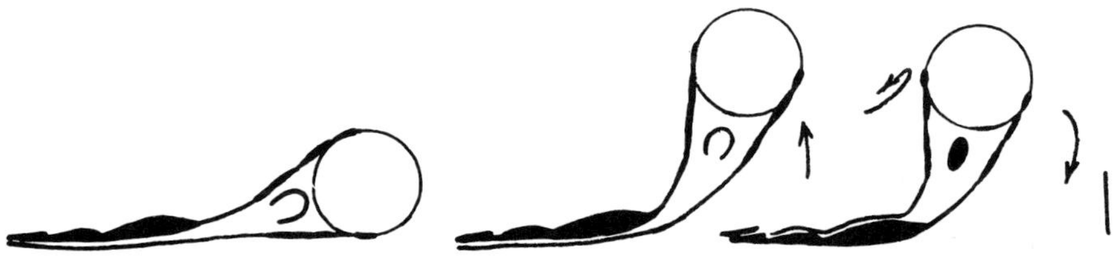

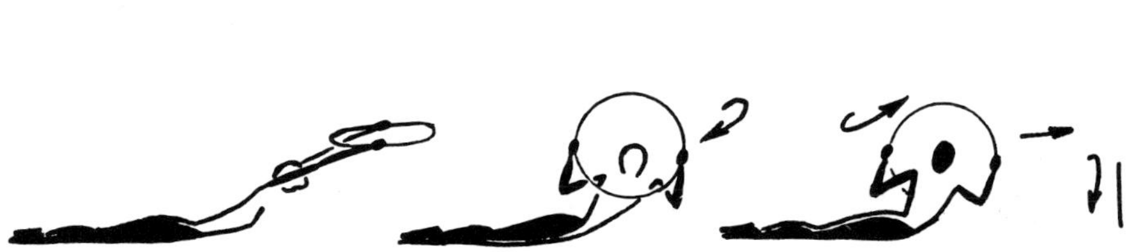

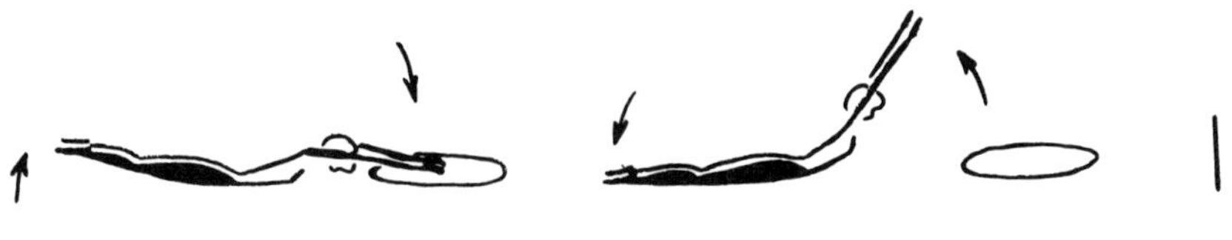

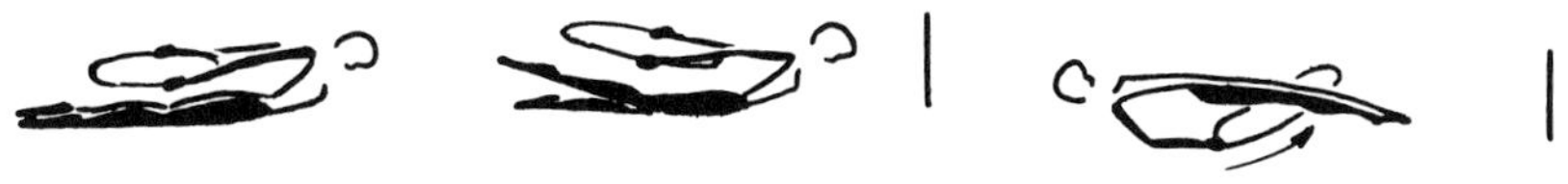

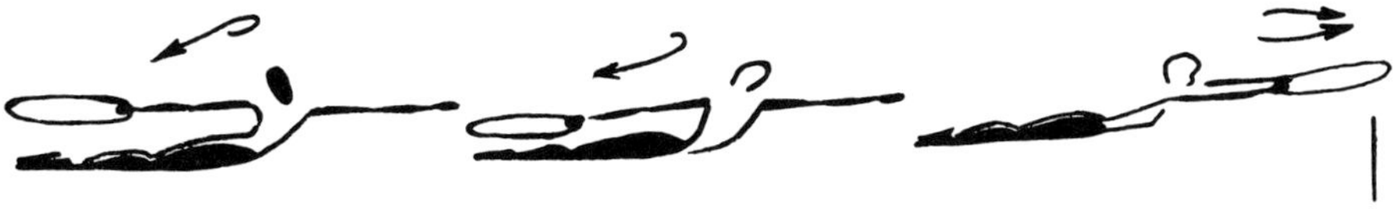

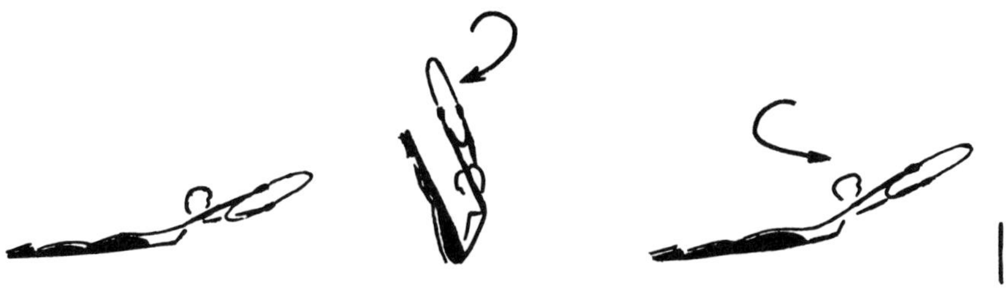

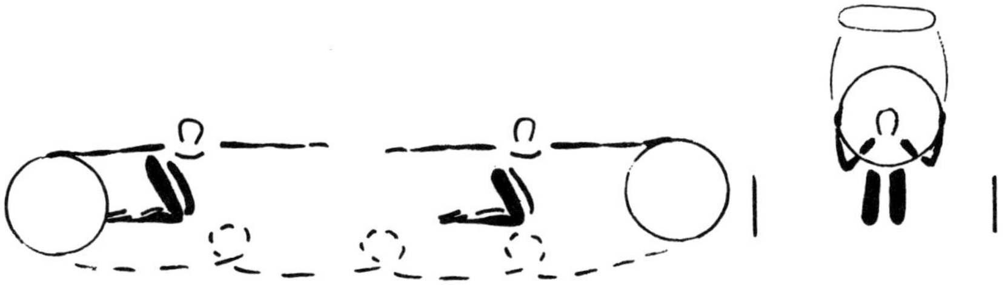

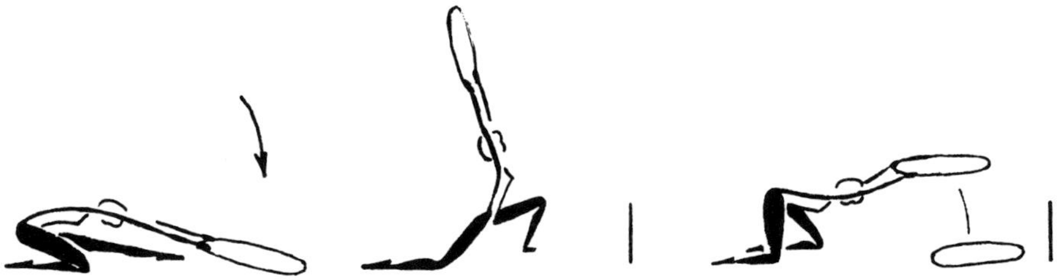

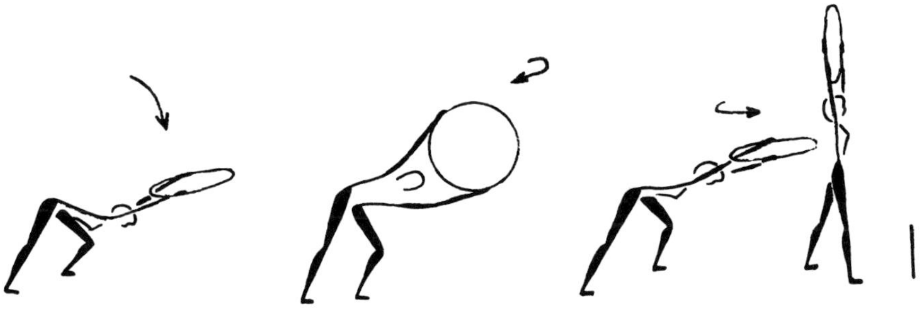

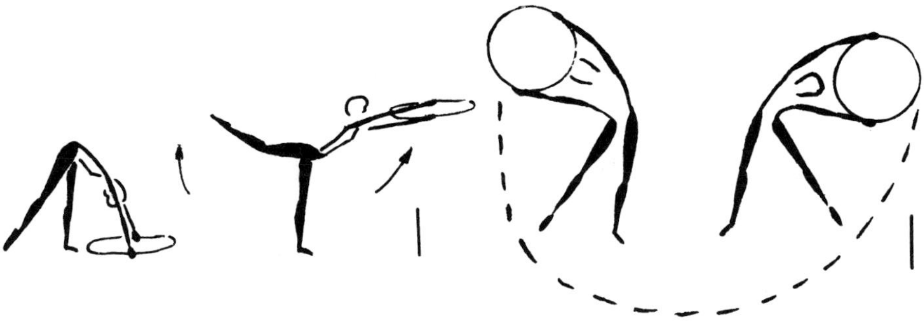

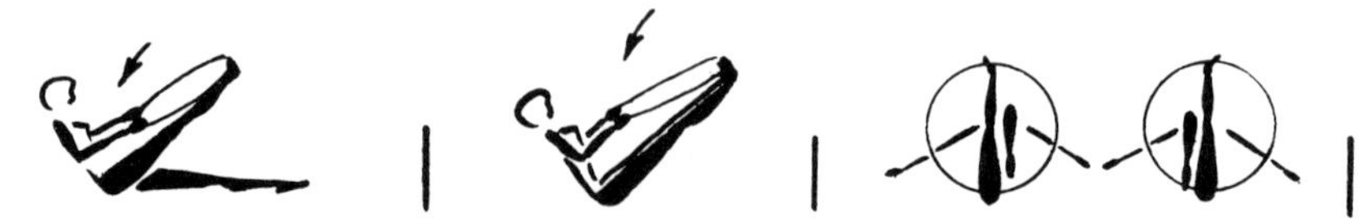

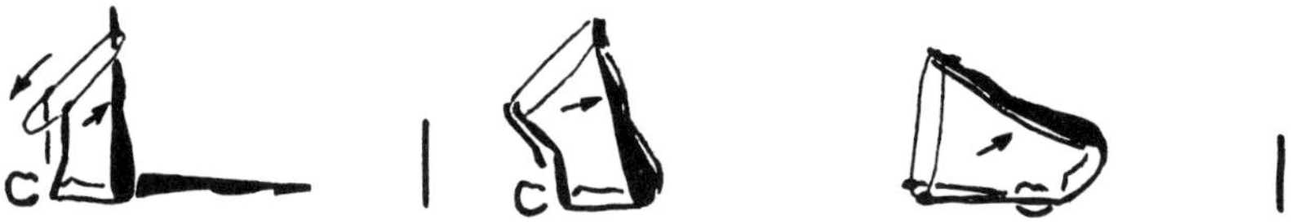

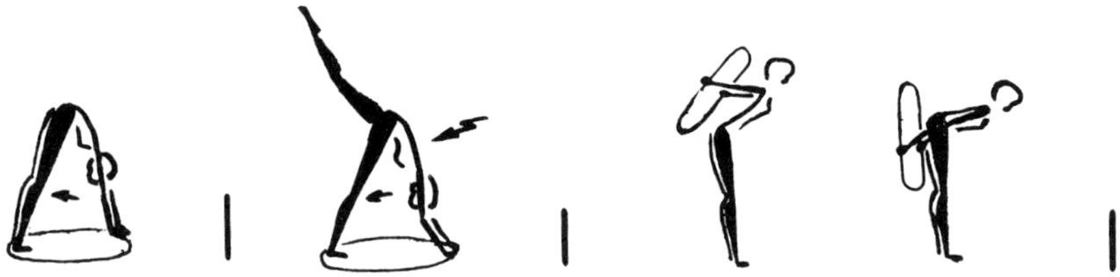

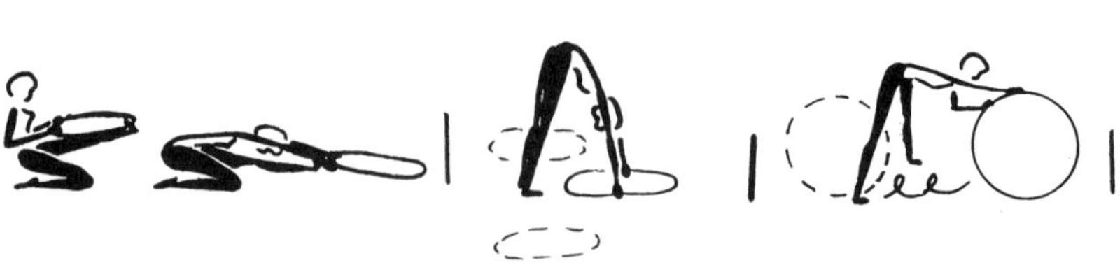

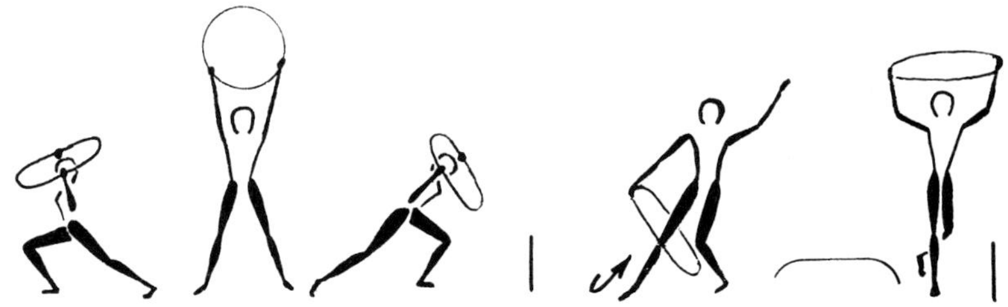

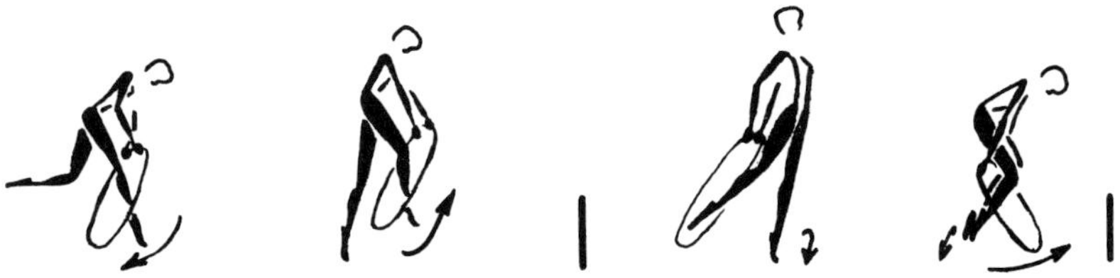

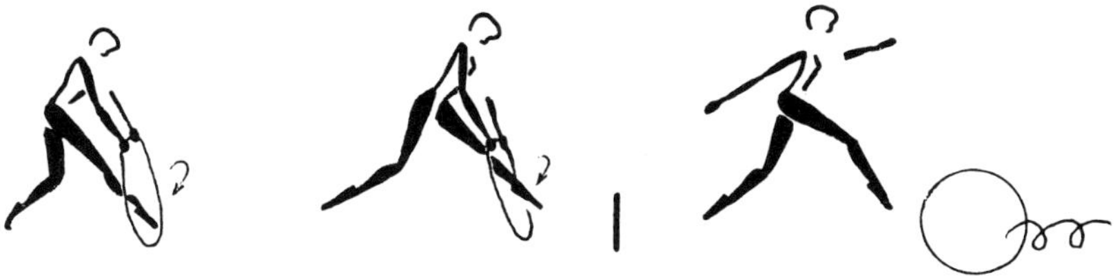

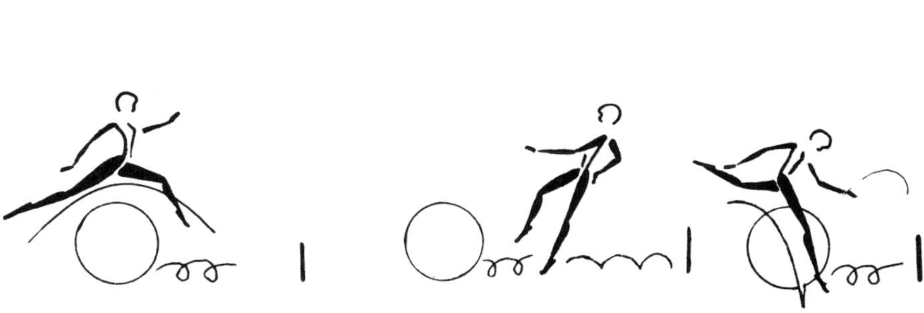

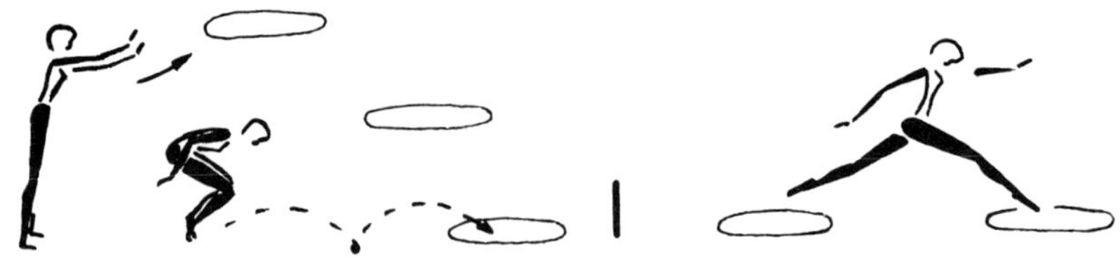

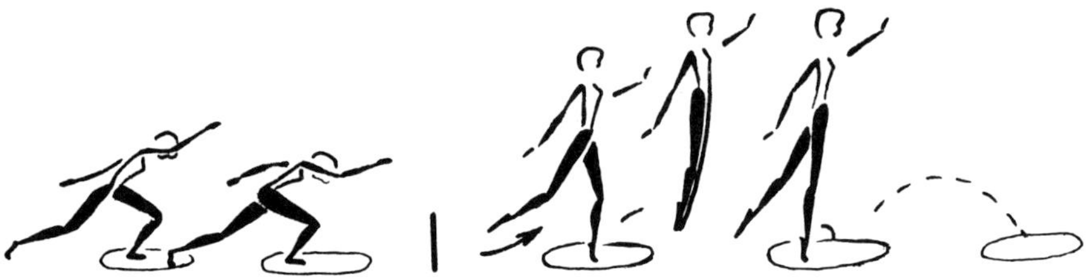

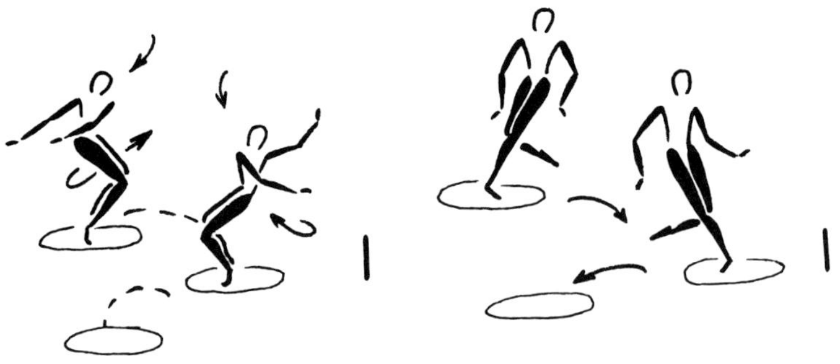

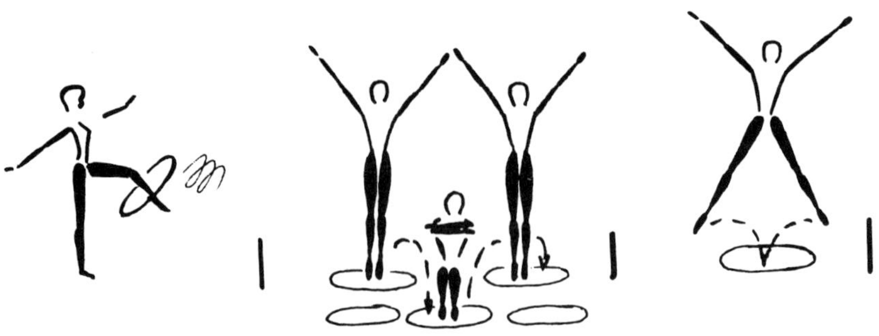

Stab

Der Stab ist eines der ältesten Turngeräte. Er hat in der Regel eine Länge von 90 cm. In den älteren Turnhallen finden wir aber noch längere Stäbe mit verschiedenen Querschnitten – sogar Eisenstäbe.
Wie die anderen Geräte vergrößert auch der Stab die physiologische Wirkung der Übungen. Er führt die Armbewegungen bis in die Endstellung und verlängert den Hebel.
Manchmal dient der Stab als Stütze, ein andermal als Hindernis. Wir können über die Stäbe springen oder untendurch kriechen, sie werfen oder balancieren. Widerstandsübungen sind ebenfalls gut möglich.
Der Stab hilft besonders bei der Mobilisation der Schultergelenke, kann aber bei vielen Themen das Turnen beleben.

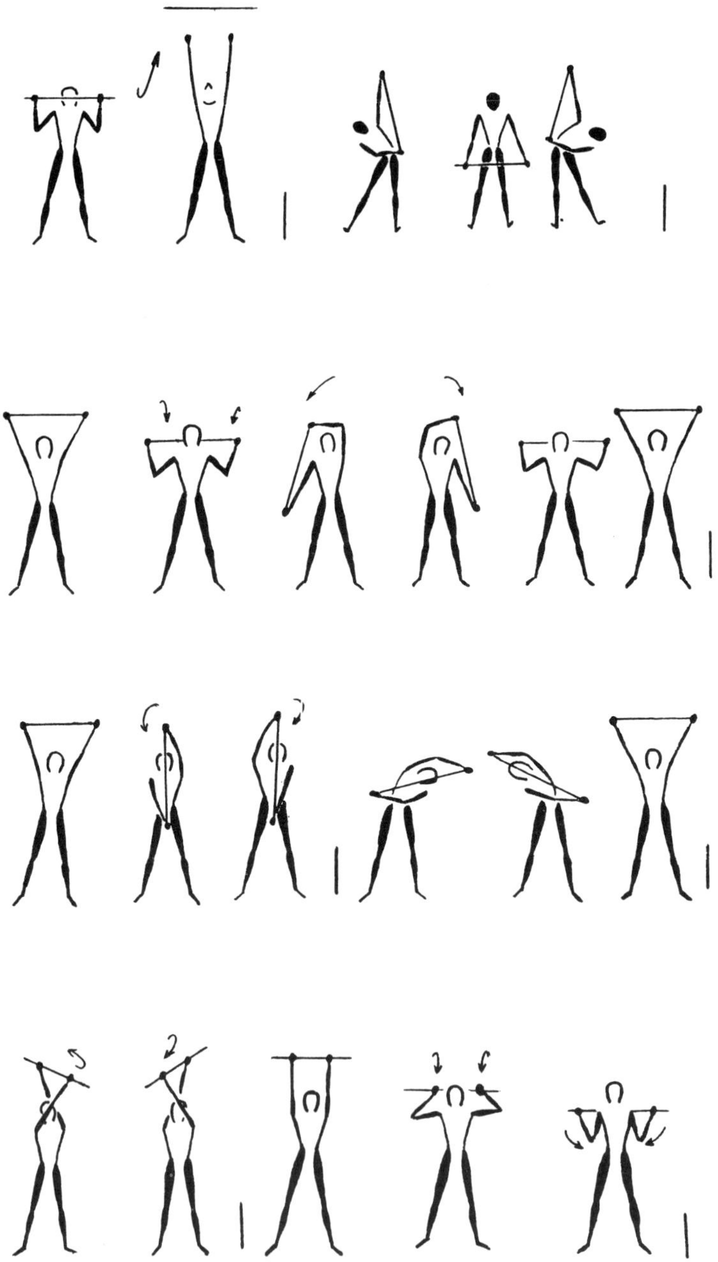

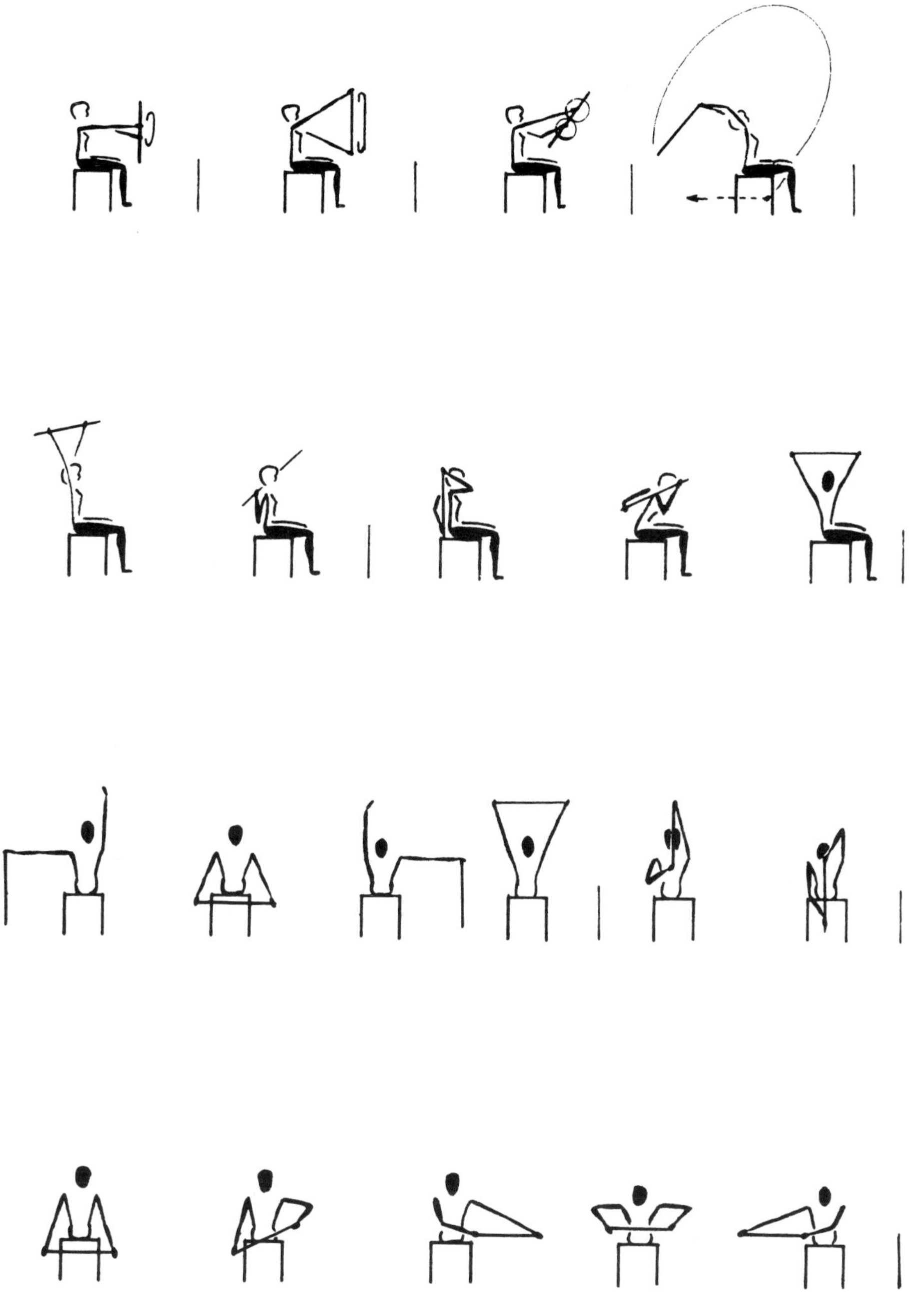

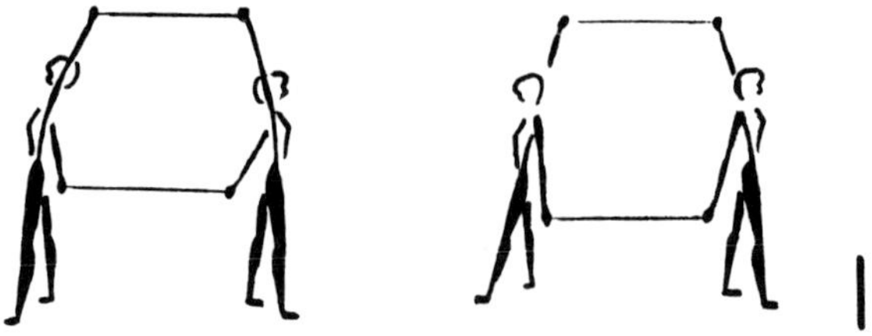

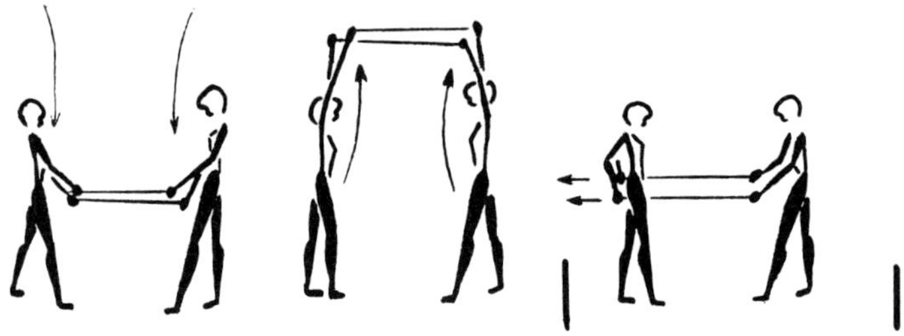

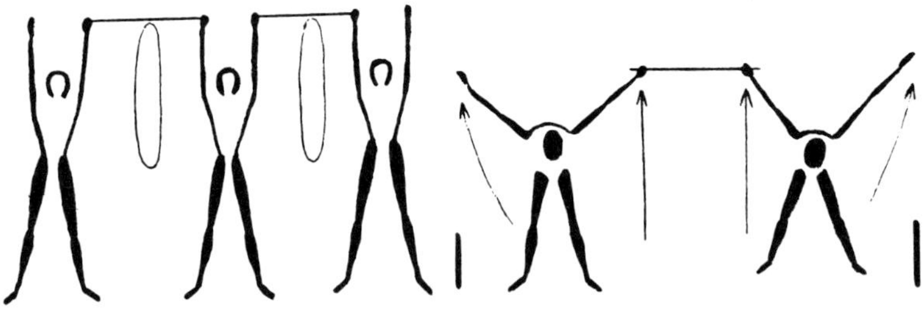

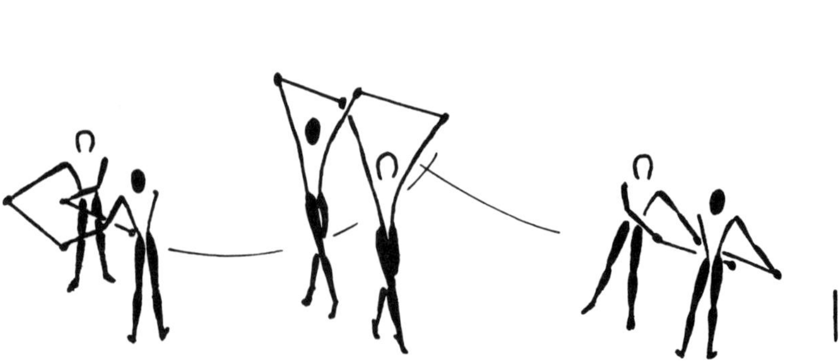

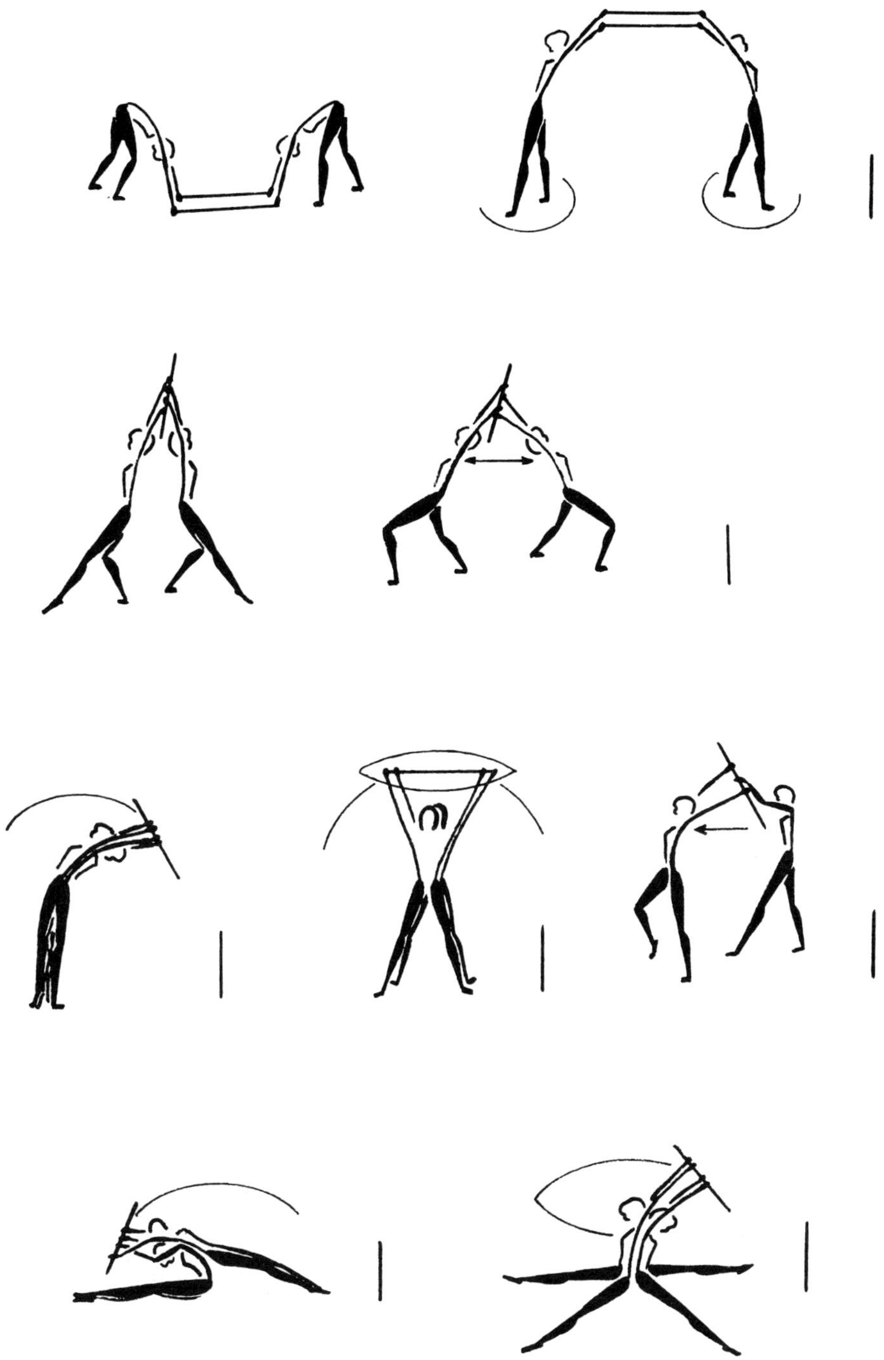

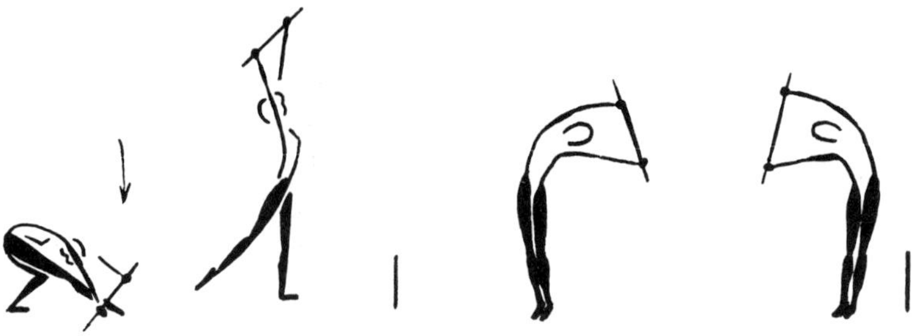

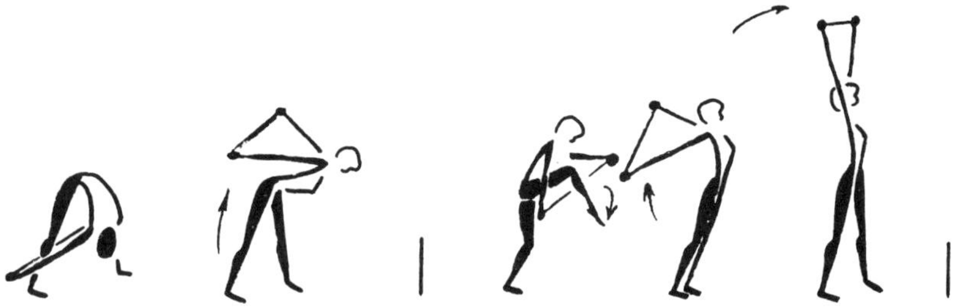

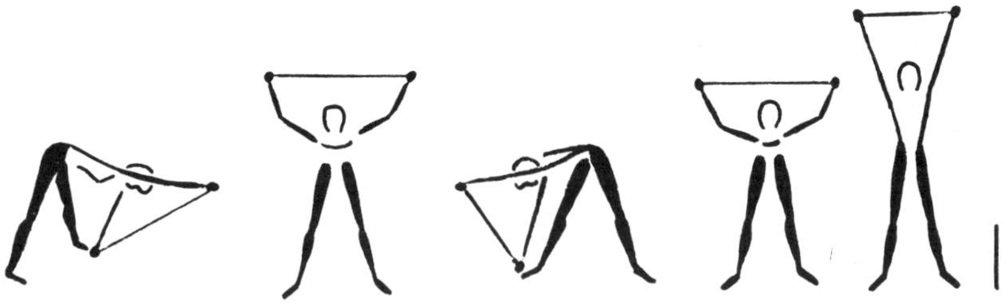

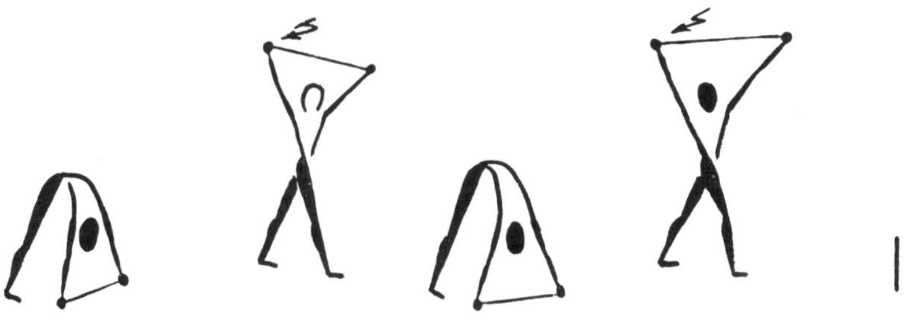

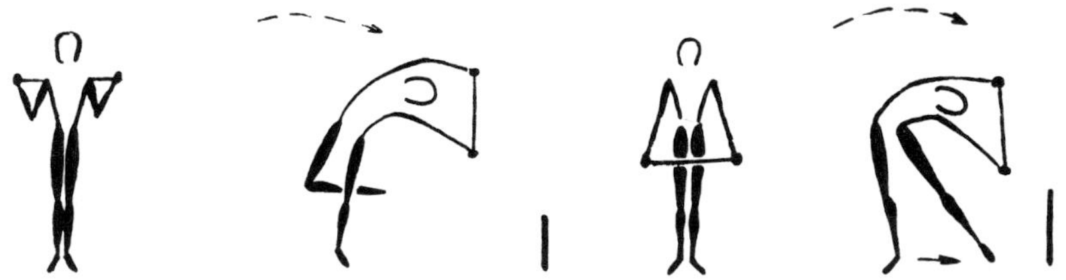

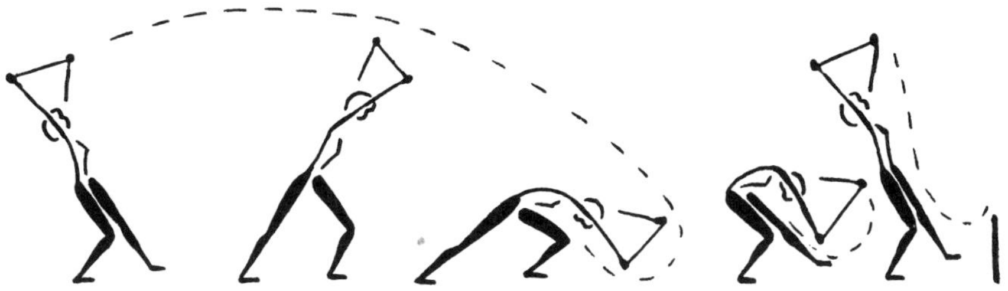

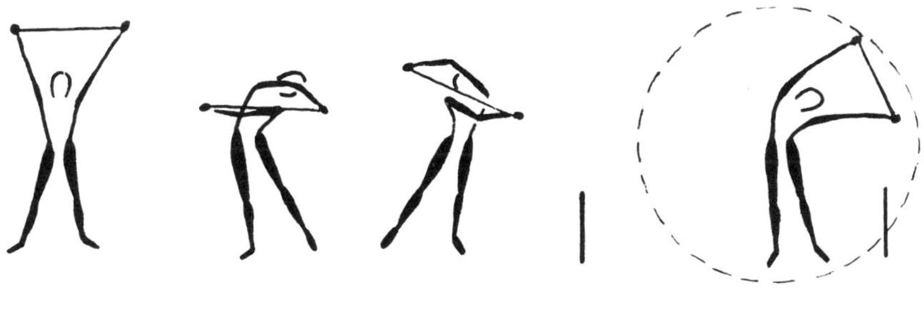

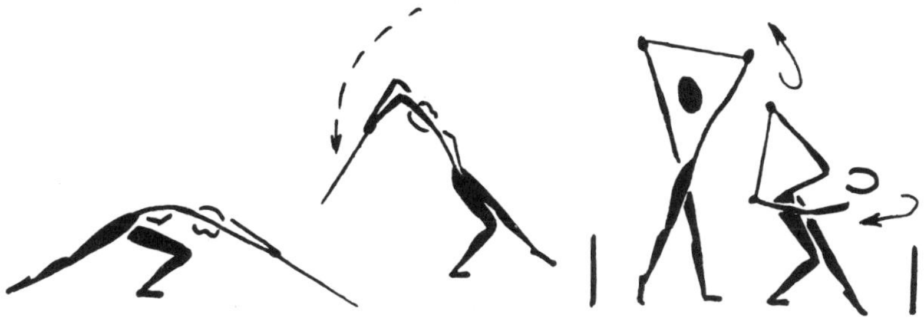

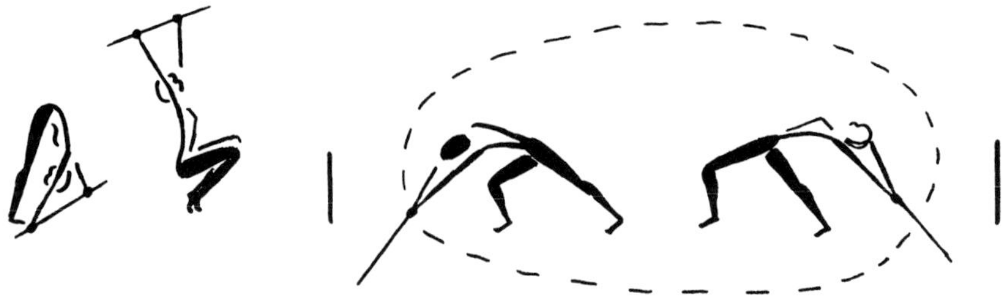

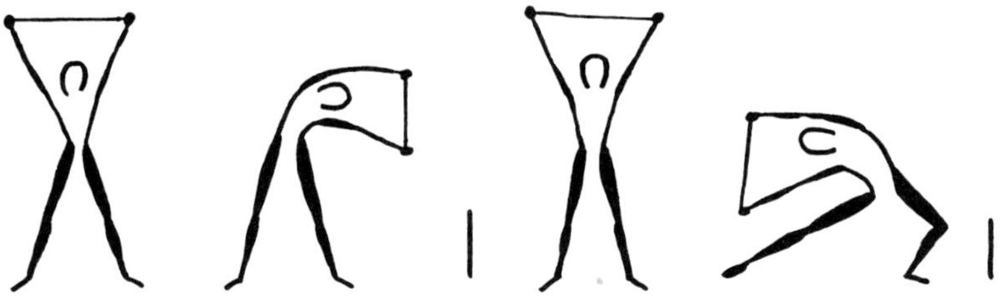

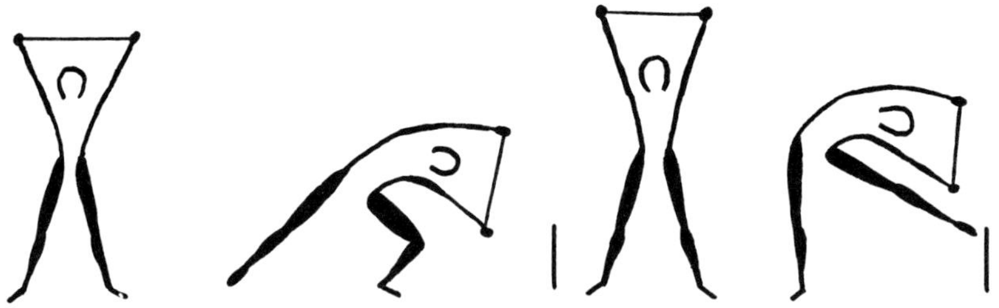

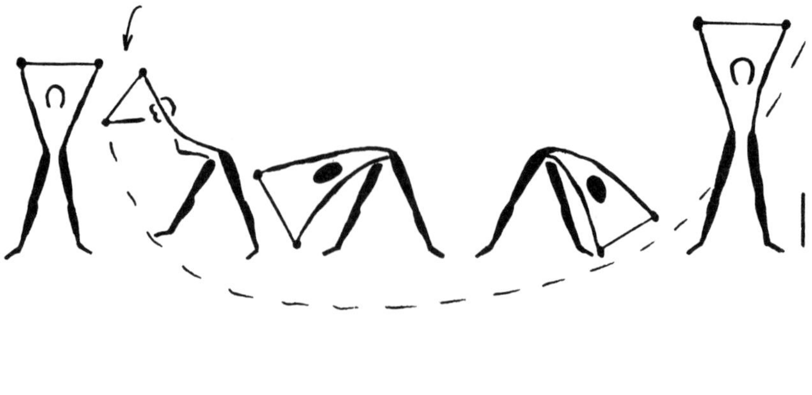

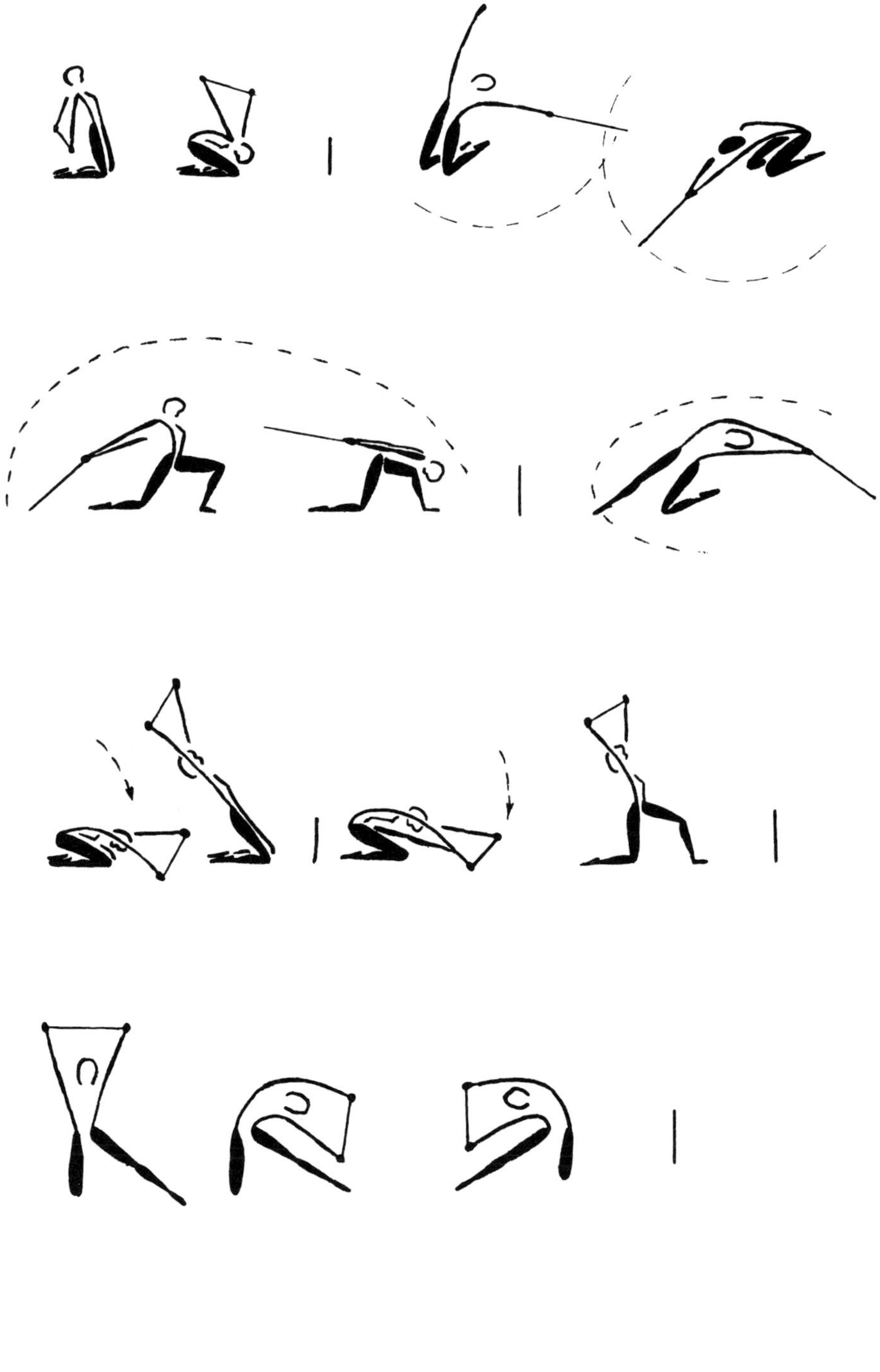

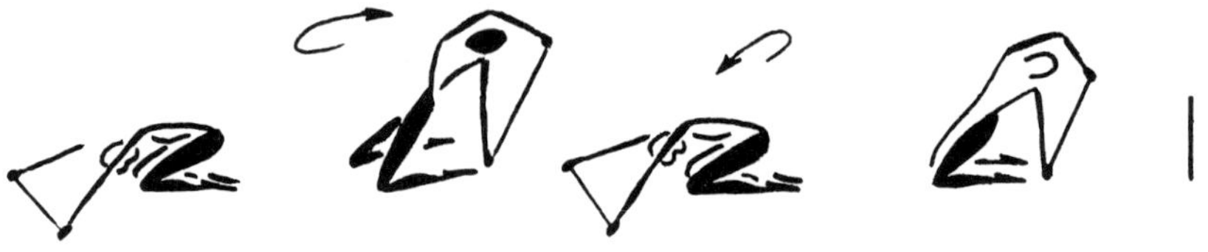

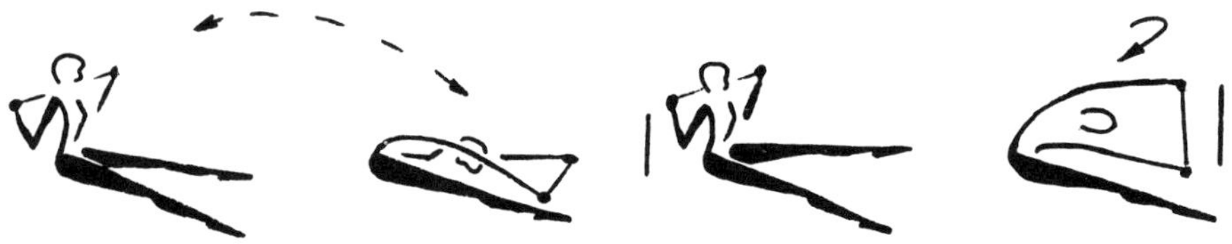

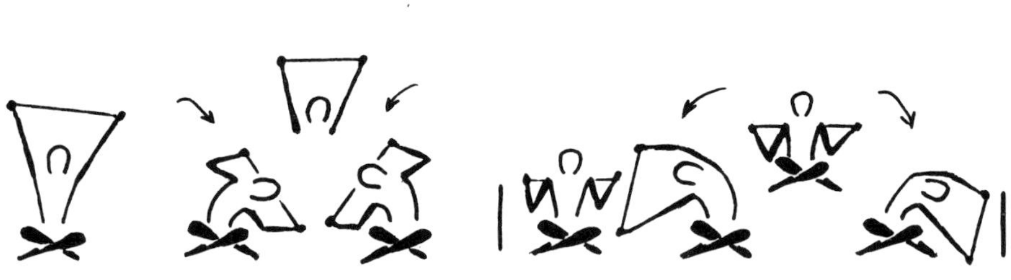

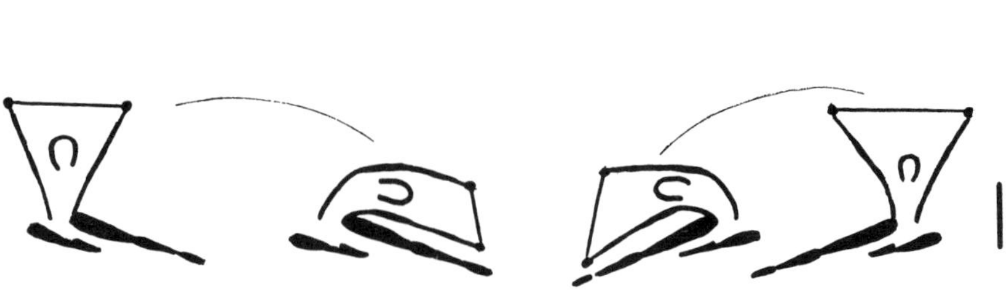

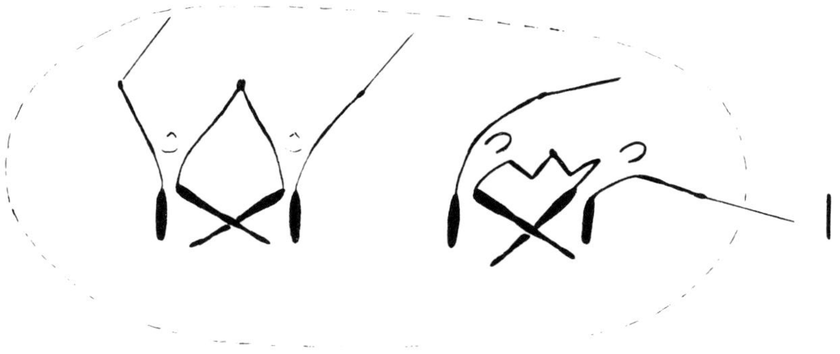

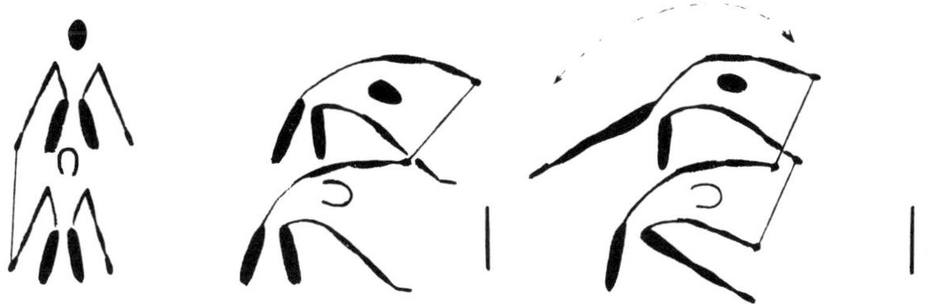

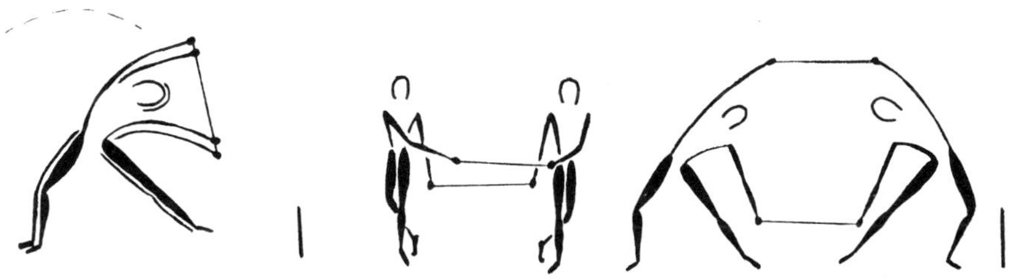

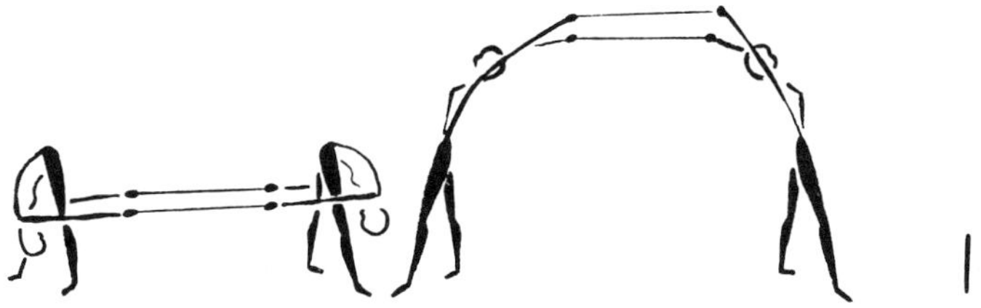

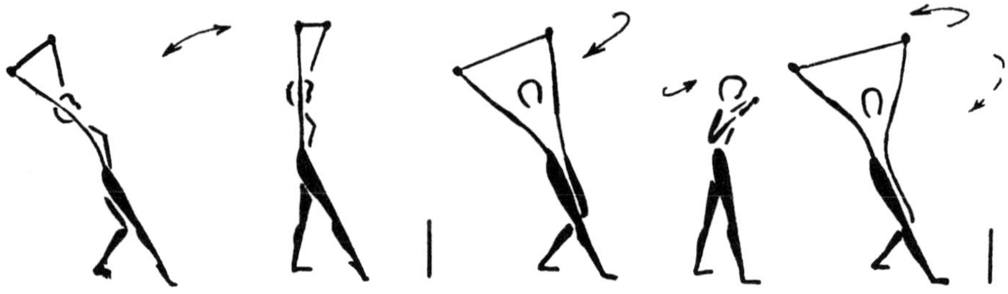

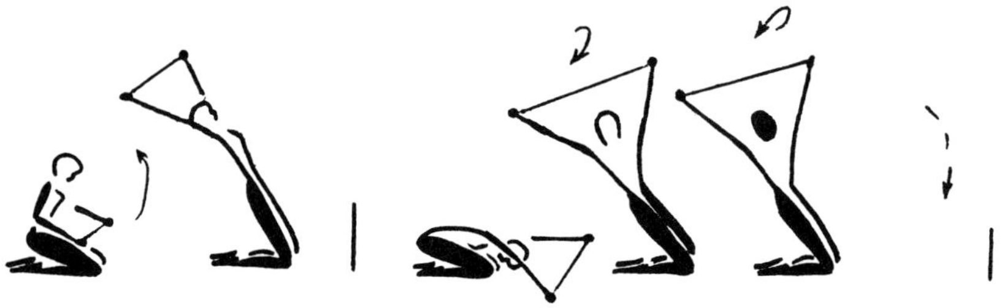

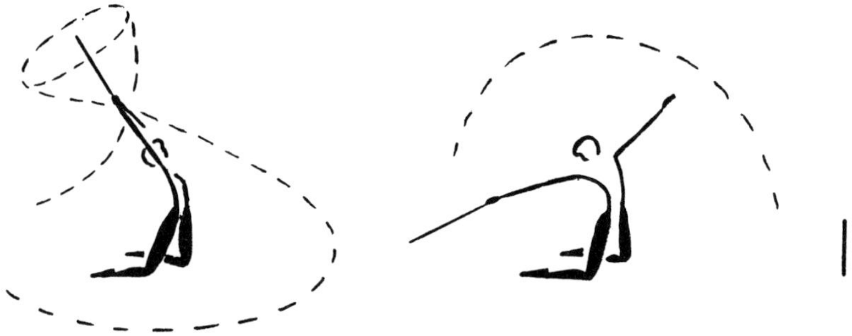

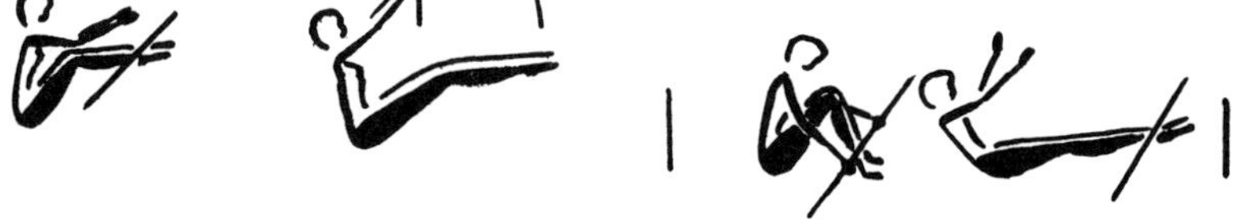

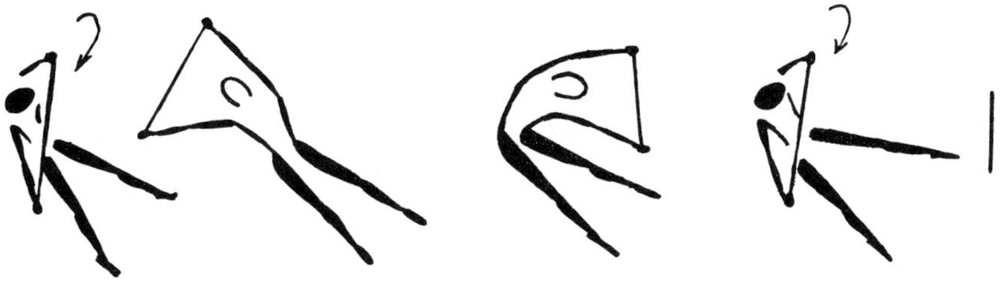

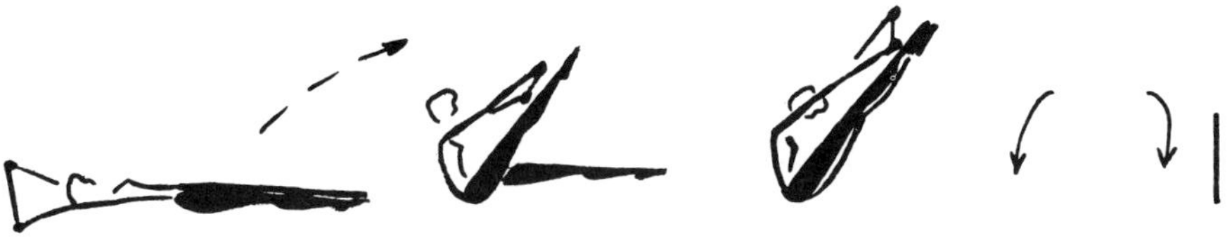

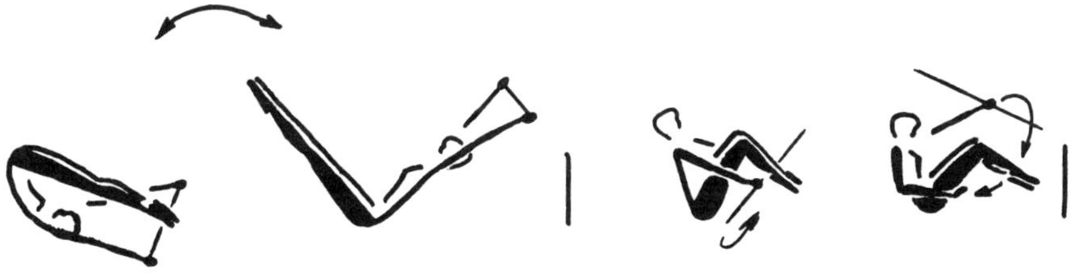

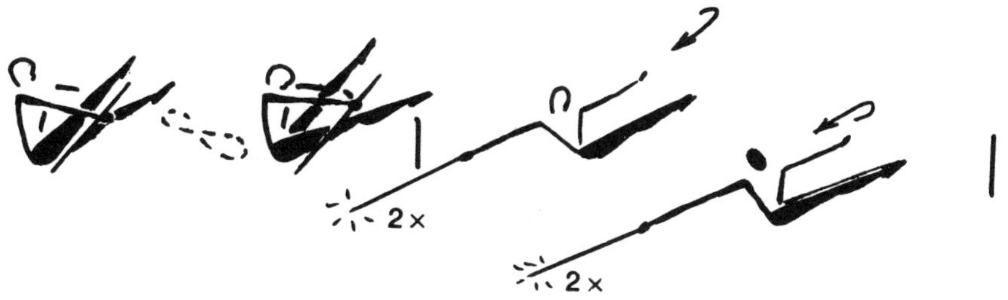
2×
2×

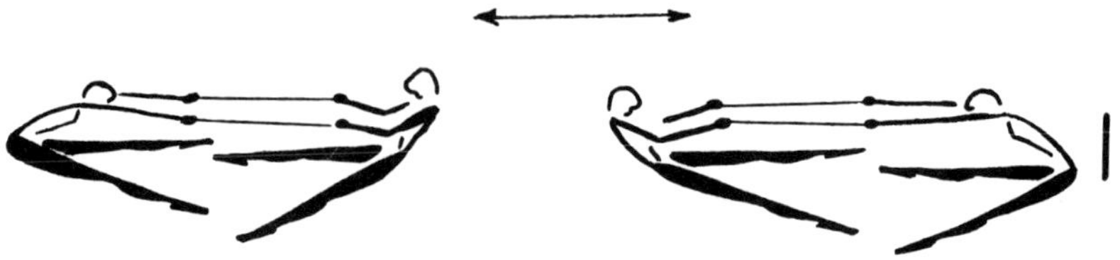

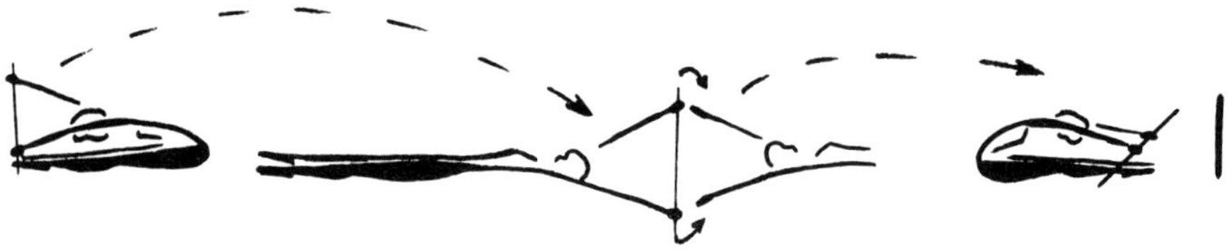

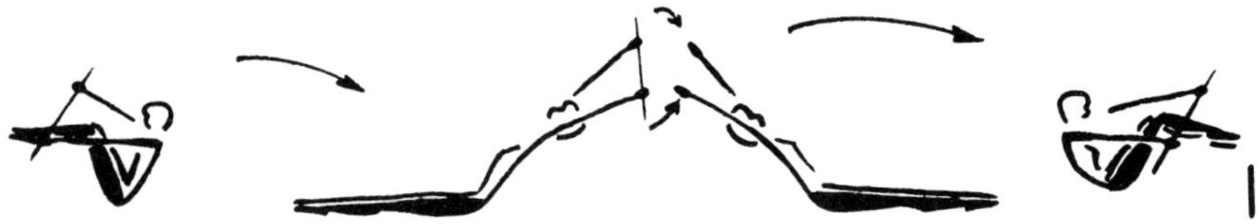

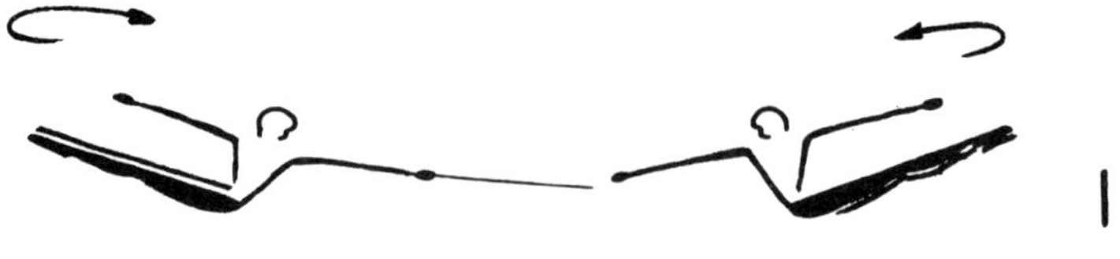

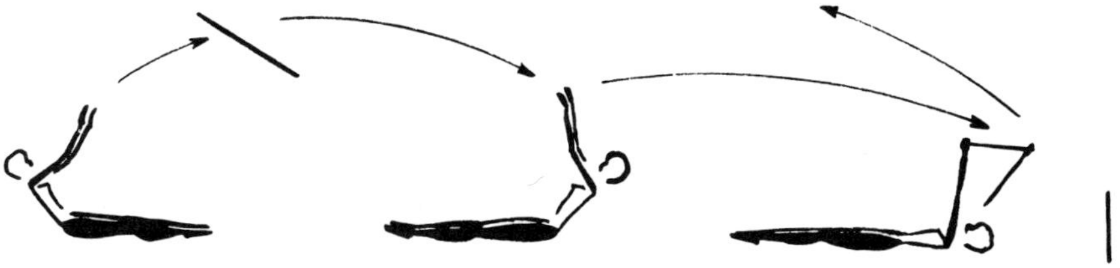

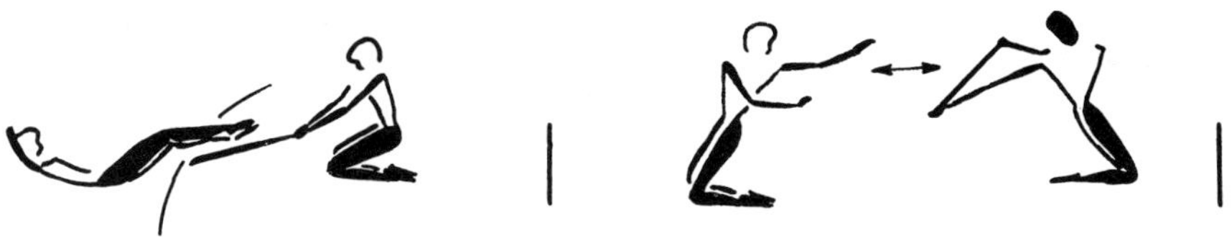

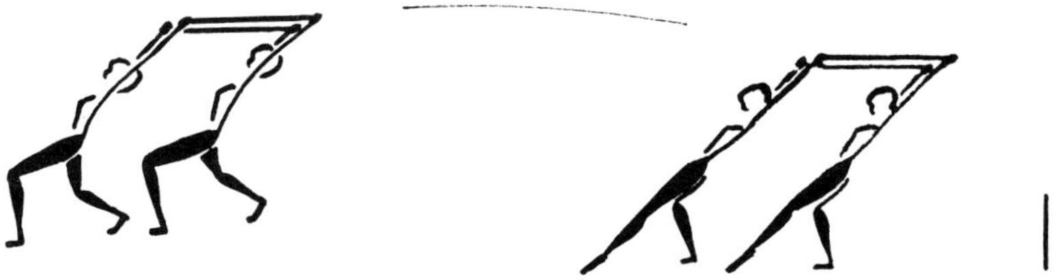

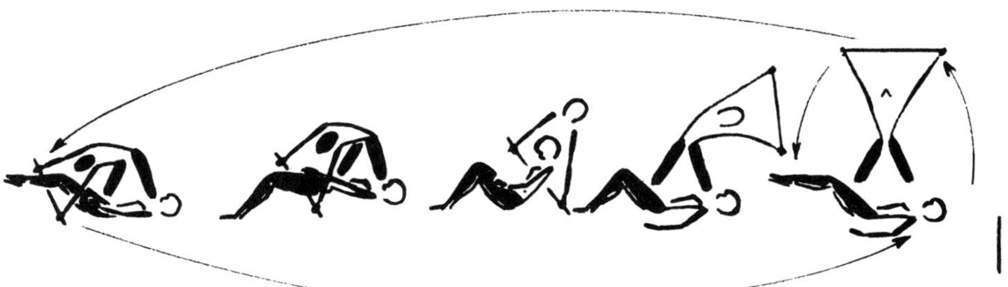

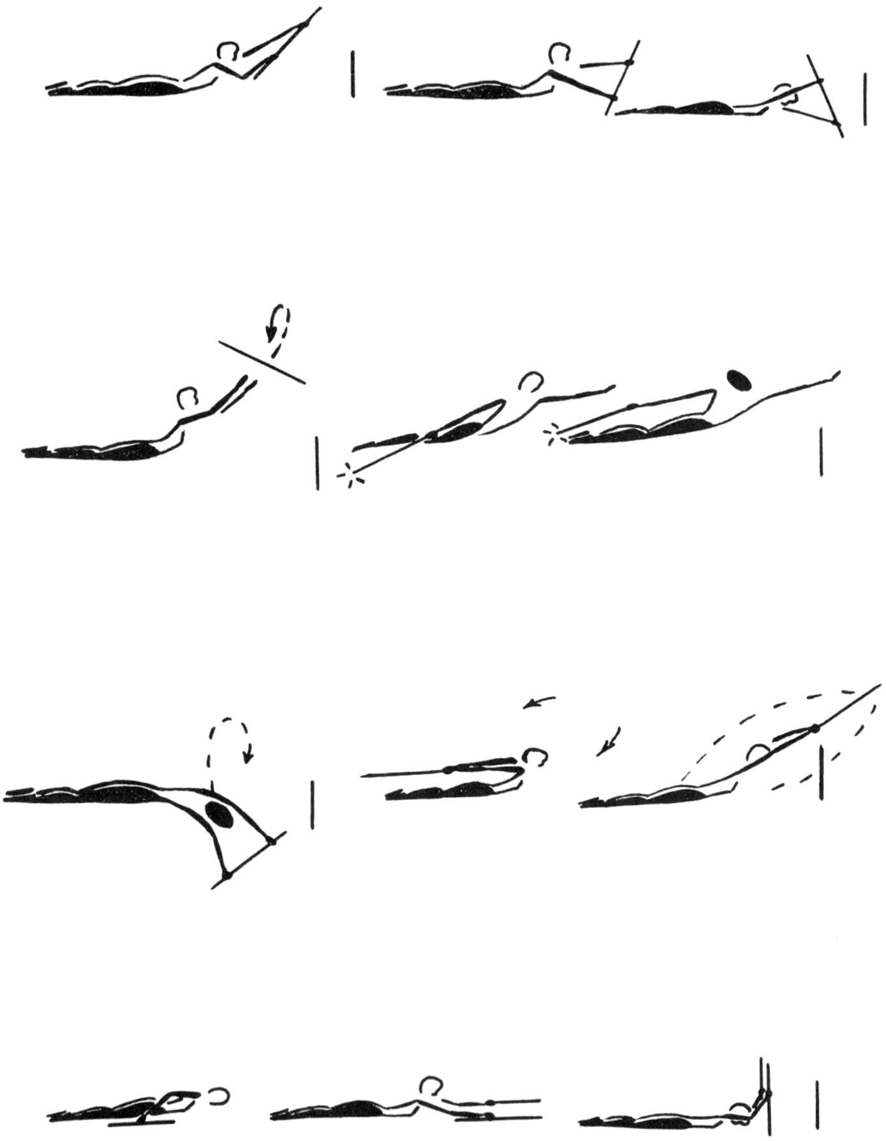

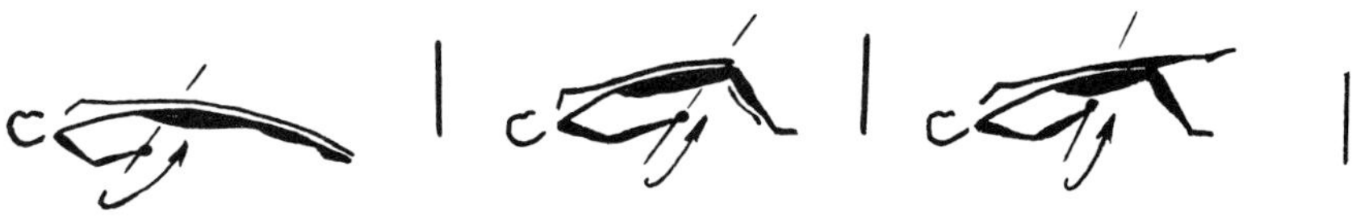

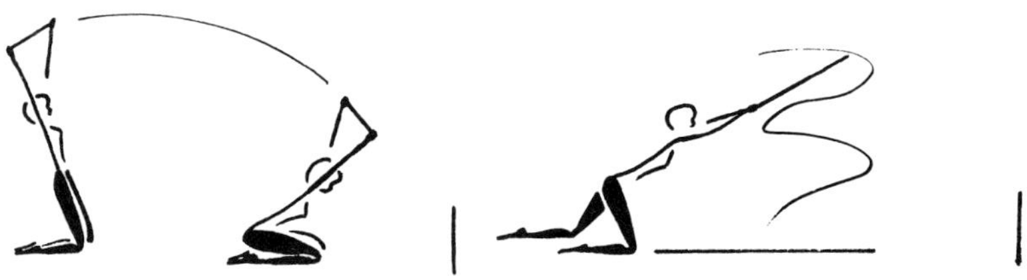

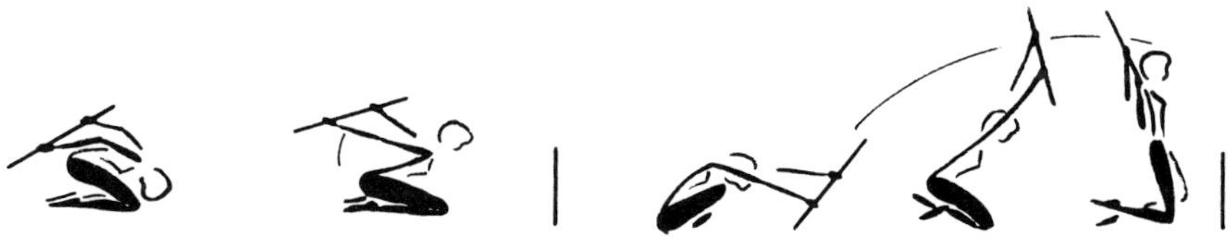

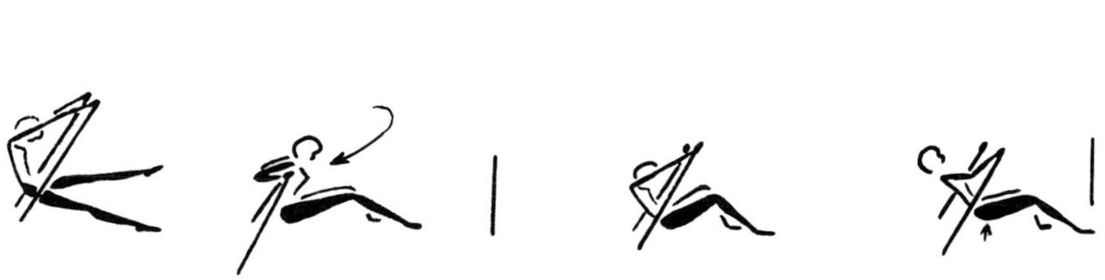

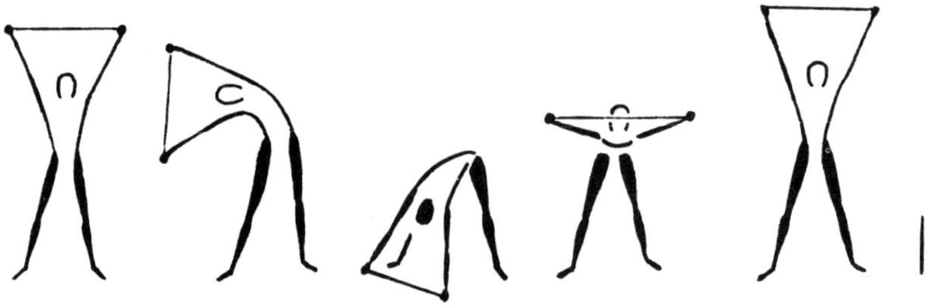

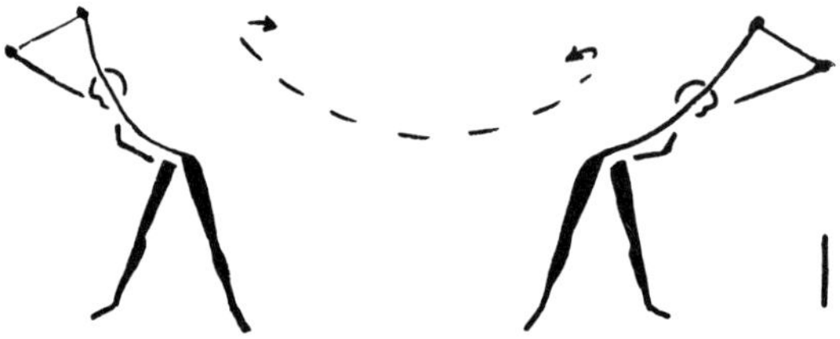

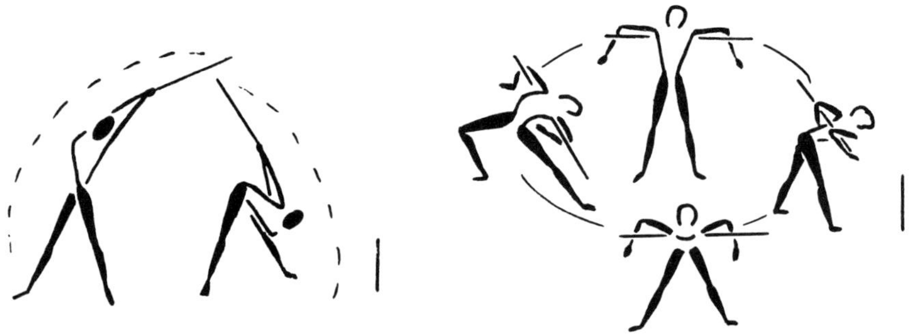

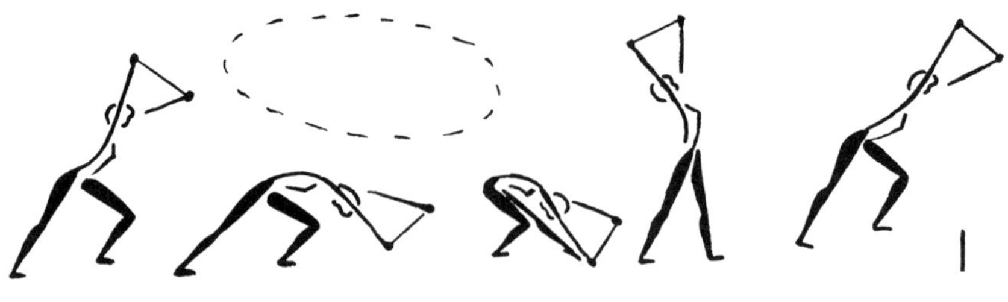

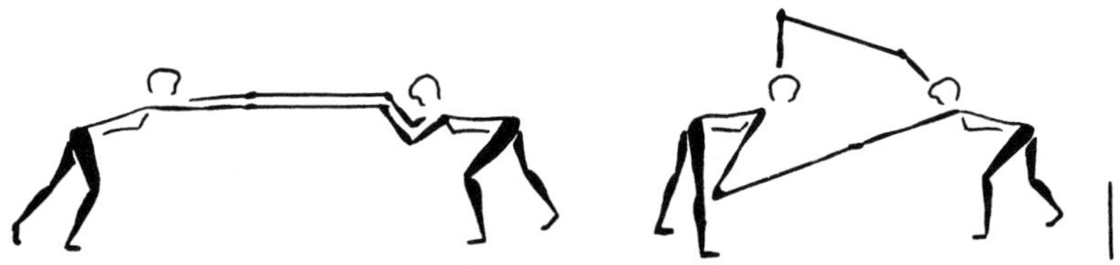

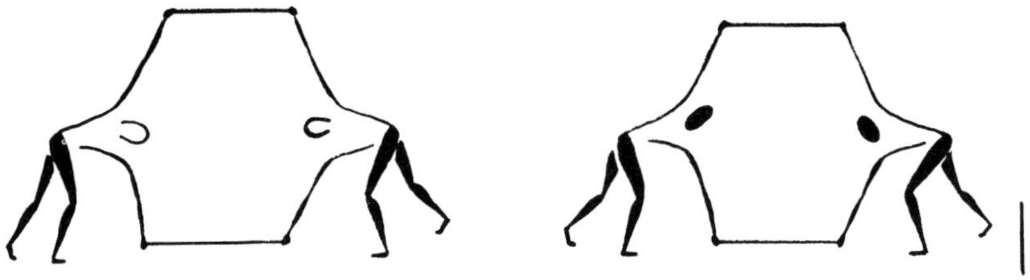

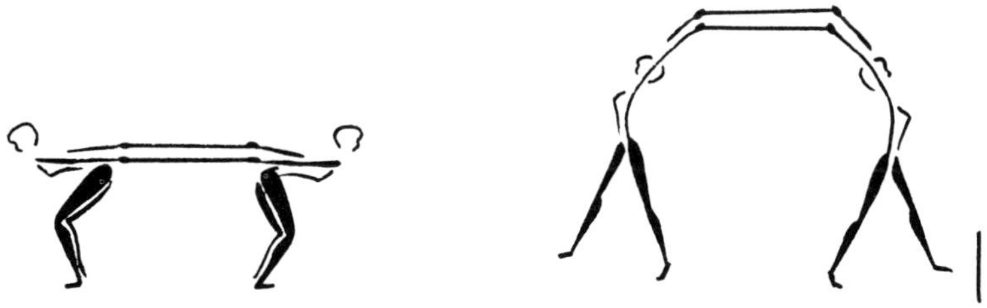

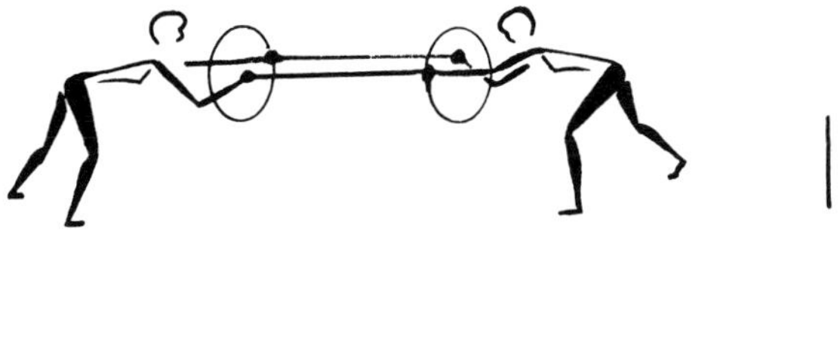

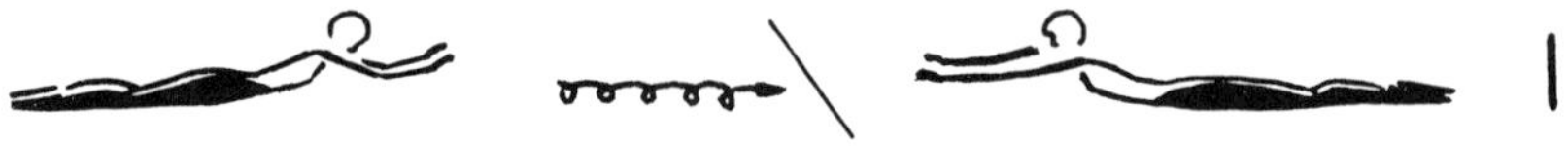

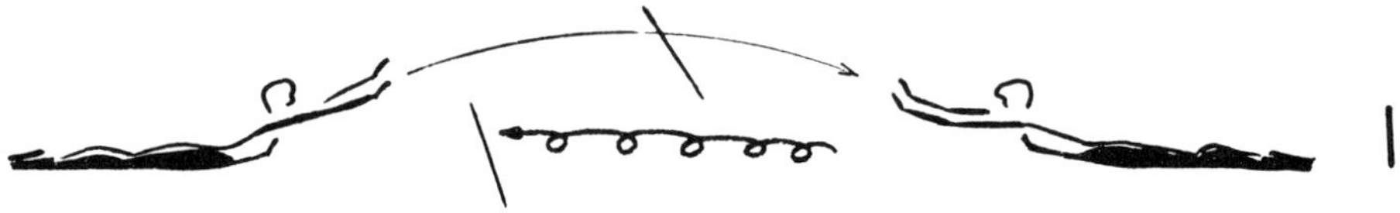

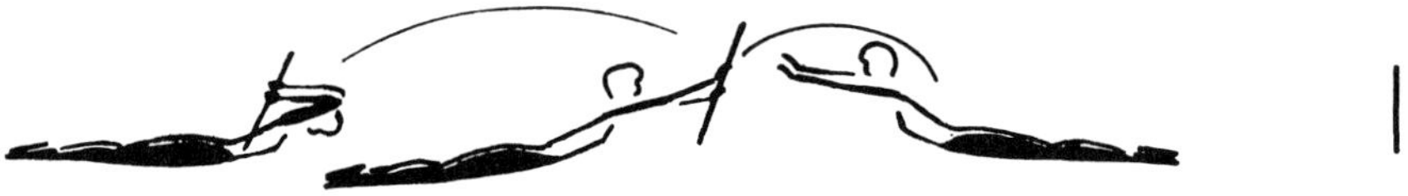

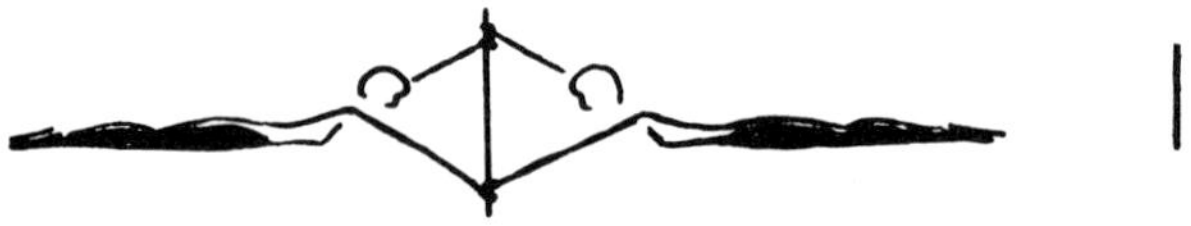

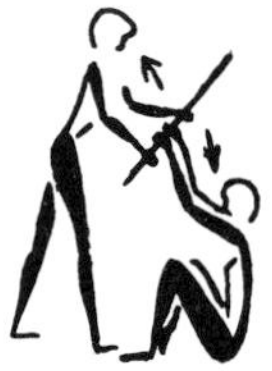

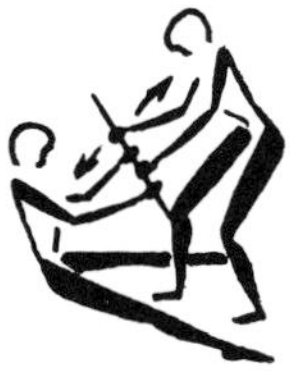

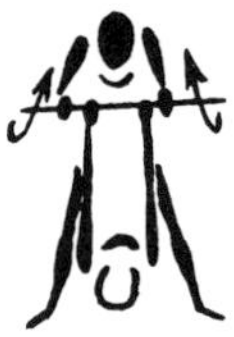

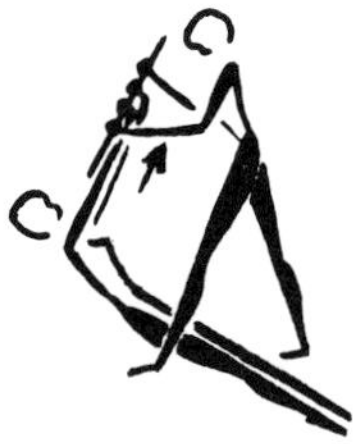

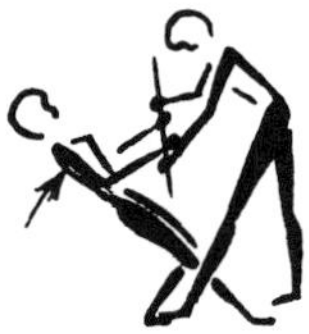

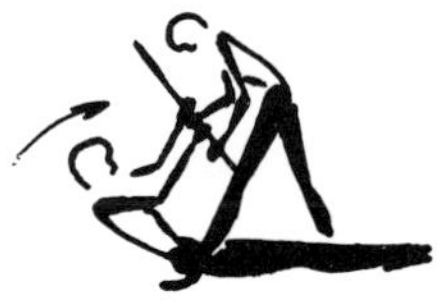

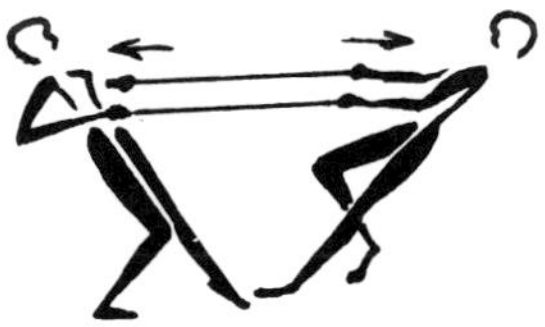

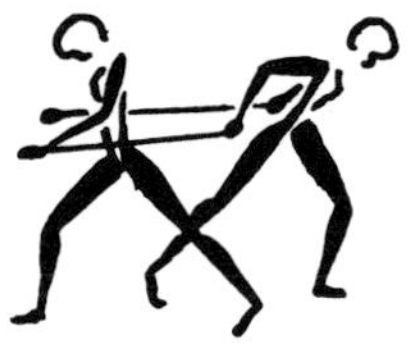

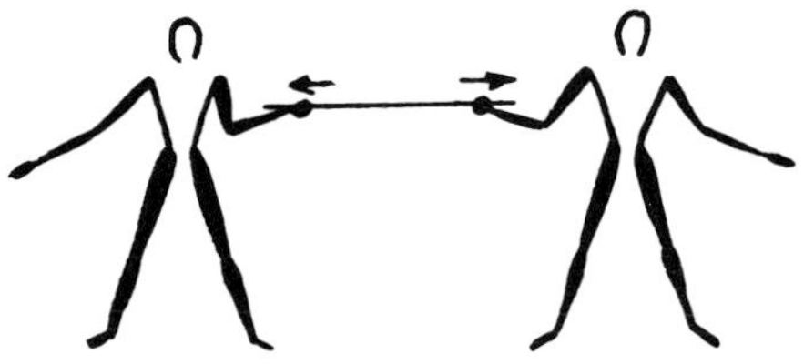

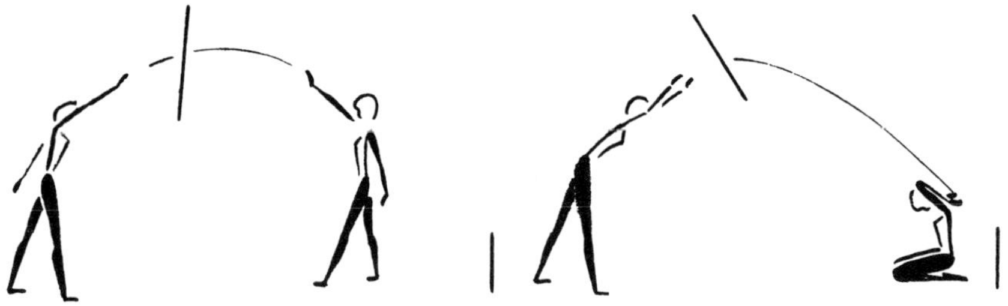

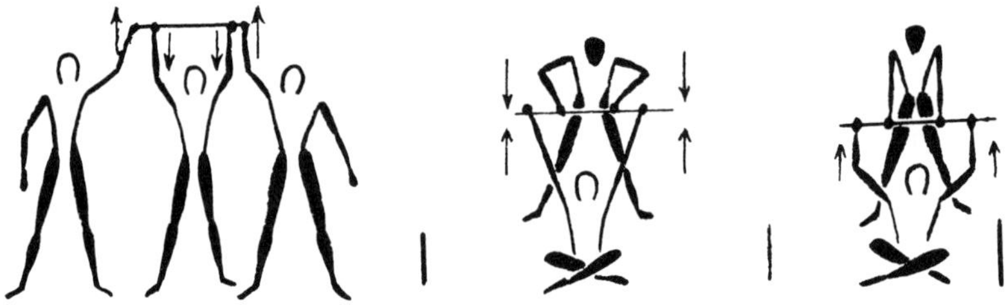

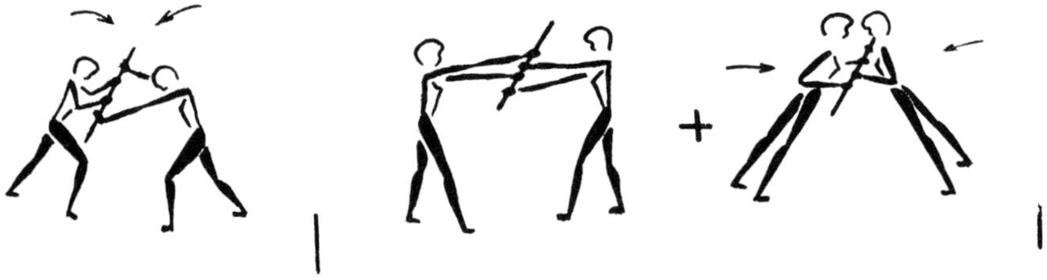

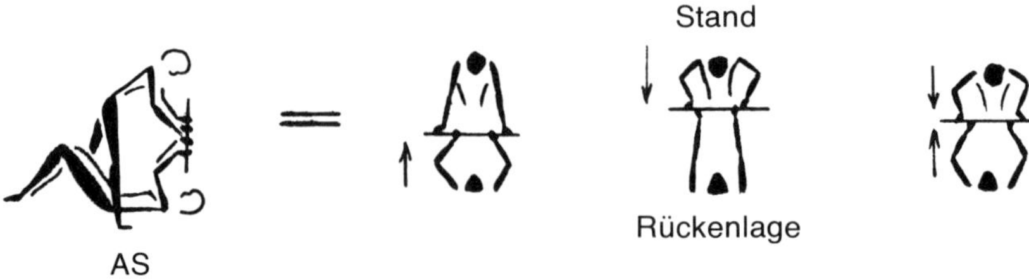
Stand
Rückenlage
AS

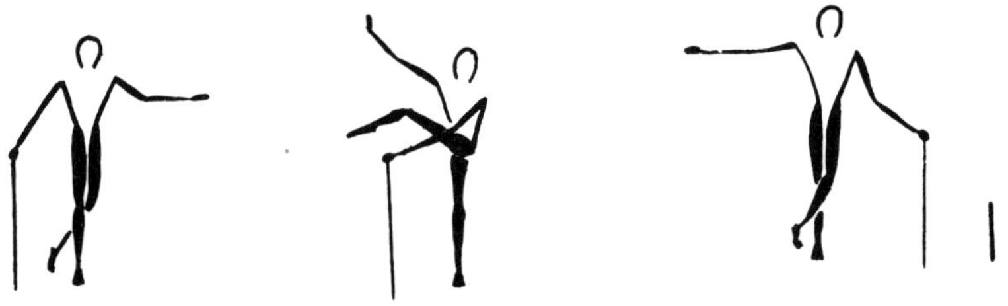

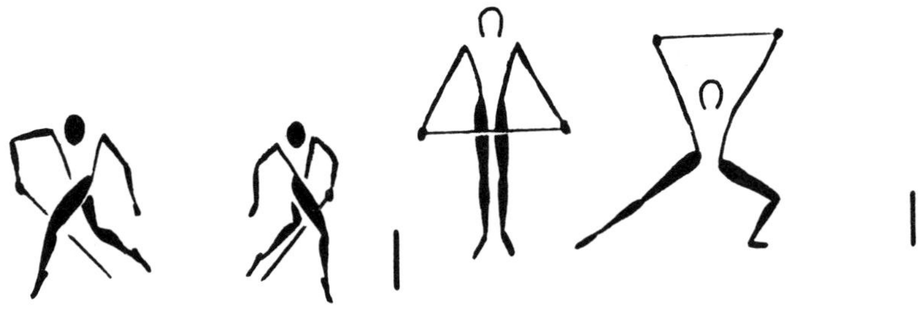

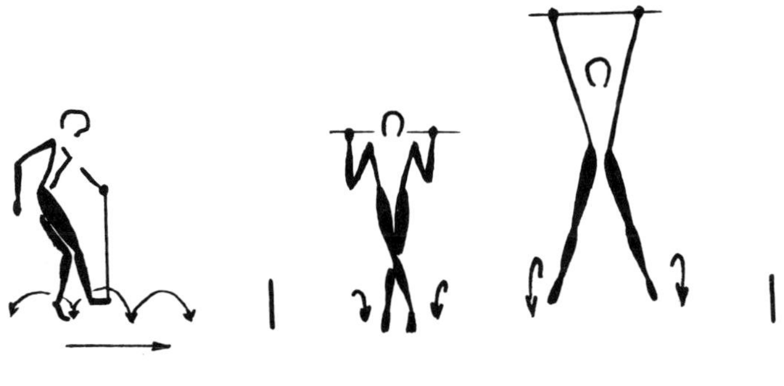

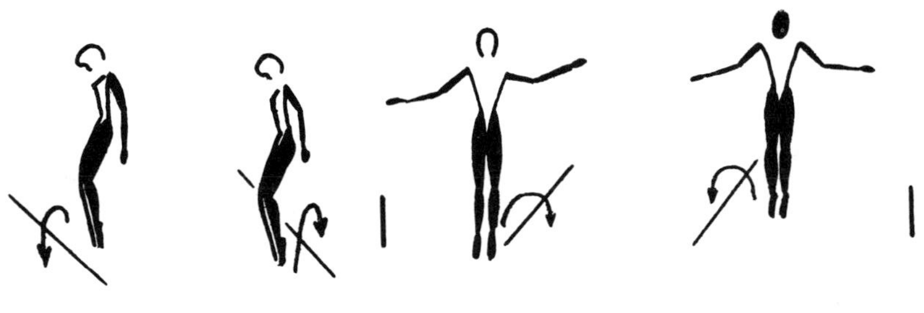

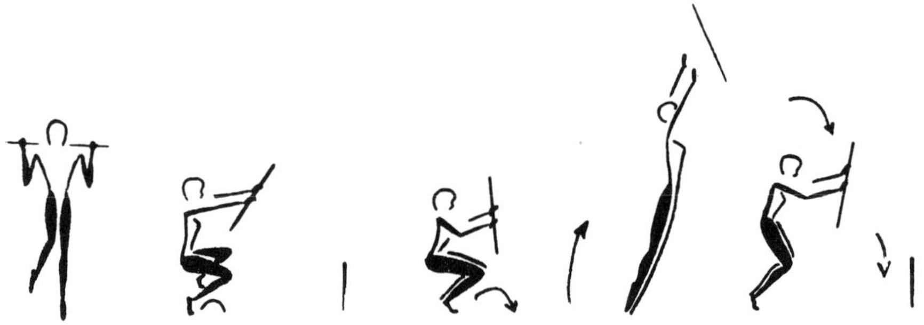

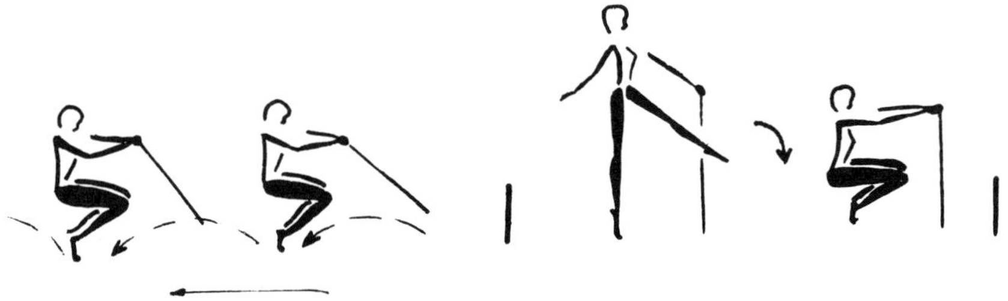

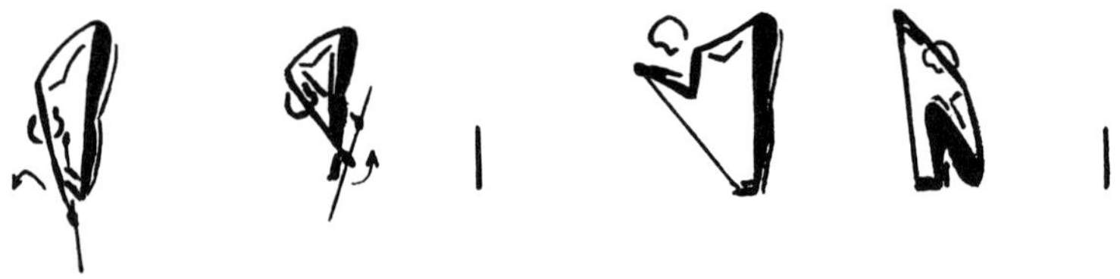

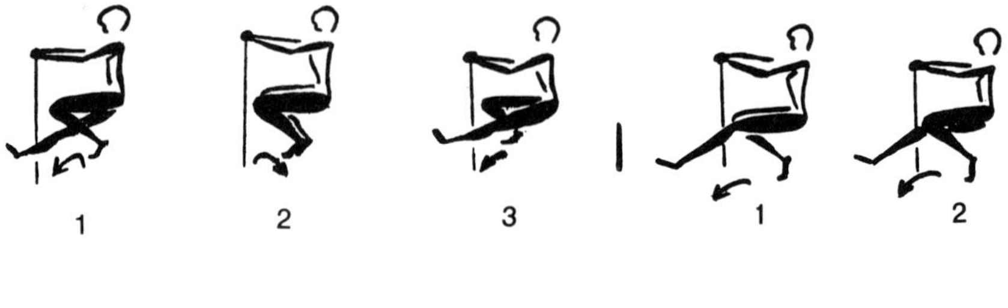
1
2
3
1
2

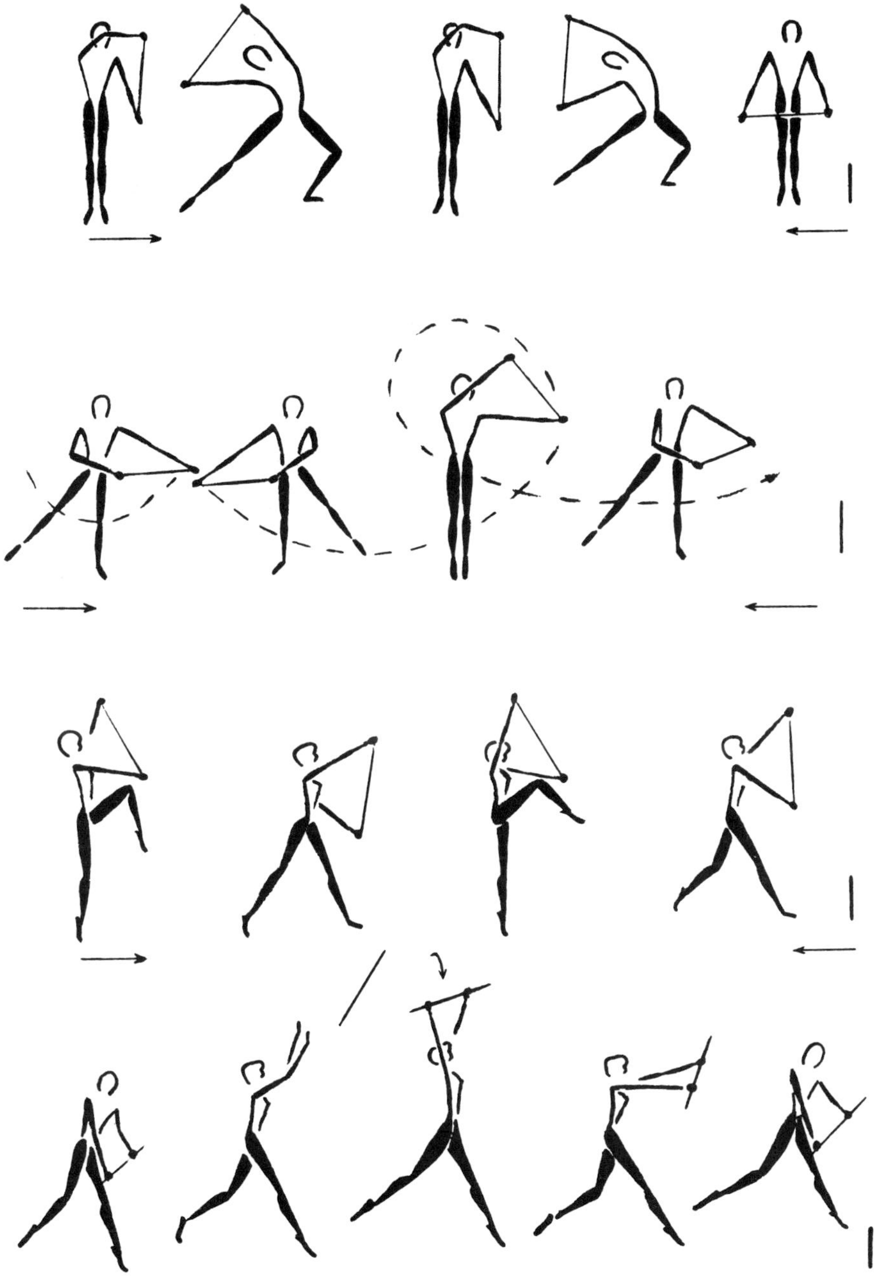

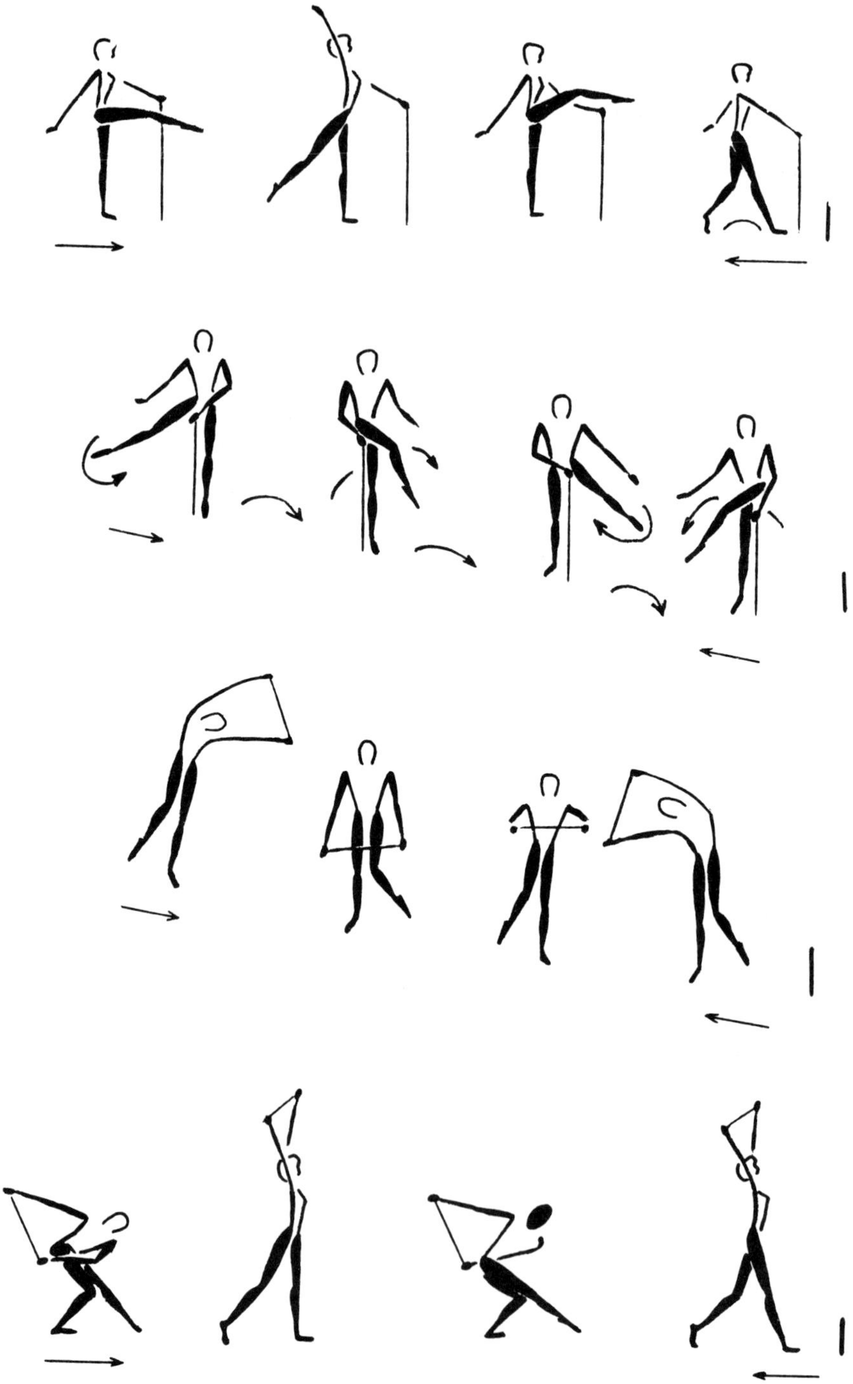

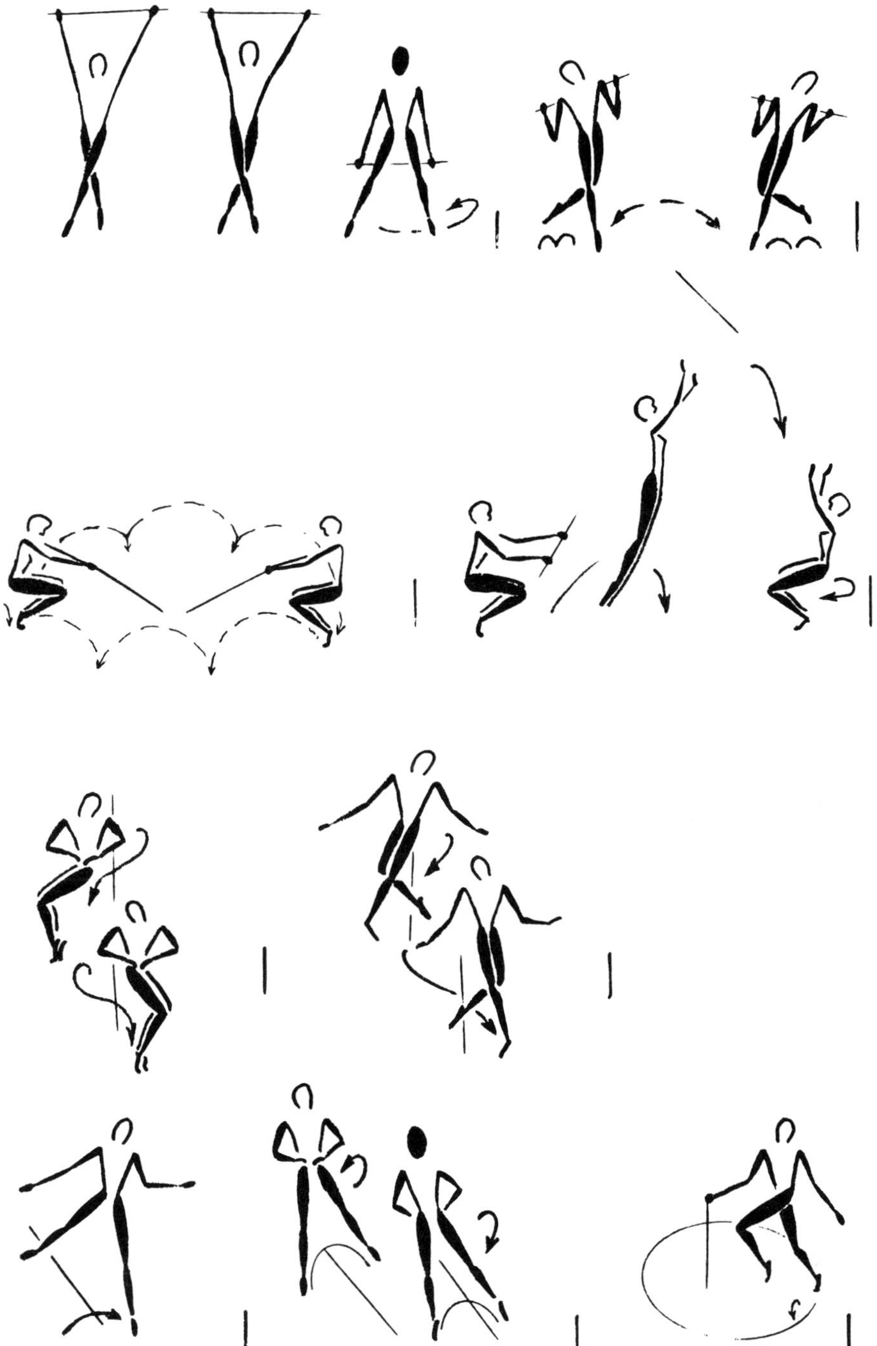

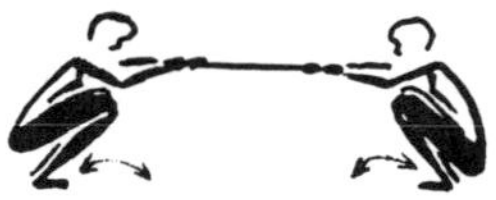

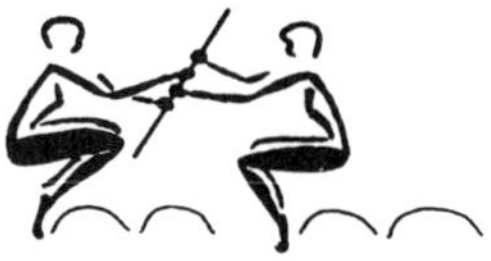

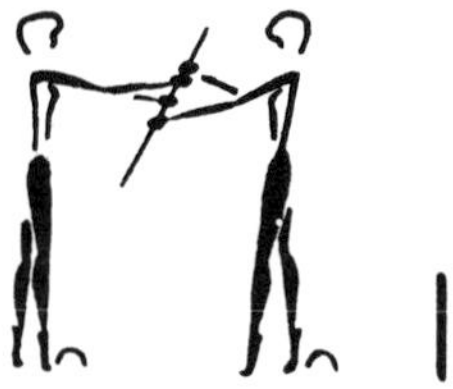

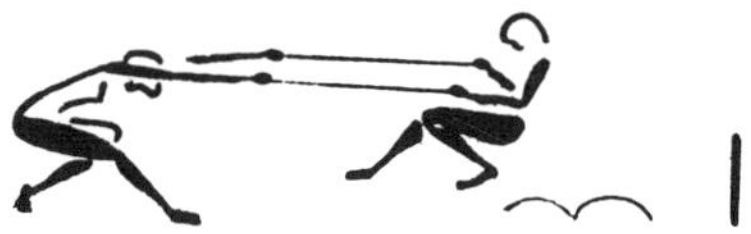

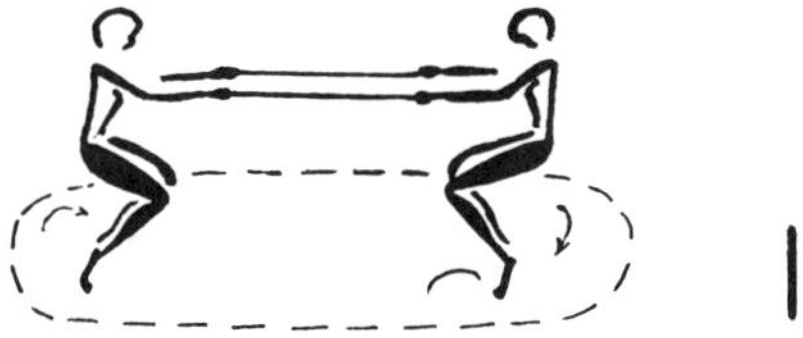

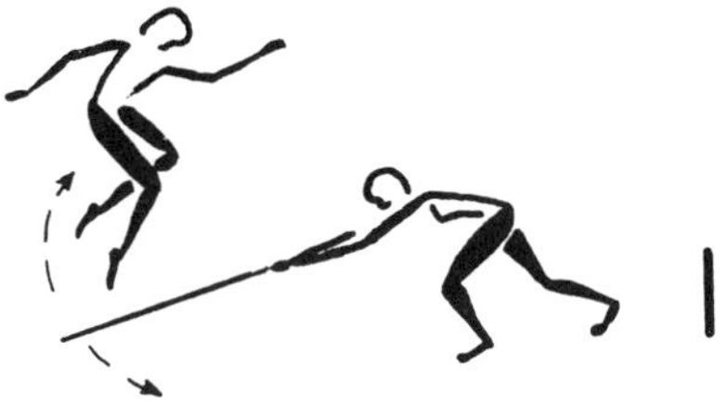

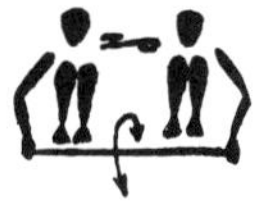

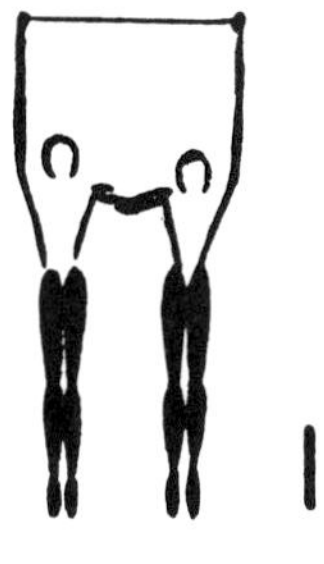

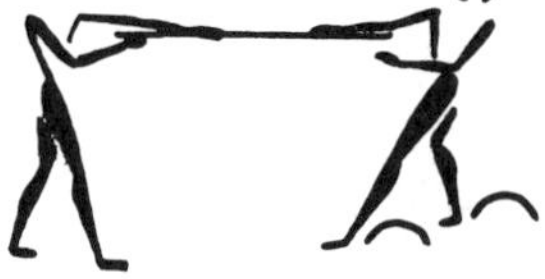

Hände greifen immer weiter vor
(mit gleichzeitigem Zug)

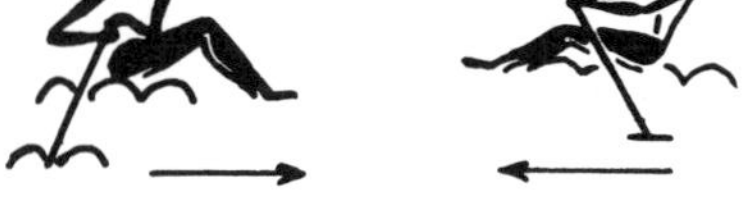

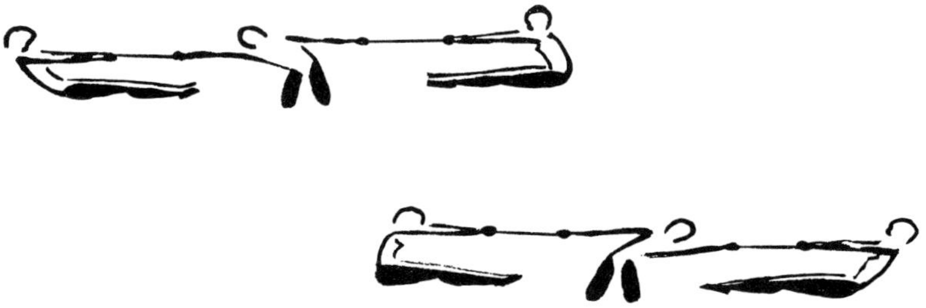

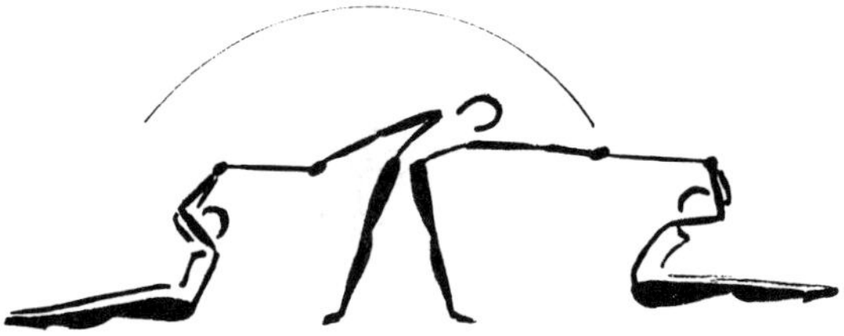

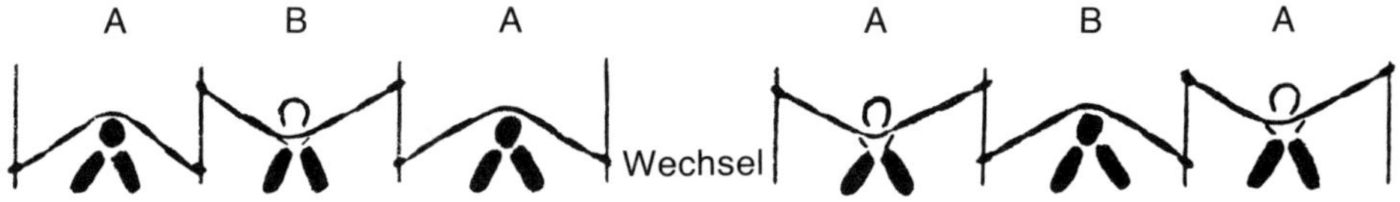

Kreis – Stäbe aufgestellt
Beim Wechsel die Stäbe umgekehrt wieder aufstellen, so daß einer sich beugt während der Nachbar sich streckt

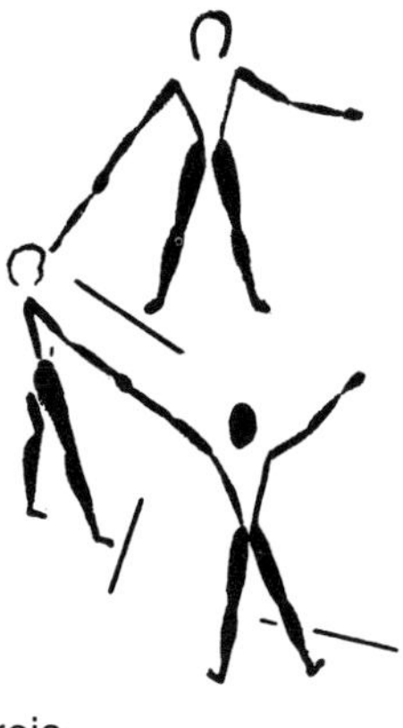

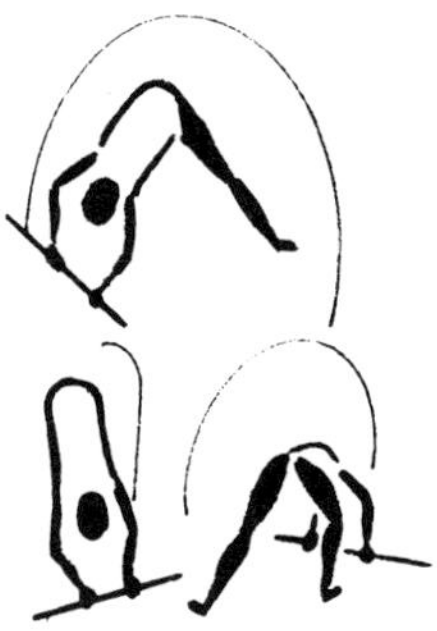

Auf Kommando Stab nehmen und mit hohem Kreis dem Nachbarn vor den Fuß legen.
Ausgangsstellung

Kreis
Ausgangsstellung

Seil

1. Springen

Seilspringen kräftigt die Bein- und Fußmuskulatur, wirkt auf die Funktion der inneren Organe (Kreislauf und Atmung), mobilisiert die Gelenke, besonders das Fußgelenk und das Handgelenk, schult die neuromuskuläre Koordination der Bein- und Armbewegungen, betätigt den ganzen Körper.

Der Schwung des Seils kann verschiedene Richtungen haben – vor oder rückwärts oder eine Hand vor dem Körper, die andere hinter dem Körper, parallel zum Boden oder in einem Achter oben und unten, wobei beide Enden in einer Hand gehalten werden.

Der Sprung kann auch in verschiedener Form und Richtung ausgeführt werden. Es kann zu zweit, zu dritt oder auch in Reihen gesprungen werden. Die Sprünge sollen leicht, elastisch (leise), mit Federn im Fußgelenk sein. Beim Springen zum Training der Ausdauer soll man nur ca. 3 cm hoch springen.

2. Üben

Das Seil eignet sich zur Mobilisation der Gelenke und zur Kräftigung der Muskulatur, wo es immer straff gespannt zu bleiben hat. Man verwendet es dann nach Bedarf doppelt oder dreifach genommen, d. h. um die Hälfte oder zwei Drittel verkürzt.

Zur Kräftigung der Arm- und Schultergürtelmuskulatur eignet sich besonders gut ein Gummiseil.

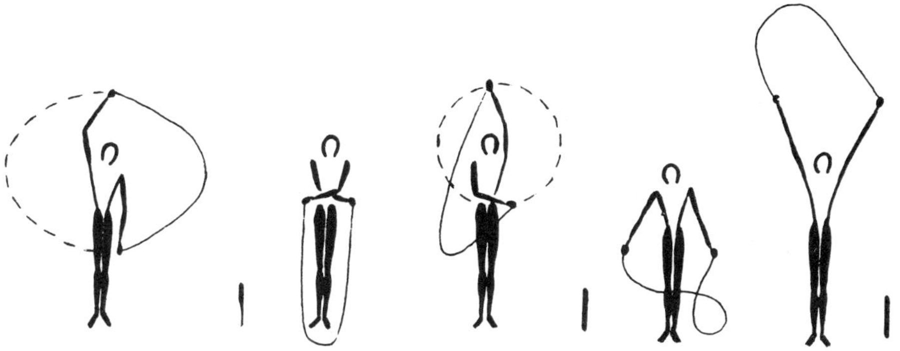

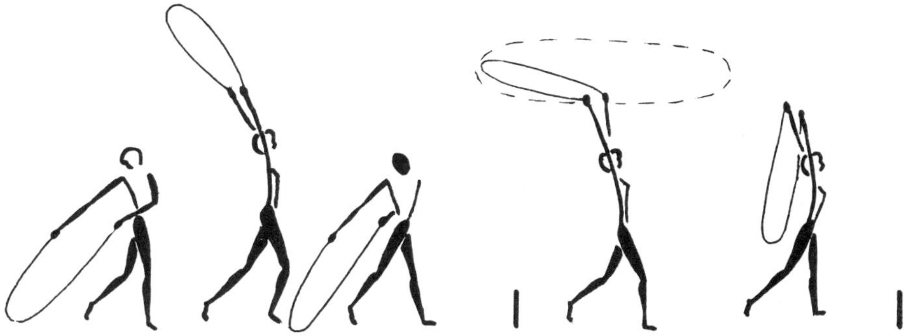

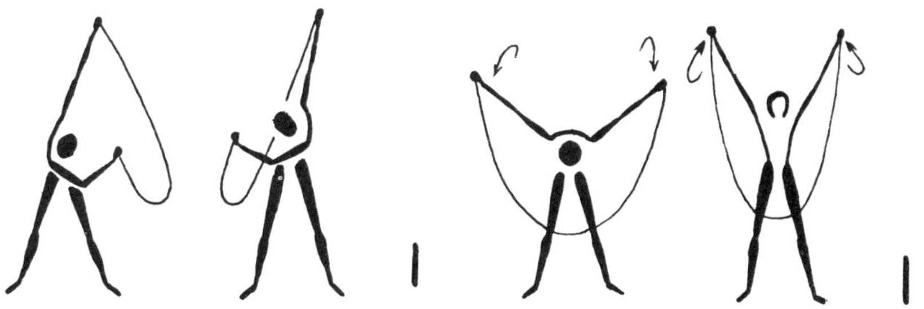

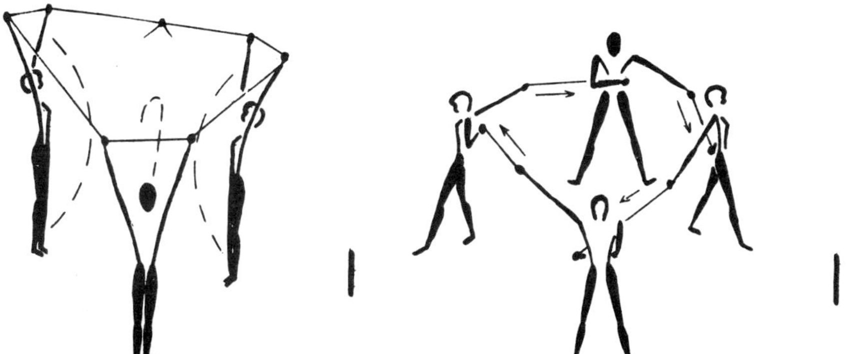

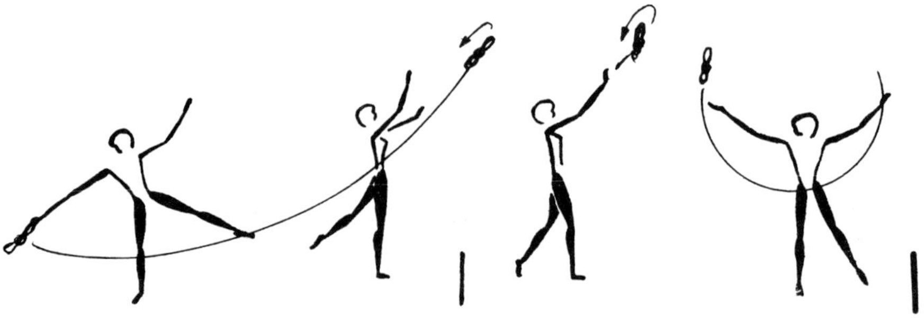

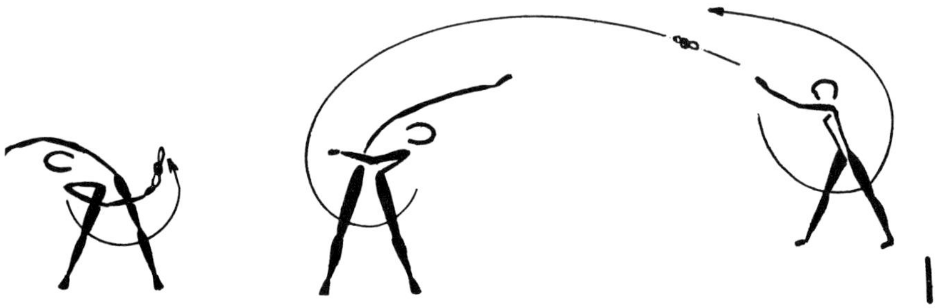

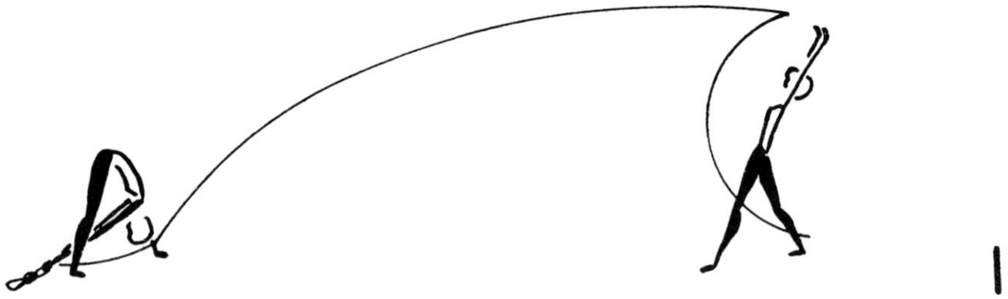

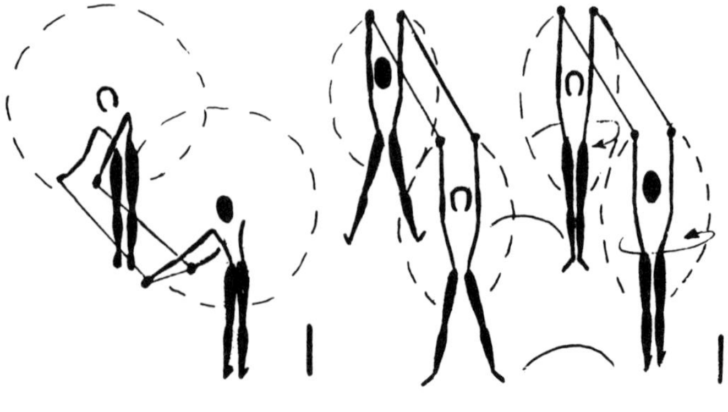

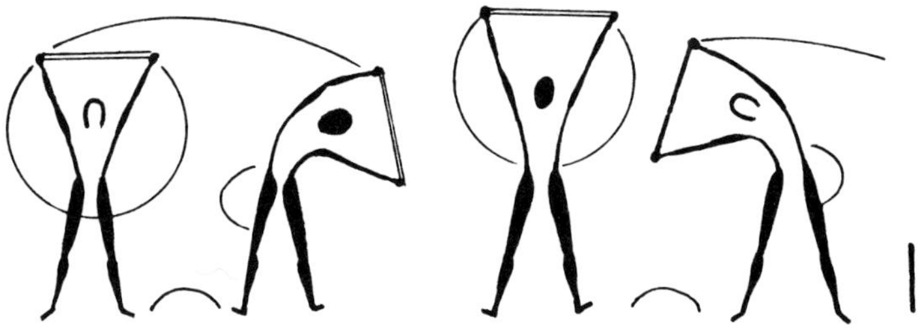

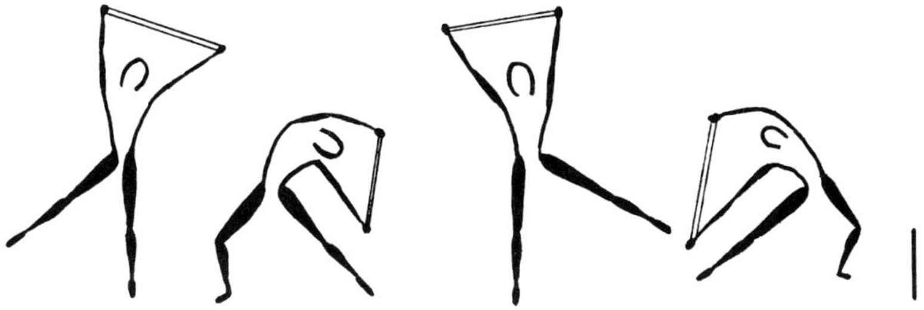

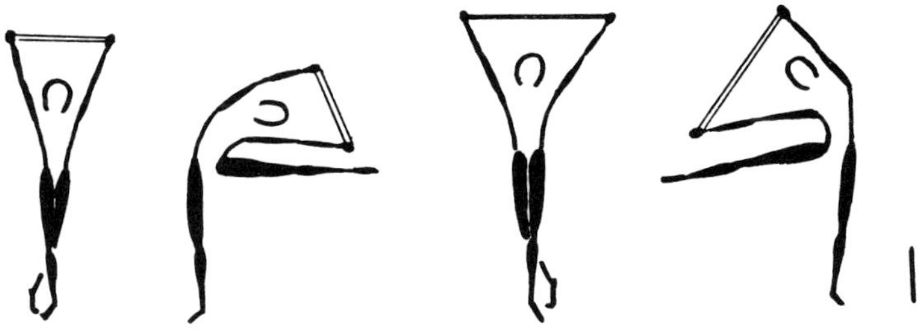

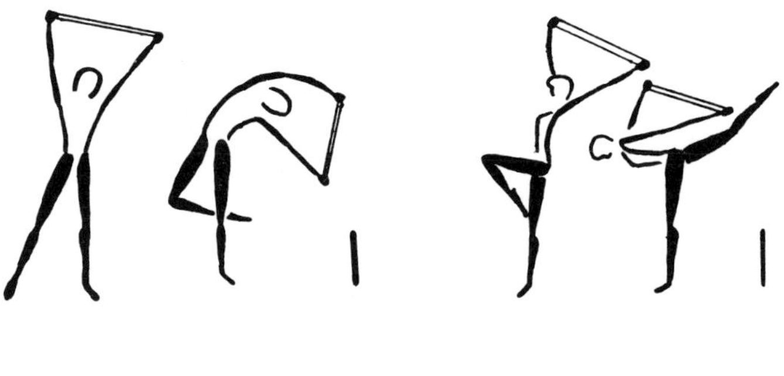

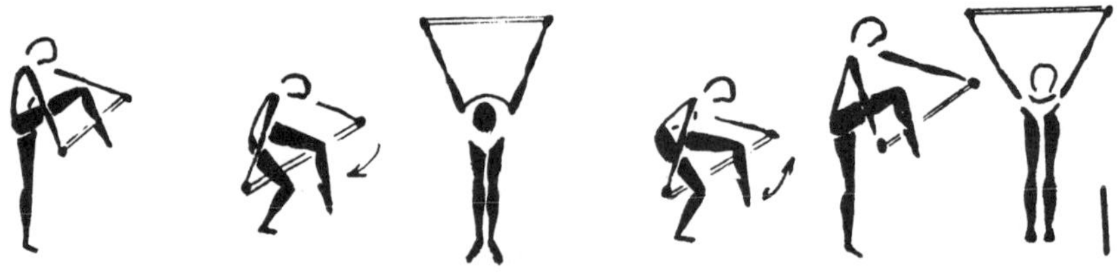

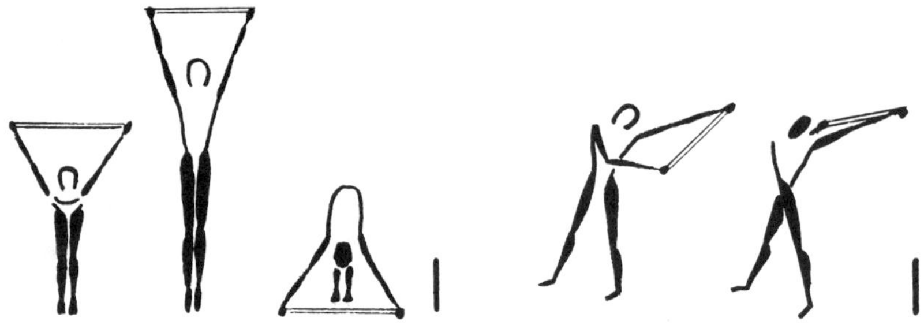

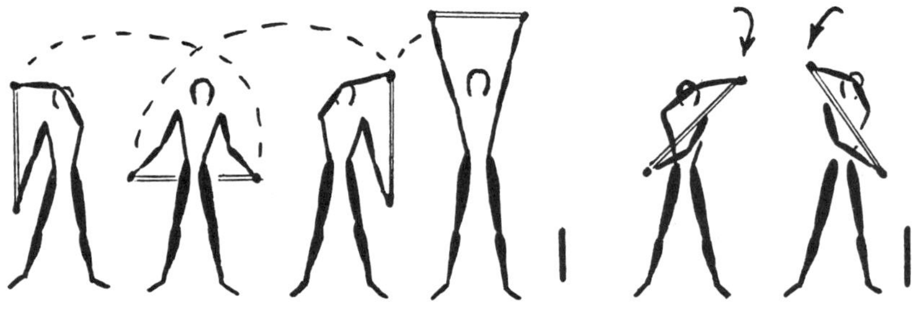

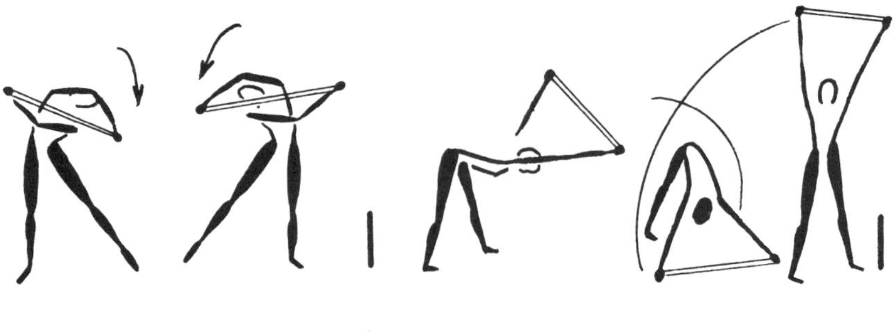

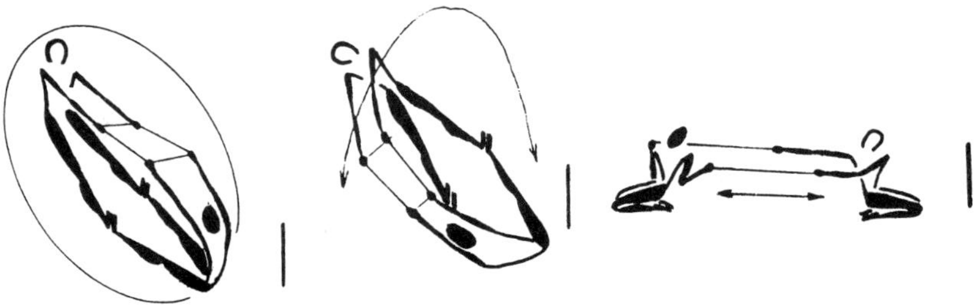

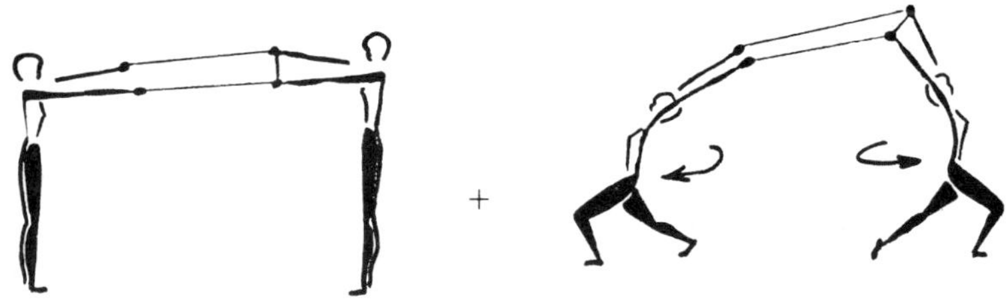

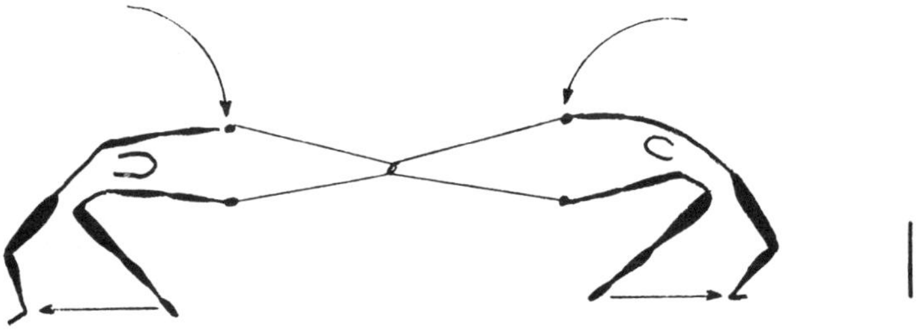

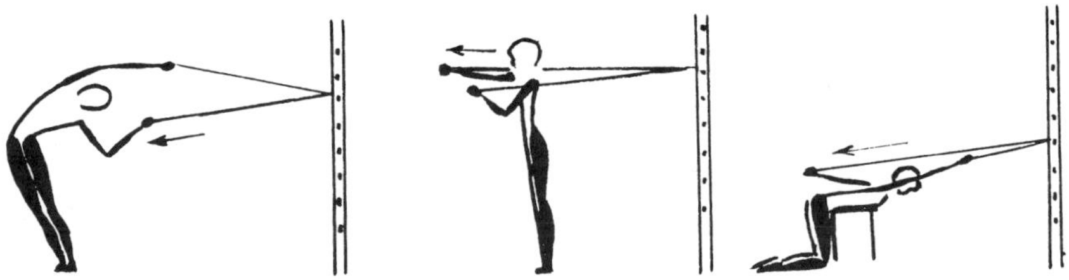

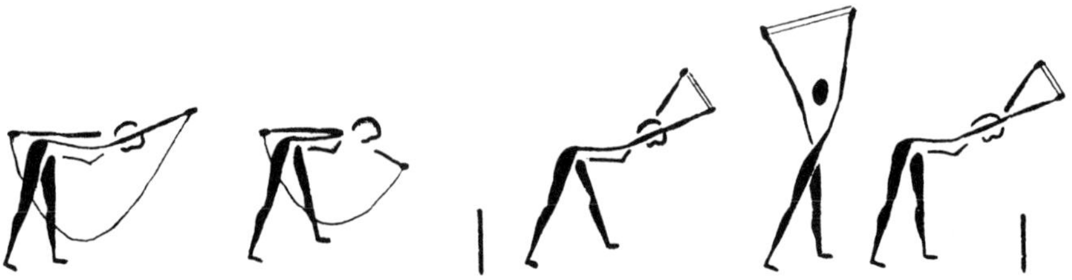

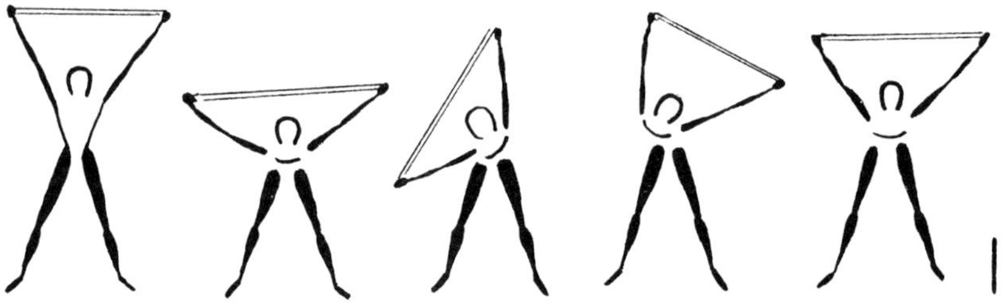

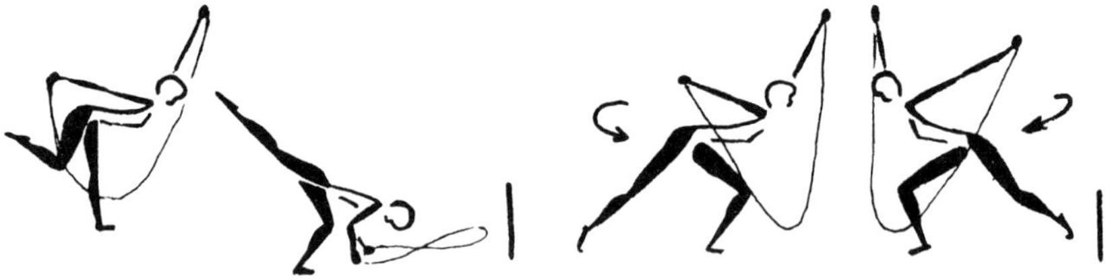

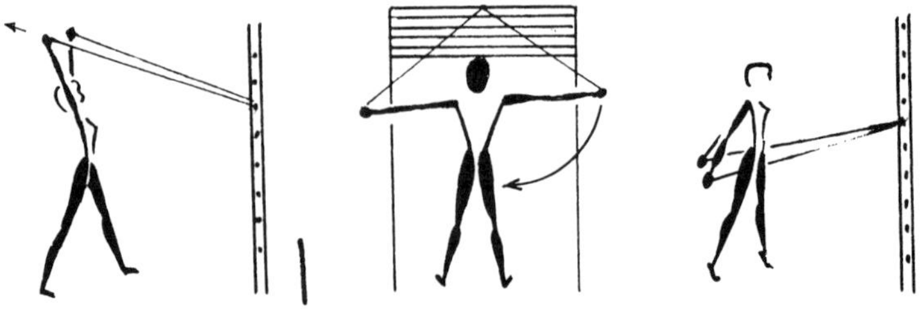

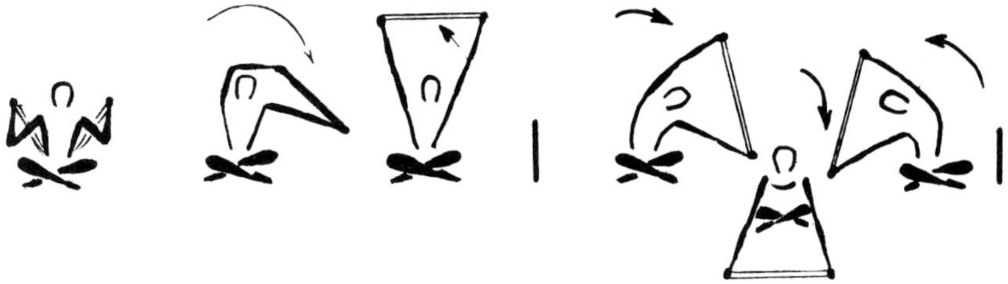

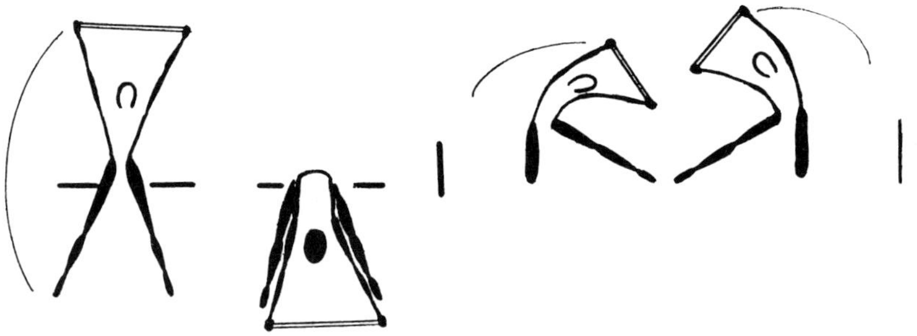

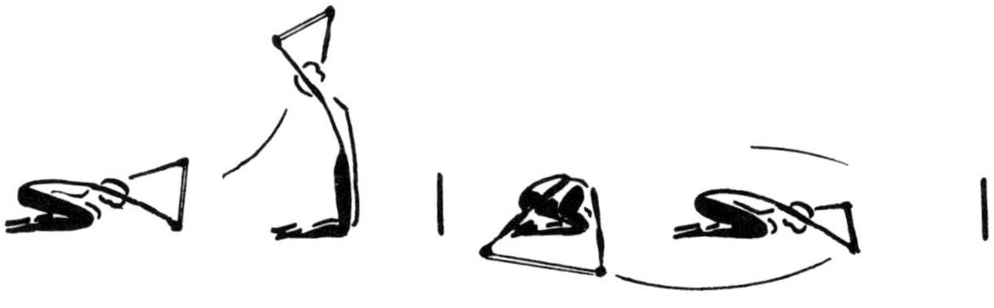

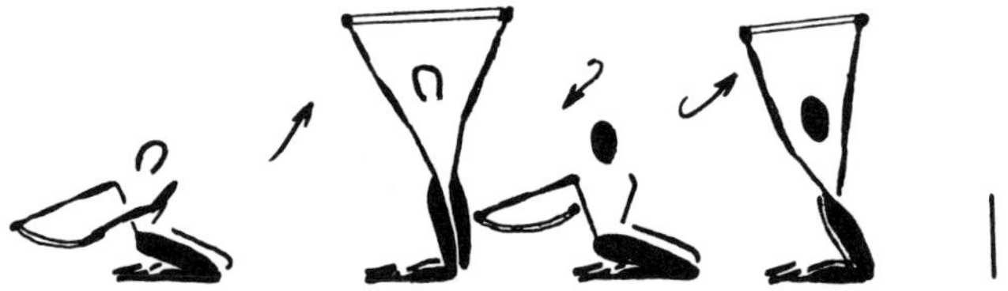

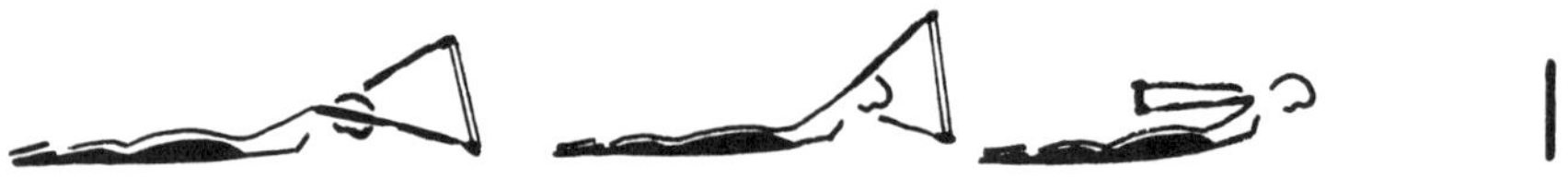

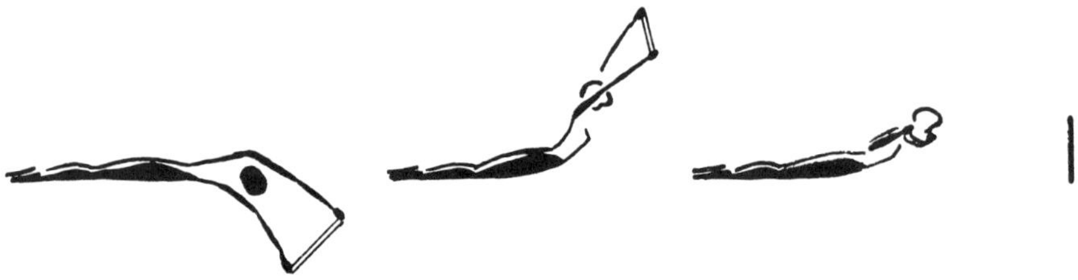

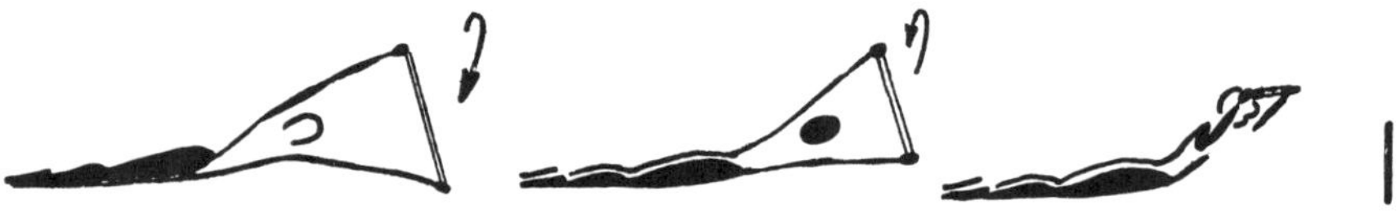

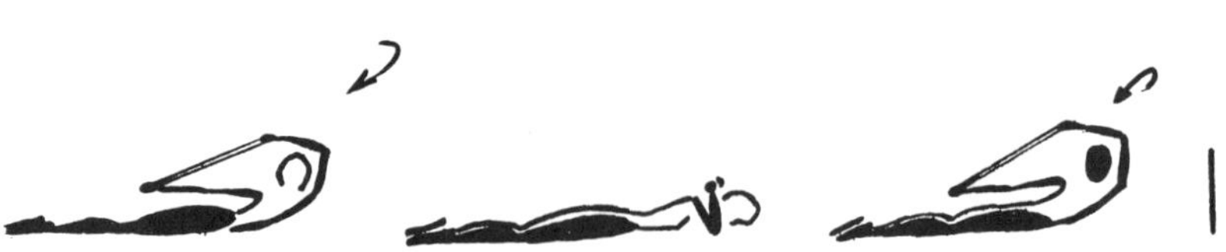

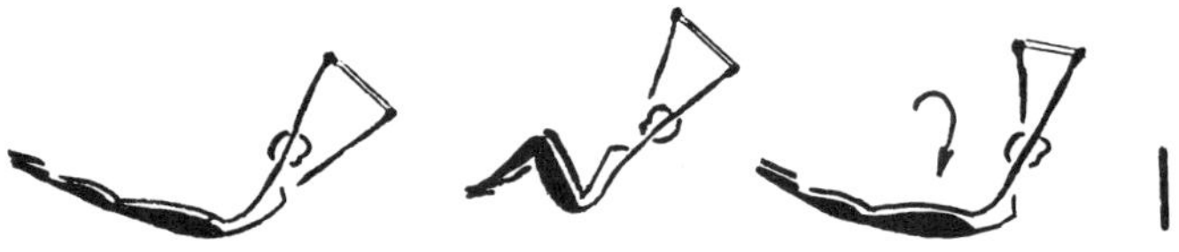

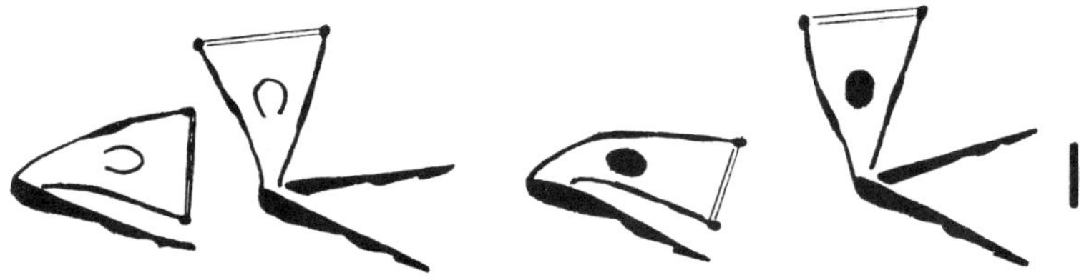

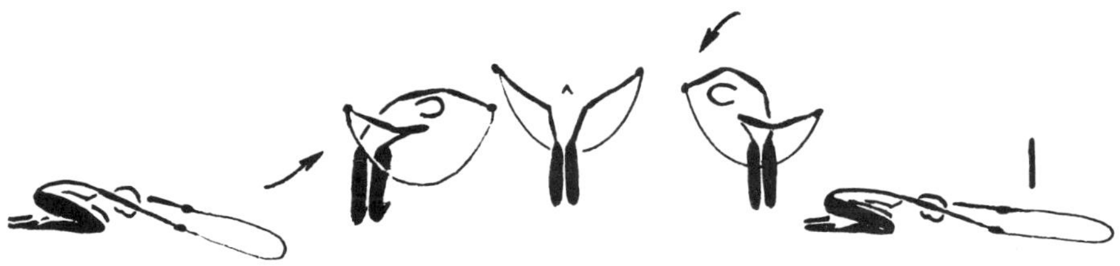

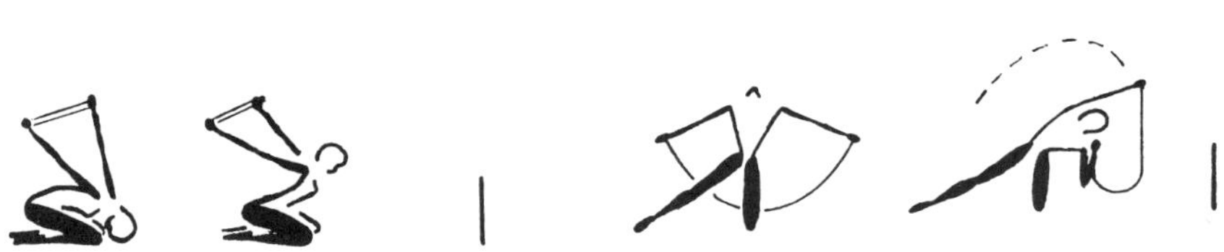

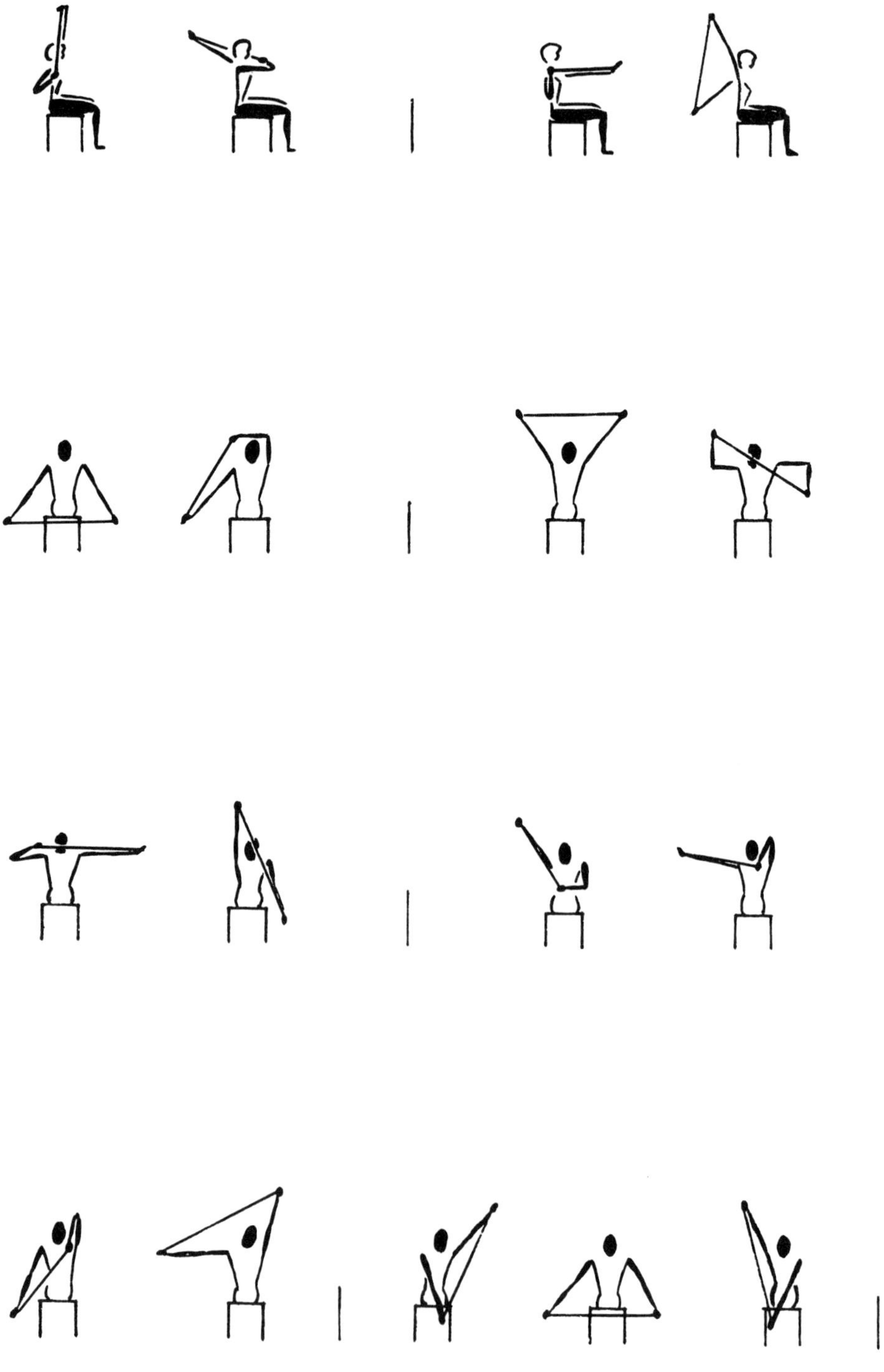

2 Seile

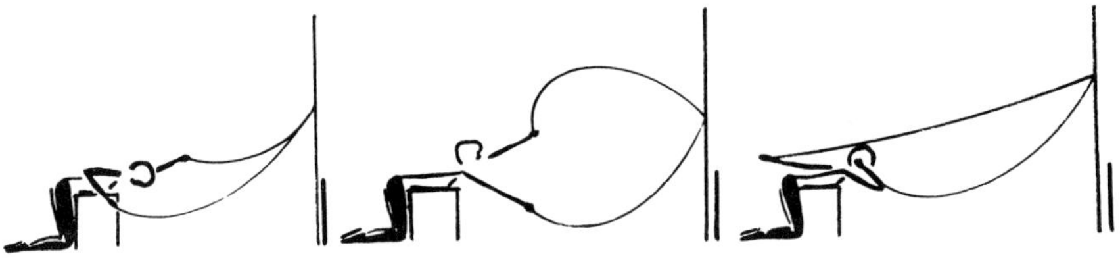

„paddeln“

Seile schwingen

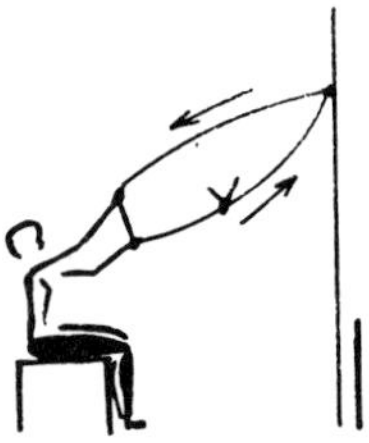

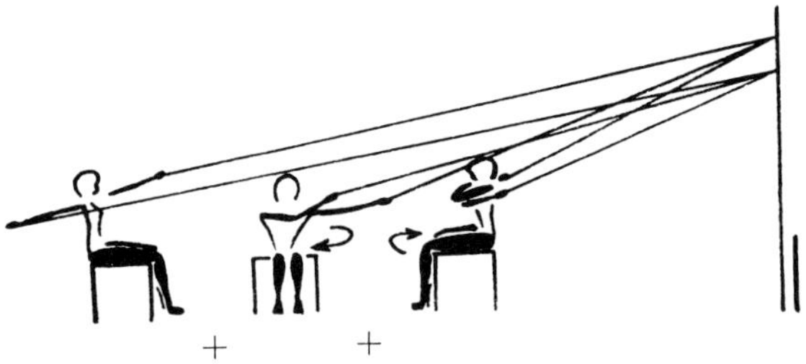

Seile verschieben
– Knoten kreist

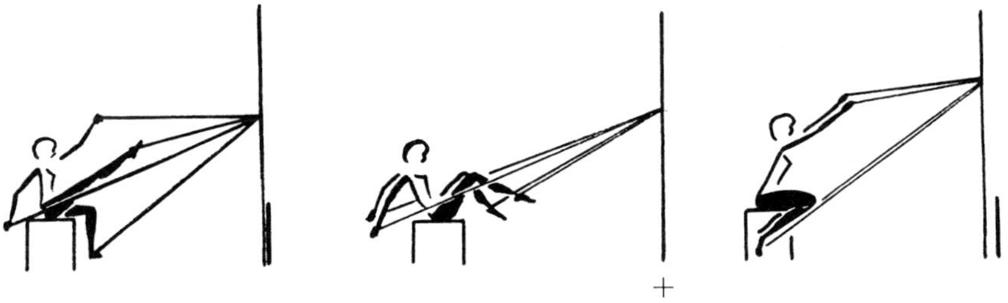

„Hampelmann“

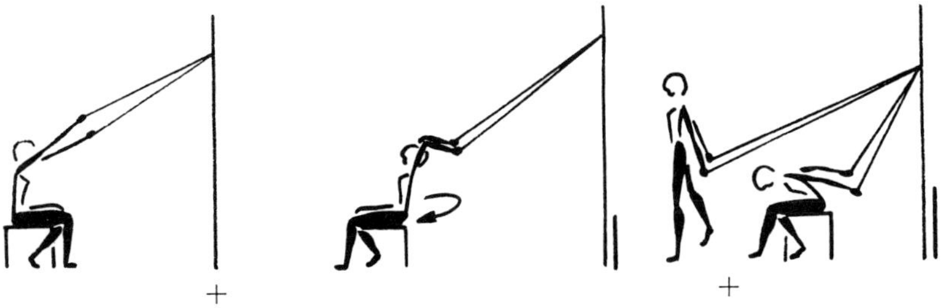

sich auf dem Gesäß drehen

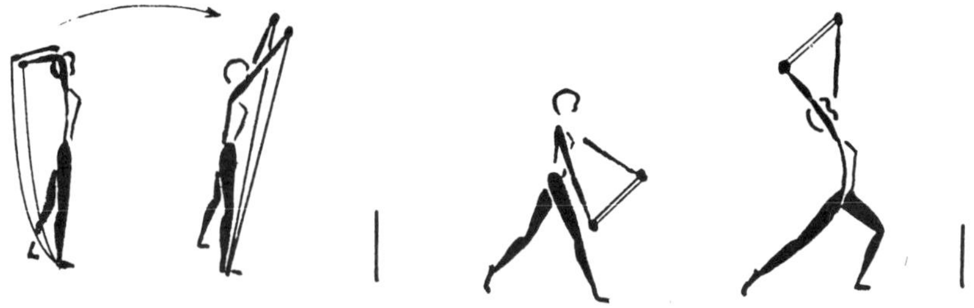

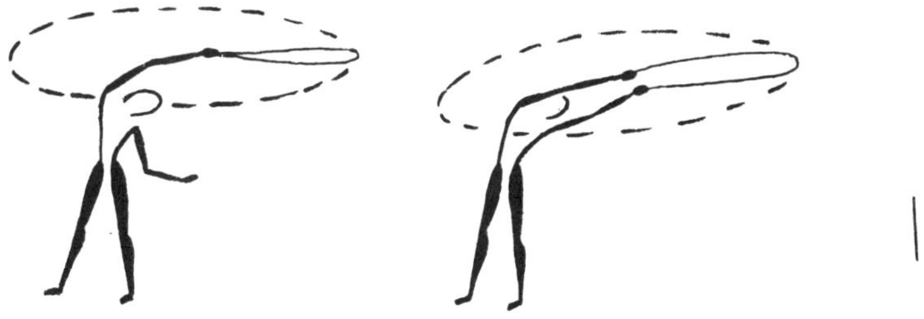

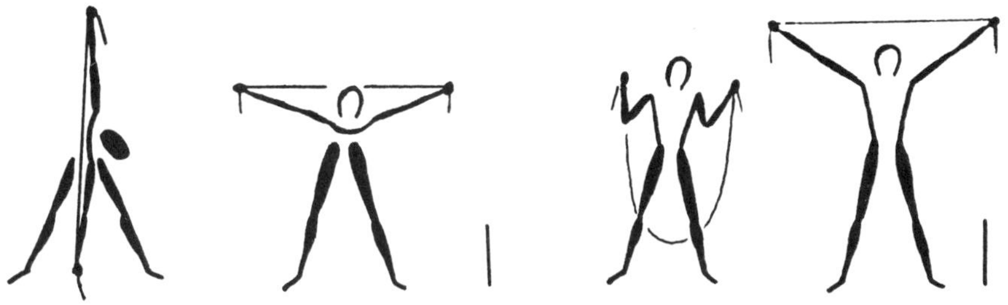

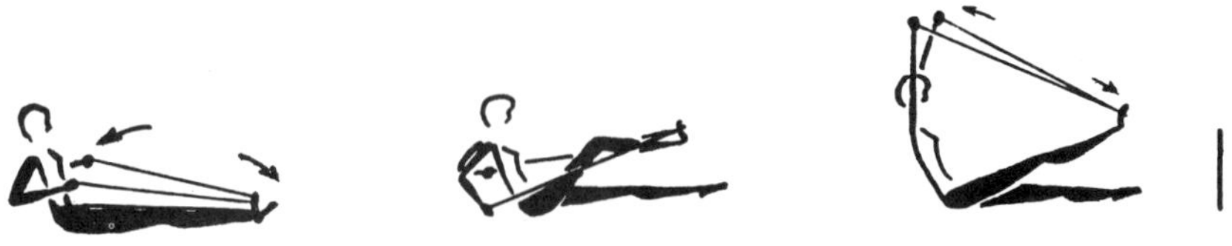

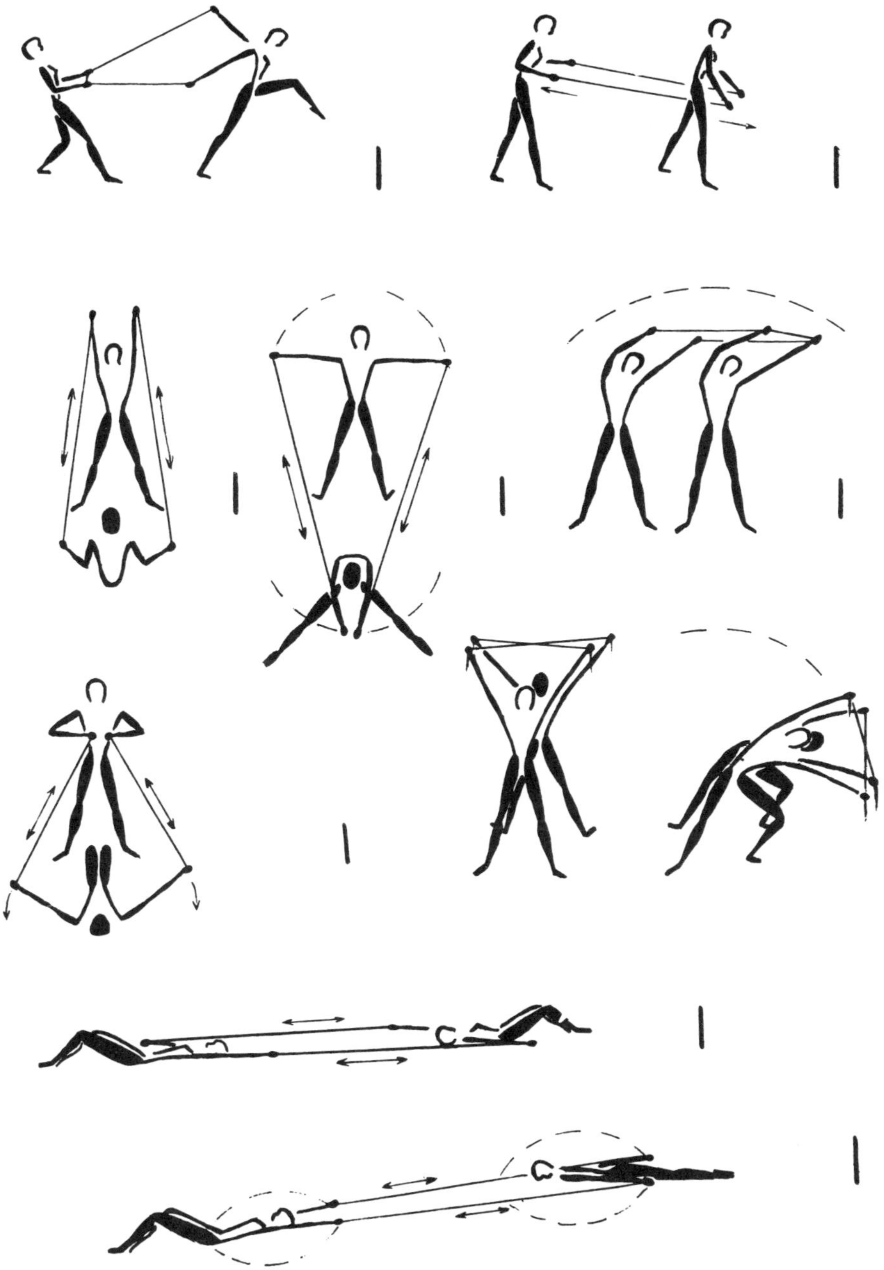

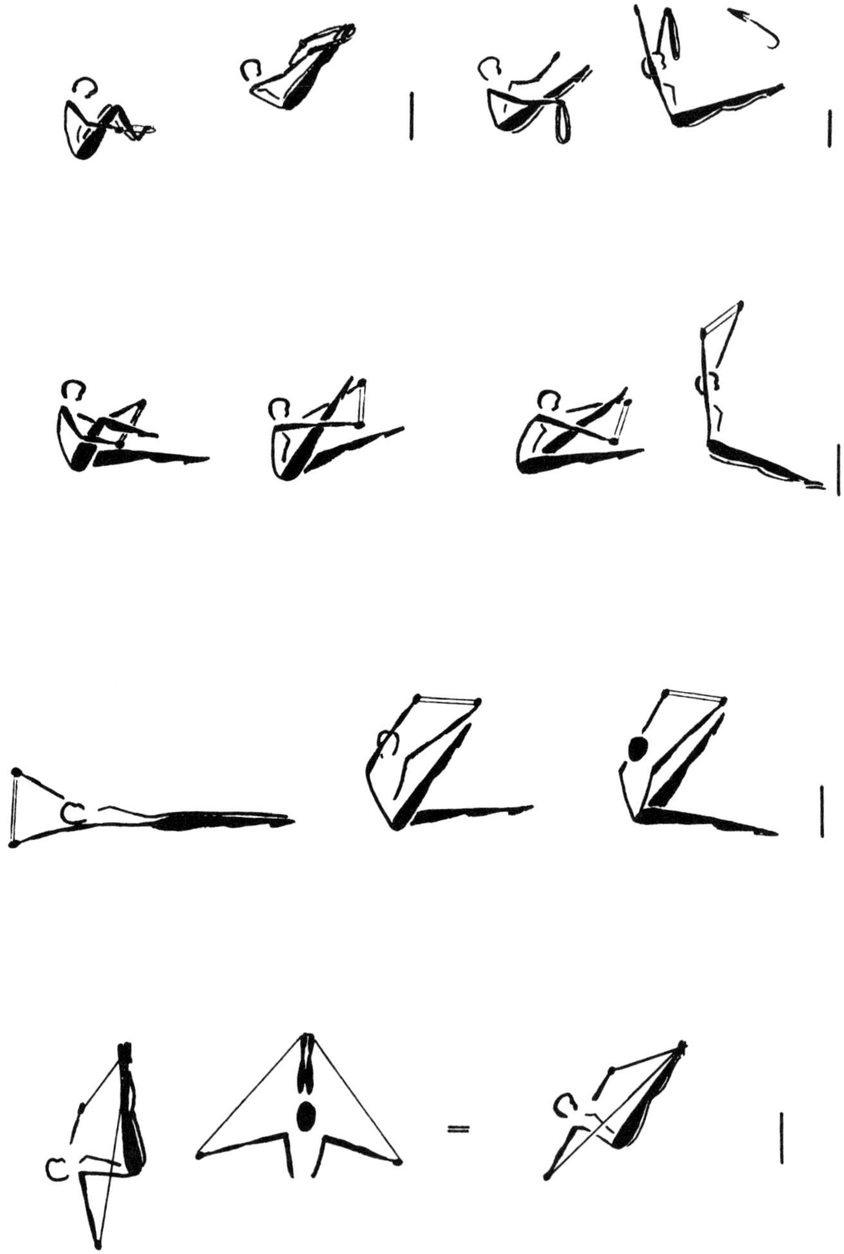

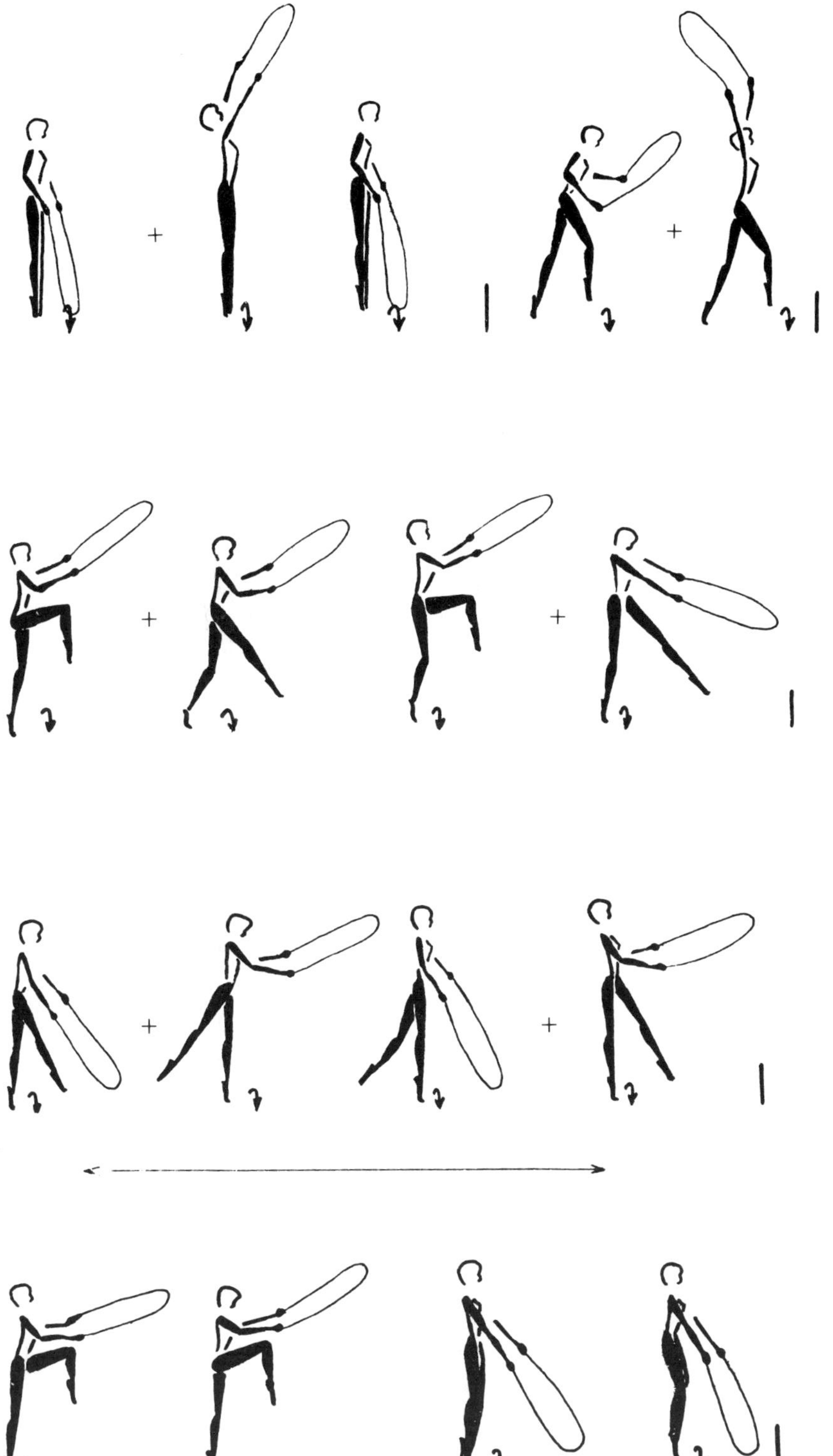

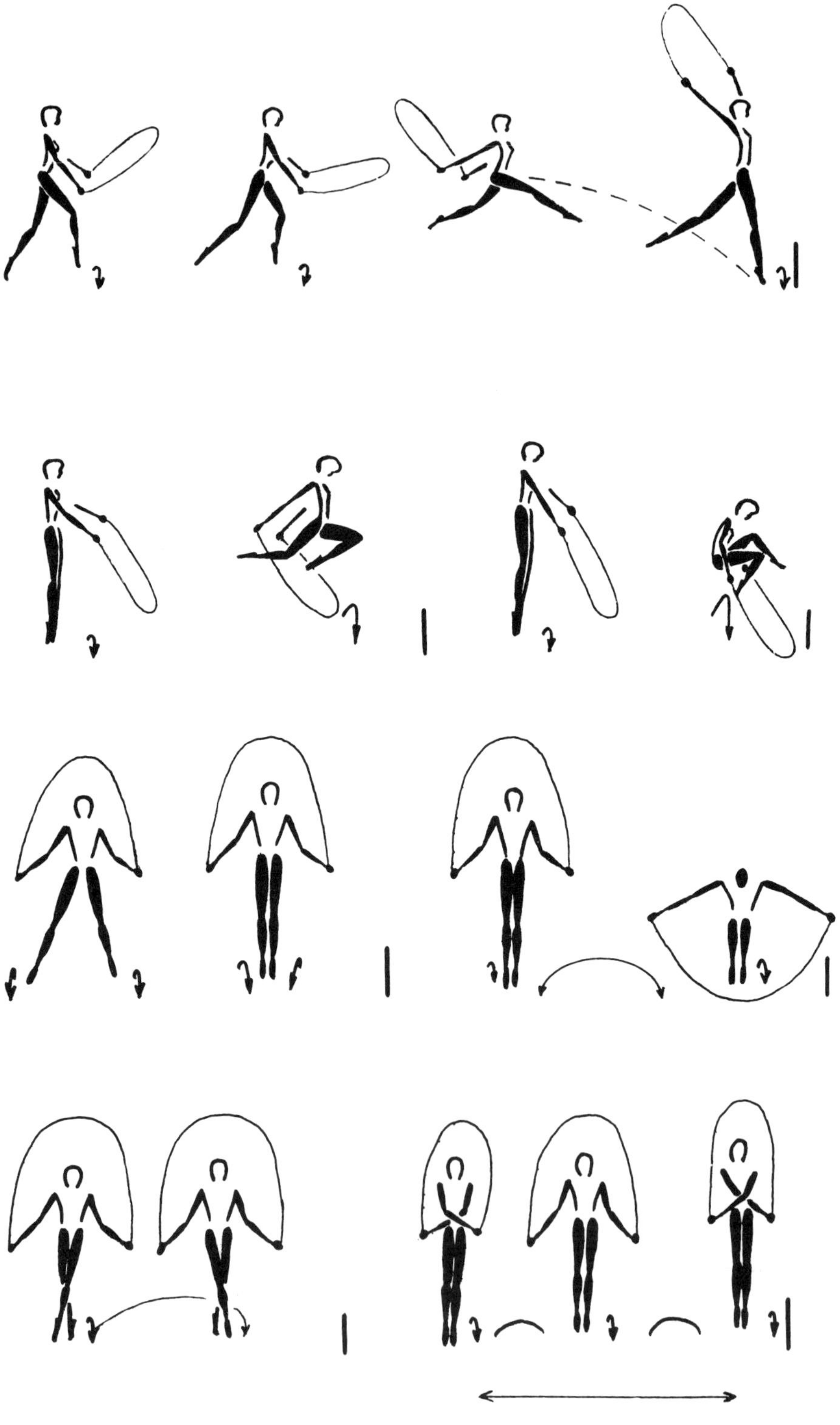

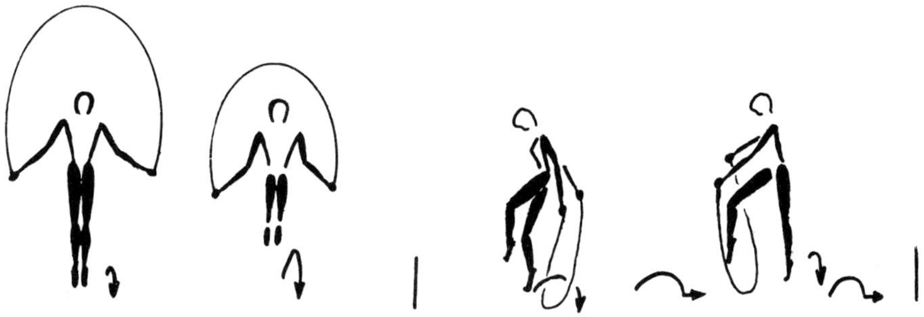

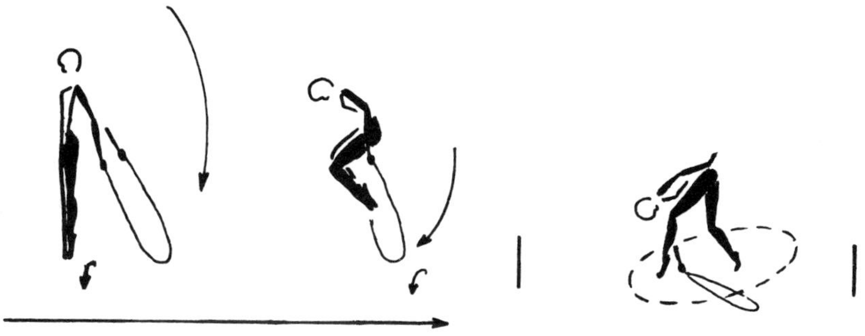

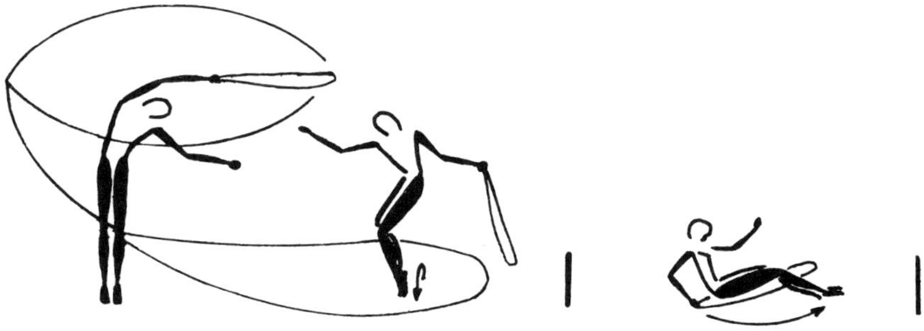

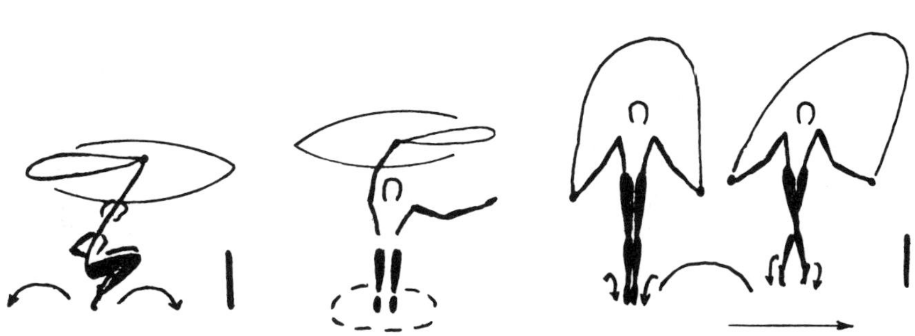

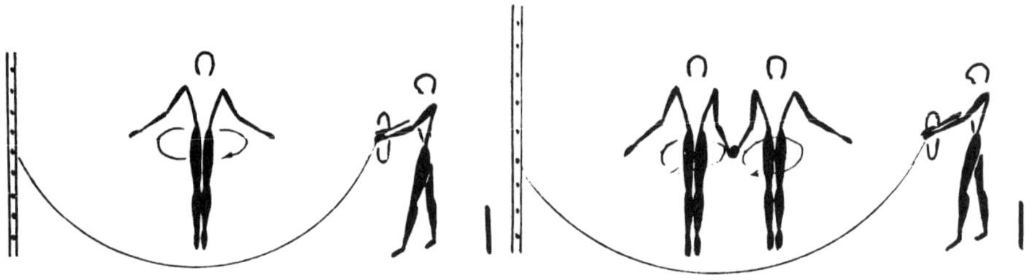

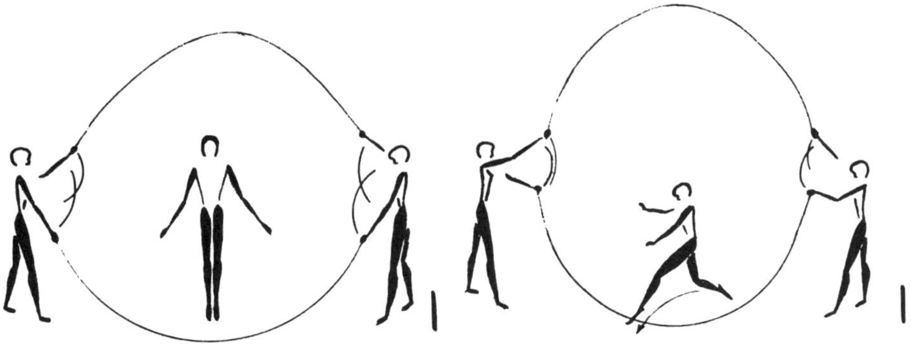

2. Seil in Gegenrichtung 1 Zeit später

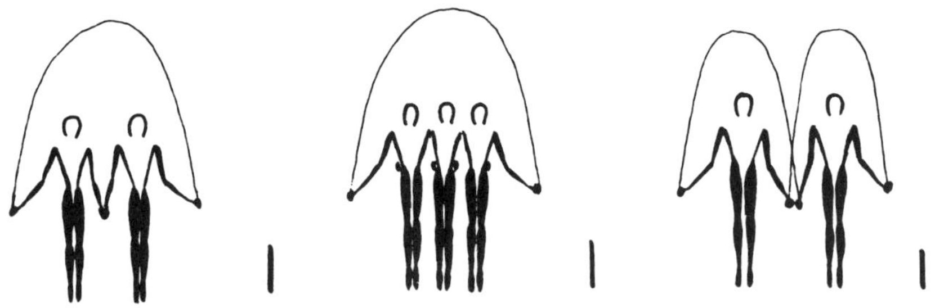

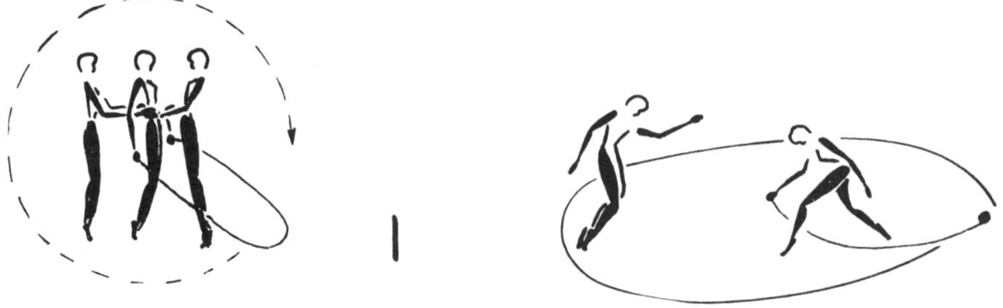

Gummiseil oder Gummischlauch

Das Gummiseil ist vor allem zur Kräftigung der Muskulatur geeignet. Man kann es aber auch gut zur Dehnung und Stabilisation anwenden. Gummiseil oder Schlauch läßt sich leicht befestigen. Die Stufe der Leistung wird durch die Änderung der Länge vom Befestigungspunkt aus reguliert. Deswegen sollte das Gummiseil lang genug sein.
Bei jeder Übung sollen beide Wege der Bewegung langsam ausgeführt werden, d.h. das Seil nicht ,,spicken" lassen. Die konzentrische und exzentrische Leistung der Muskulatur soll trainiert werden.
Dieses Thema befaßt sich zuerst kurz mit freiem und nachher mit befestigtem Gummiseil.

Gummiseil unbefestigt

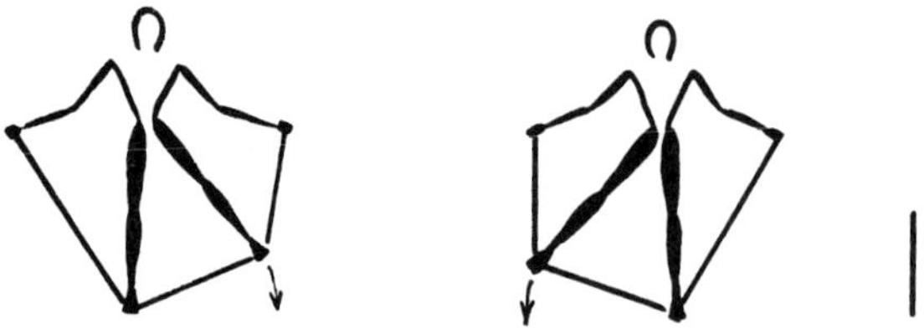
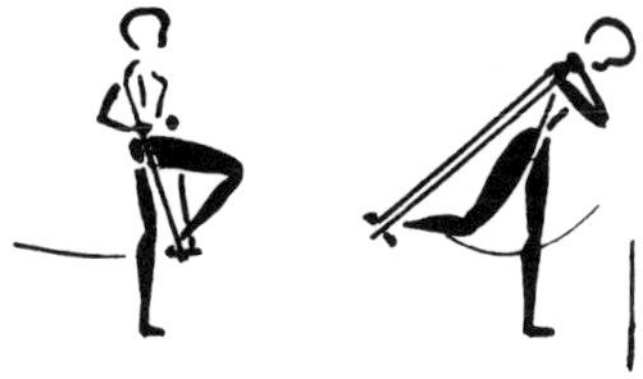
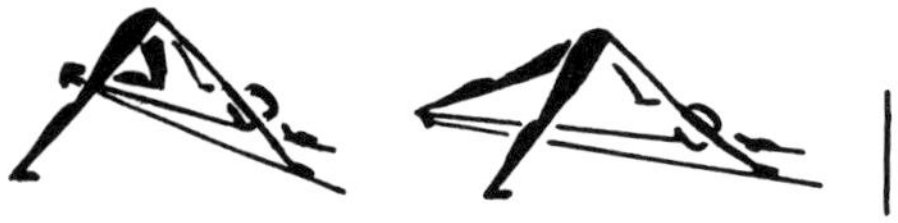
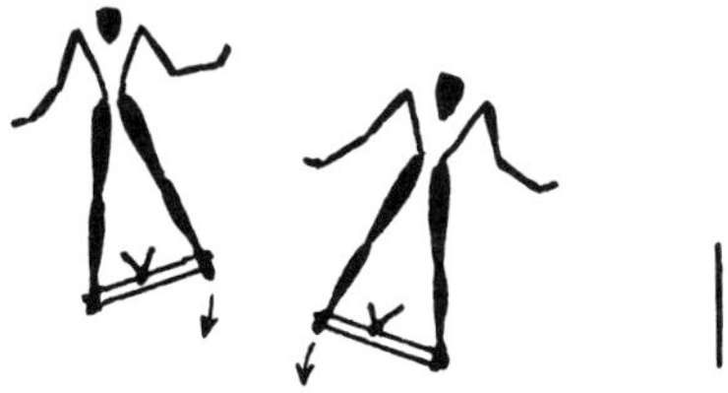
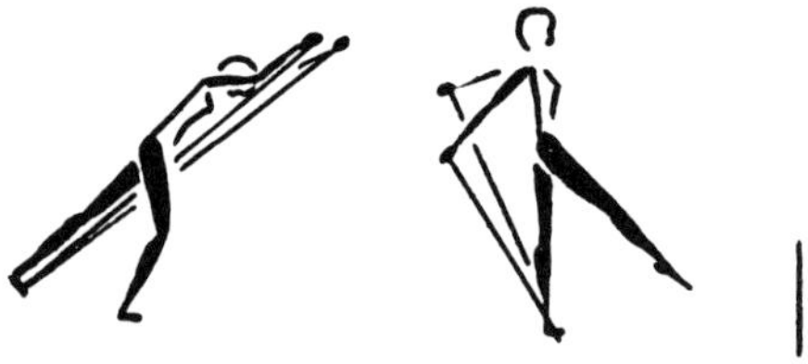
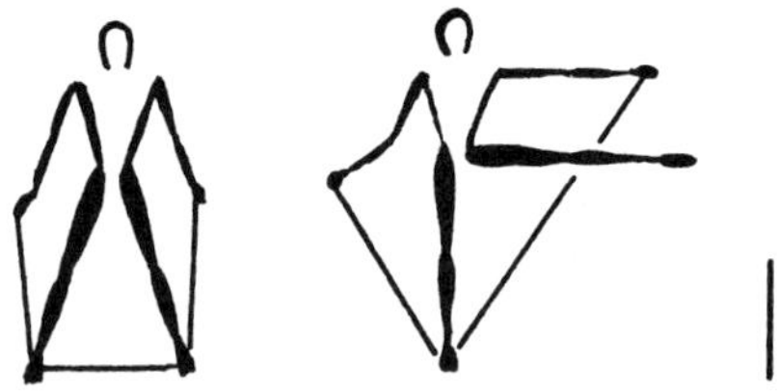
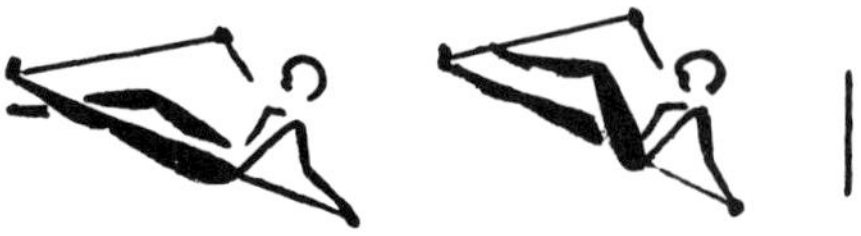

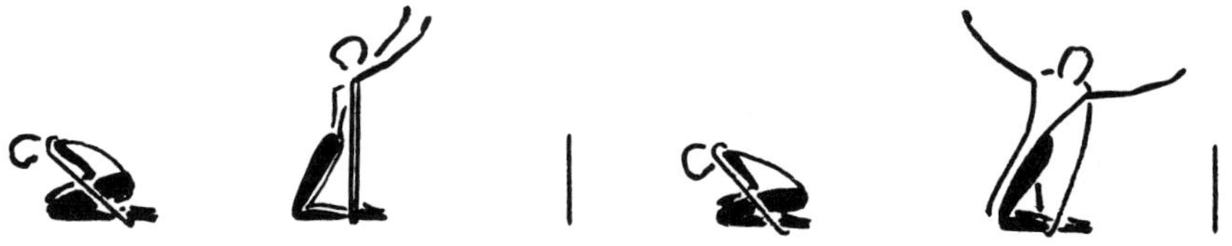

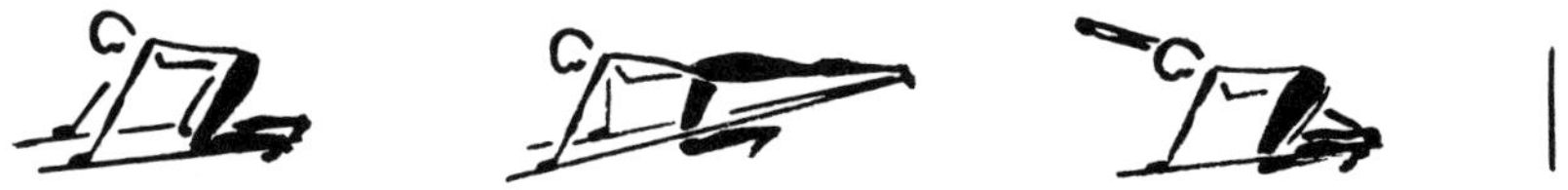

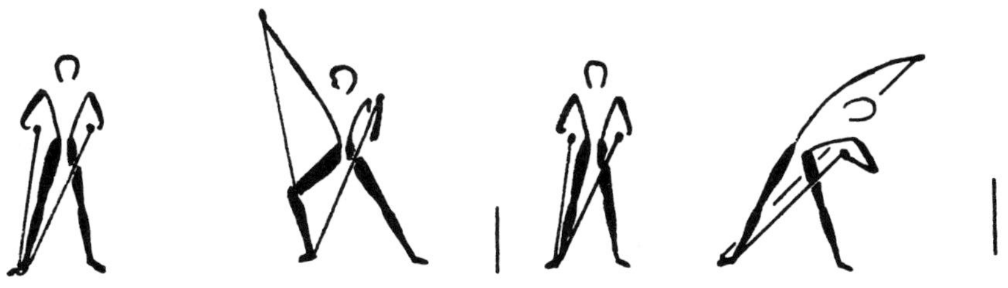

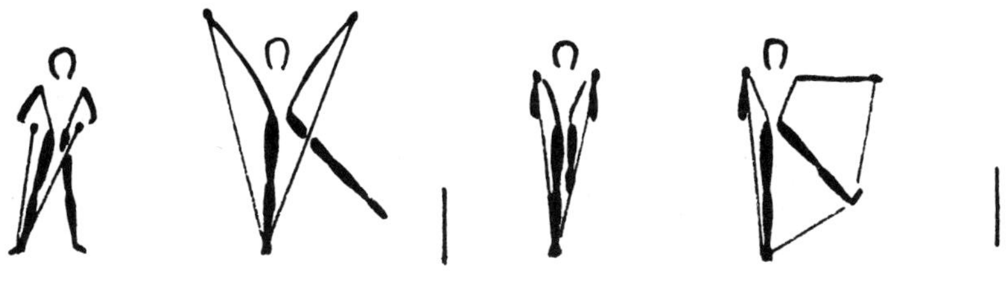

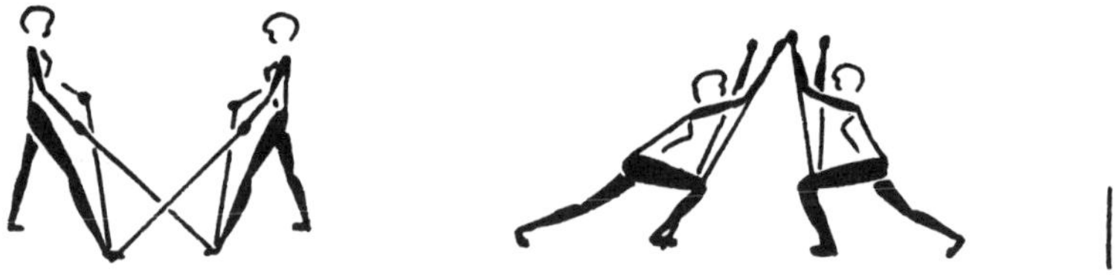

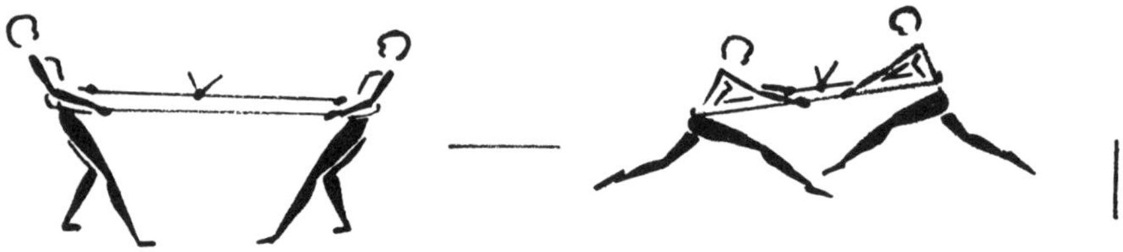

Ziehen – locker lassen – Platz wechseln – gegen Schleudern bremsen

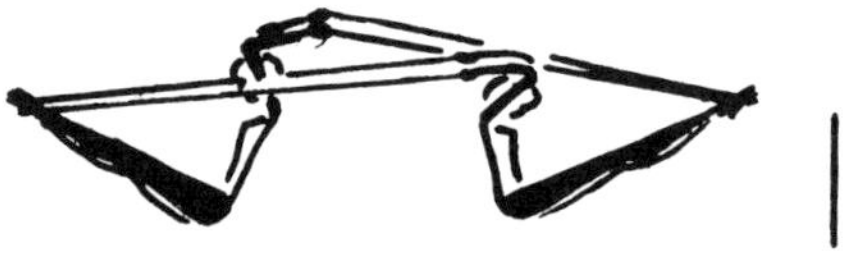

„Troika“

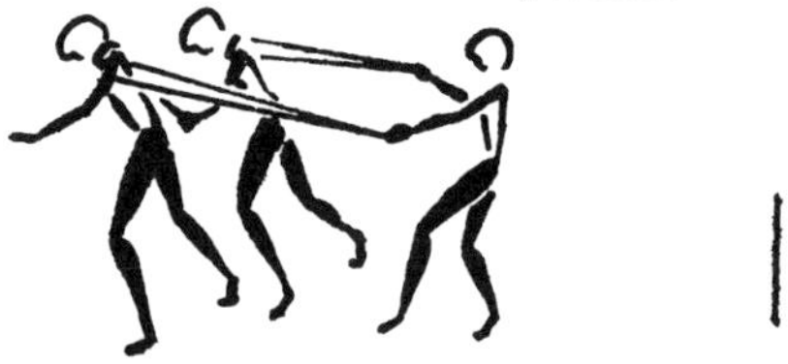

Gummischläuche über Nacken
und unter beide Achseln

Gummiseil befestigt

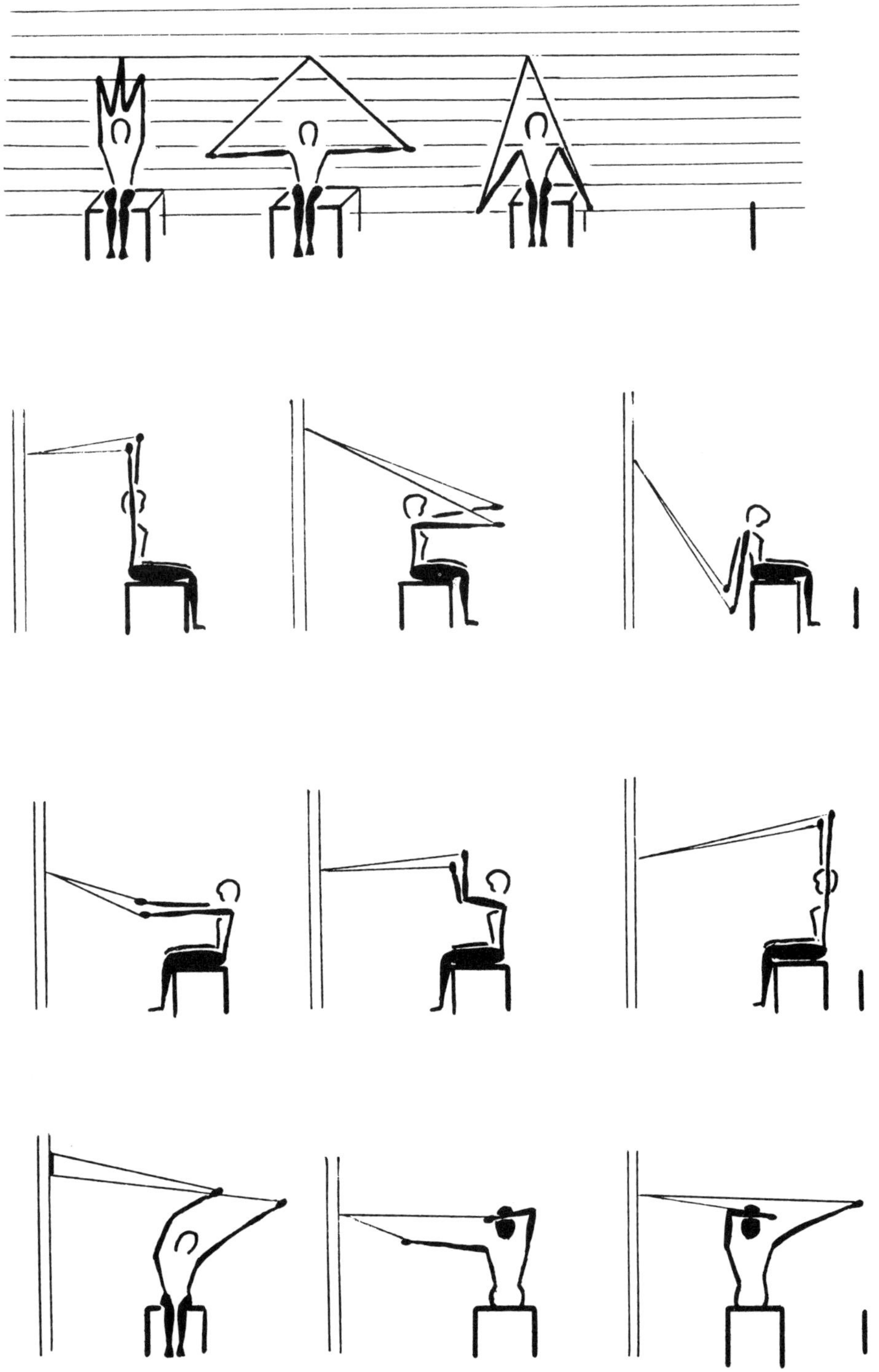

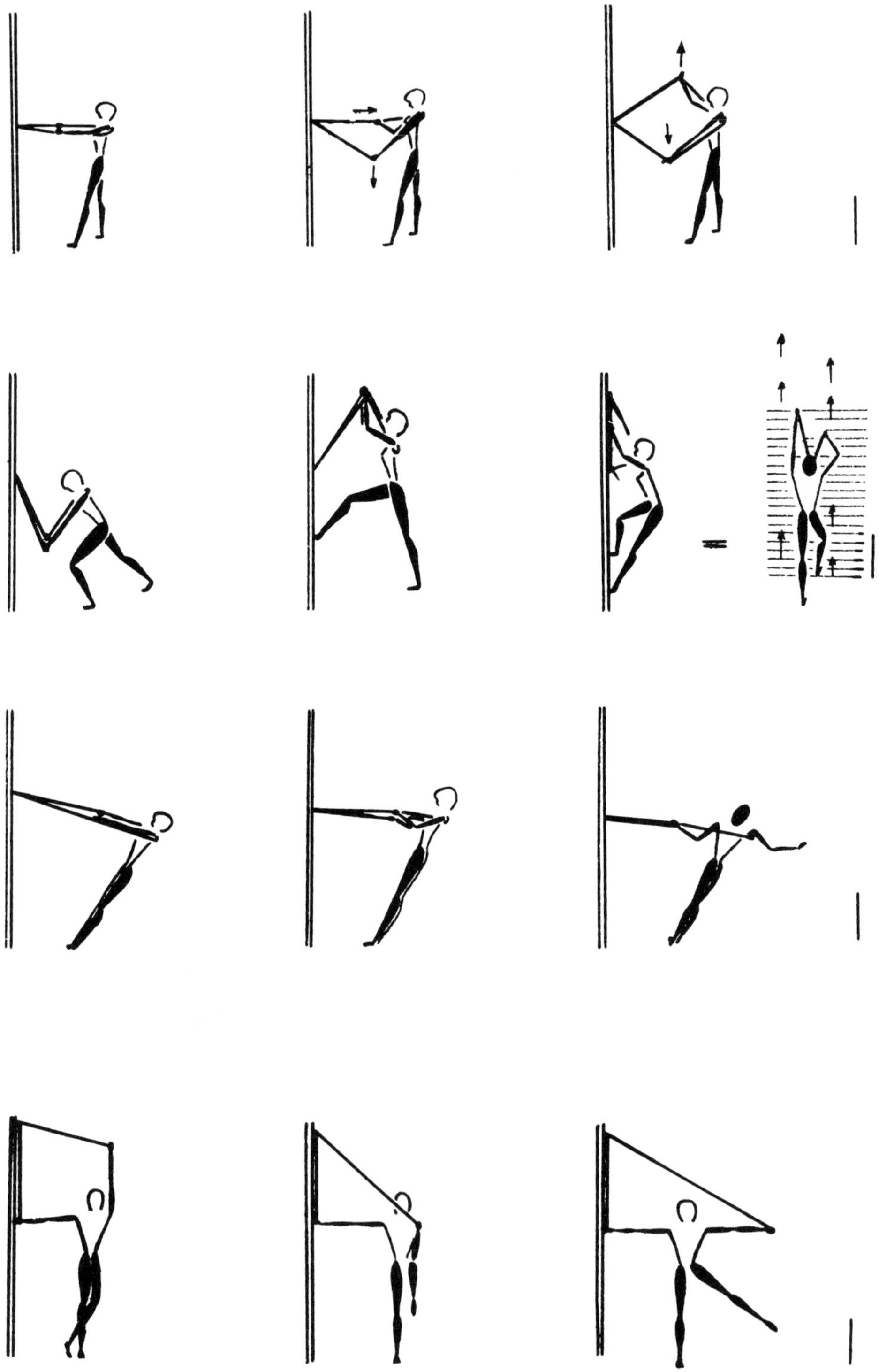

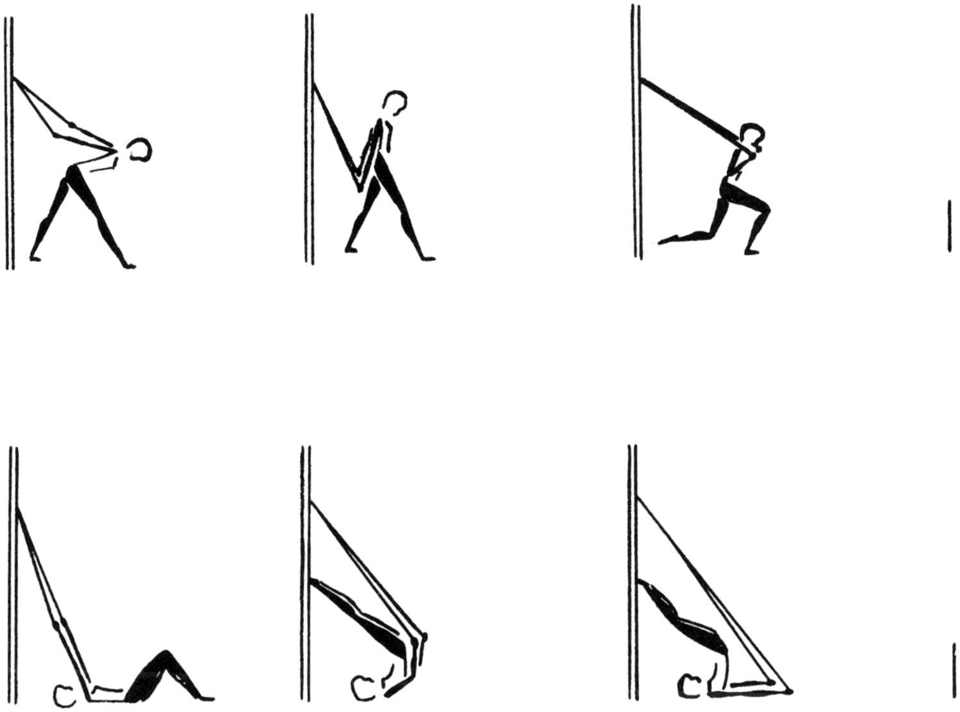

2 Gummischläuche

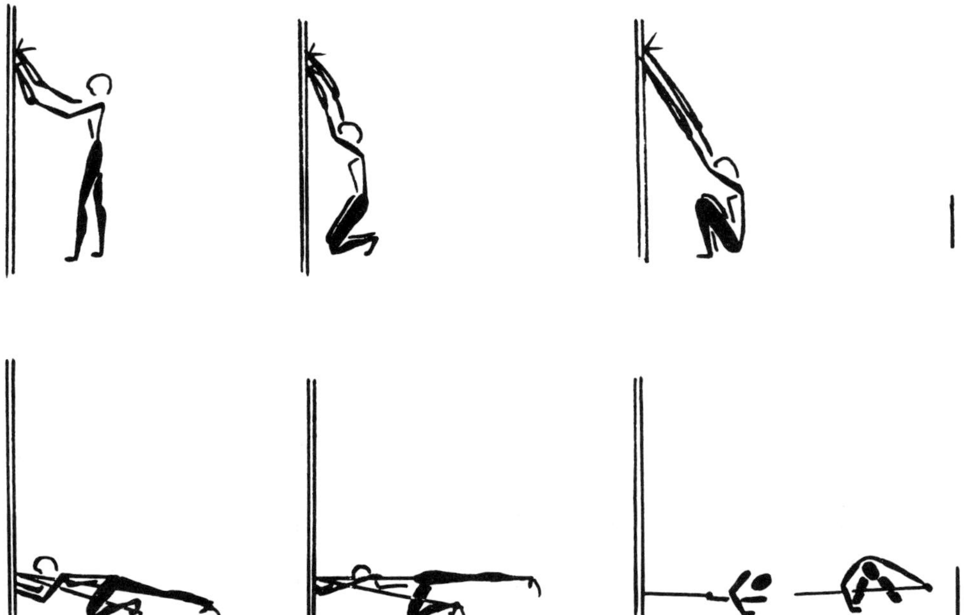

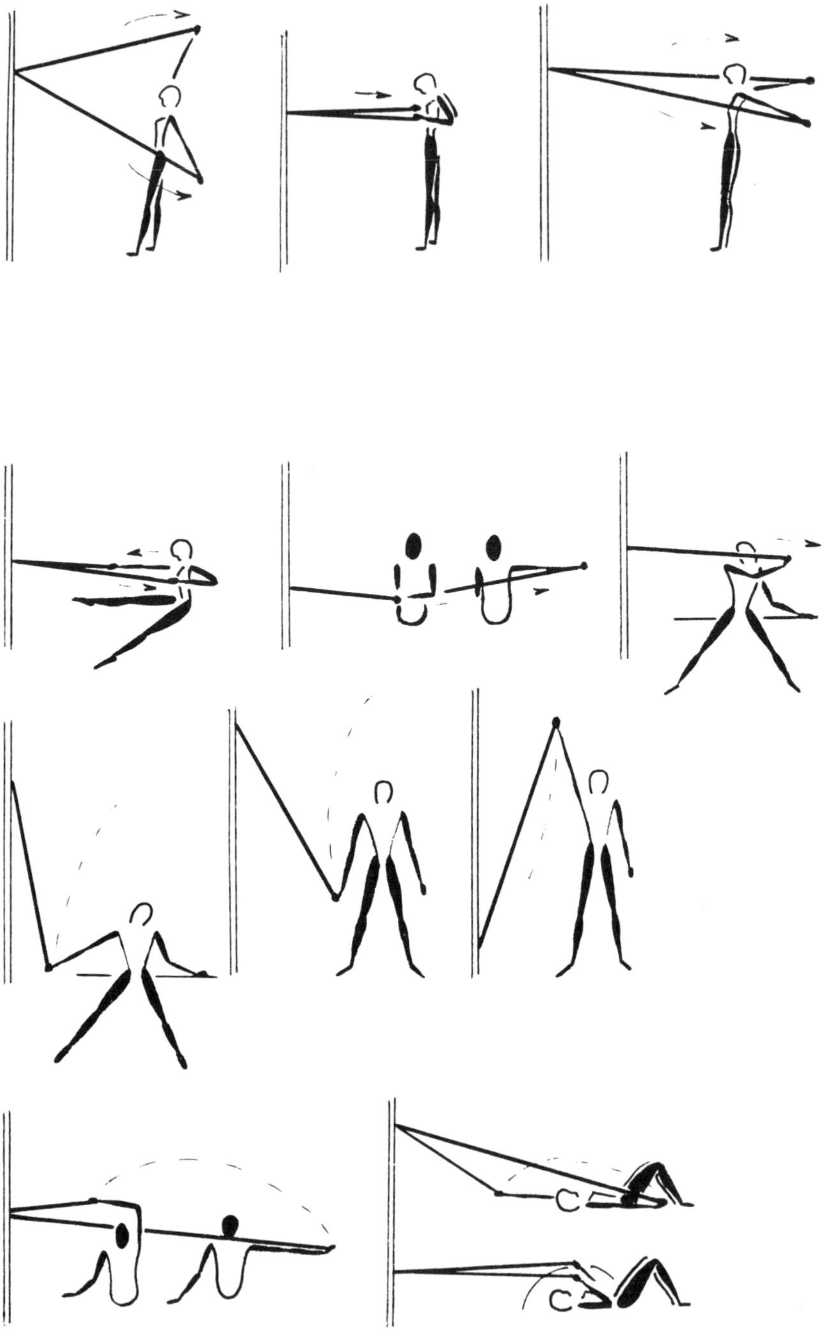

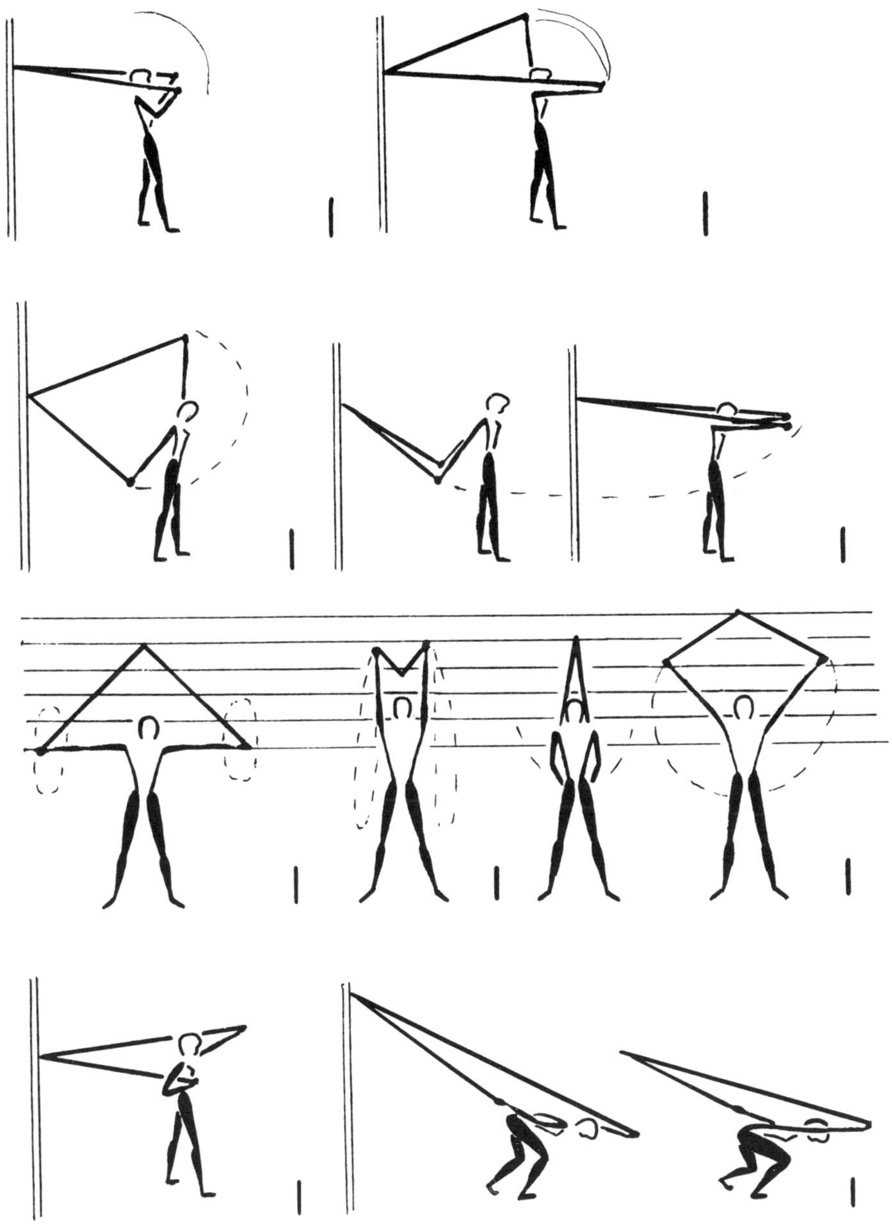

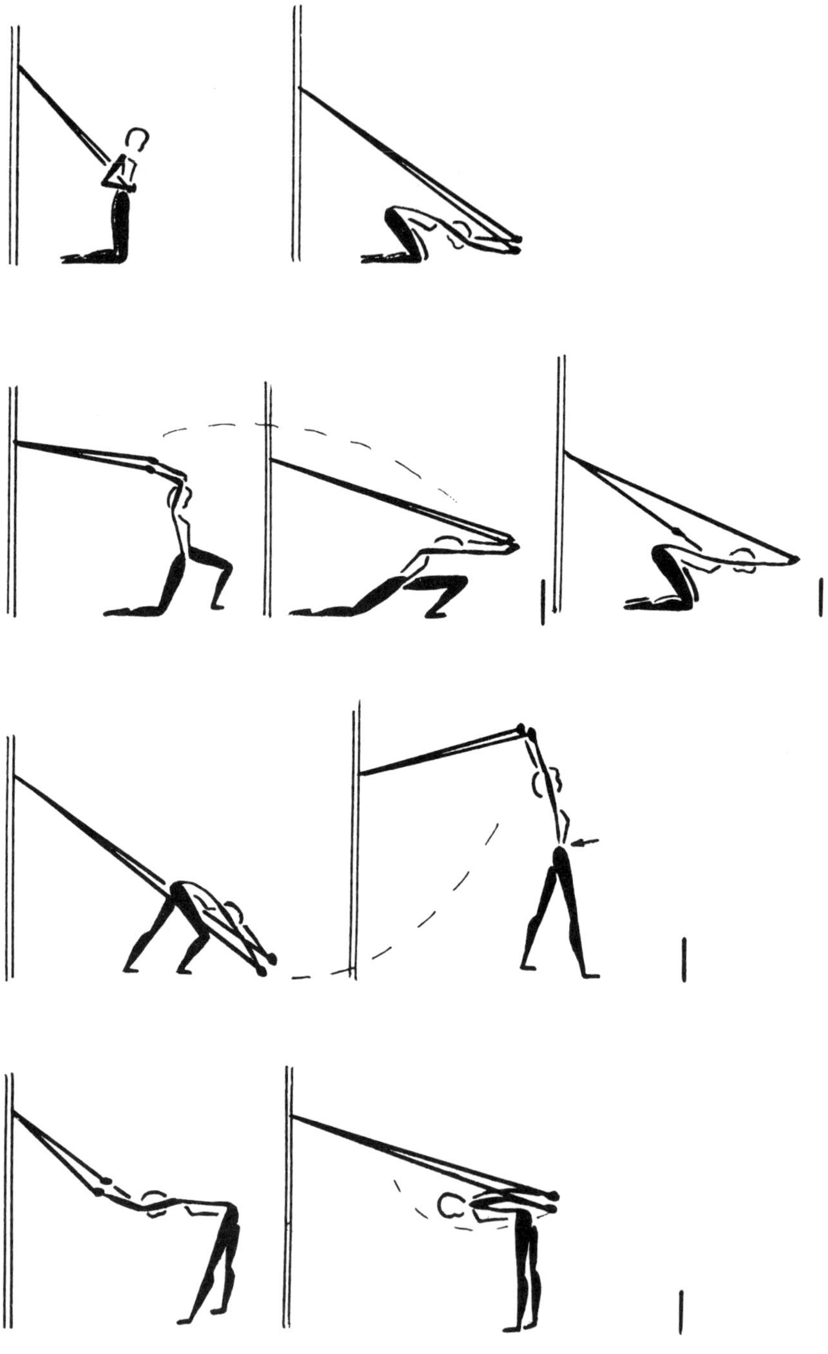

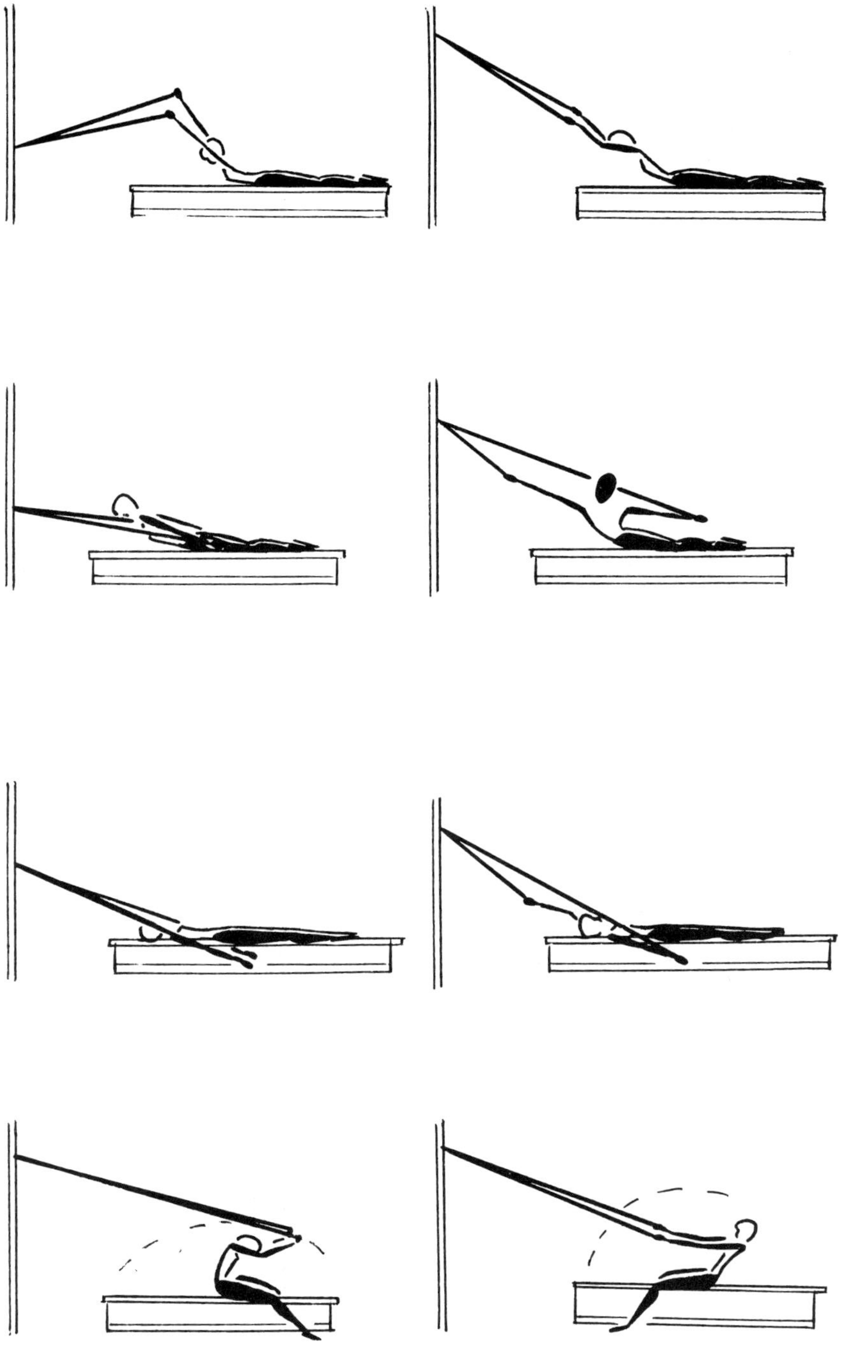

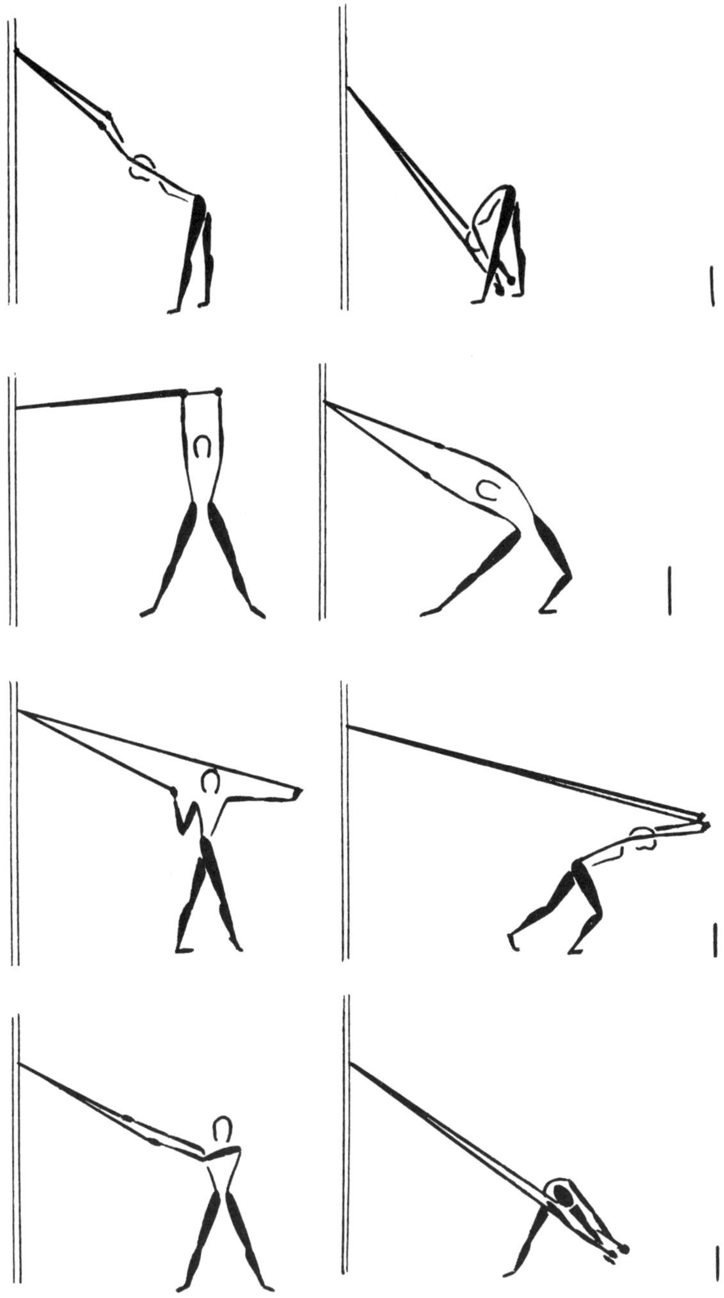

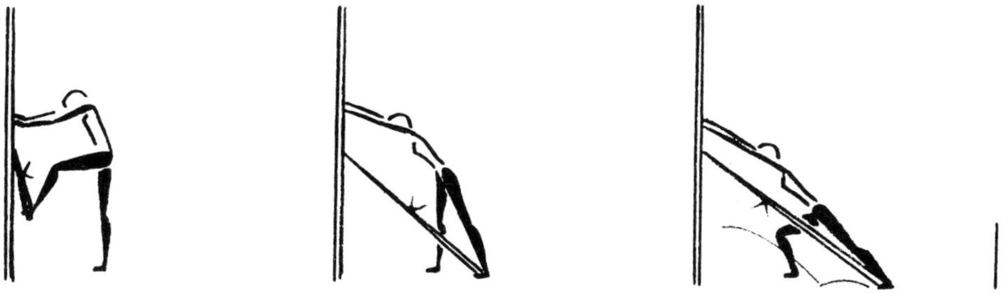

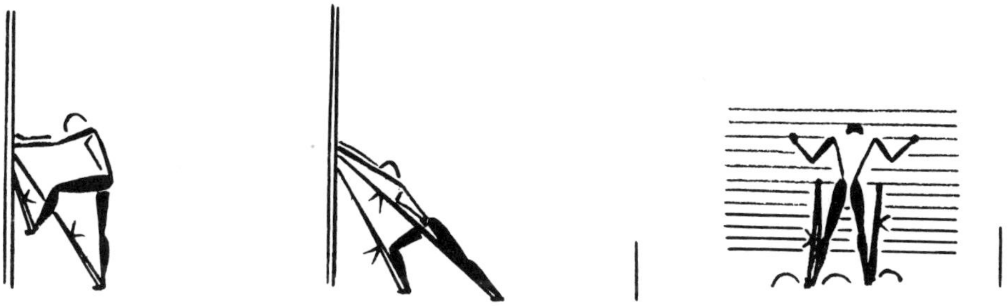

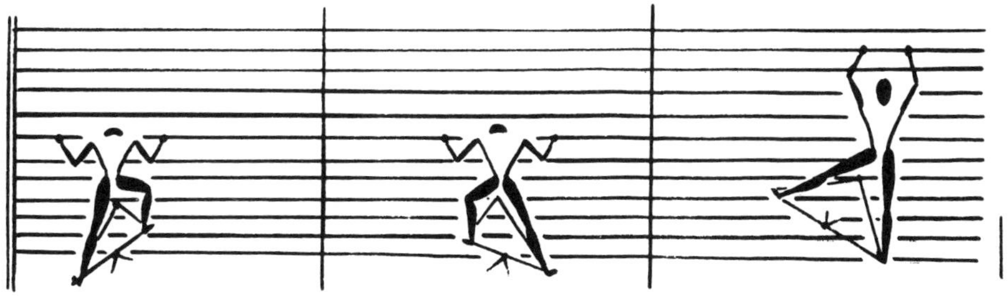

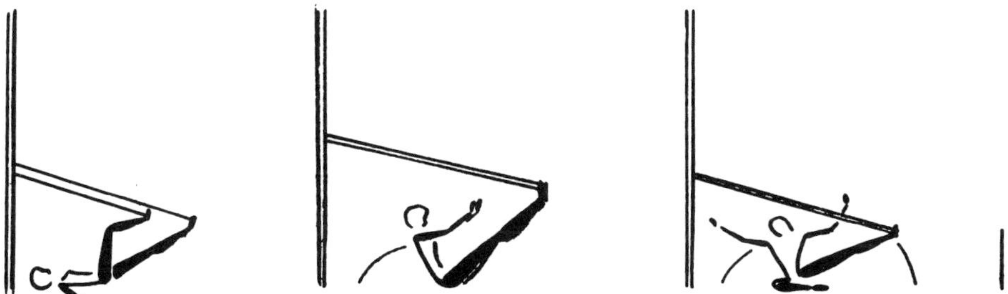

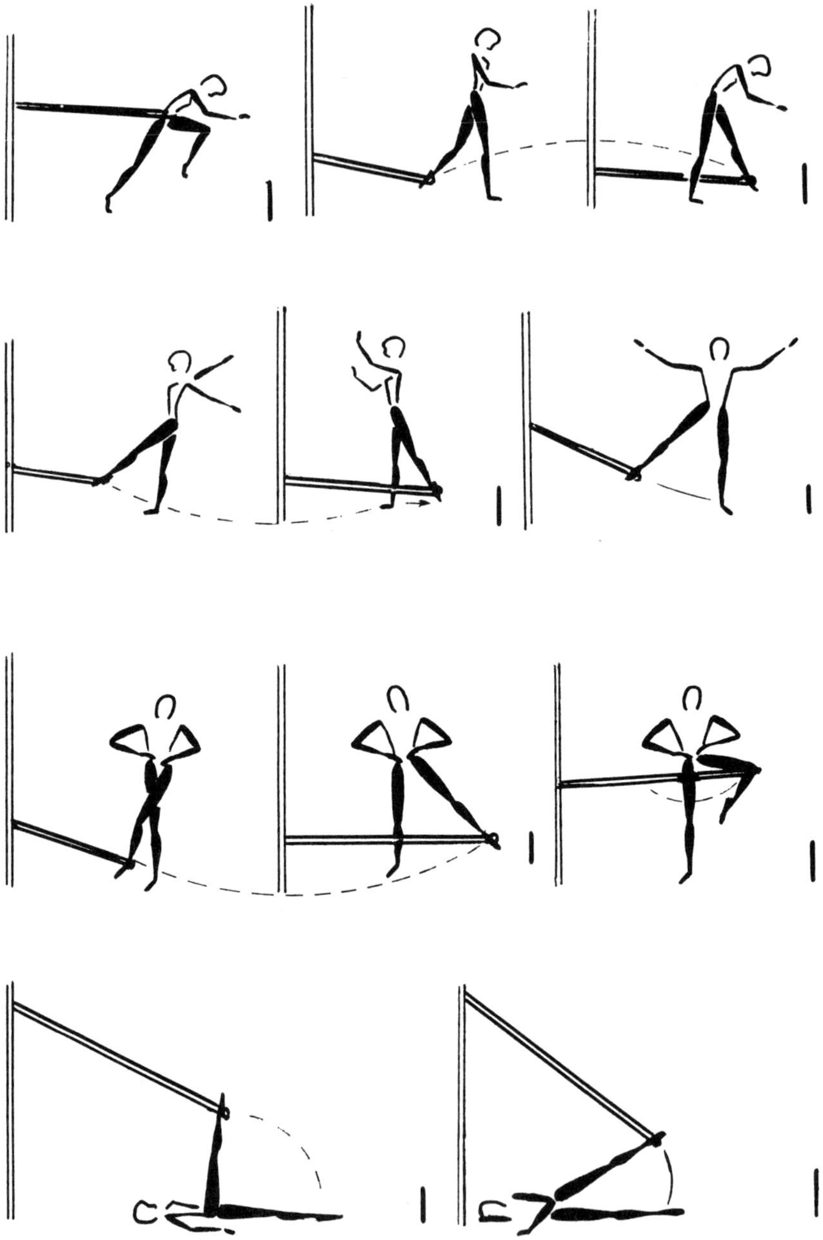

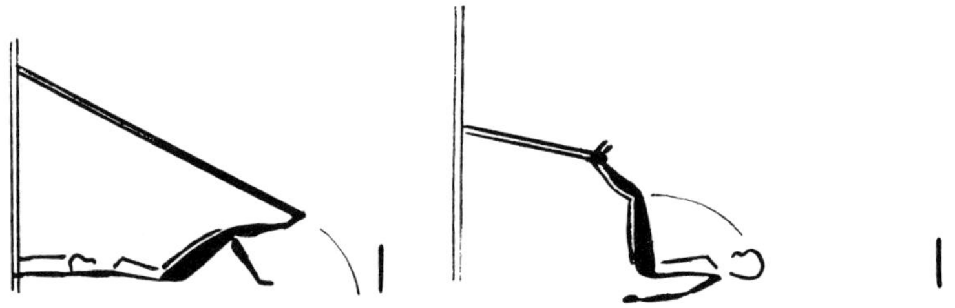

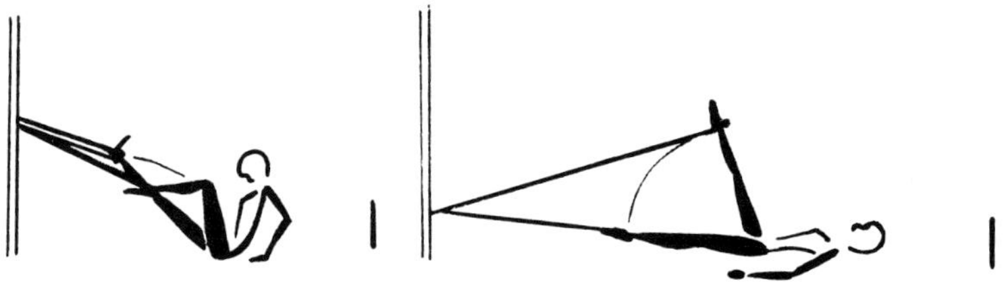

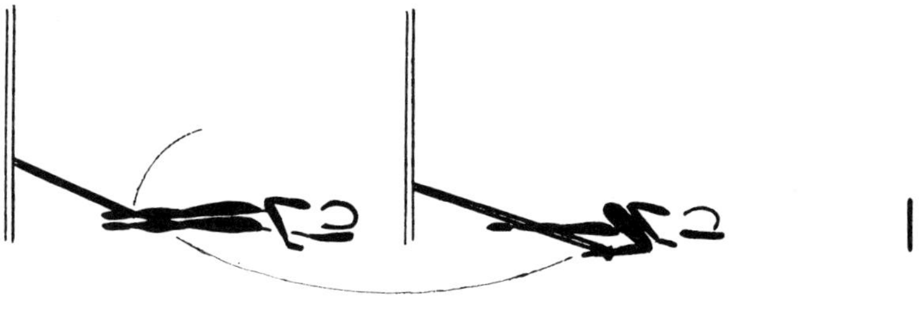

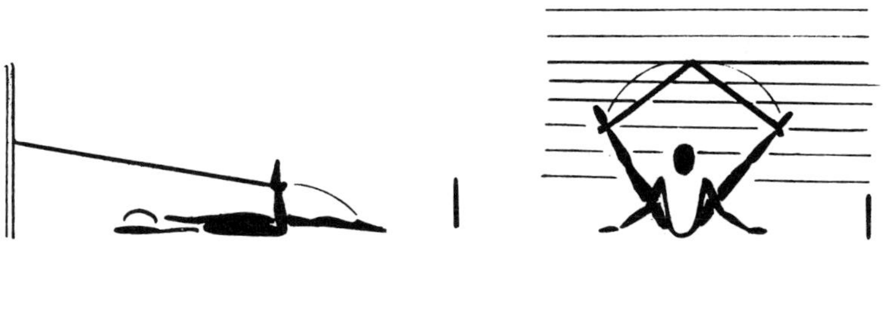

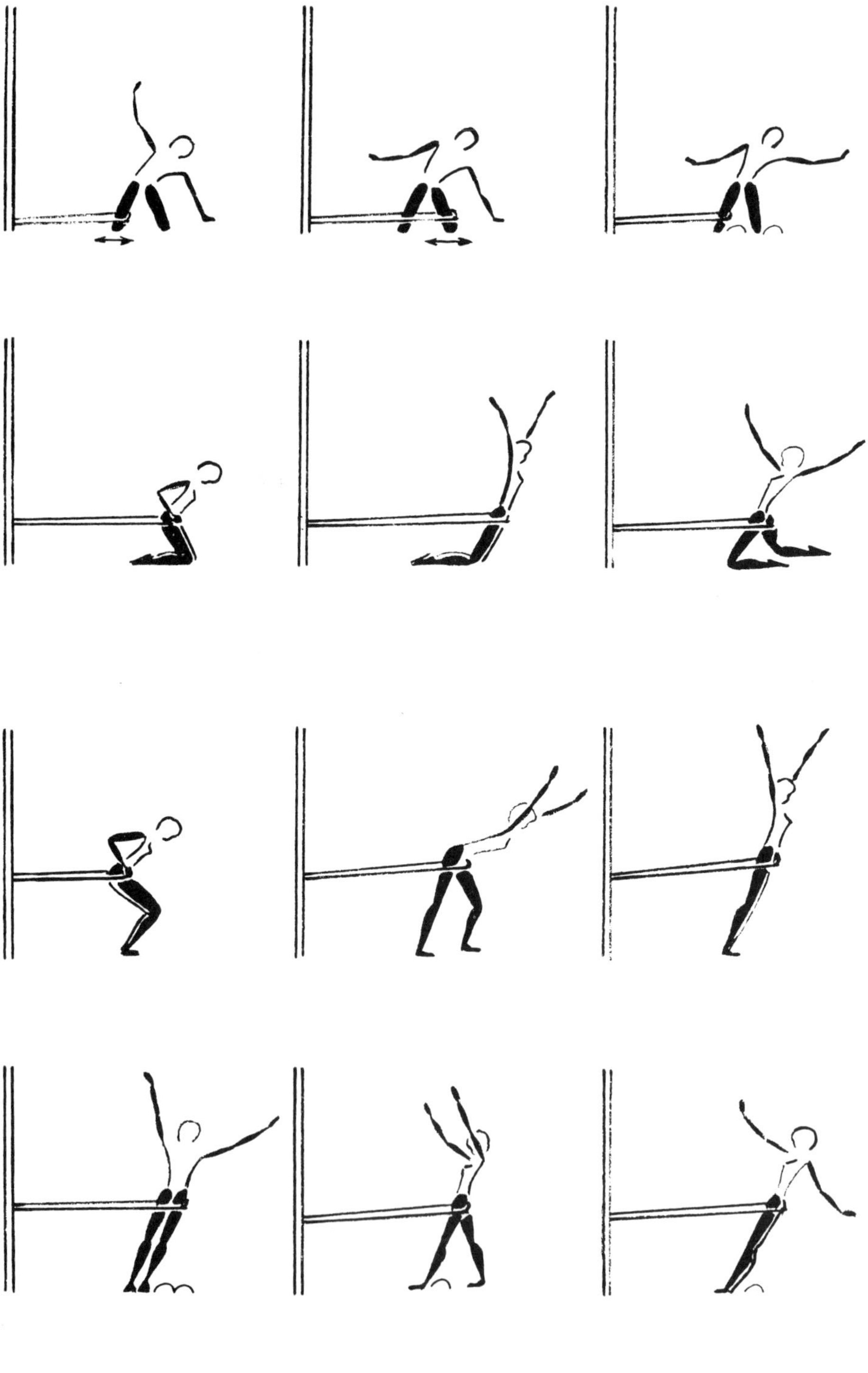

Sprossenwand

Die Sprossenwand ist ein schwedisches Turngerät, das zu den typischen Turngeräten der schwedischen konstruktiven Gymnastik gehört.
Dieses Gerät hat sich wegen den geringen Raumansprüchen und wegen den spezifischen Eigenschaften, die eine breite Anwendung ermöglichen, verbreitet.
Es ist schade, daß nur wenige Turnsäle mit einer ausreichenden Zahl dieser Sprossenwände ausgestattet sind. Eine oder zwei Sprossenwände lassen es organisatorisch nicht zu, dieses gute Gerät für das Gruppenturnen häufig anzuwenden.
Dichte Sprossenanordnung ist von Vorteil, daß sie das Halten in der richtigen Höhe, entsprechend der Körpergröße ermöglicht.
Das Turnen an der Sprossenwand hat einen großen physiologischen Wert, da es ein universales und ergiebiges Durchbewegen des ganzen Körpers erlaubt. Je nach Übung wird das Bewegungsausmaß der Gelenke und der Wirbelsäule verbessert, und die Muskulatur gekräftigt.
Die Sprossenwand läßt sich gut zur Haltungsschulung, sowie zur Dehnung in der Körperachse anwenden.
Hang an der Sprossenwand:
Zum Hängen dient die oberste Sprosse, die etwas nach vorne und in größerem Abstand von den anderen steht. Die Hände sollen diese Sprosse so umfassen, daß der Daumen von unten und die Finger von oben greifen.

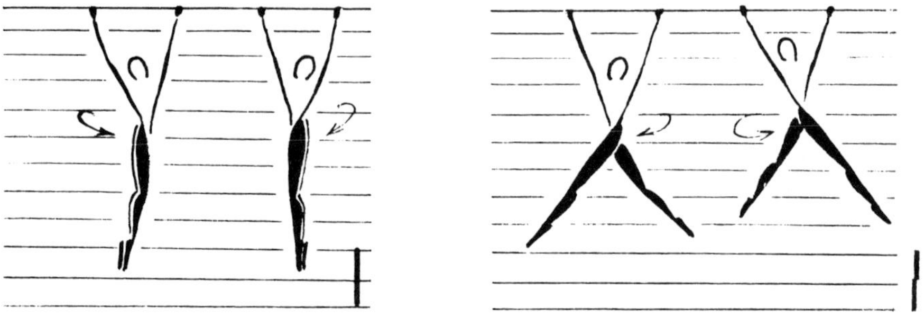

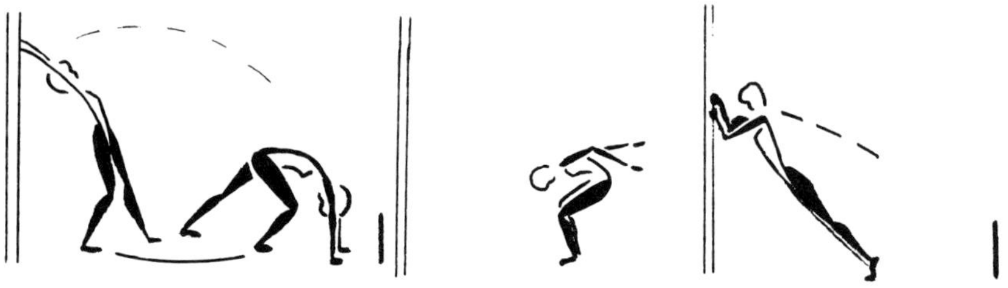

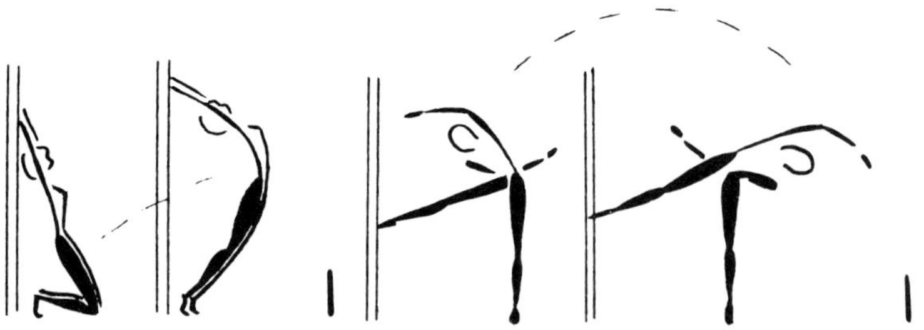

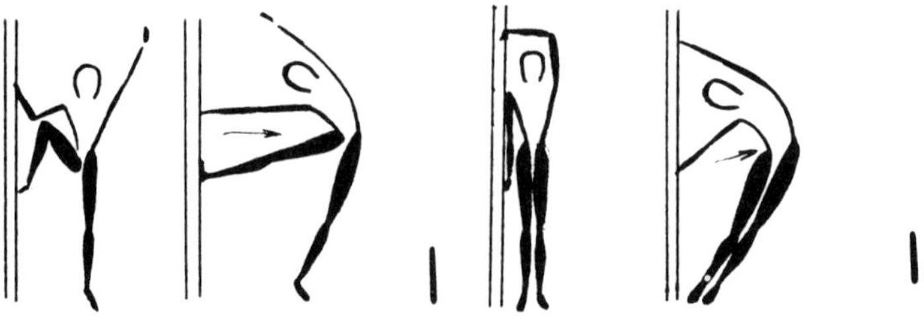

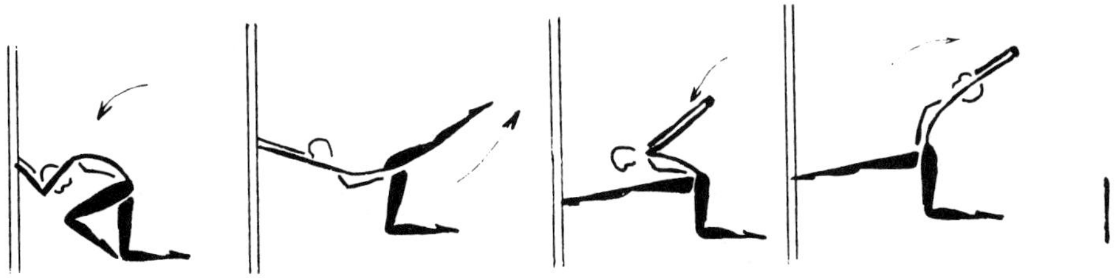

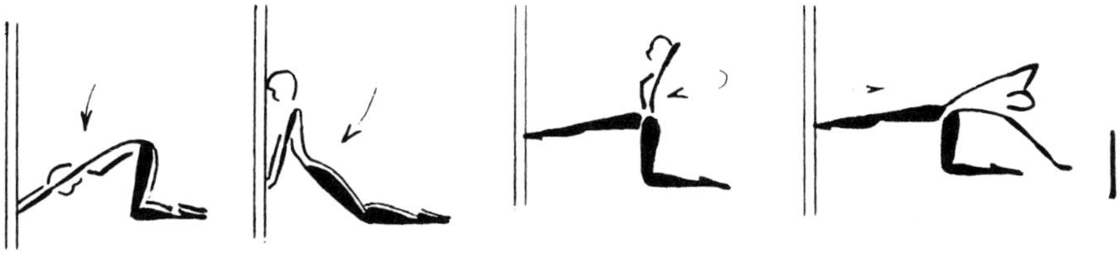

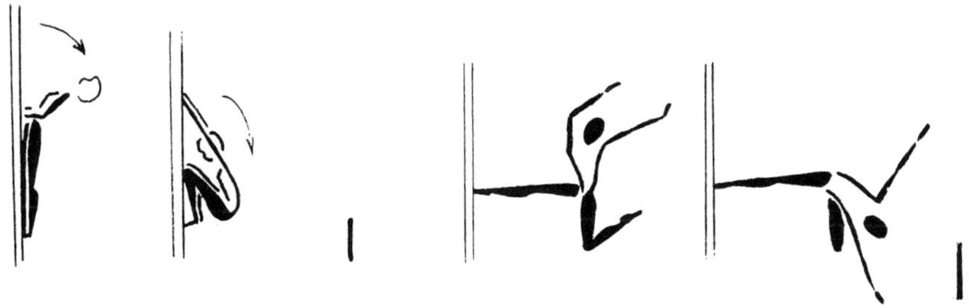

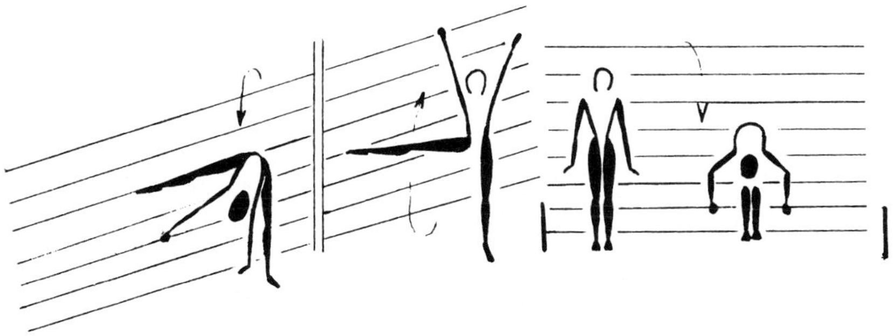

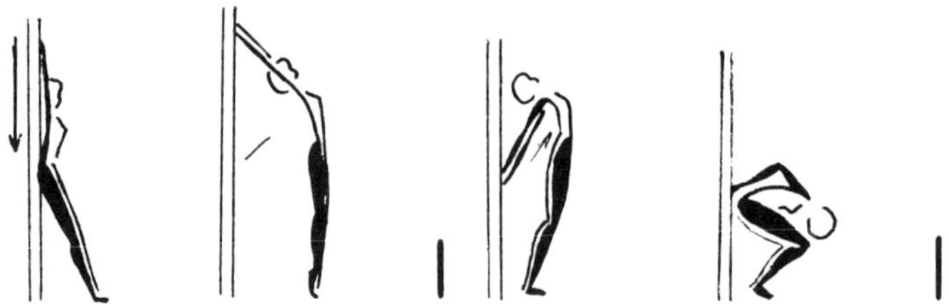

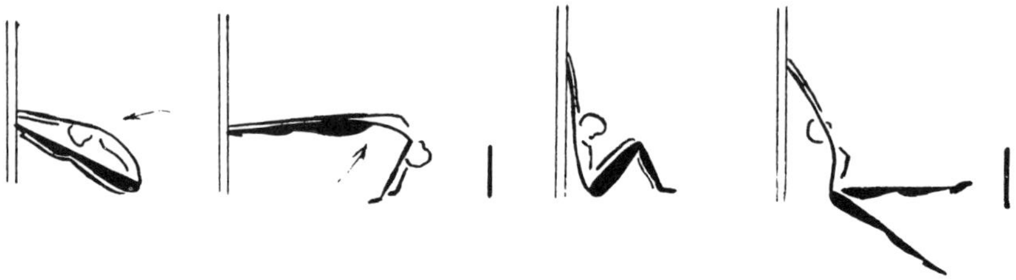

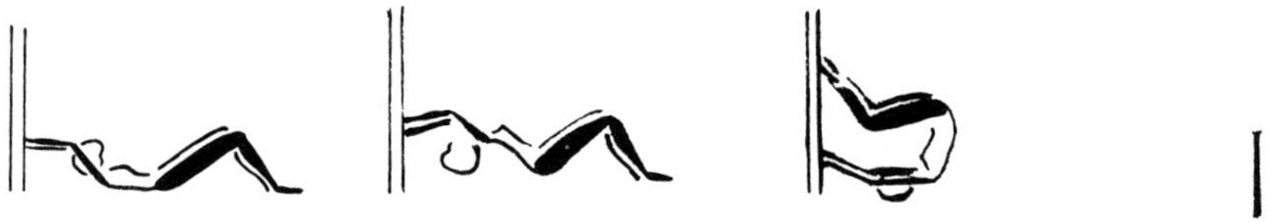

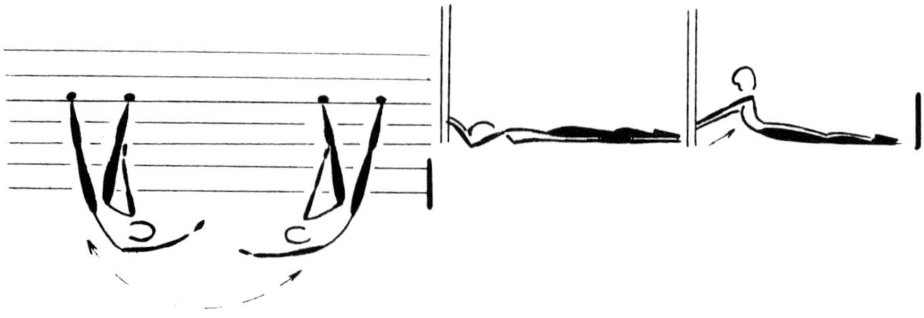

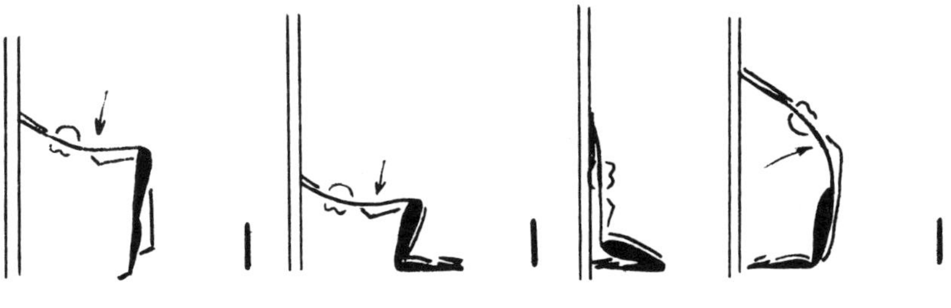

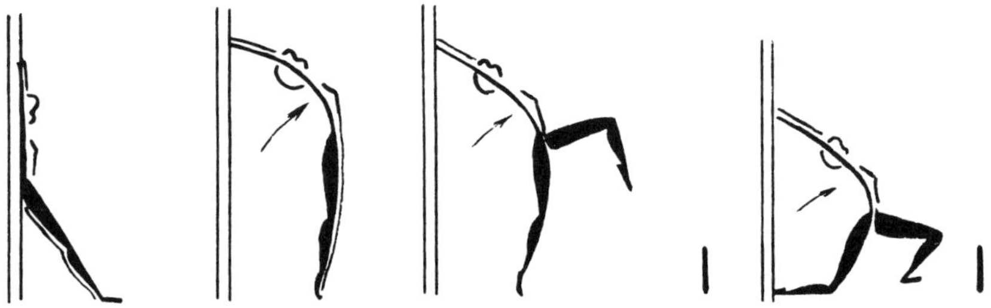

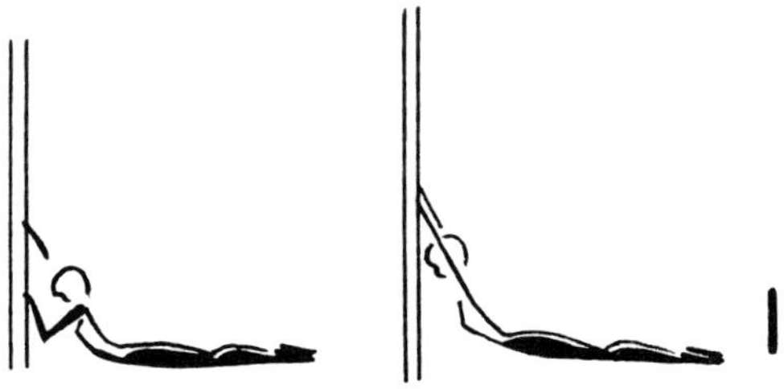

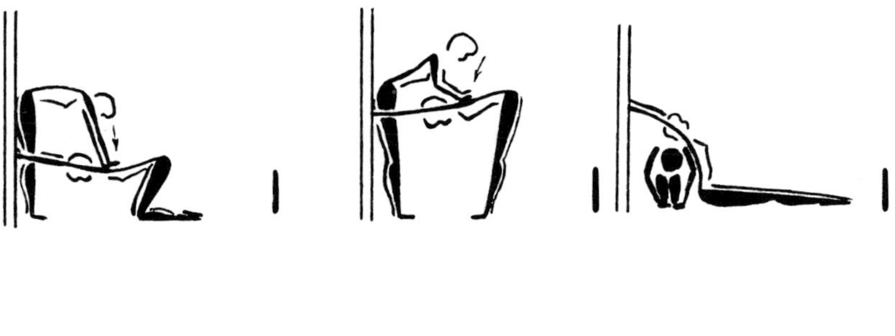

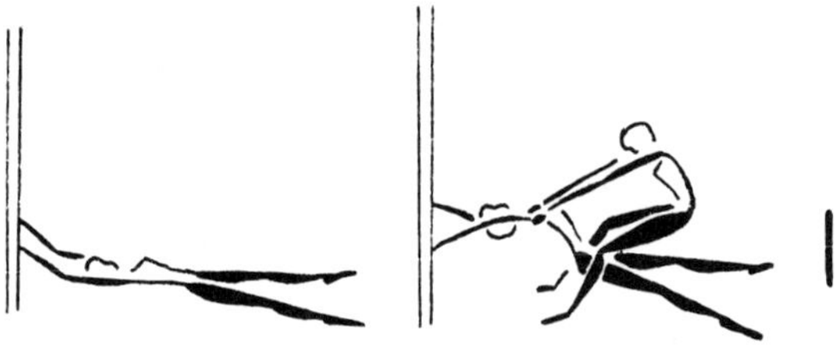

Rückenlage

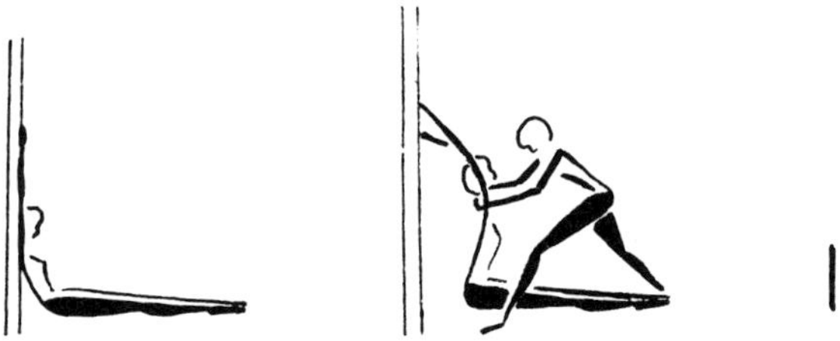

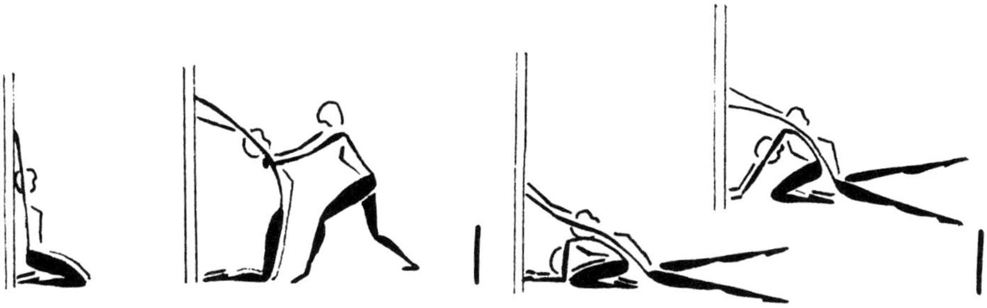

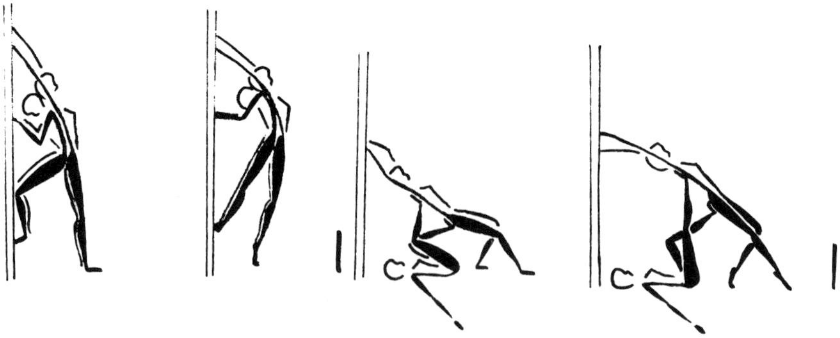

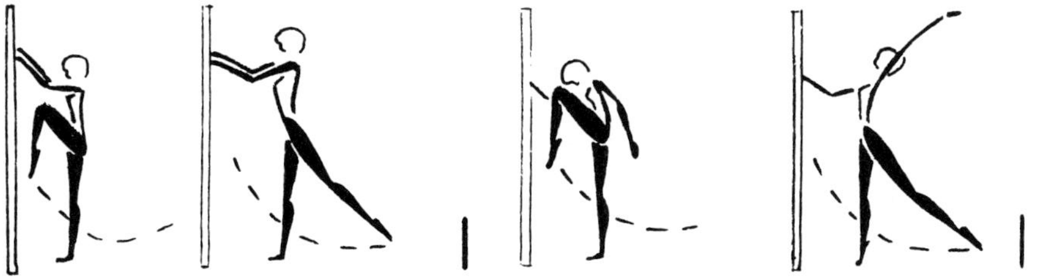

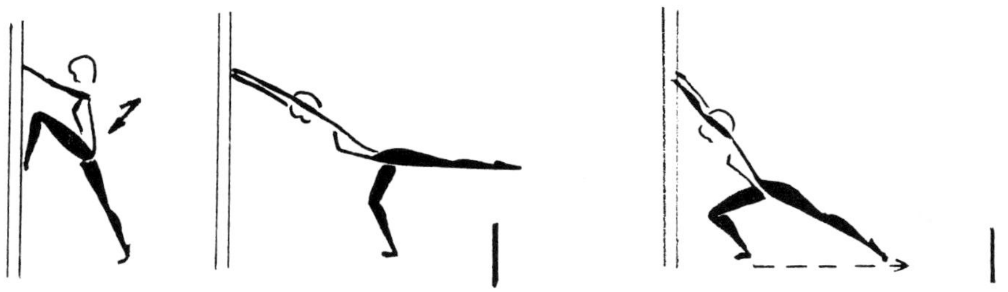

Fuß gleitet auf dem Boden

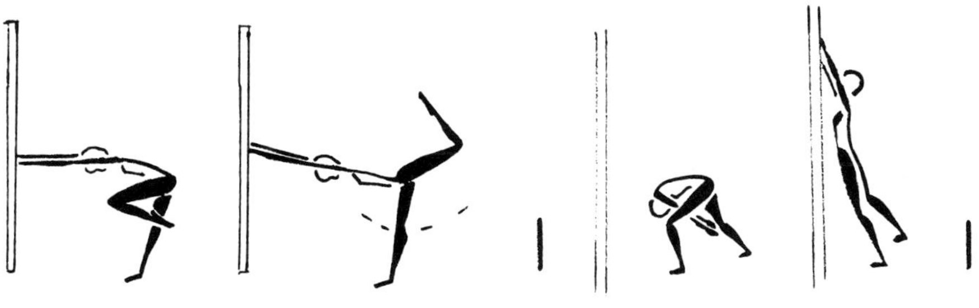

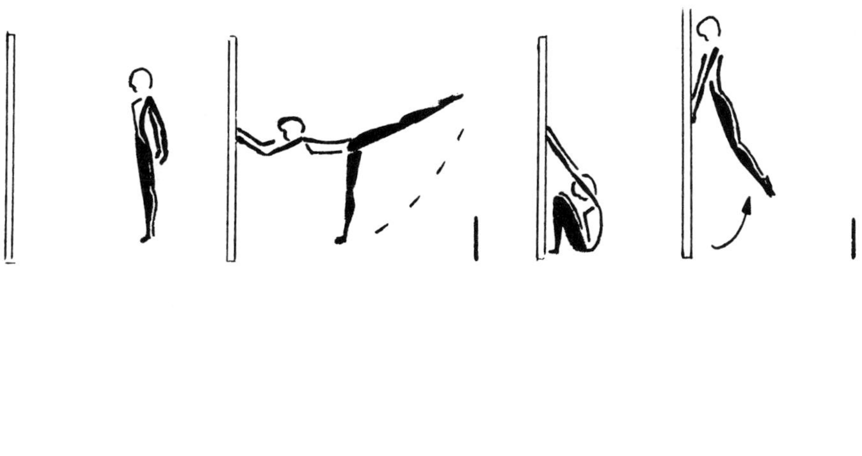

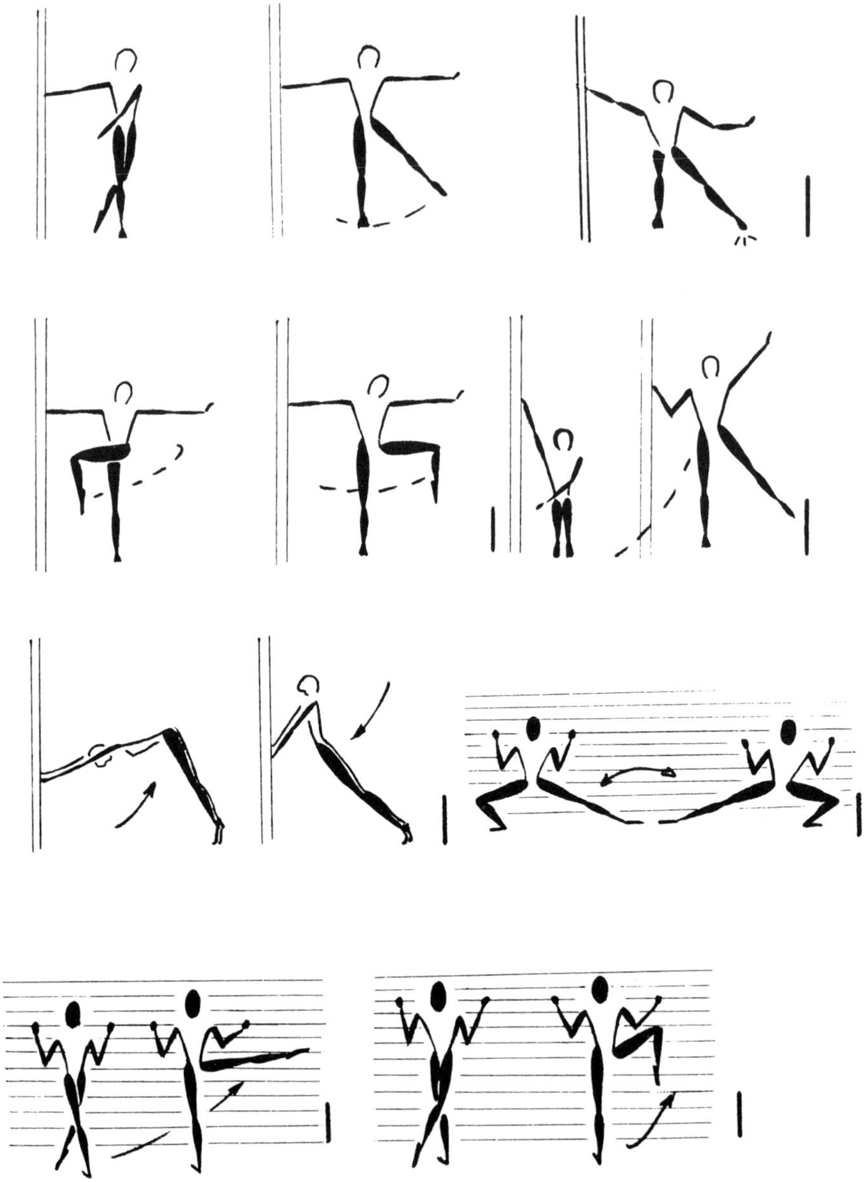

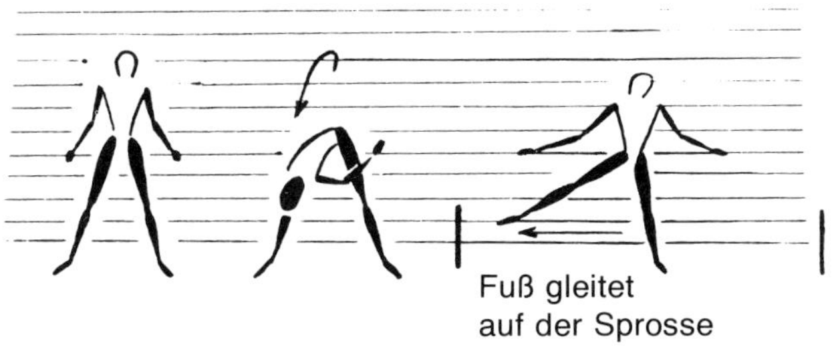
Fuß gleitet
auf der Sprosse

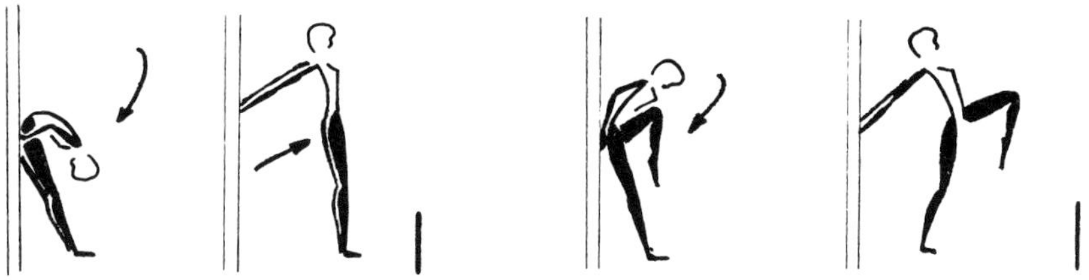

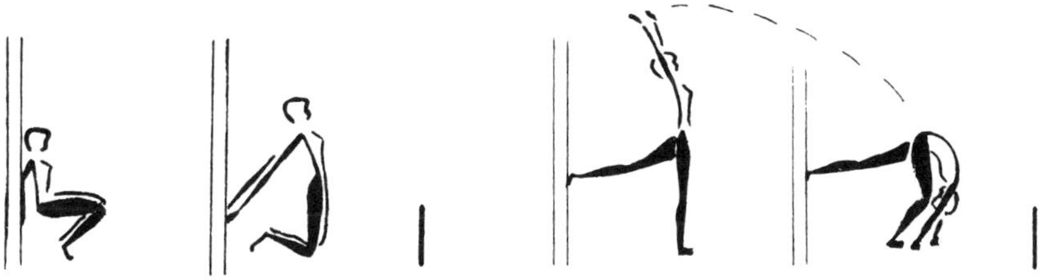

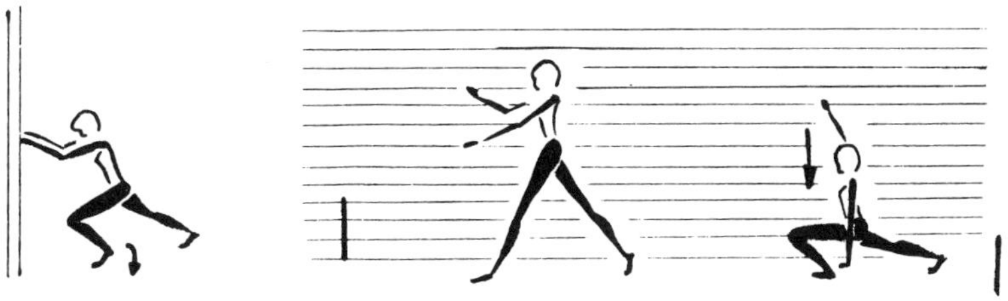

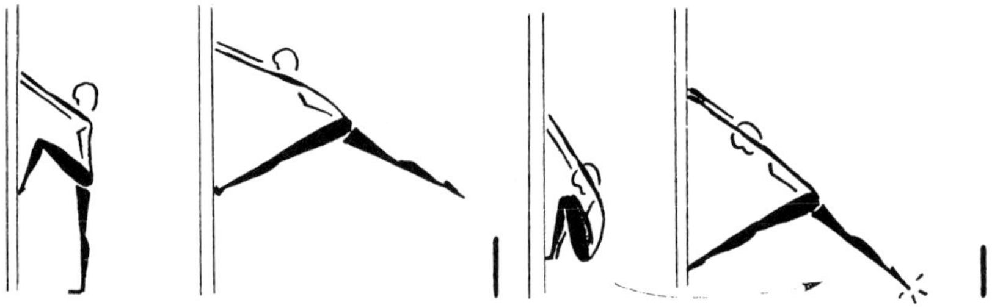

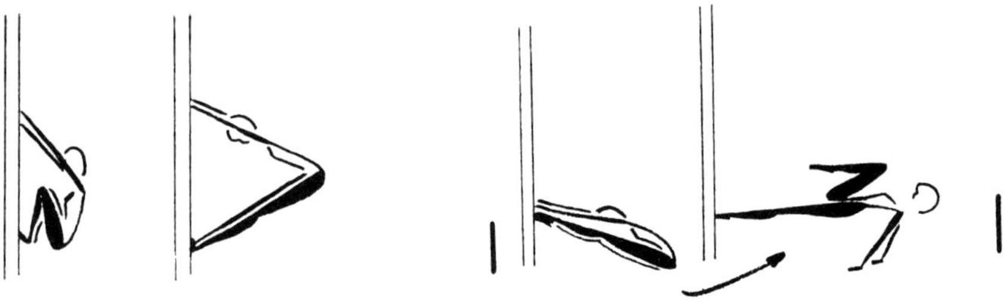

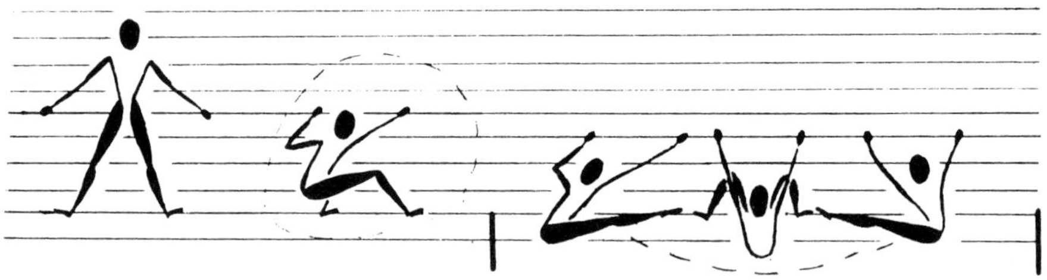

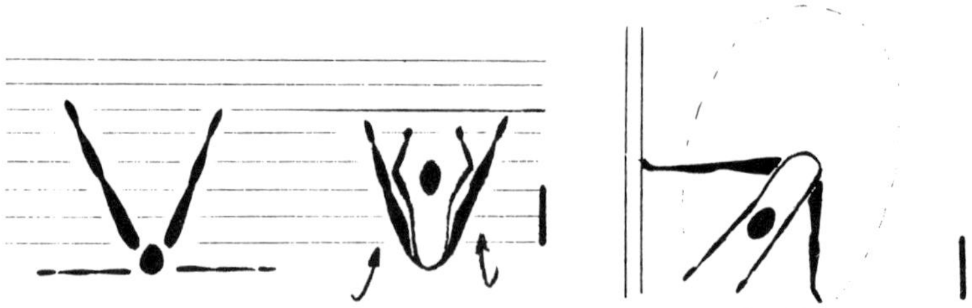

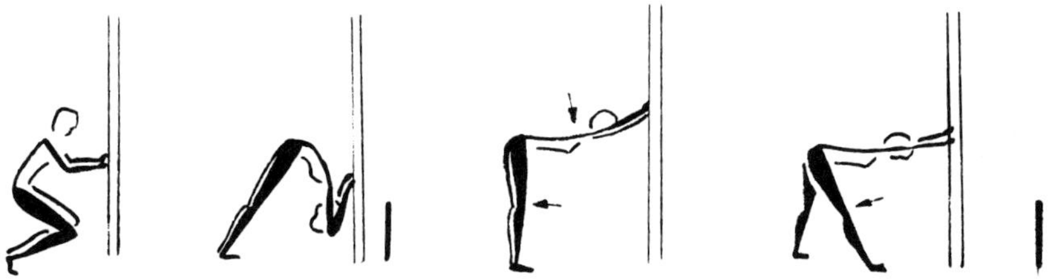

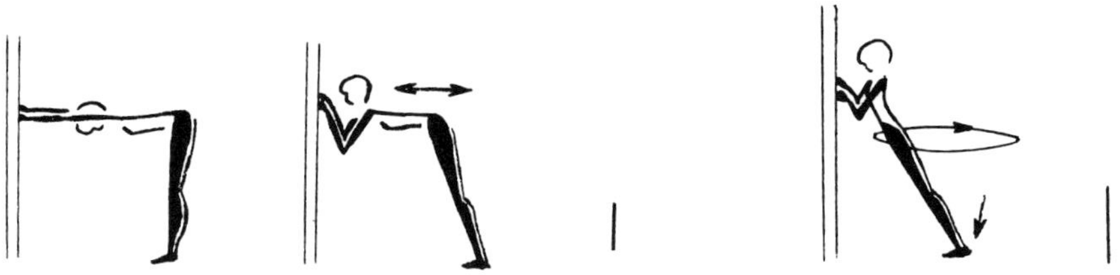

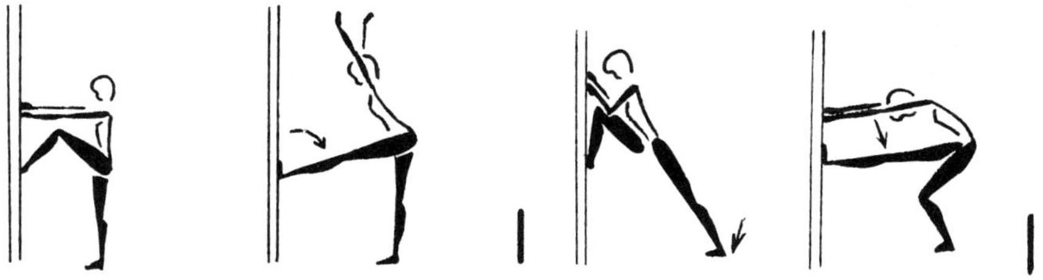

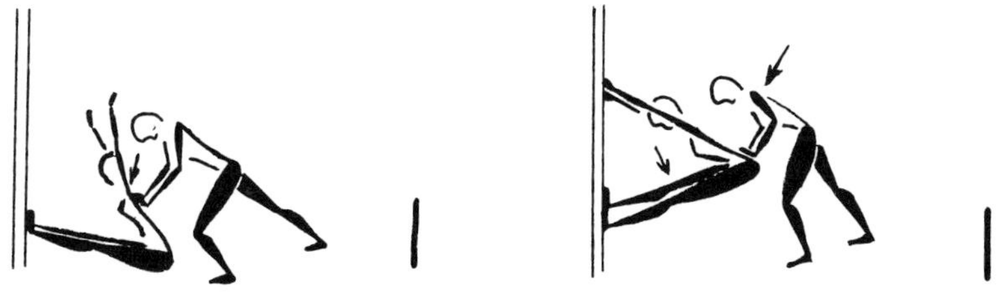

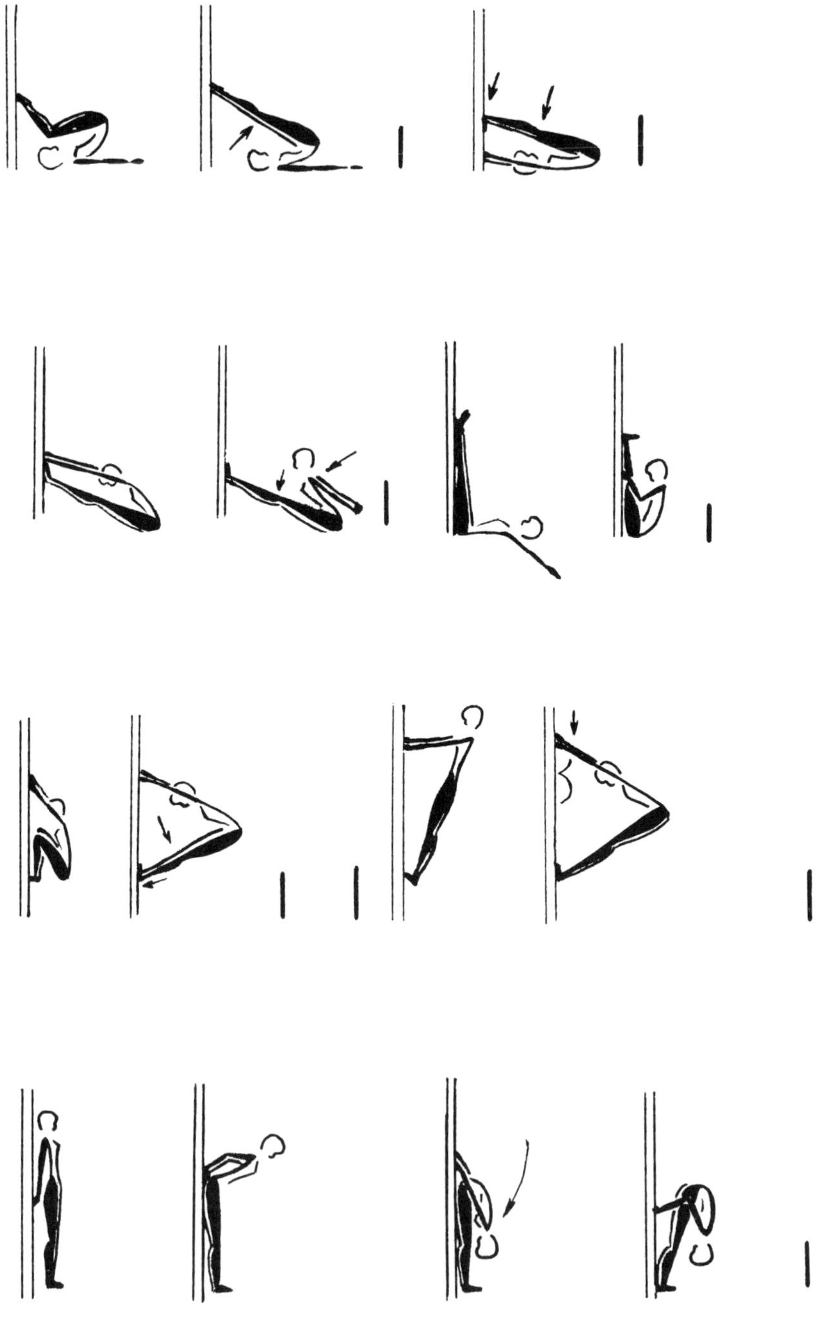

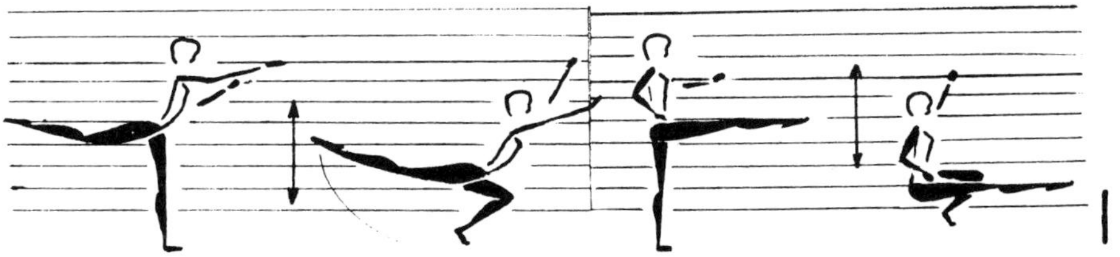

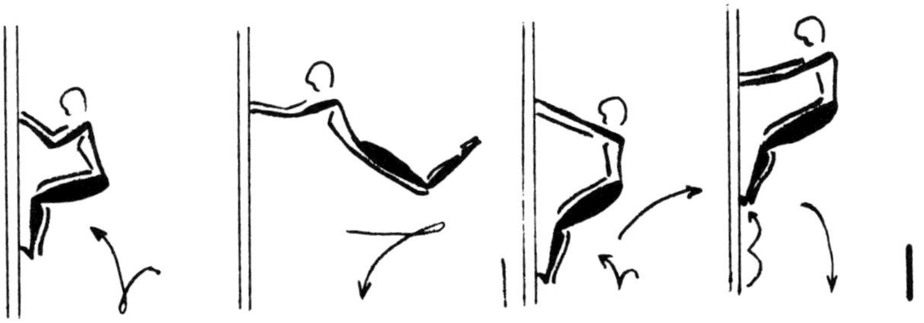

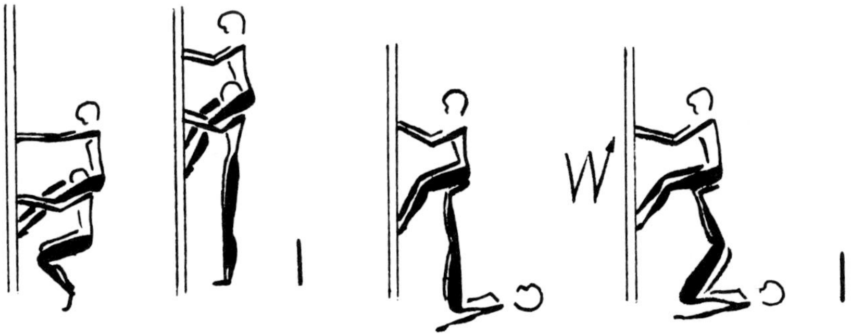
W

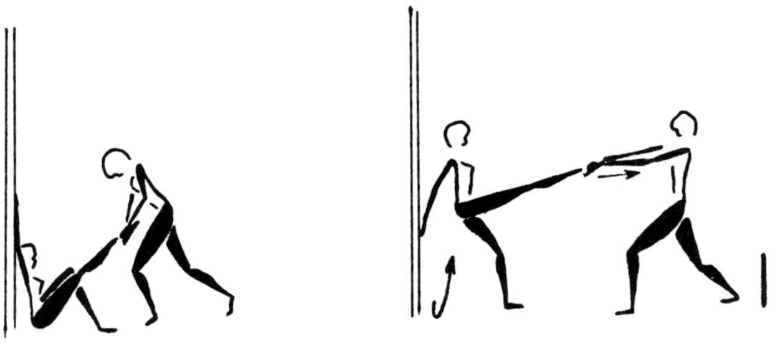

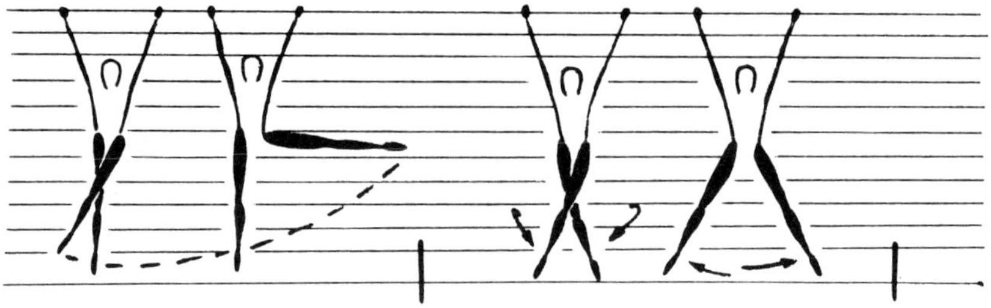

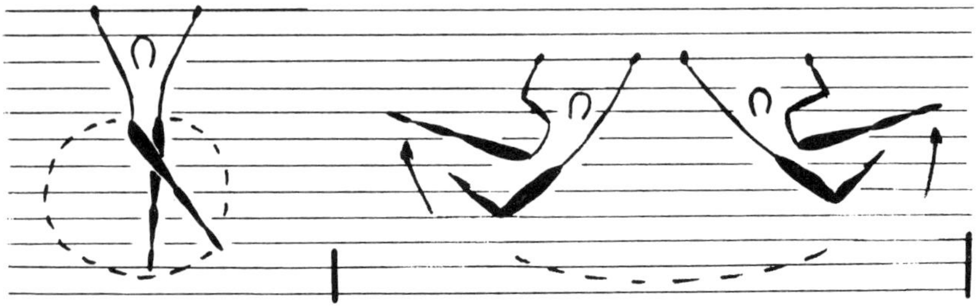

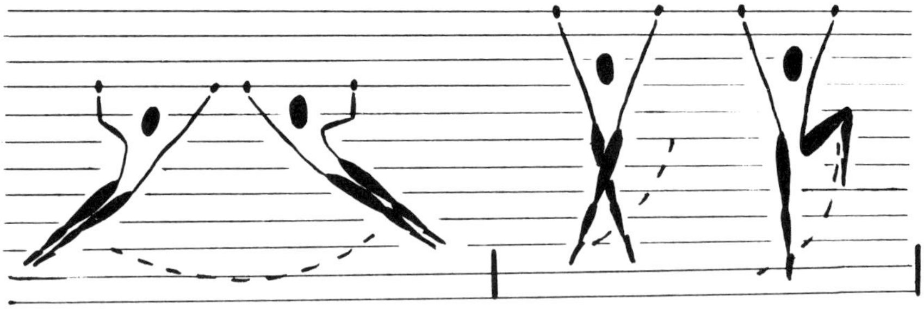

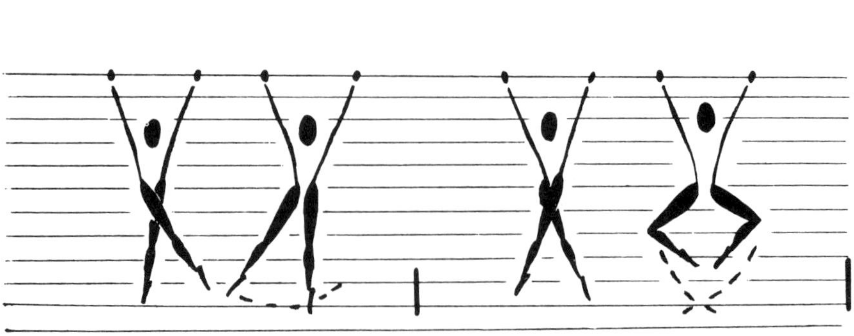

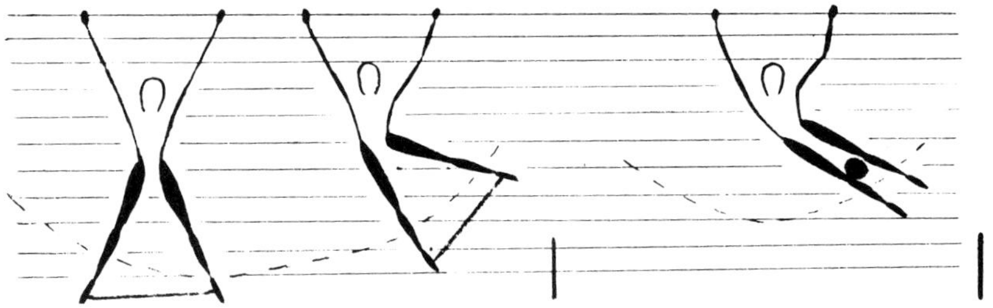

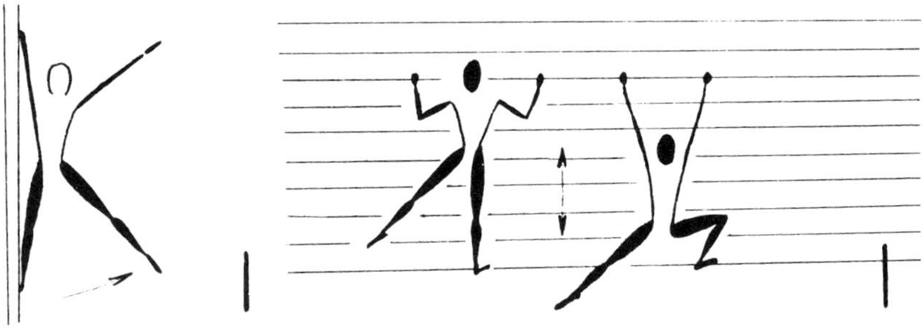

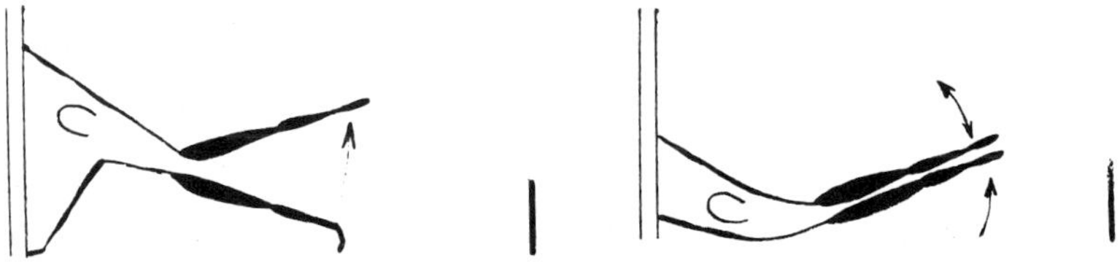

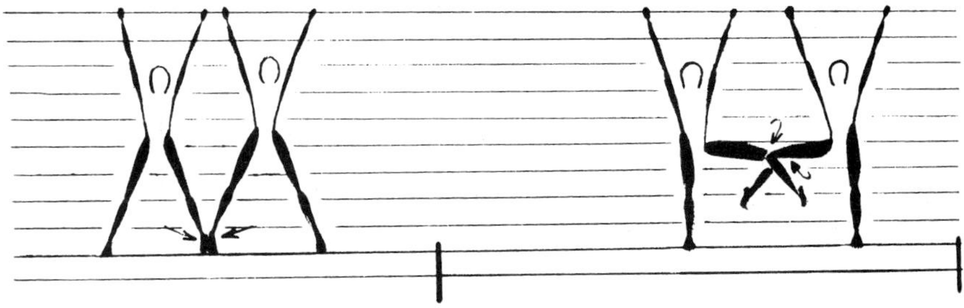

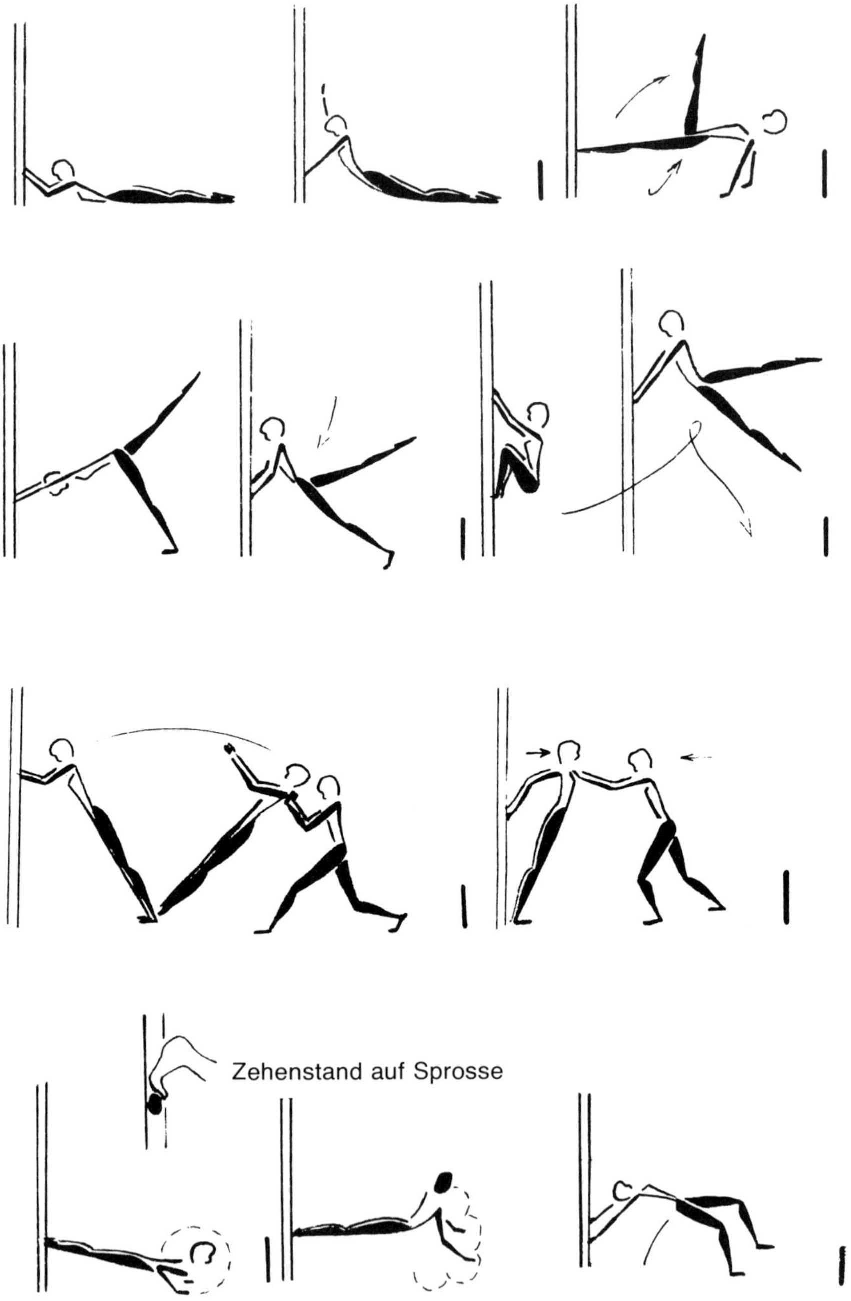
Zehenstand auf Sprosse

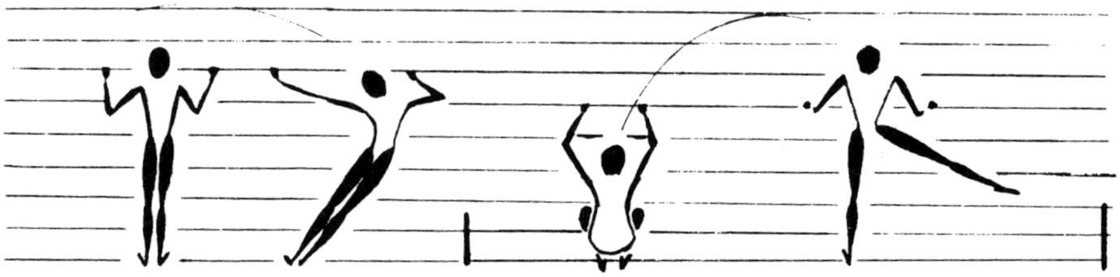

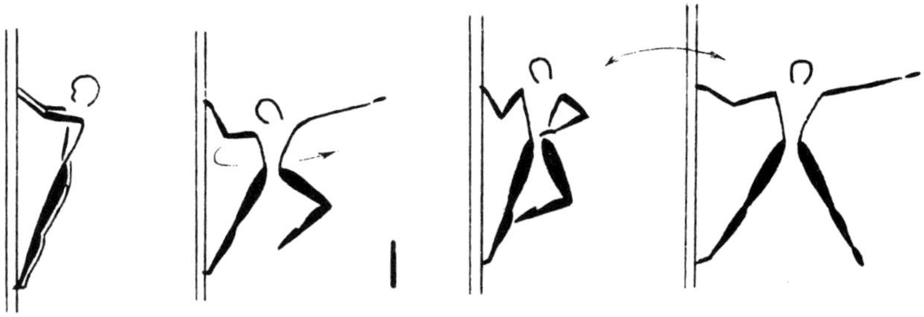

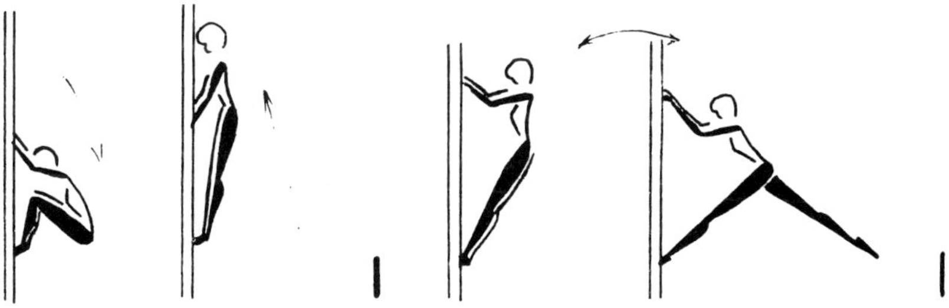

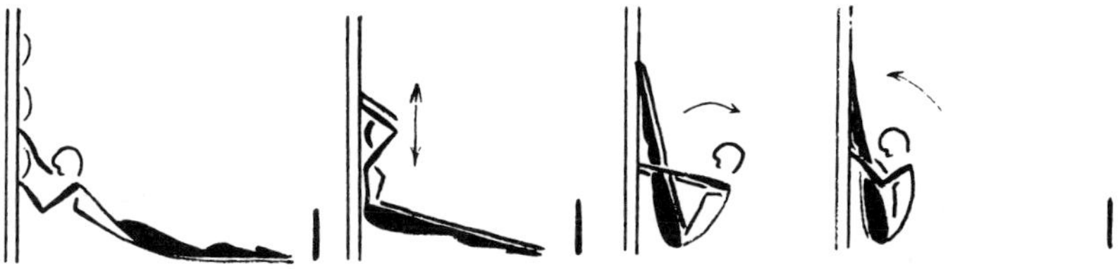

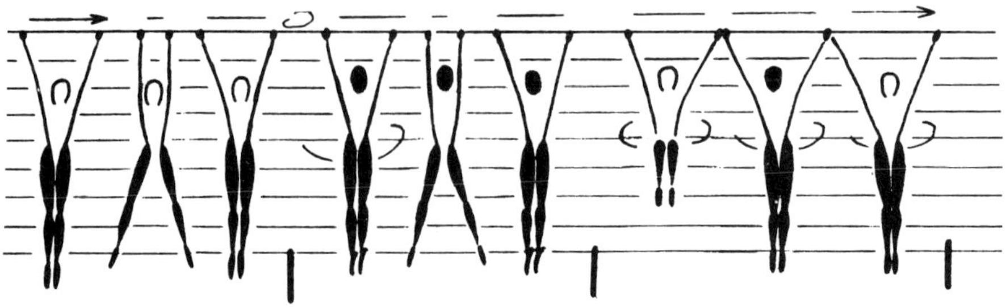

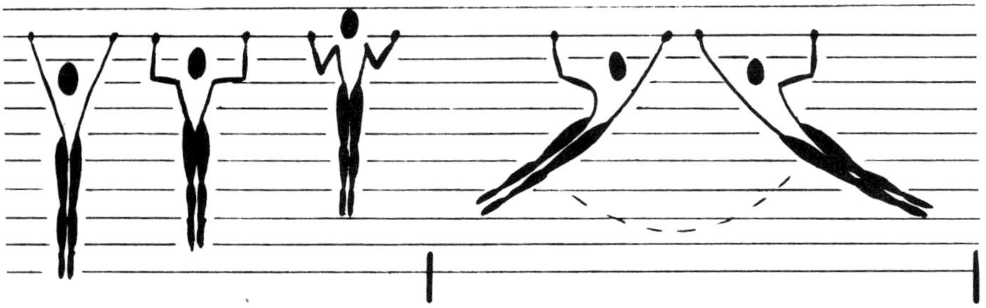

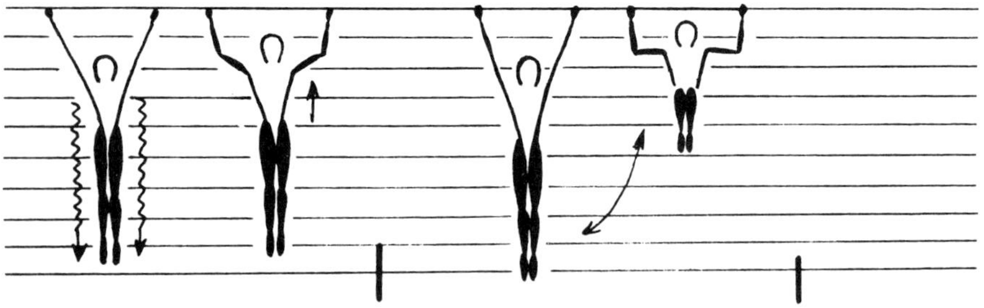

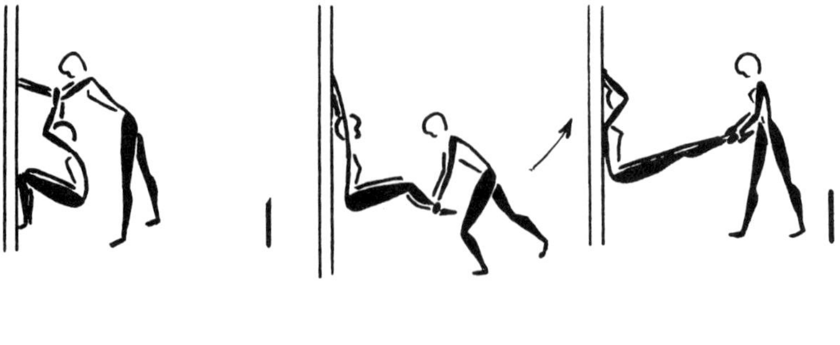

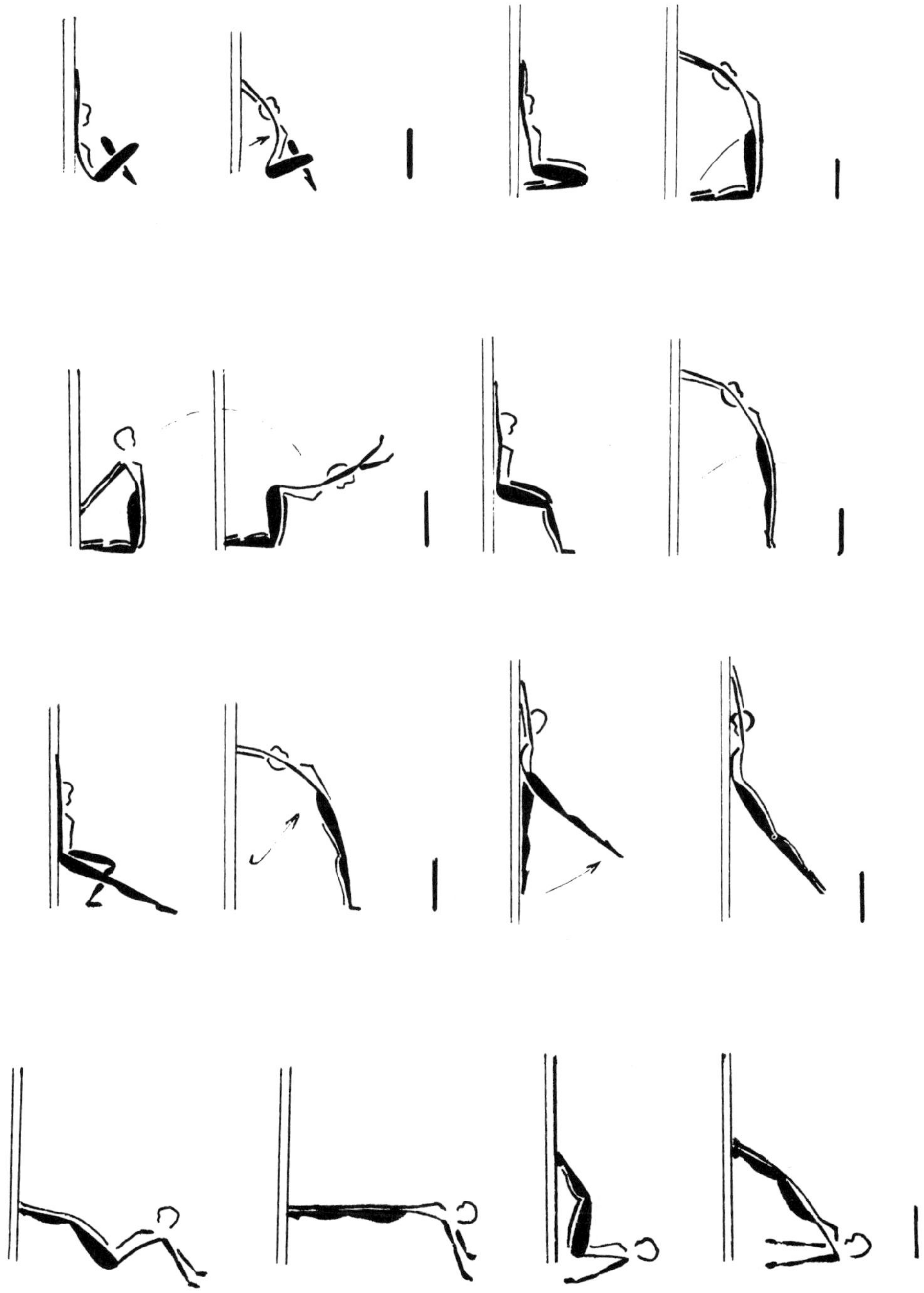

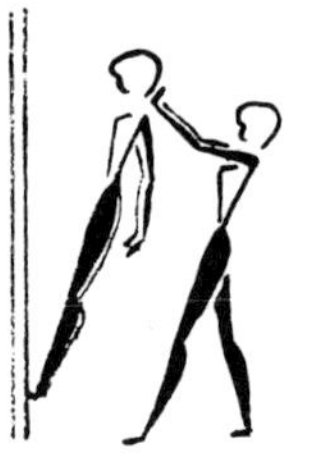

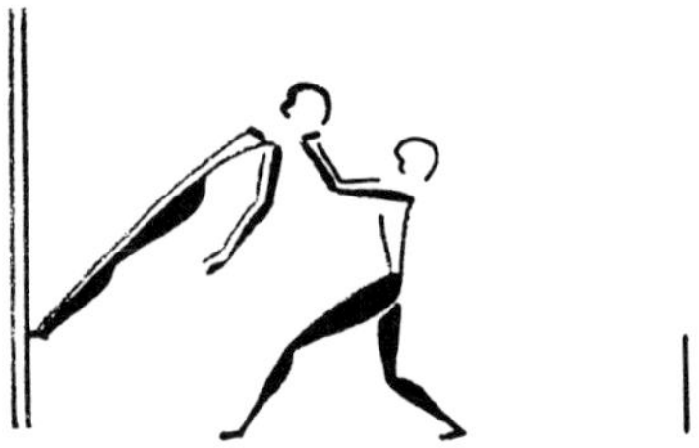

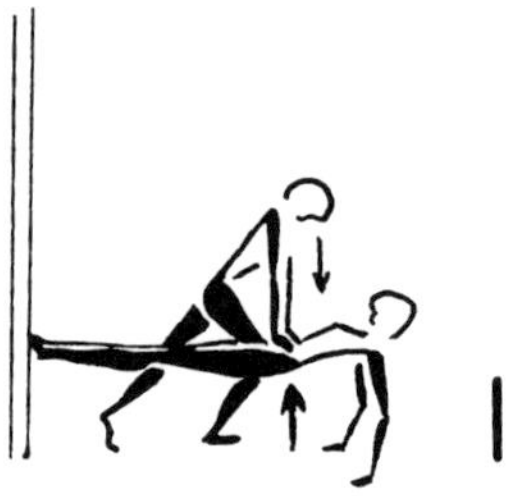

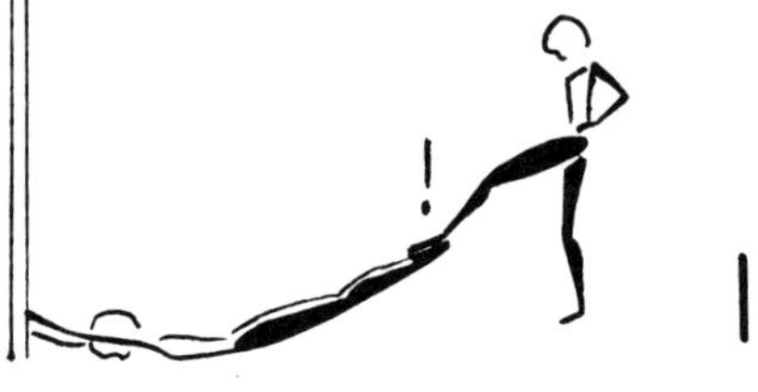

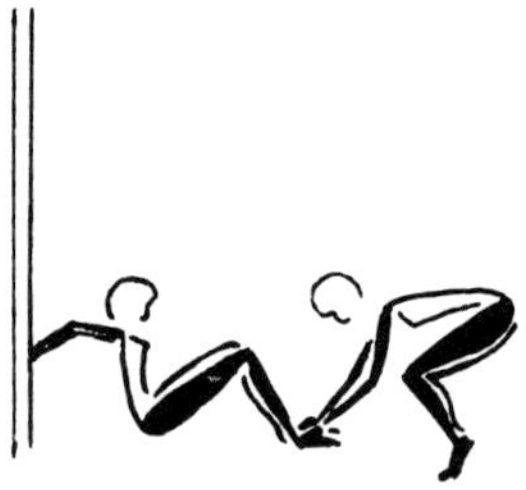

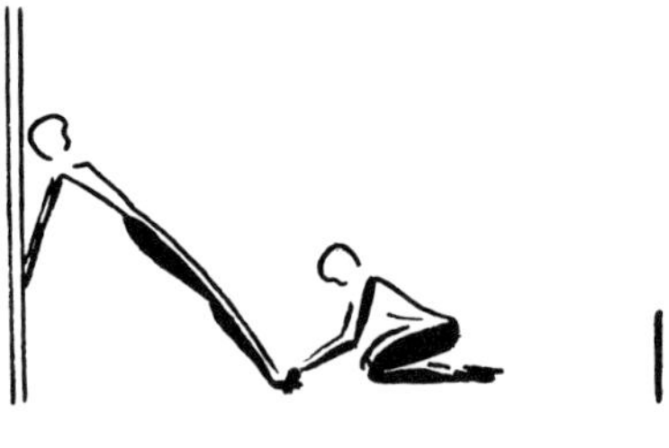

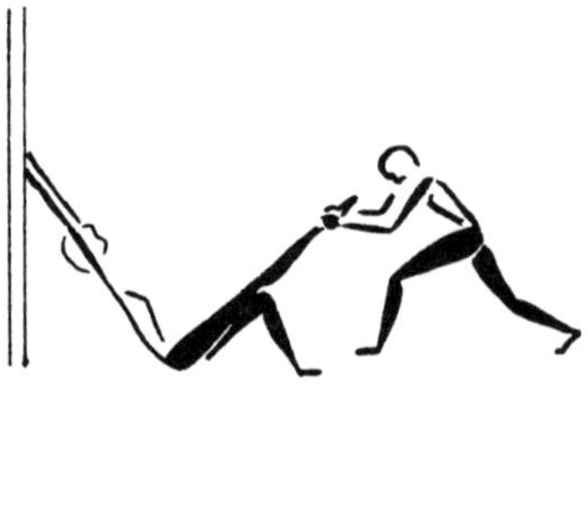

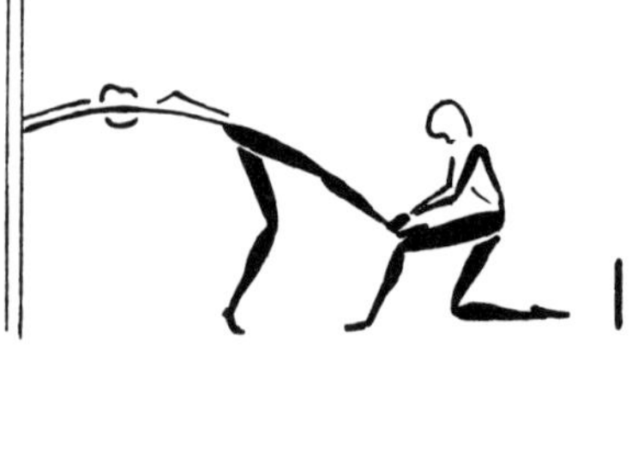

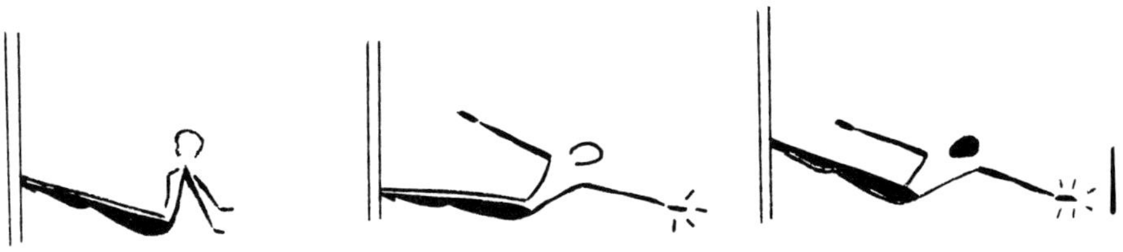

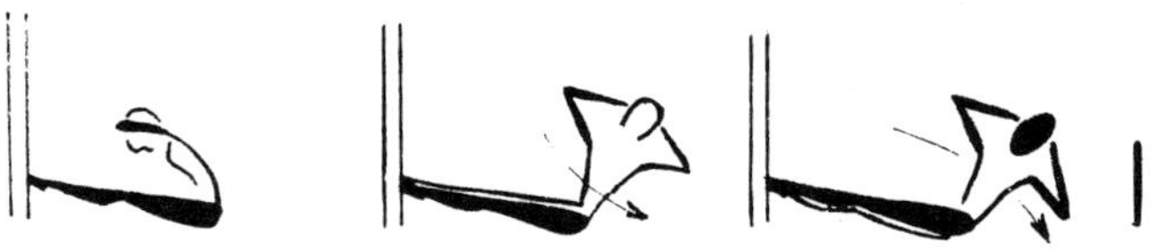

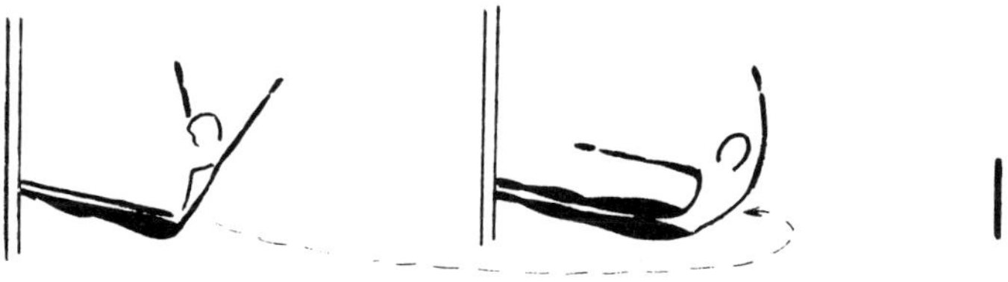

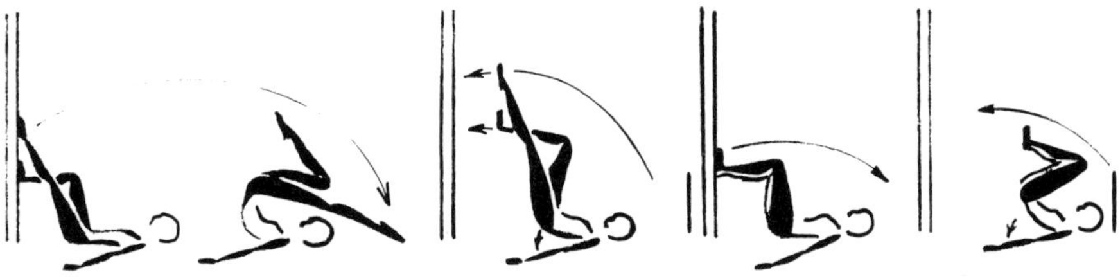

sich kräftig wegstoßen

langsam zurück-(bremsen)

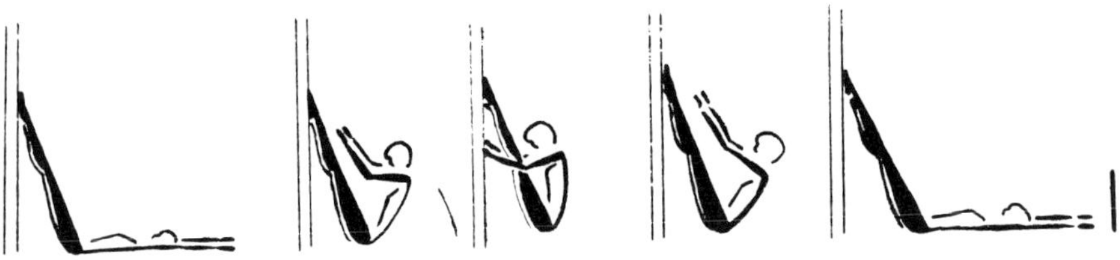

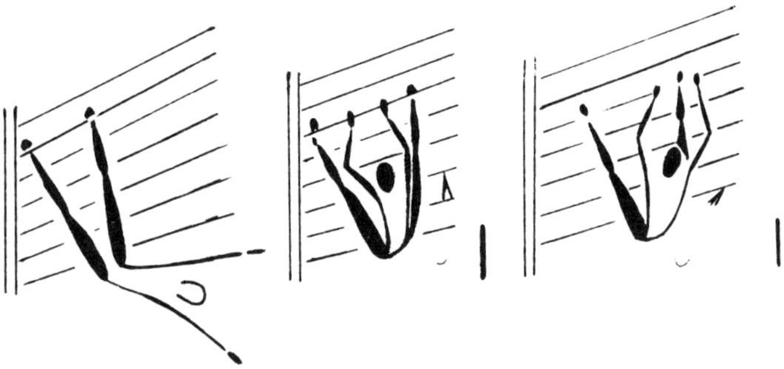

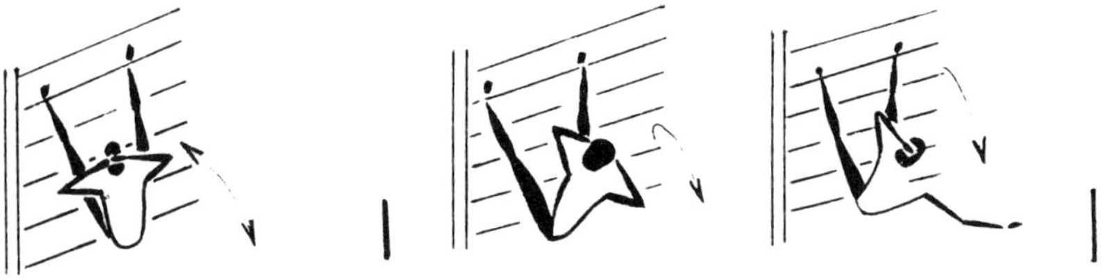

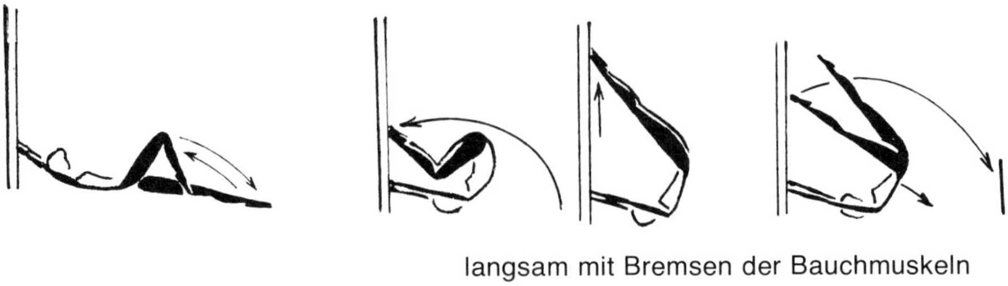

langsam mit Bremsen der Bauchmuskeln

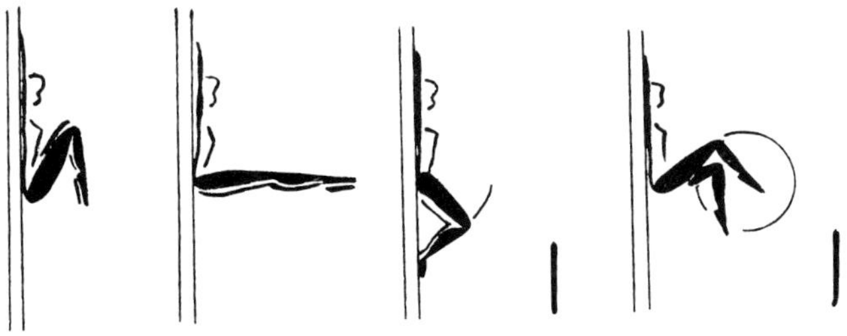

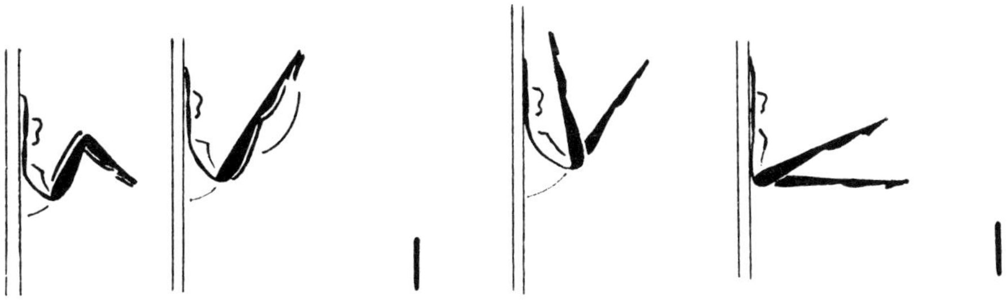

langsam zurück

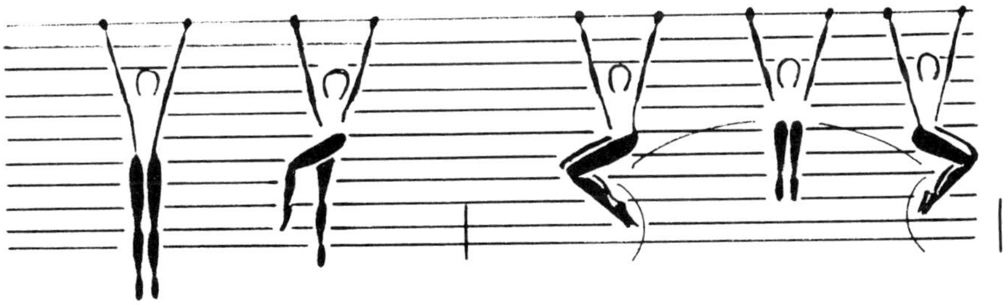

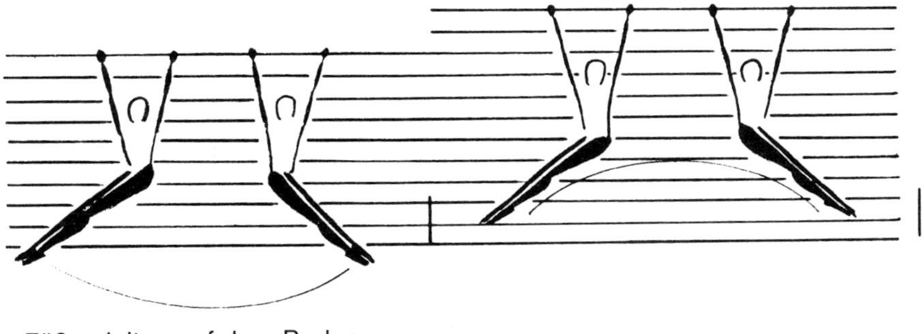

Füße gleiten auf dem Boden

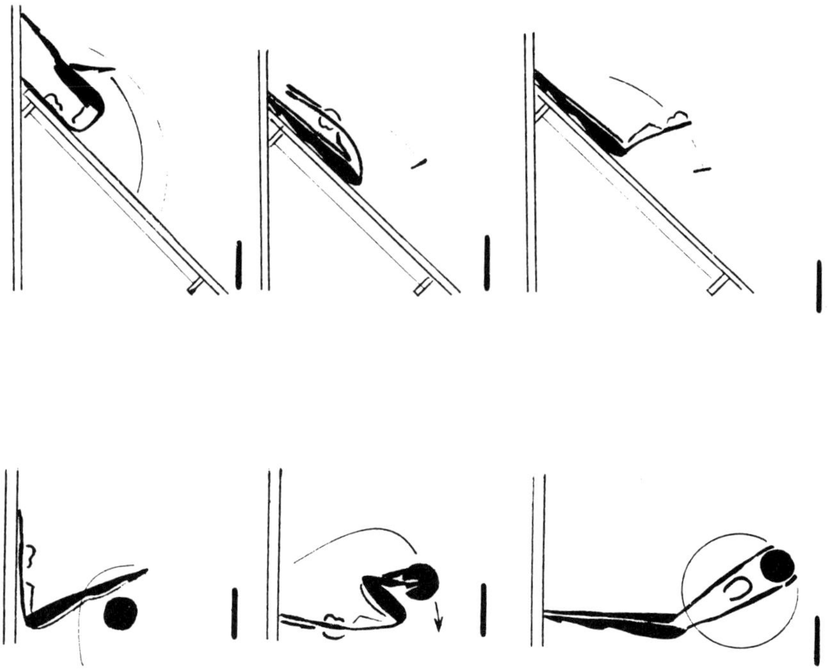

Schwebebank – Langbank

Die Schwebebank erlaubt eine große Übungsauswahl. Sie dient sowohl zum Hinüberlaufen, Überspringen, zur Kräftigung, zur Mobilisation, zur Dehnung, als auch zur Gleichgewichtsschulung.
Auf der Schwebebank kann man außerdem aus dem Überhang üben; man legt dazu eine weiche Matte auf die Bank.
Für Gleichgewichtsübungen dreht man die Bank mit der unteren schmalen Seite nach oben, oder man stellt sie hoch. Mit dem Aufhängen der Bank an die Sprossenwand erreicht man eine schiefe Ebene.
Bei manchen Übungen muß man die Schwebebank sichern. Gegen das Rutschen legt man unter die Füßchen einen Gummistreifen, gegen das Umkippen wird aus versetzter Ausgangsstellung und in Gegenrichtung geübt. Die Anwendungsmöglichkeiten sind vielseitig; man soll deshalb nicht nur auf der Schwebebank Übungen im Sitzen ausführen.

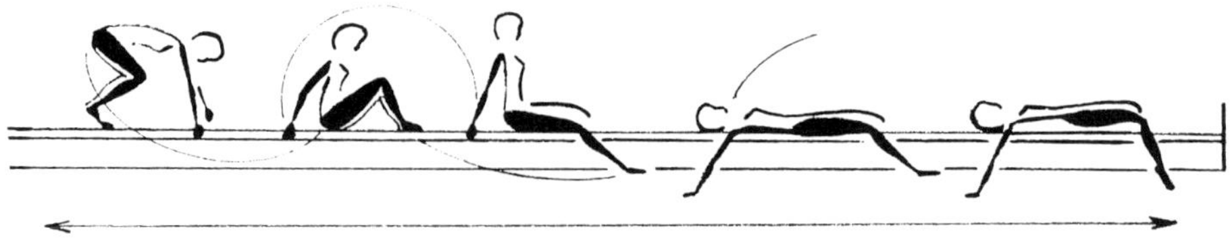

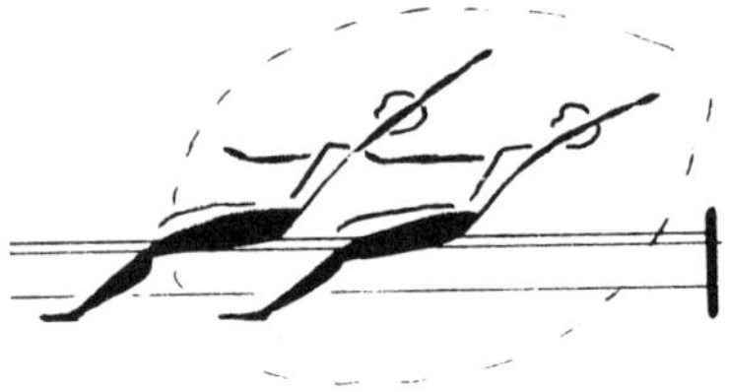

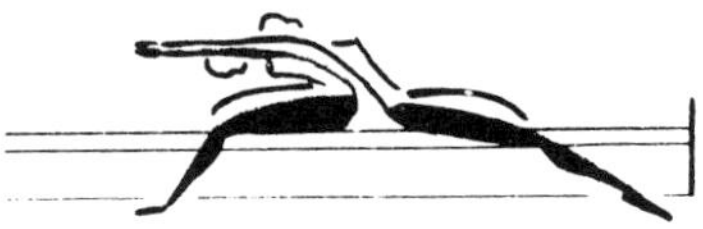

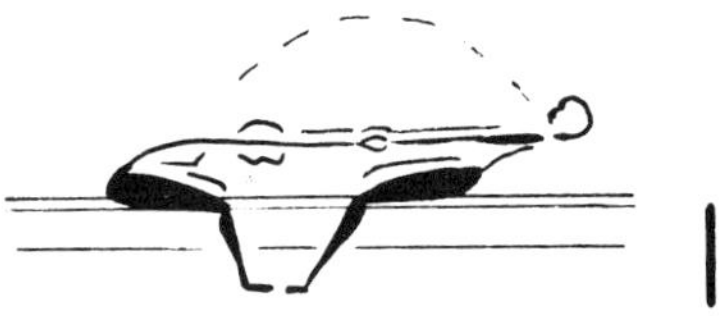

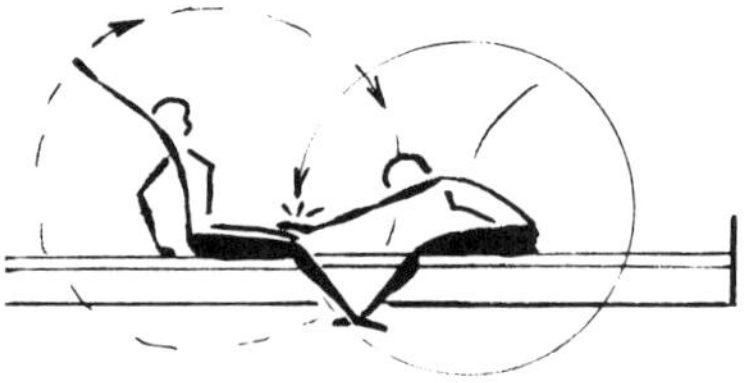

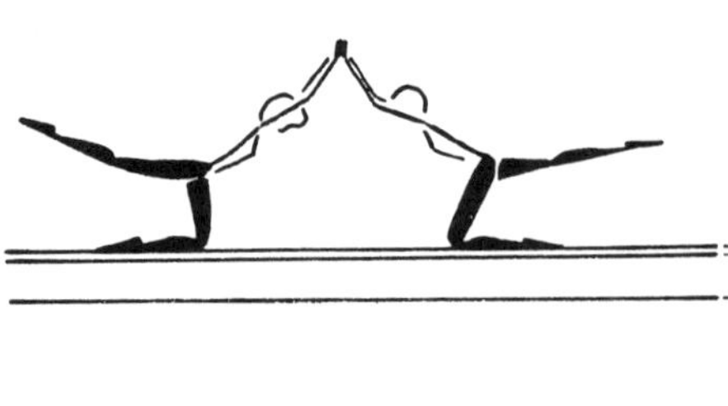

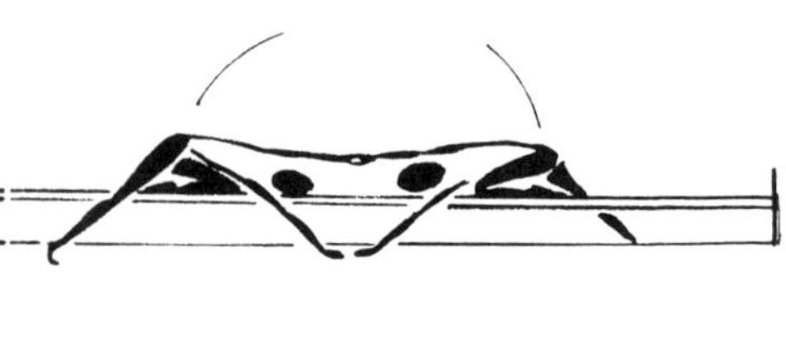

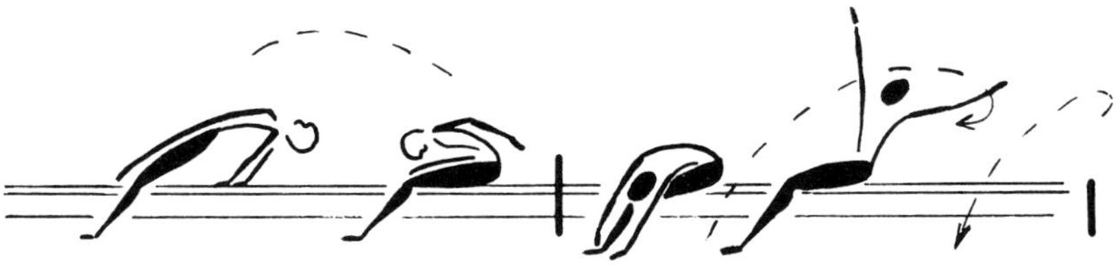

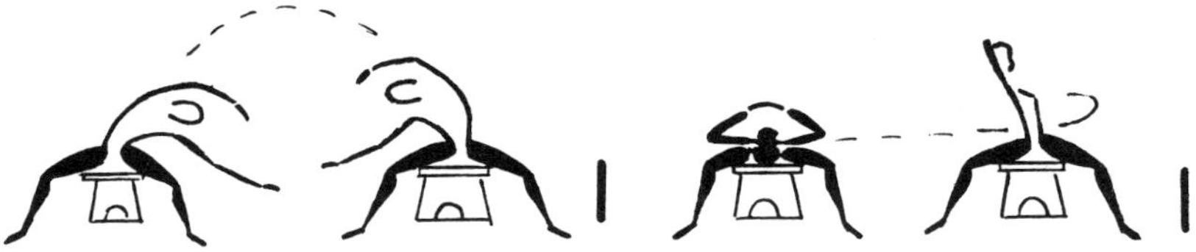

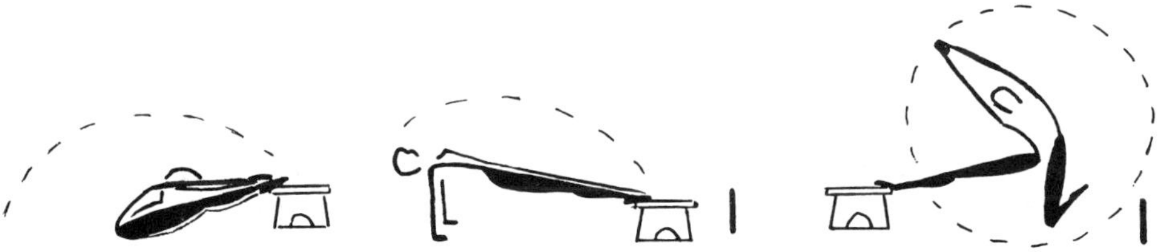

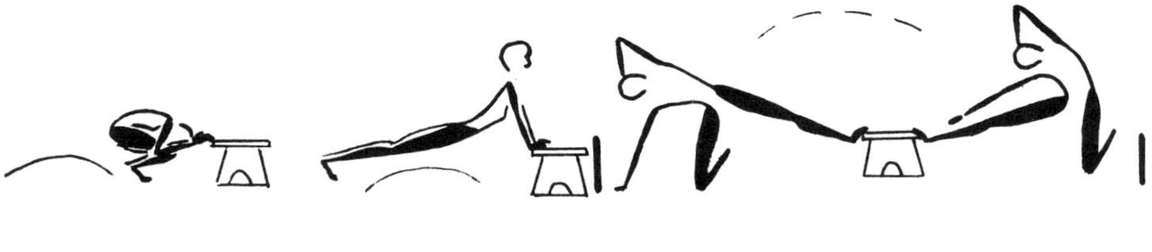

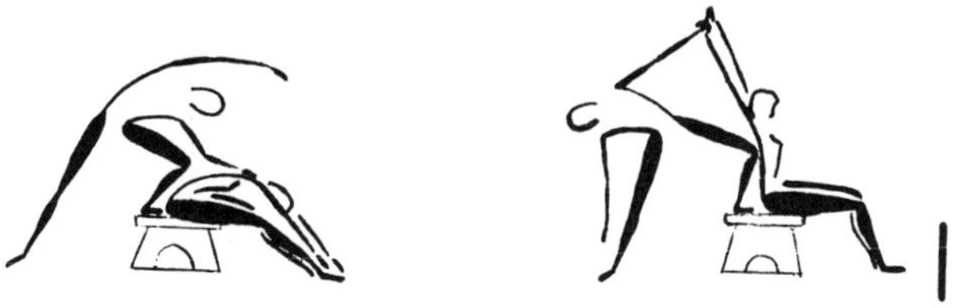

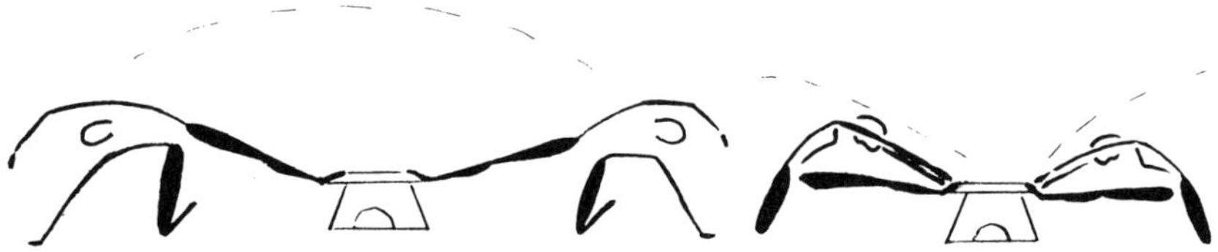

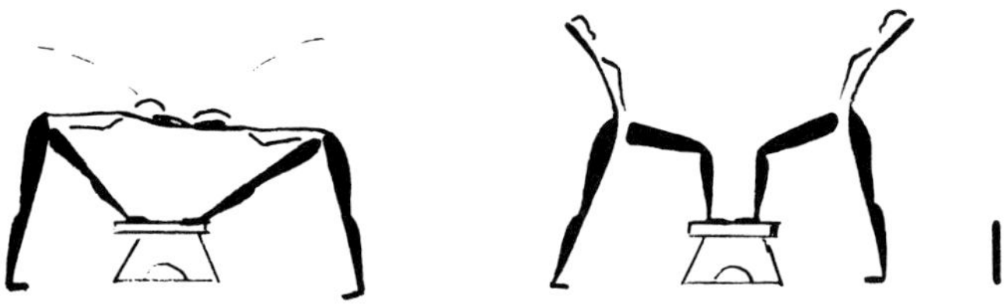

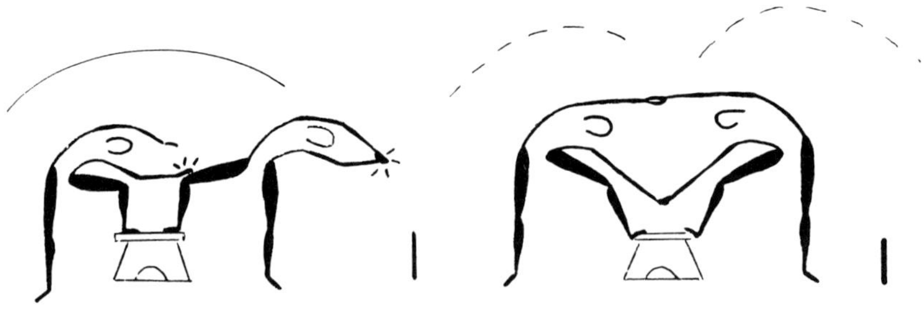

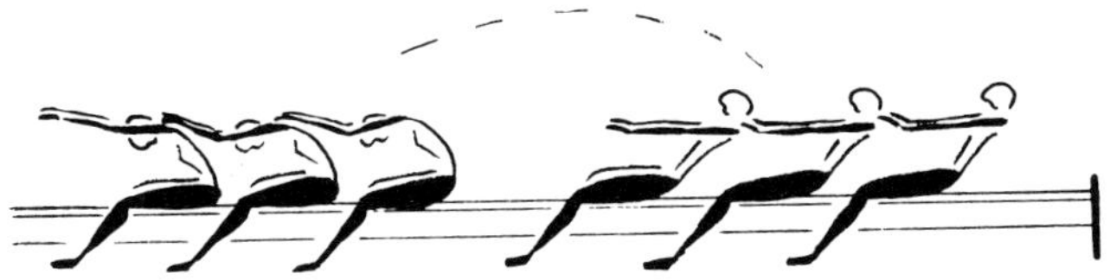

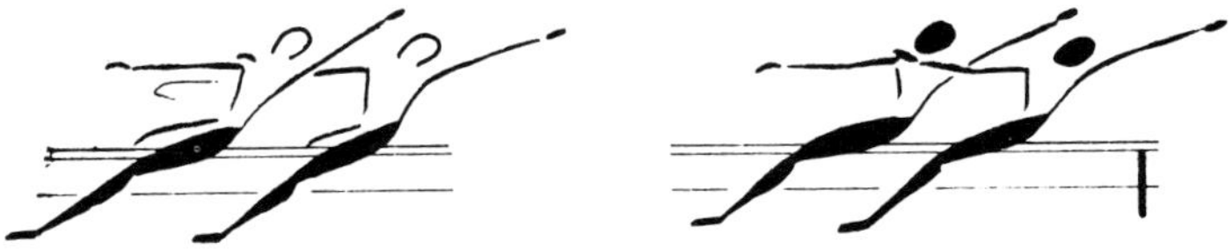

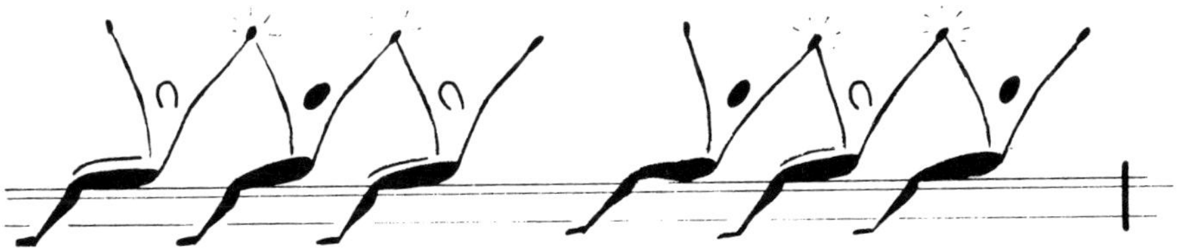

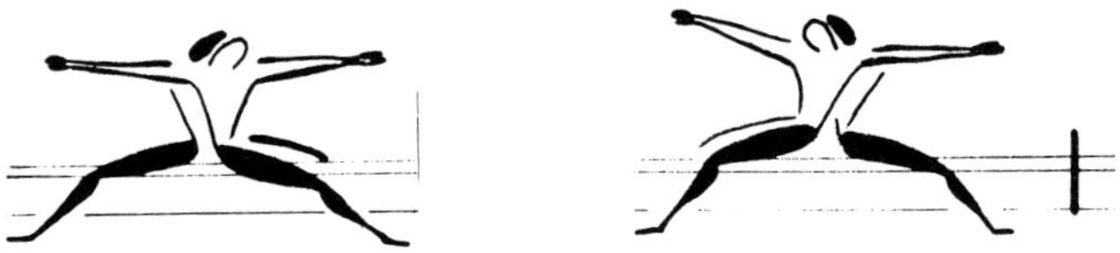

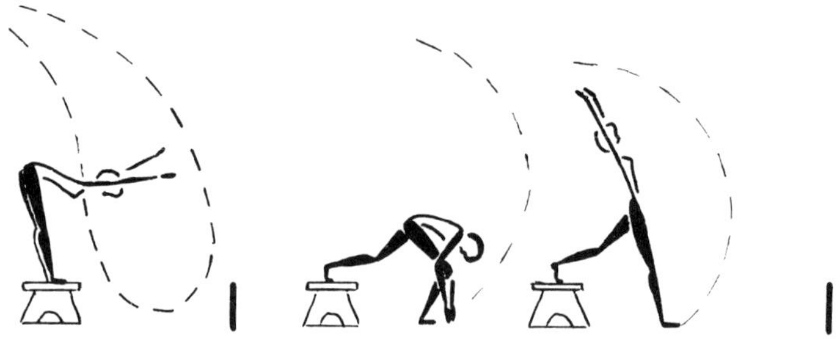

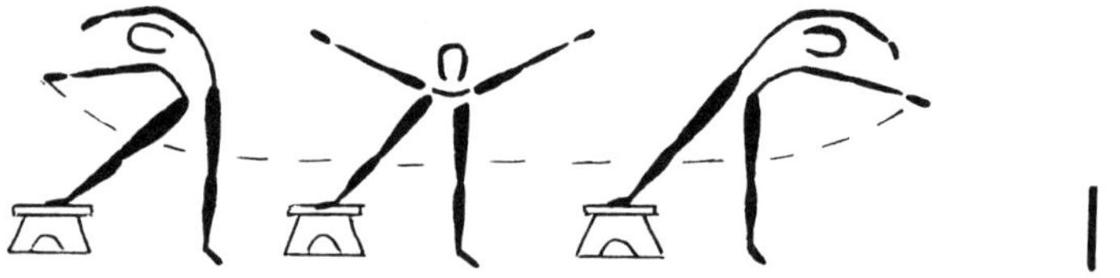

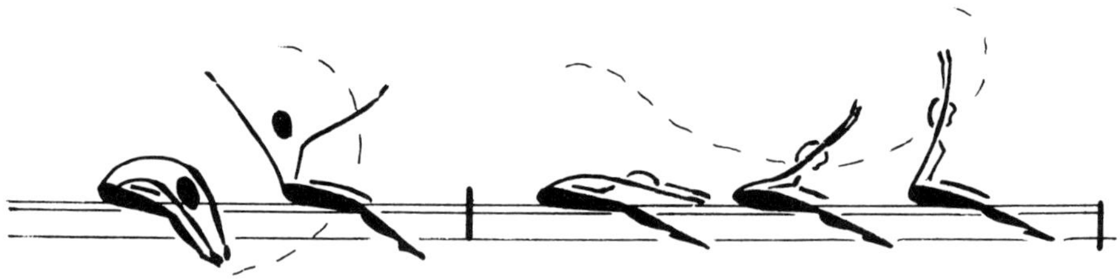

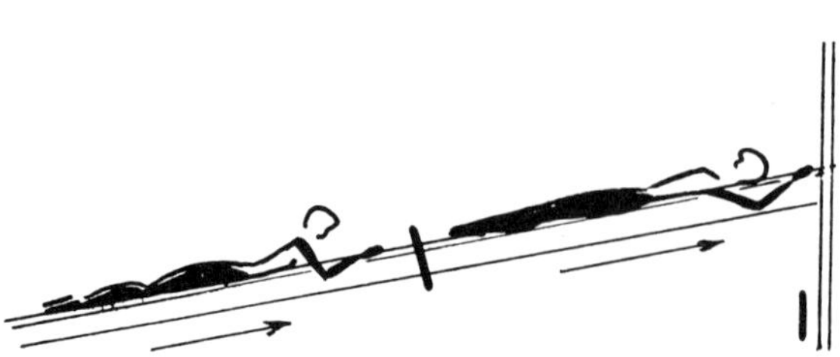

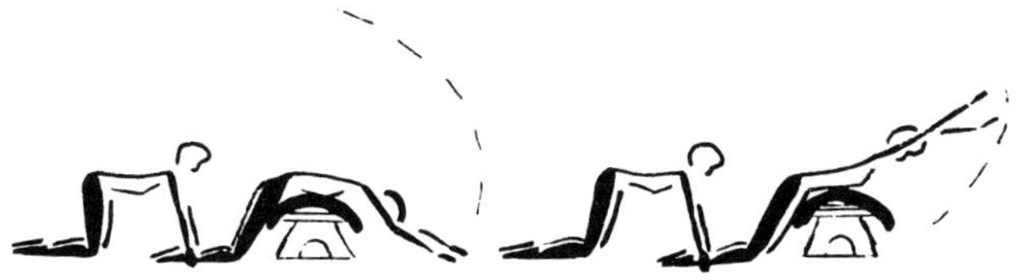

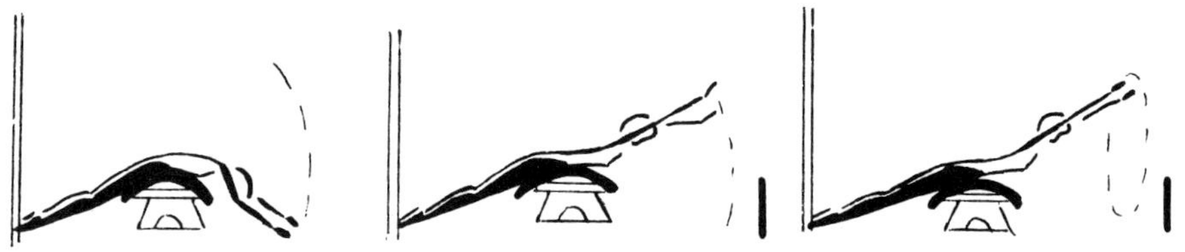

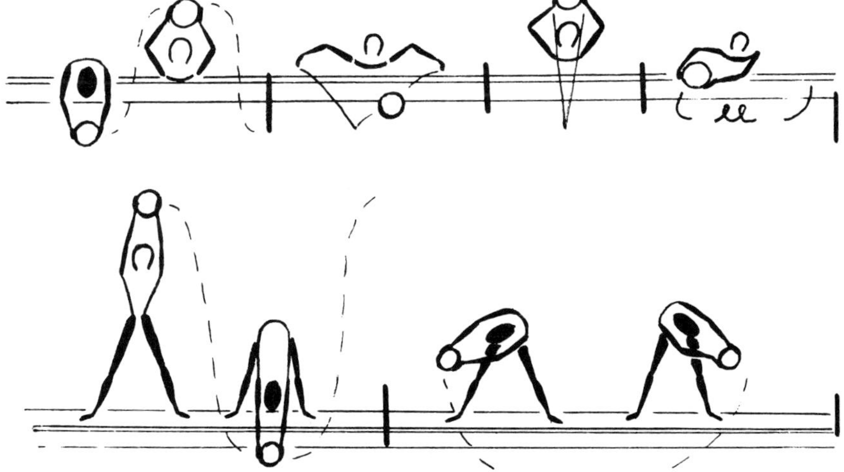

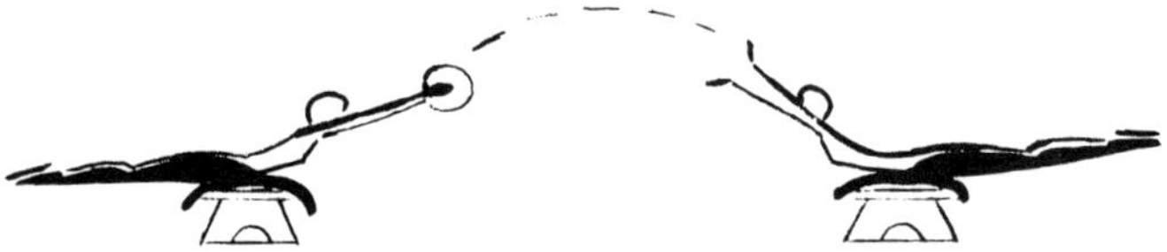

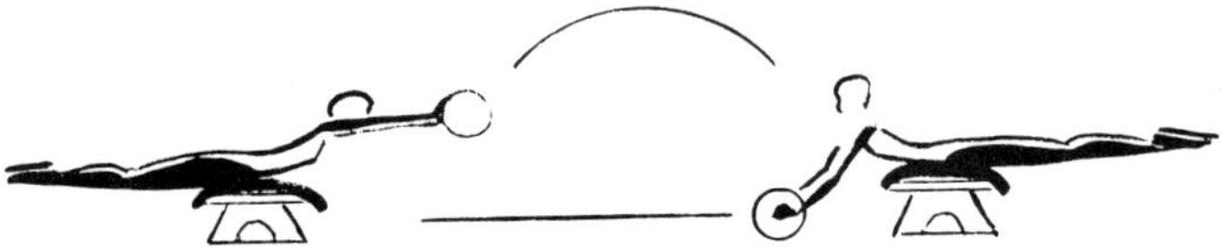

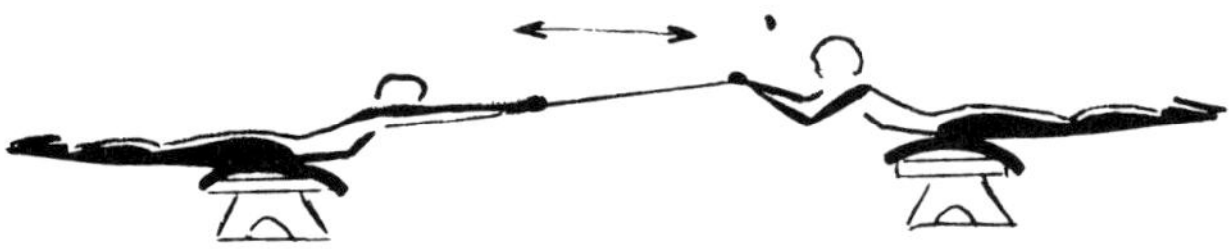

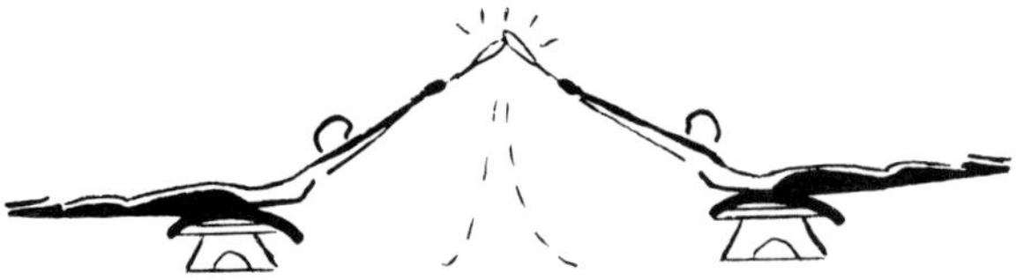

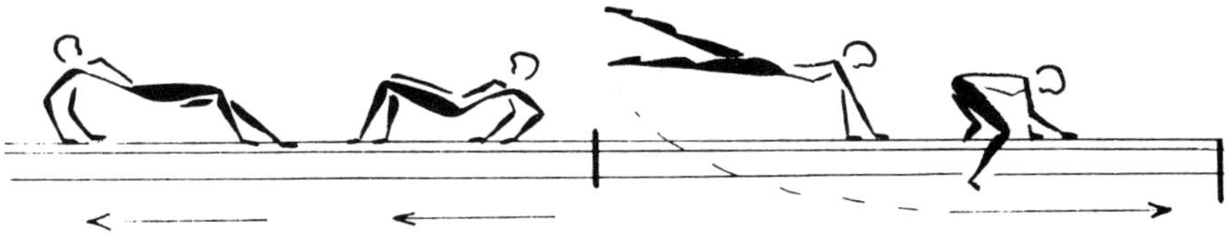

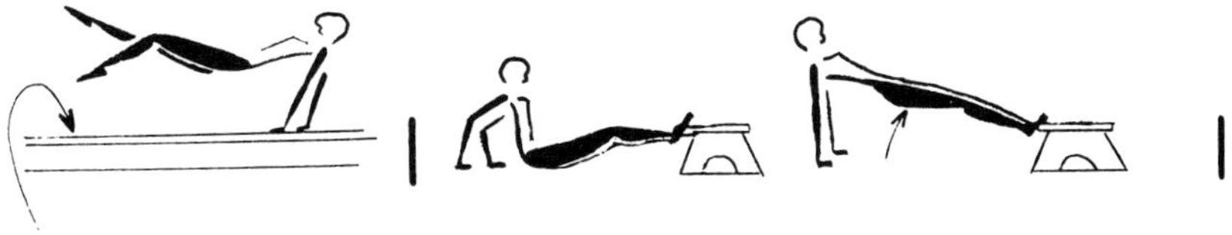

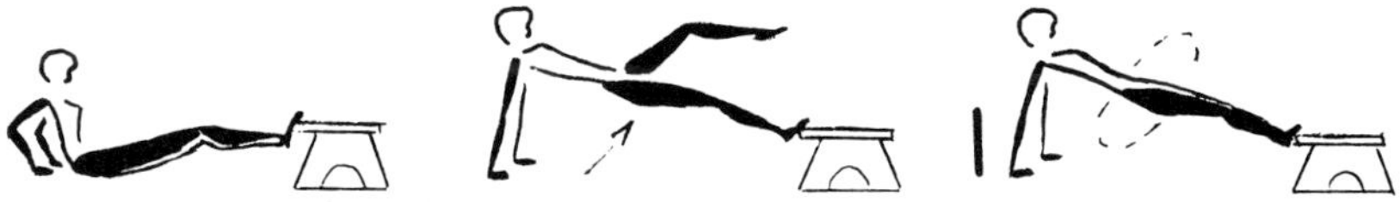

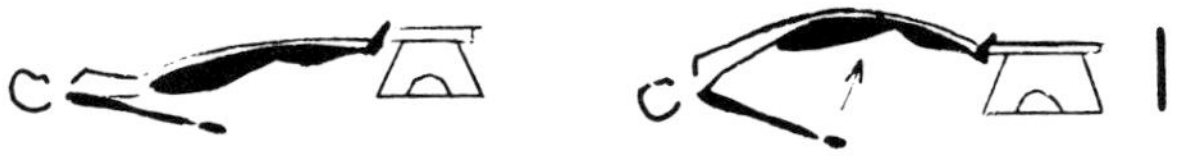

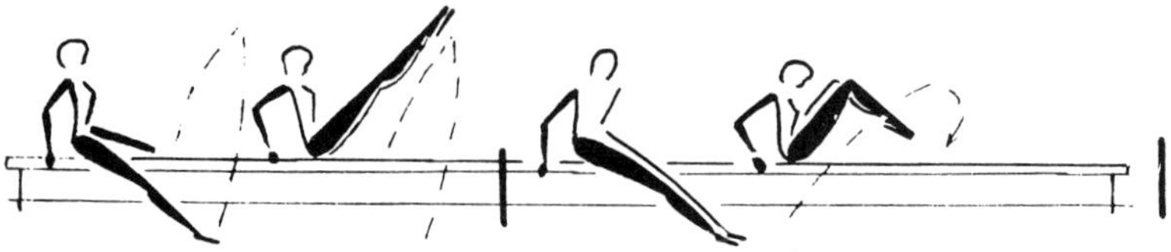

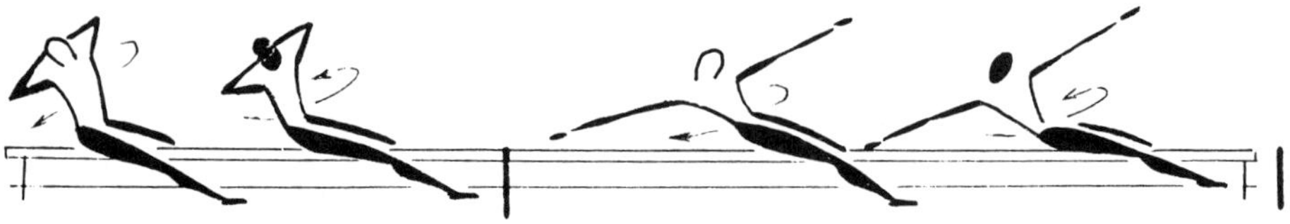

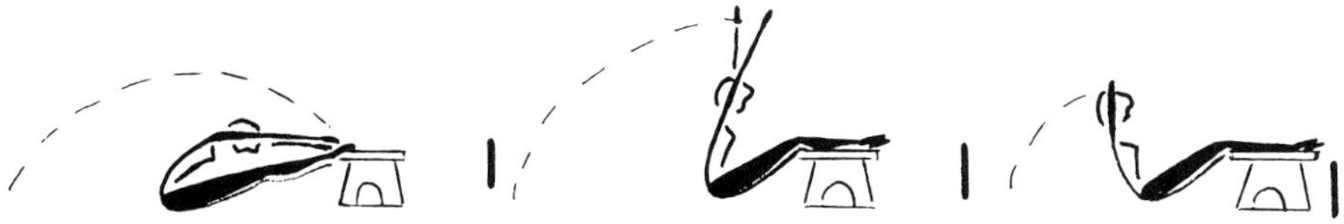

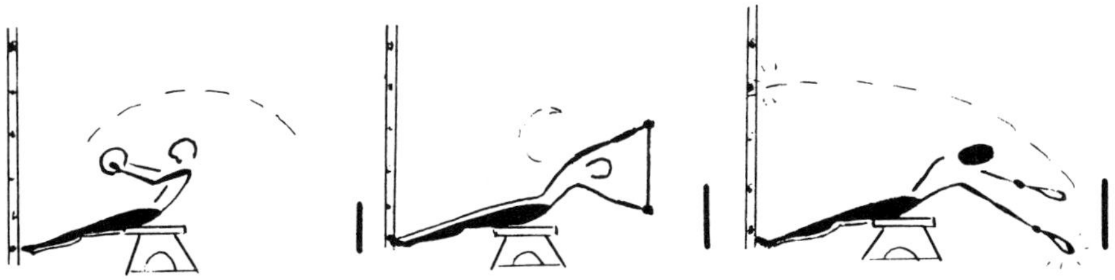

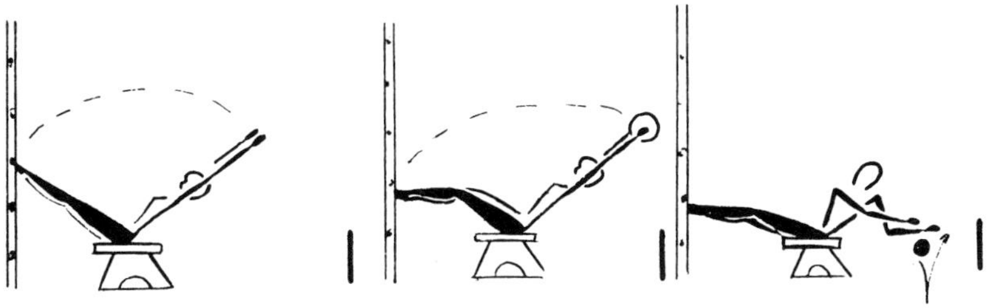

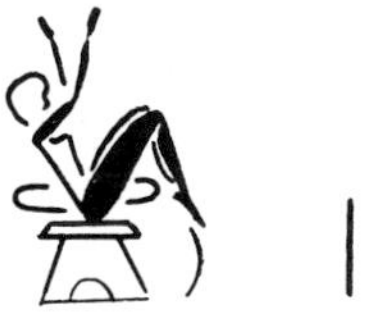

ausholen und
auf dem Gesäß kreisen

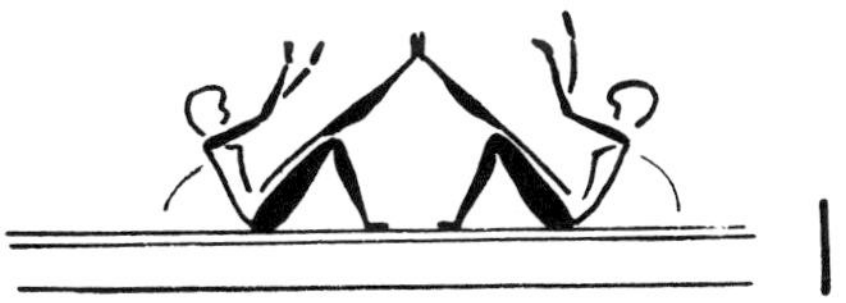

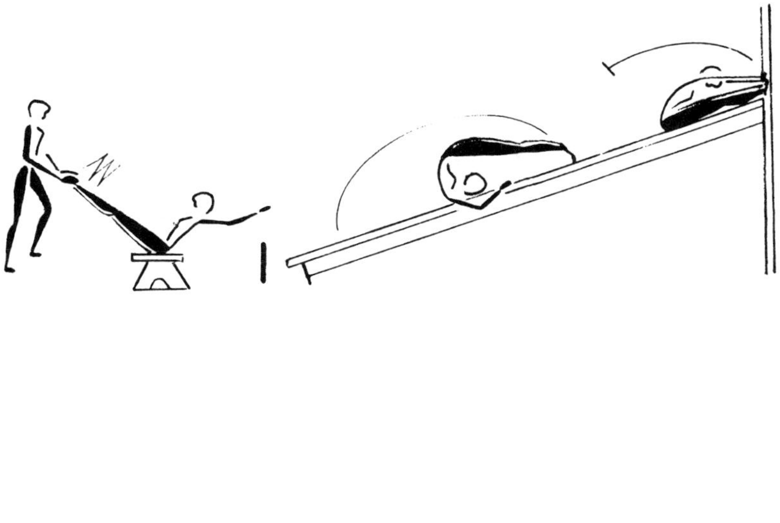

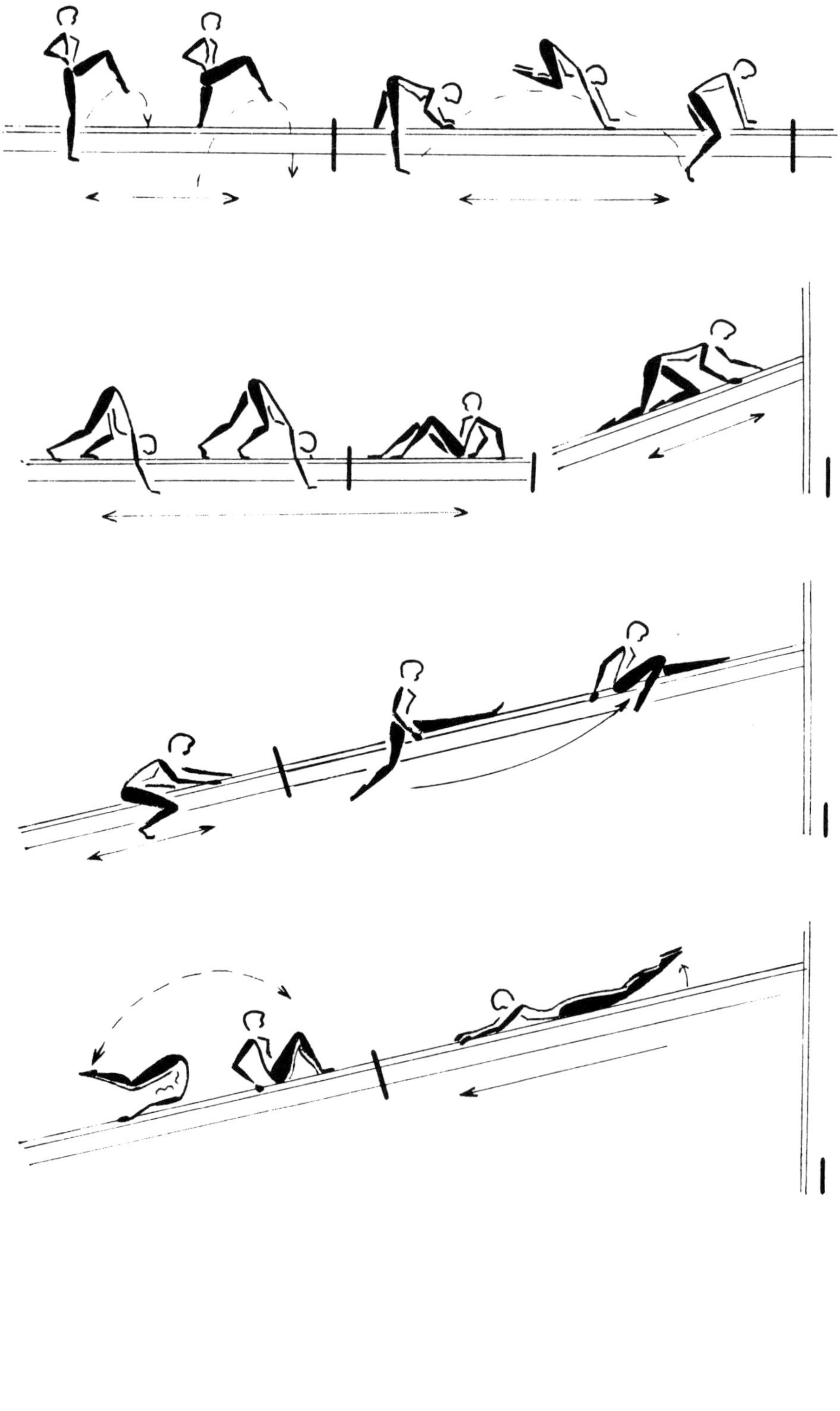

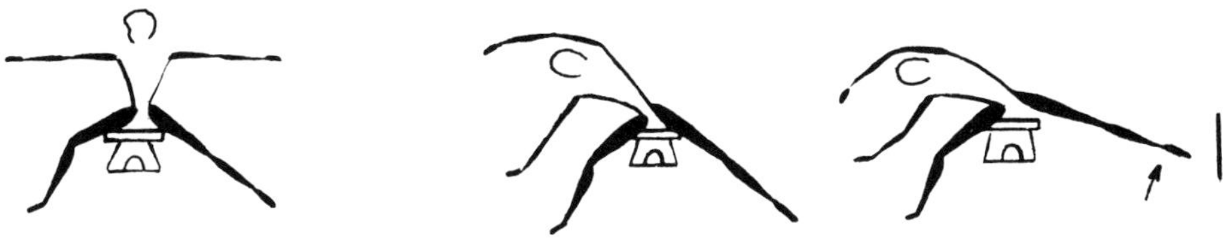

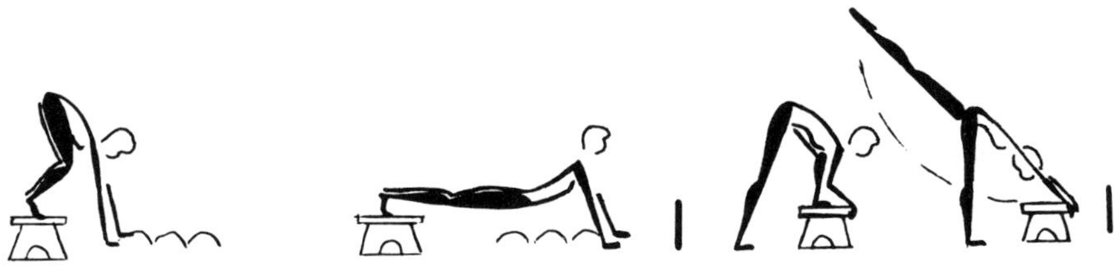

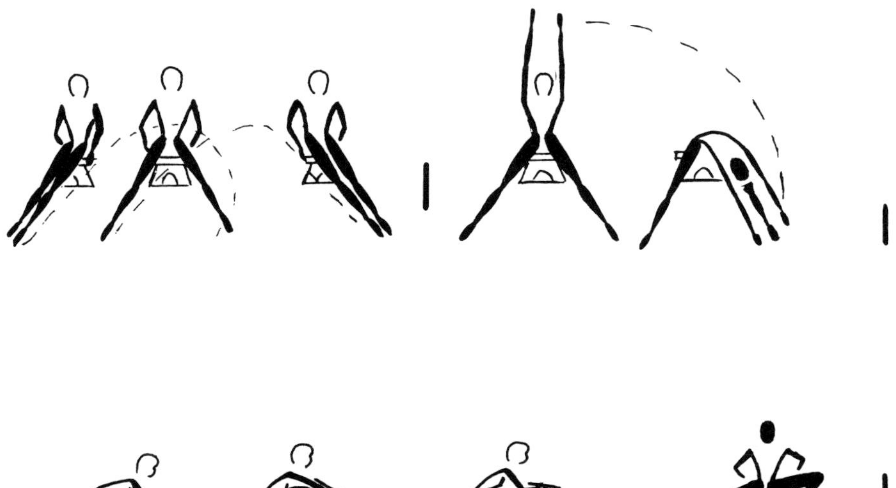

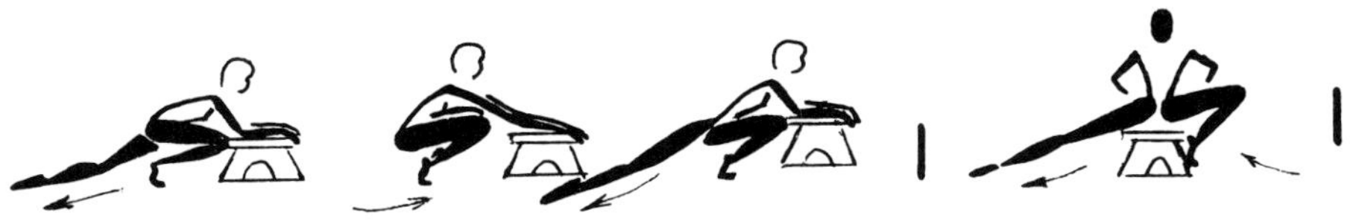

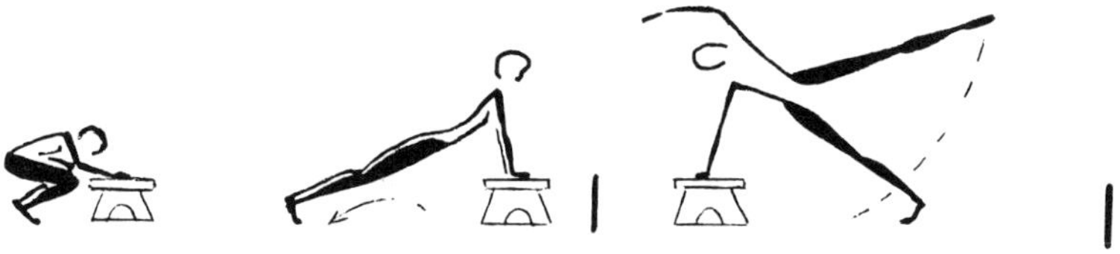

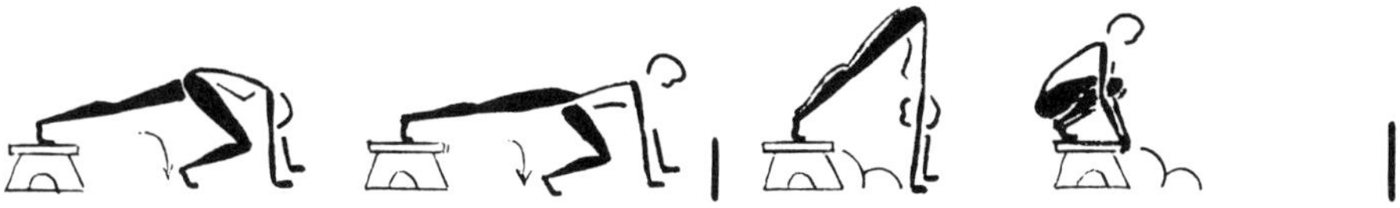

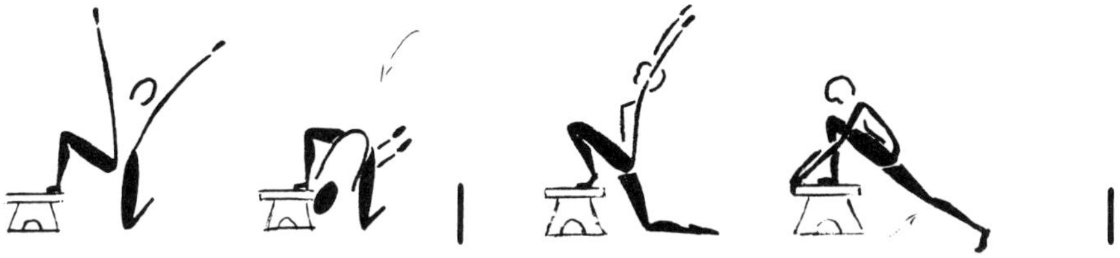

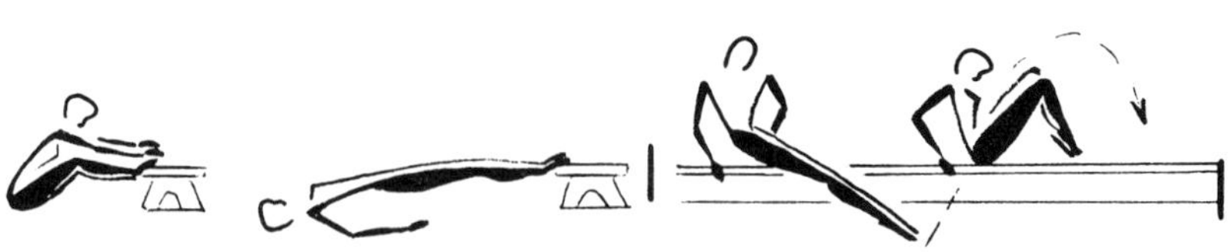

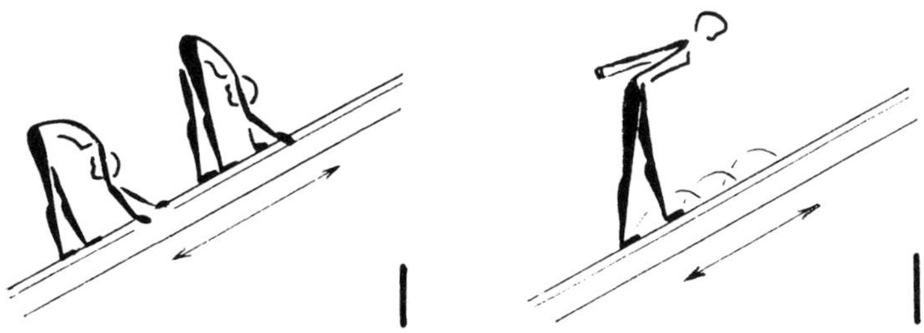

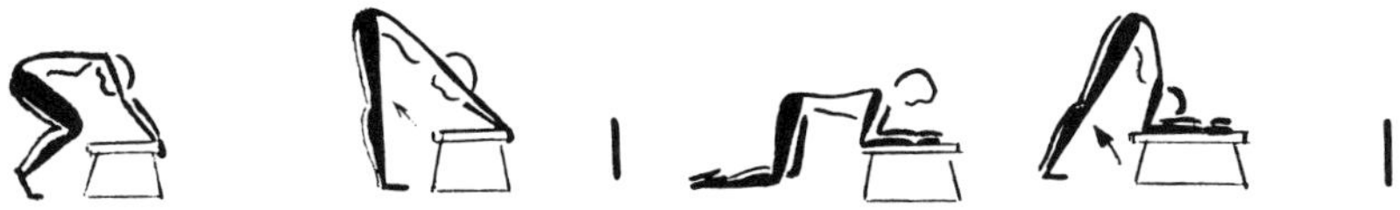

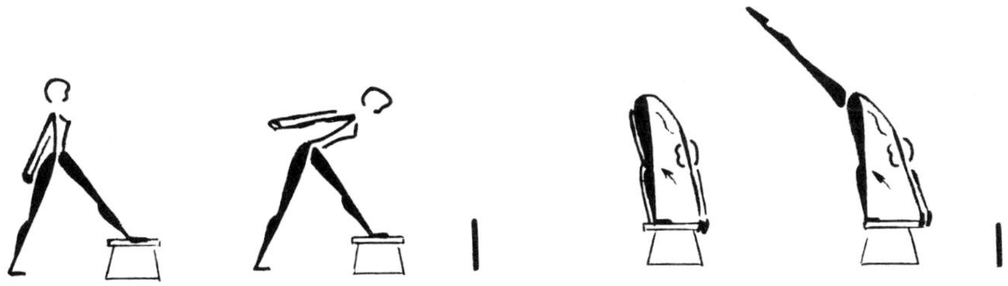

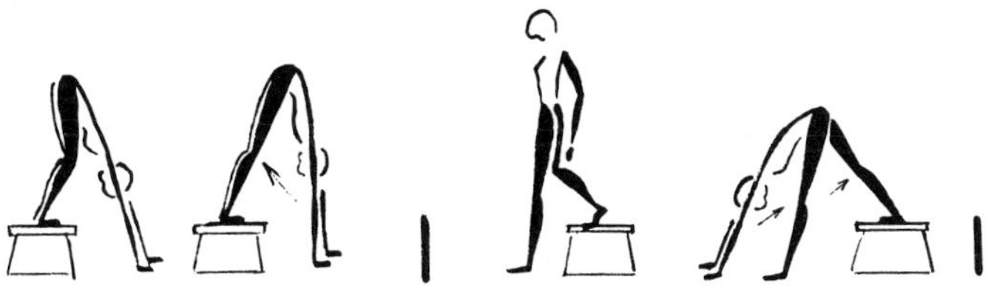

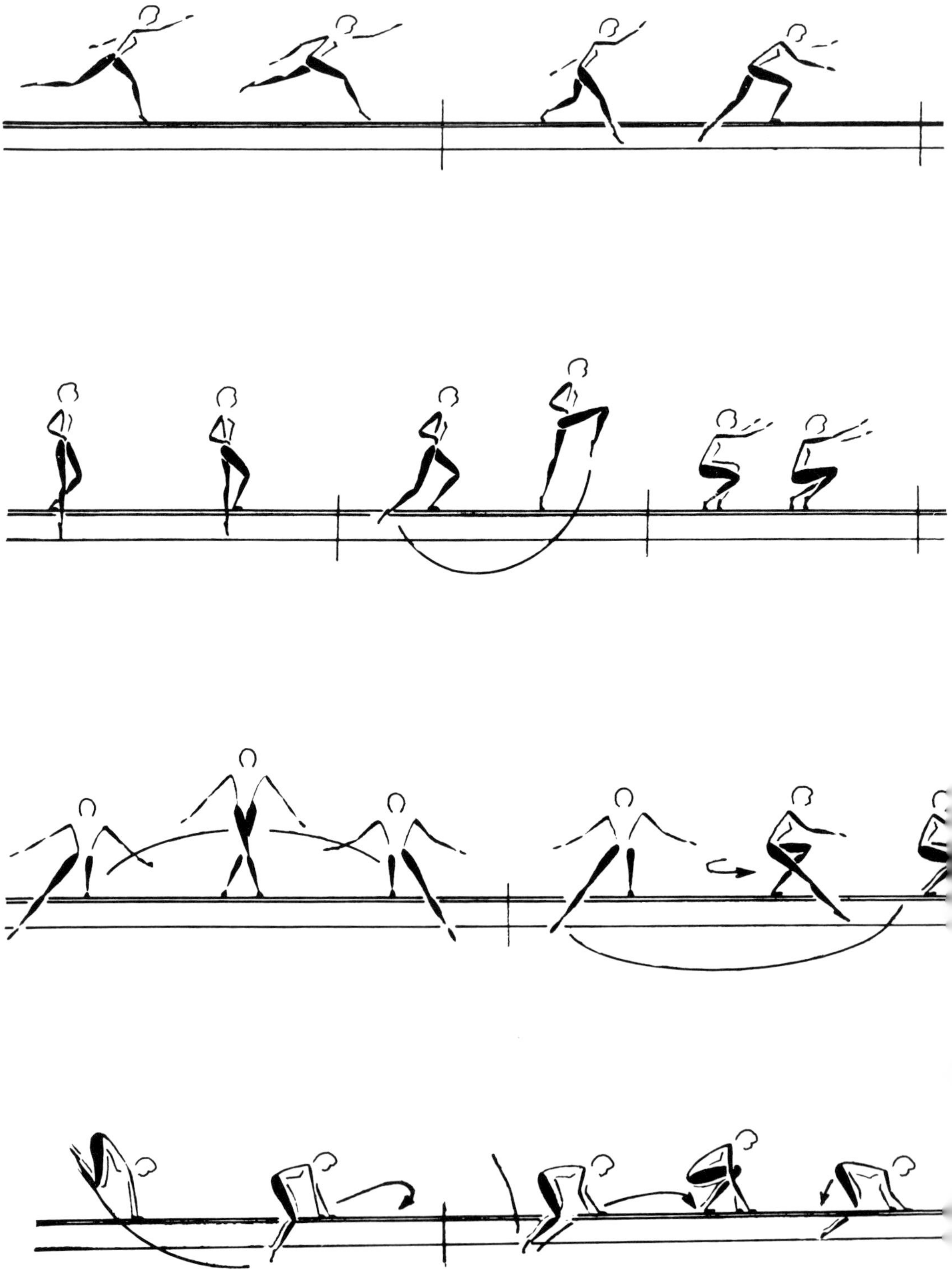

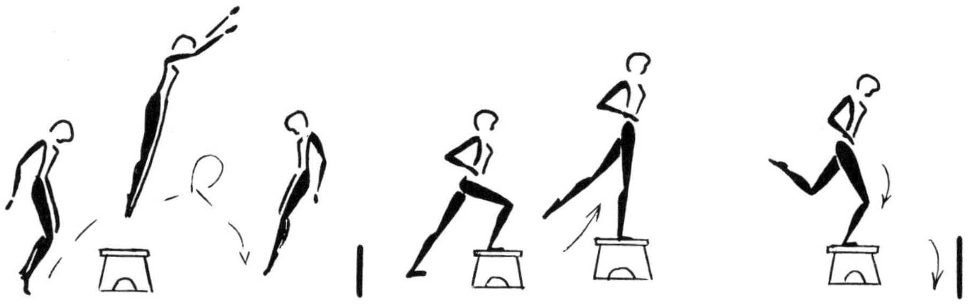

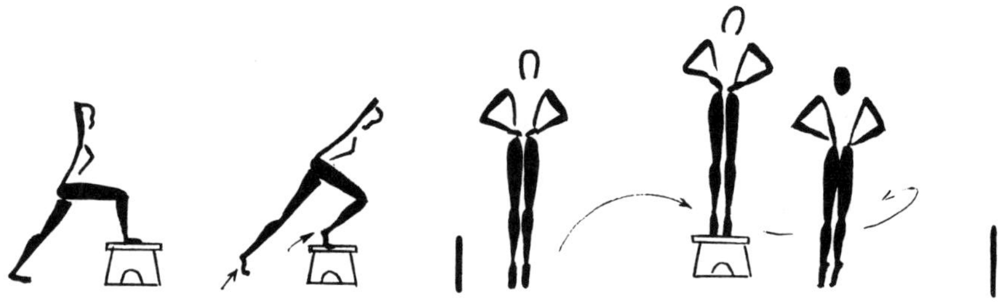

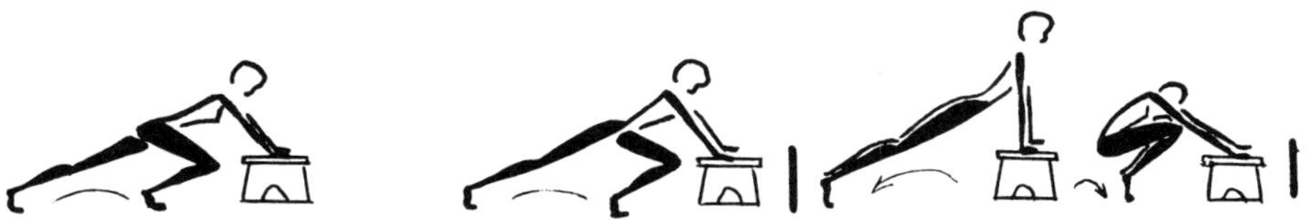

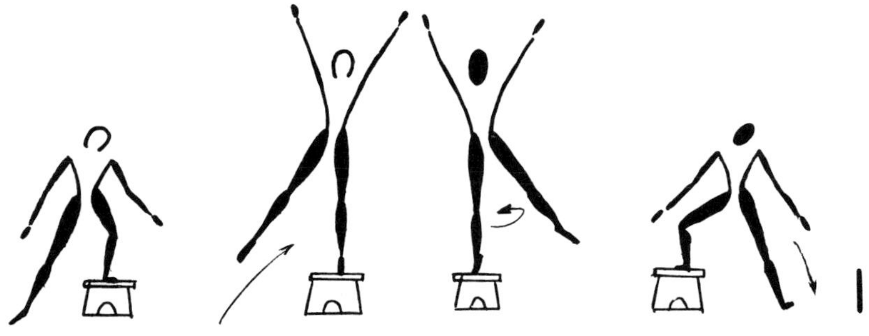

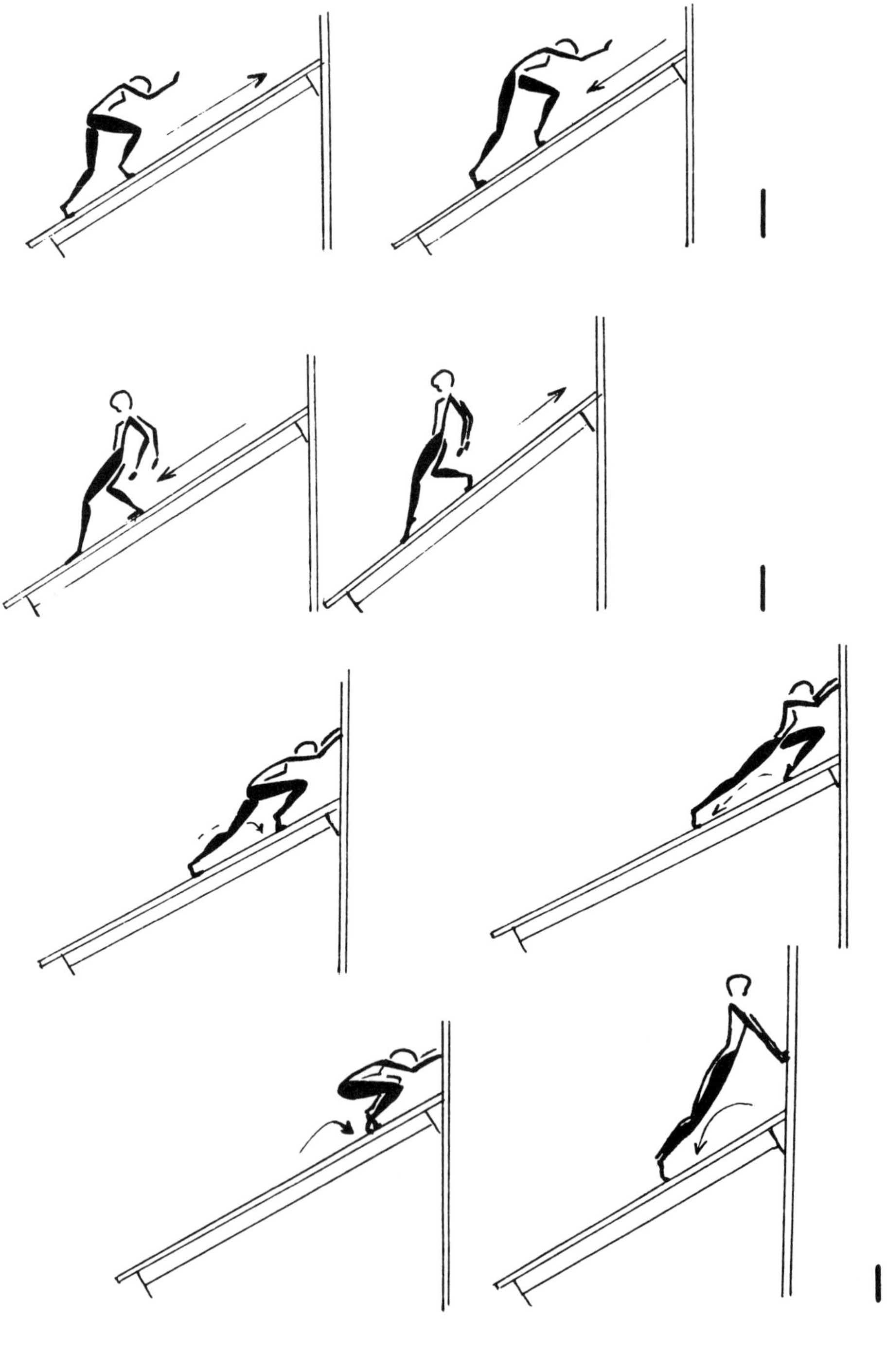

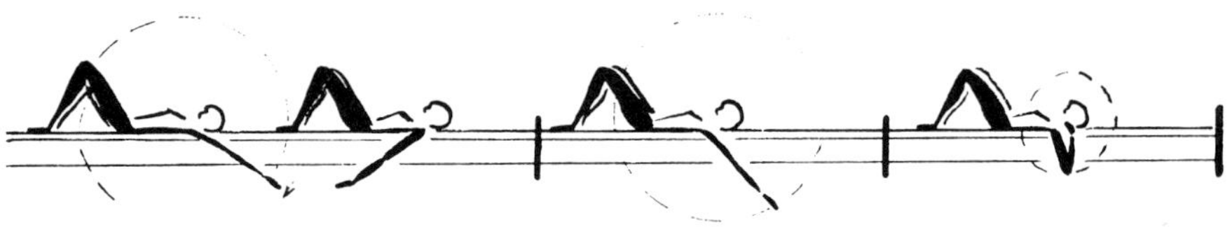

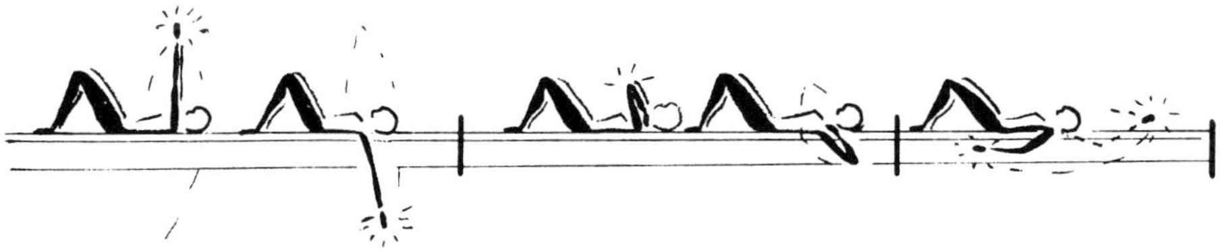

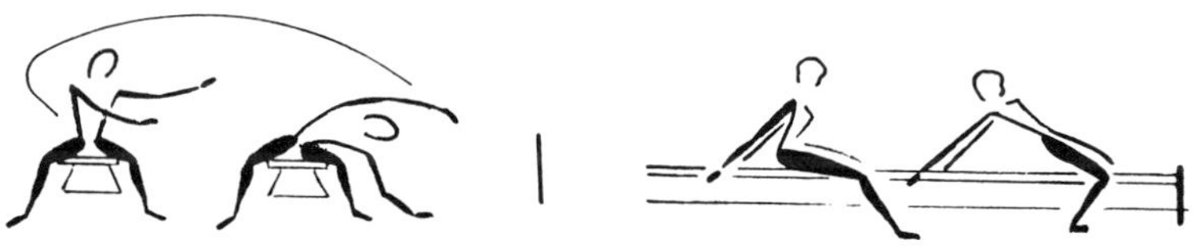

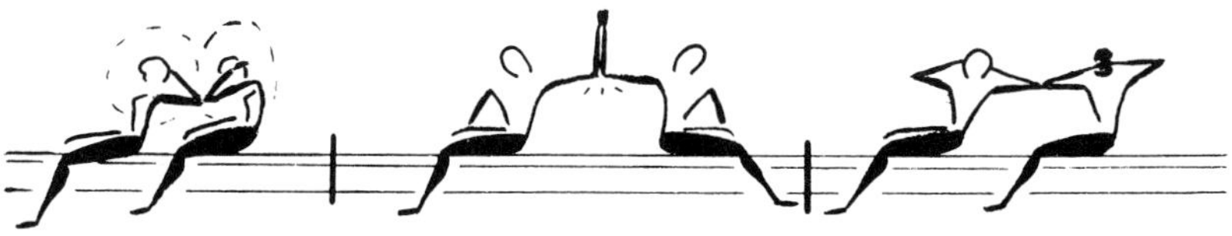

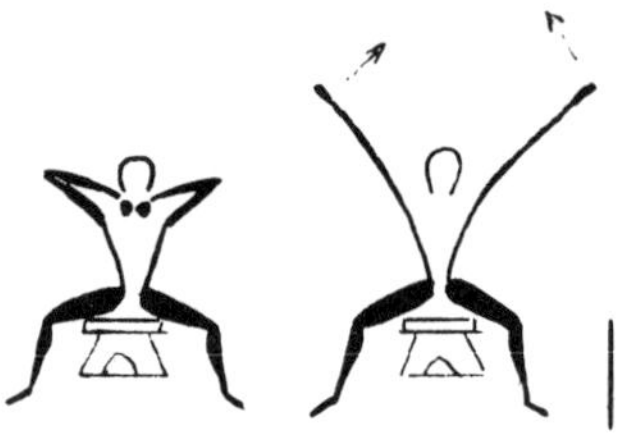

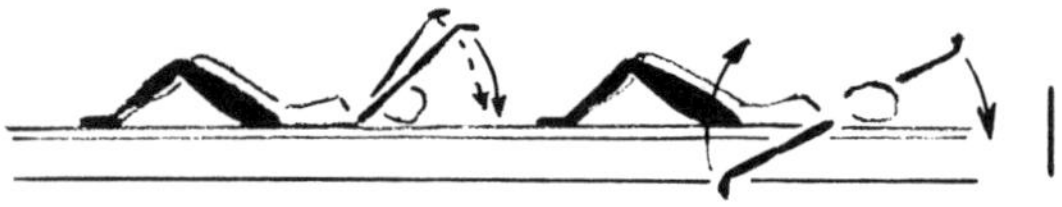

Rückenschwimmen

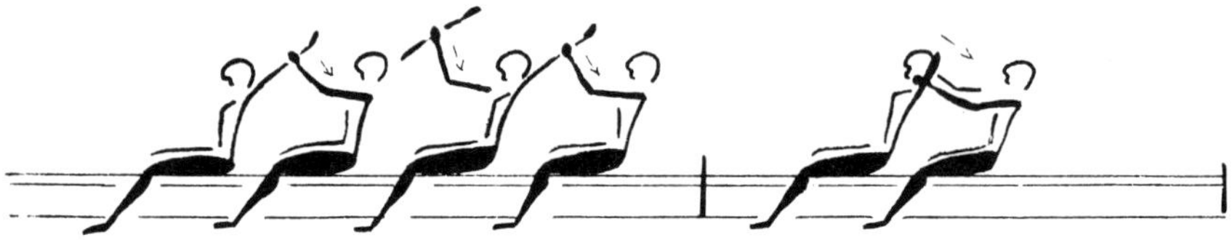

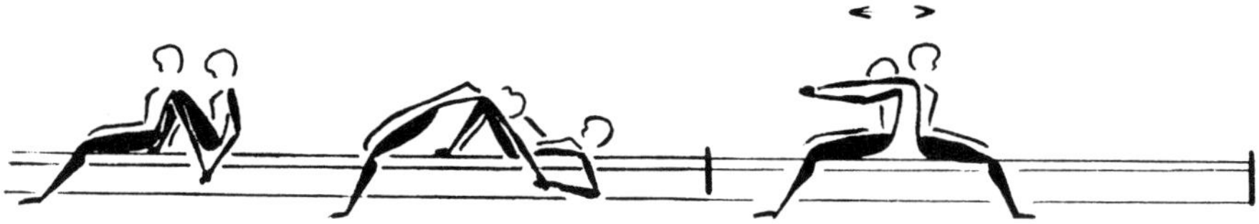

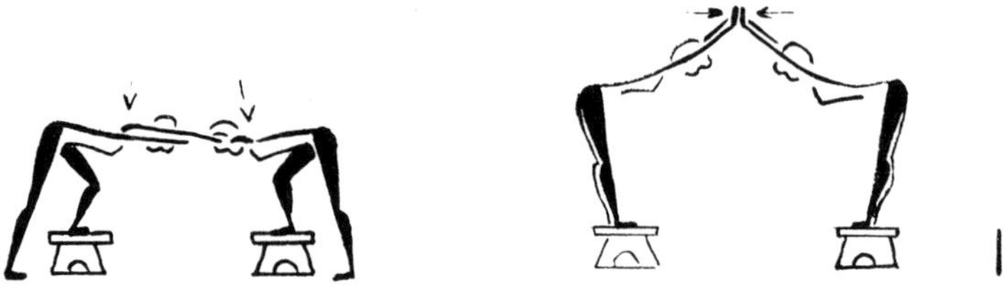

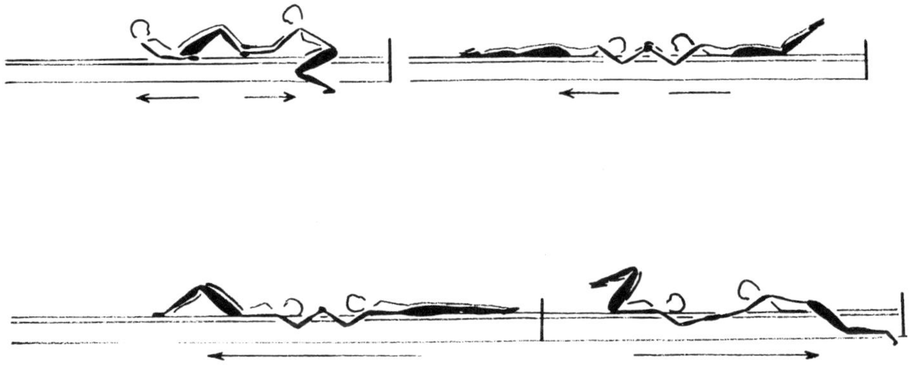

alle Übungen mit Rutschen ausführen

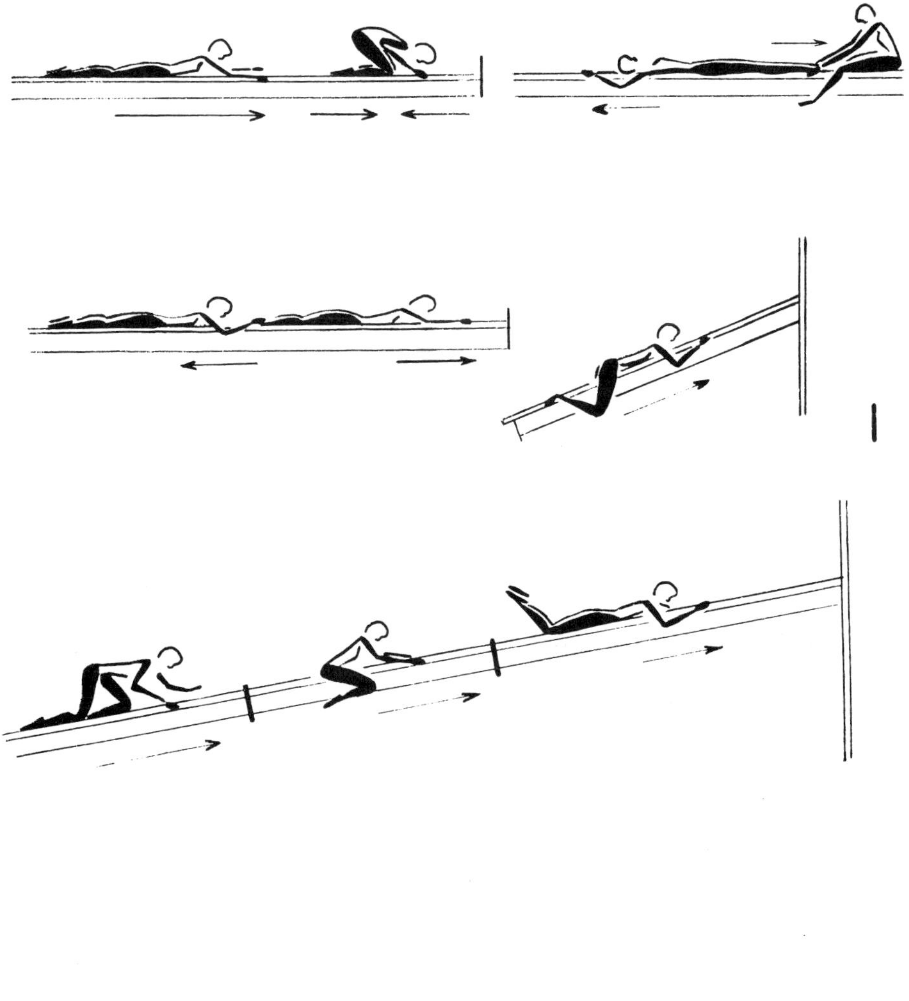

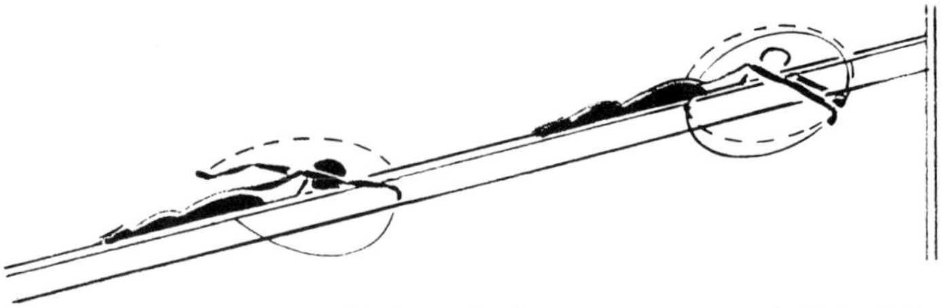

paddeln, schwimmen – vor- und rückwärts

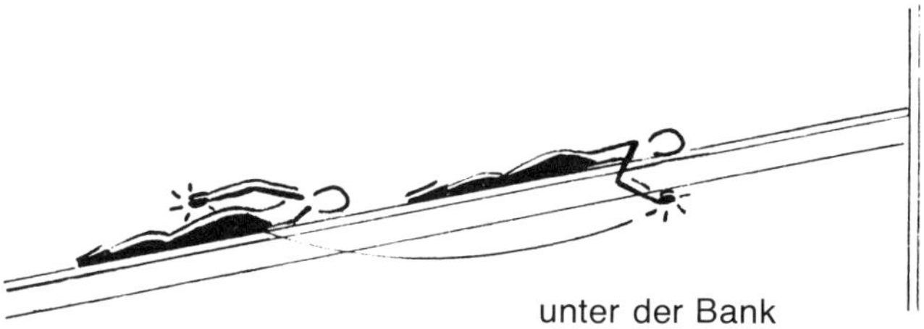

unter der Bank
klatschen

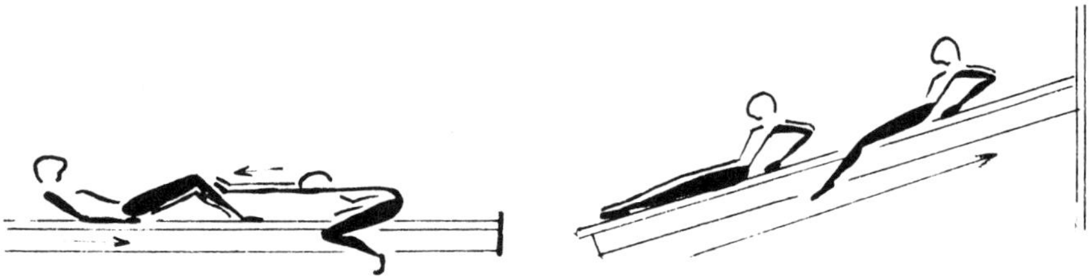

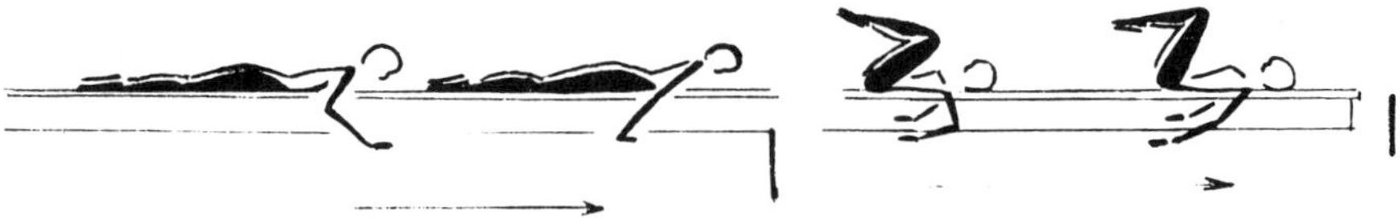

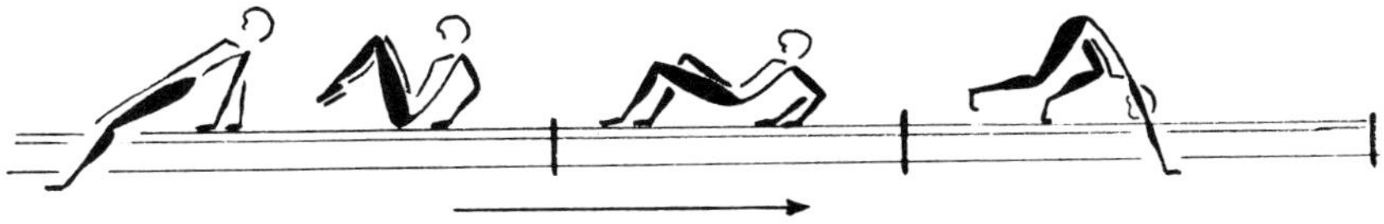

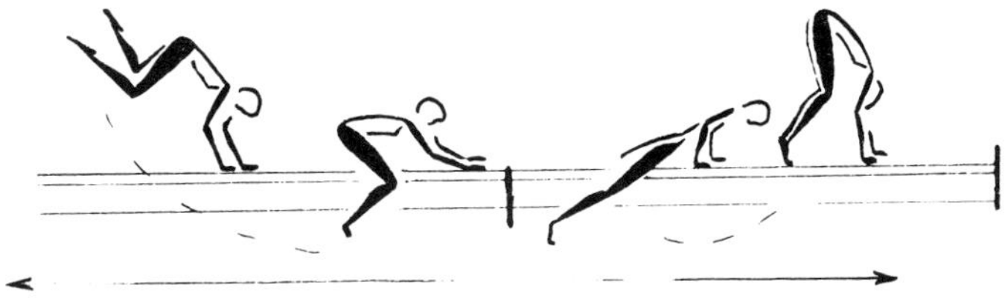

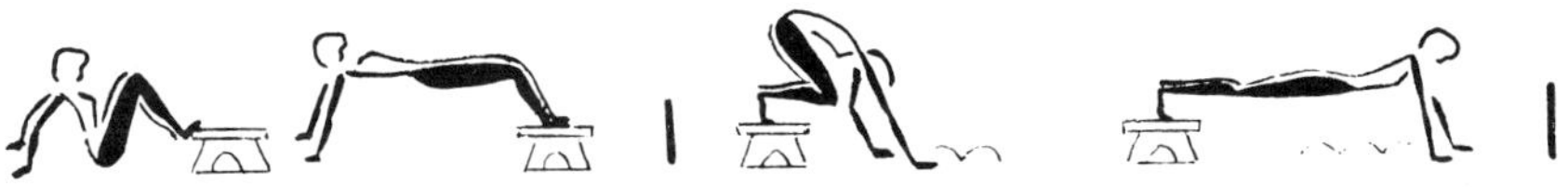

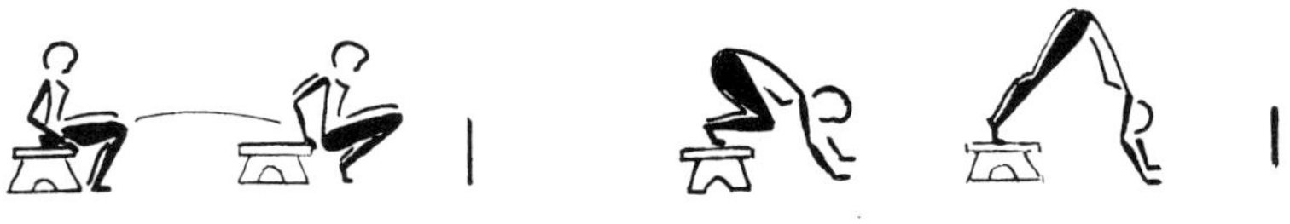

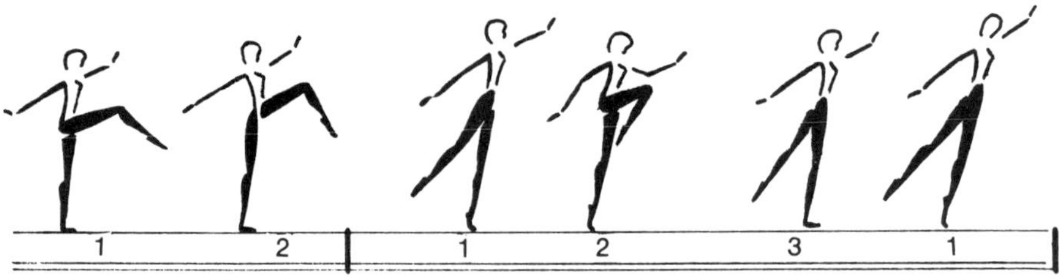
1
2
1
2
3
1

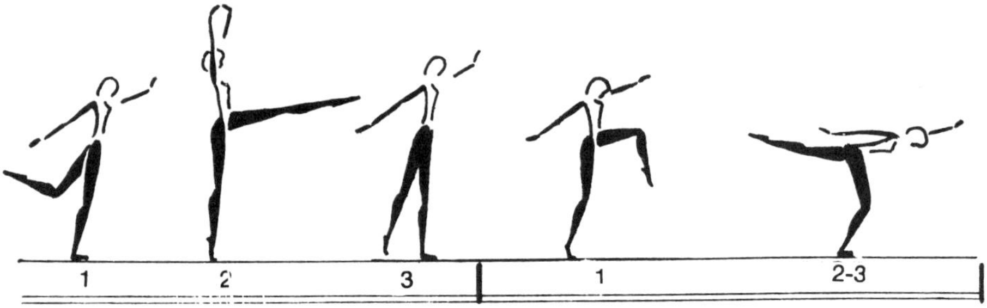
1
2
3
1
2-3

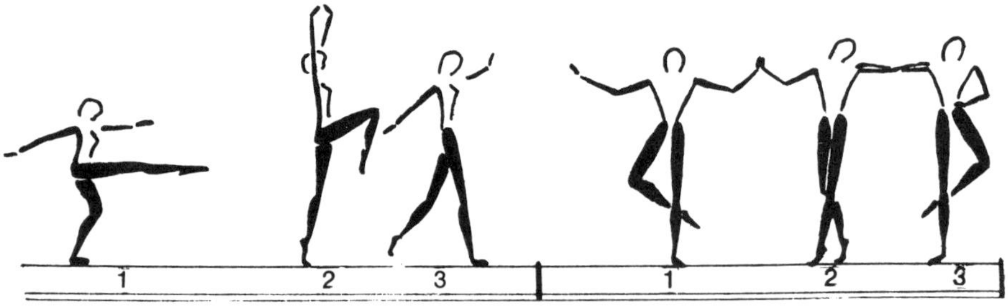
1
2
3
1
2
3

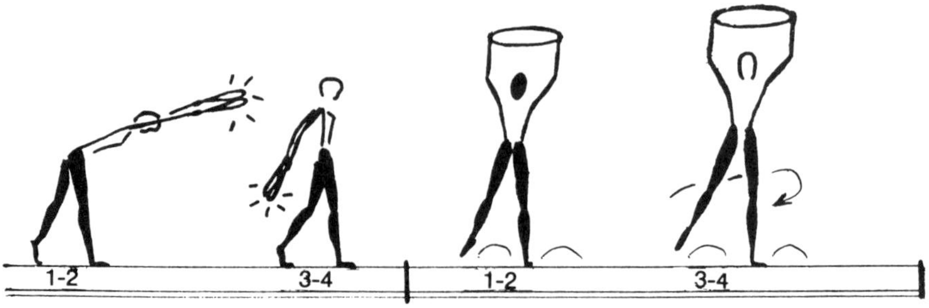
1-2
3-4
1-2
3-4

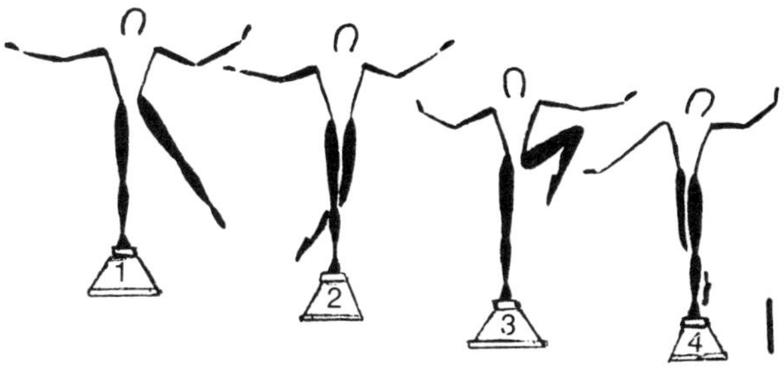
1
2
3
4

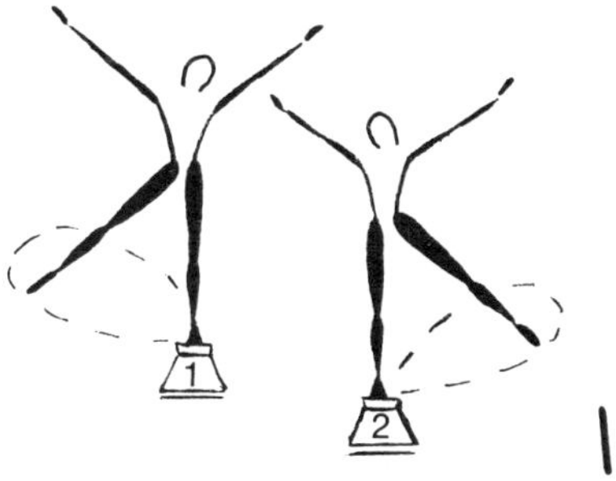
1
2

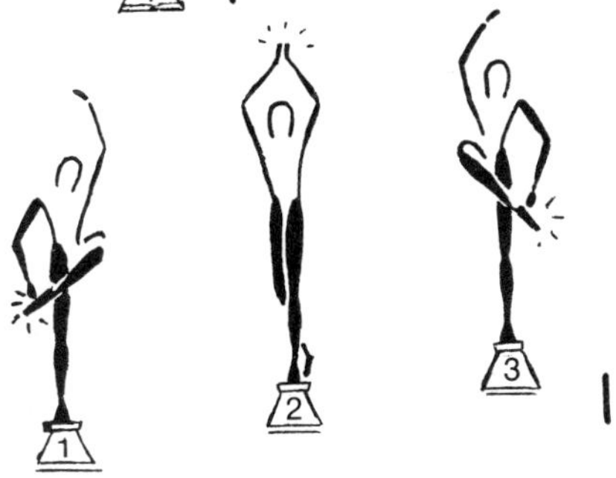
1
2
3

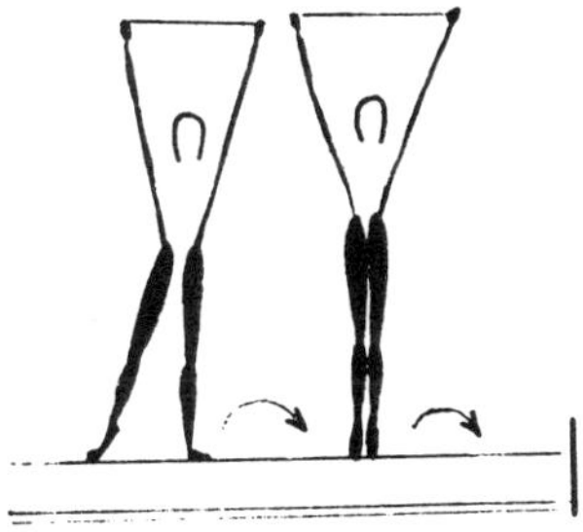

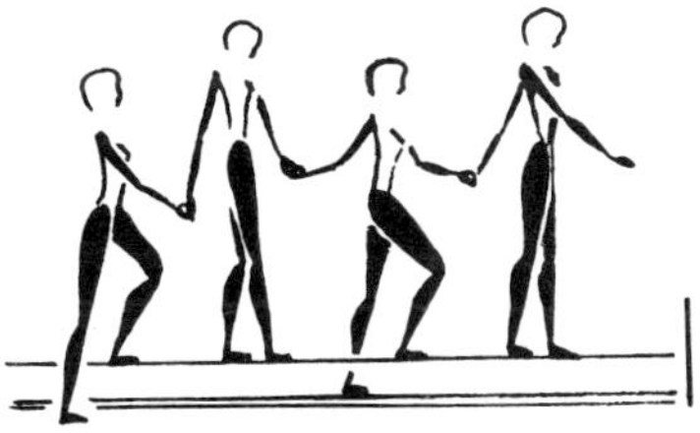

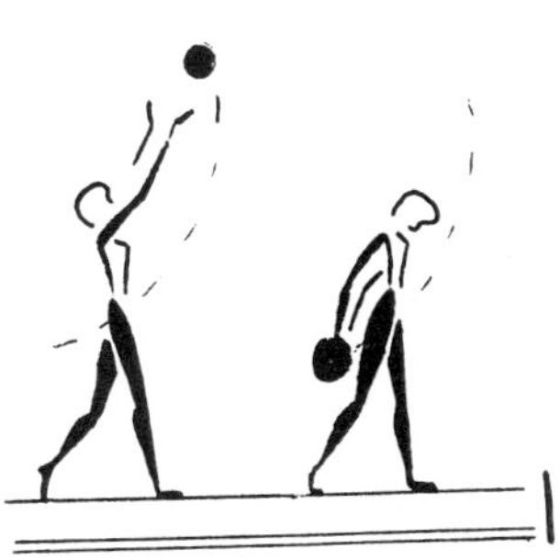

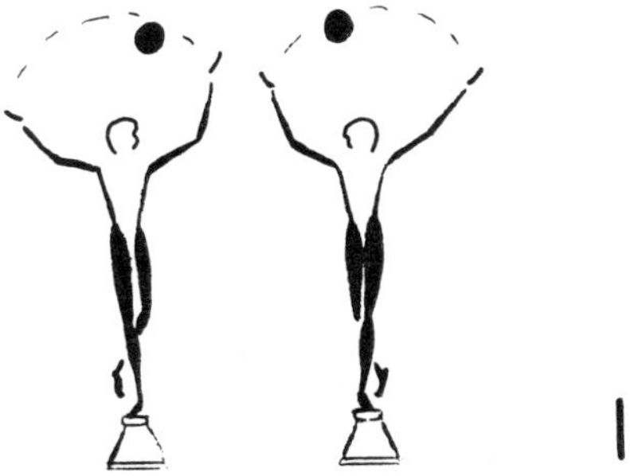

Hanteln

Leichte Hanteln vertiefen die Intensität der Übungen, besonders beim Schwung. Man verwendet sie zum allgemeinen Durchbewegen, zur Mobilisation, um das Bewegungsausmaß zu erweitern, zur Dehnung und zur Kräftigung.
Es eignen sich am besten kleine leichte Hanteln 1/4 bis 1/2 kg schwer. Zu schwere Hanteln sind meistens ungeeignet.
Beim Turnen mit Hanteln spielt die Beschleunigung oder Verlangsamung des Tempos eine bedeutende Rolle; auf diese Weise kann die Leistung reguliert werden.
Jede Hand umfaßt eine Hantel in der Mitte oder an der Kugel. Auch kann man beide Hanteln in der Mitte in einer Hand halten.
Viele Übungen aus dem 1. Teil des Buches – ,,Gymnastik ohne Gerät" – können mit Hanteln ausgeführt werden, deswegen werden nur die typischen gezeichnet.

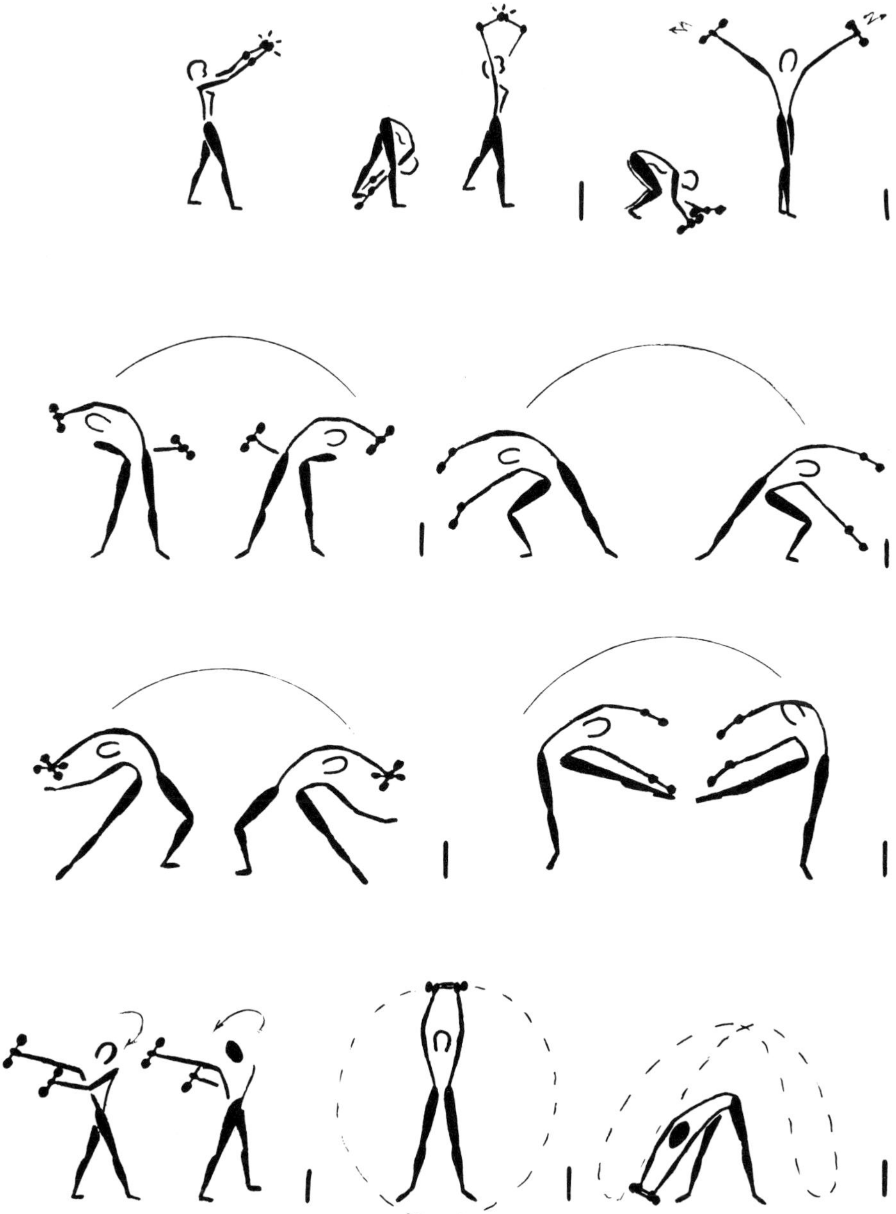

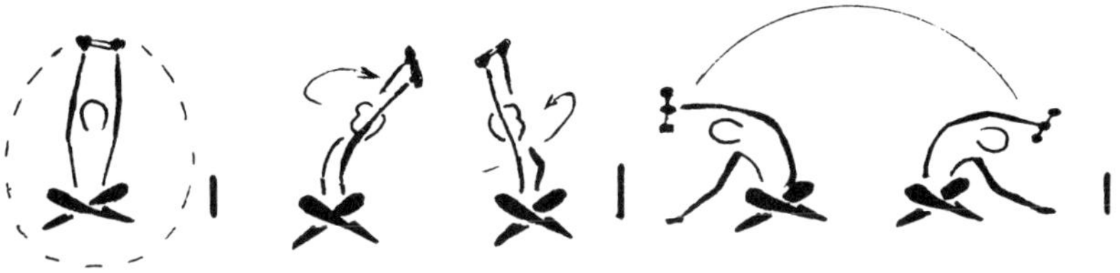

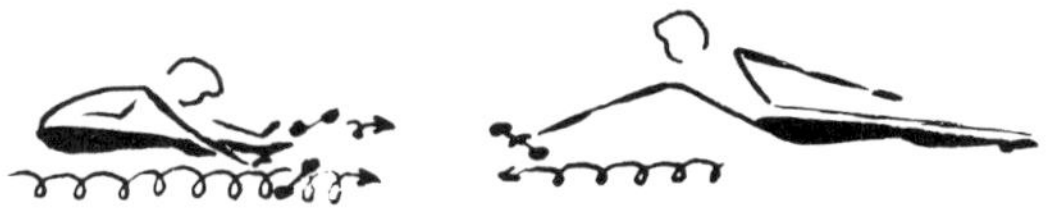

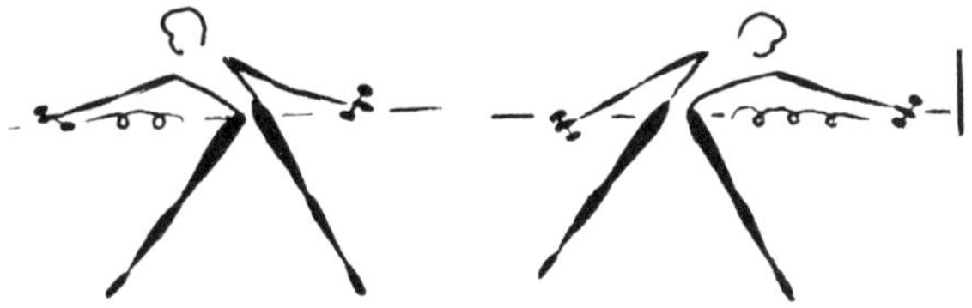

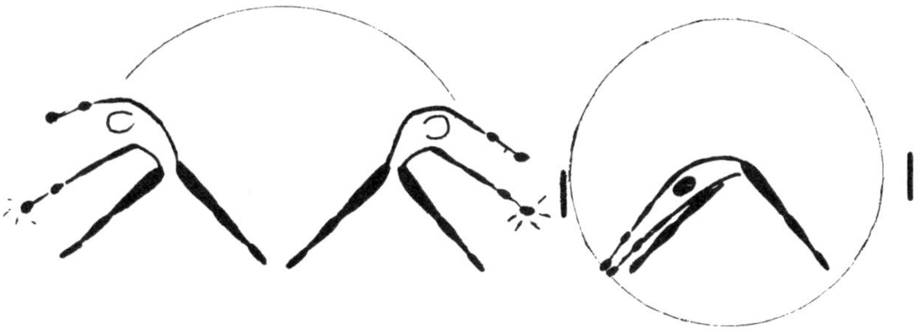

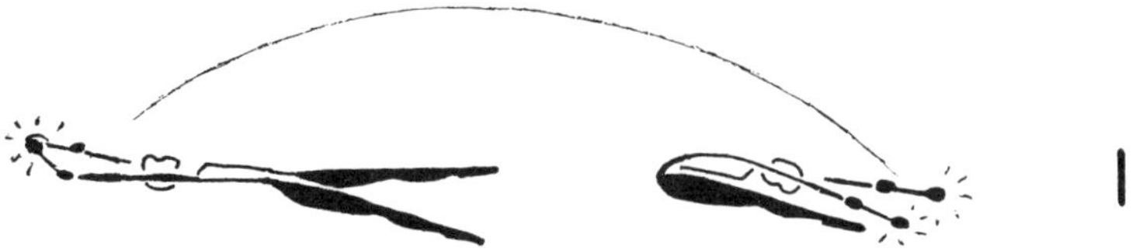

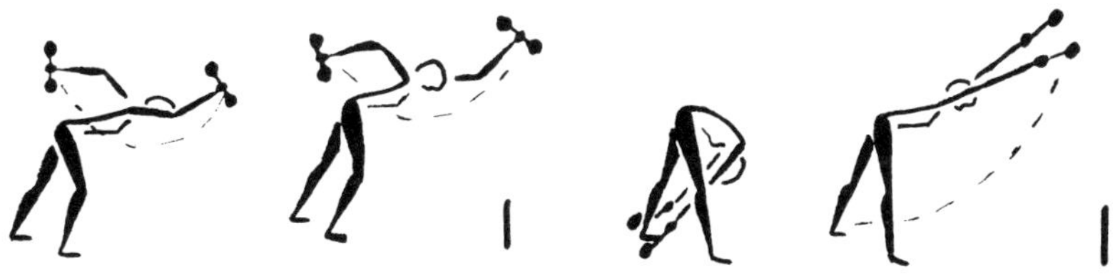

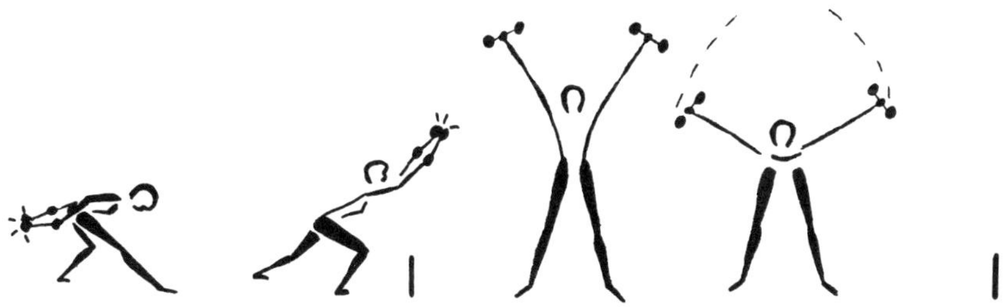

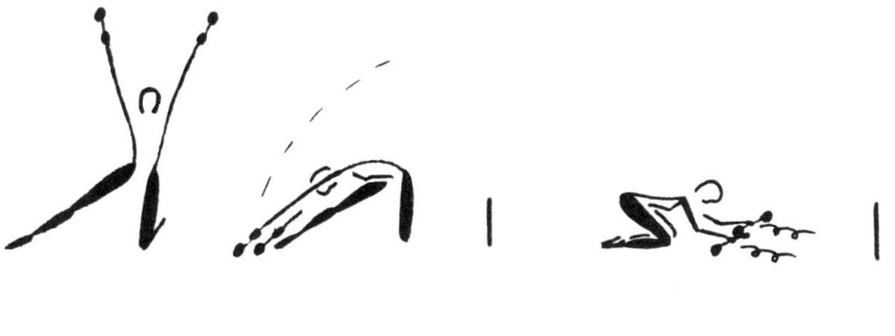

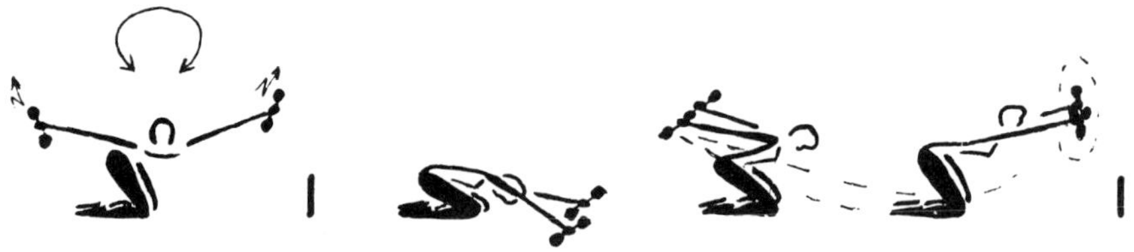

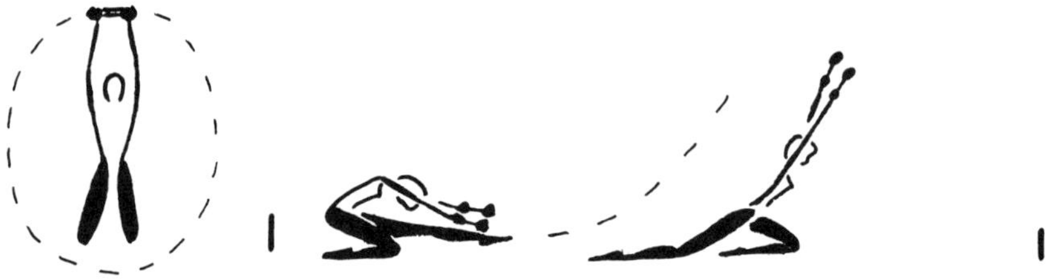

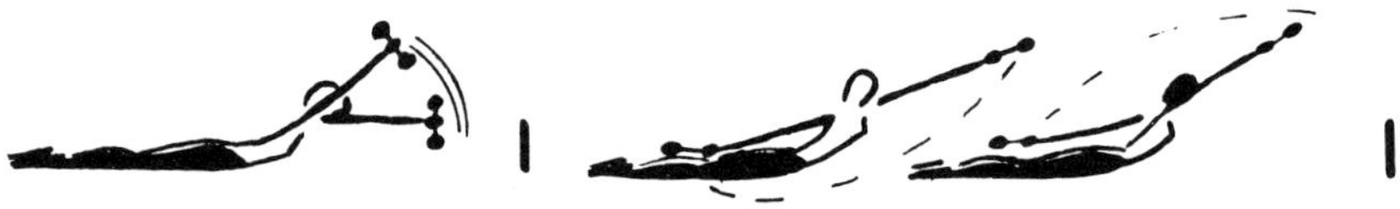

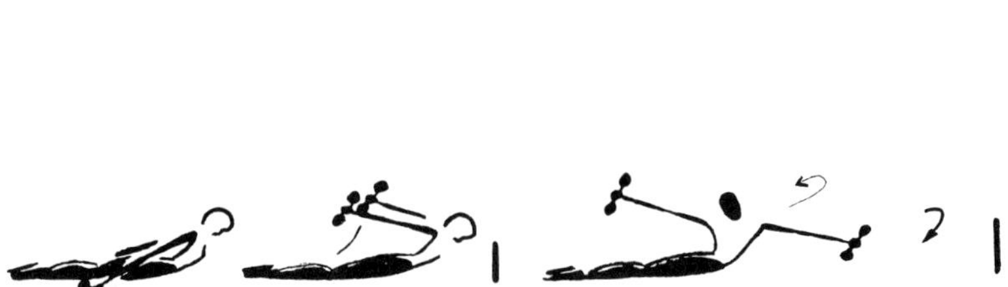

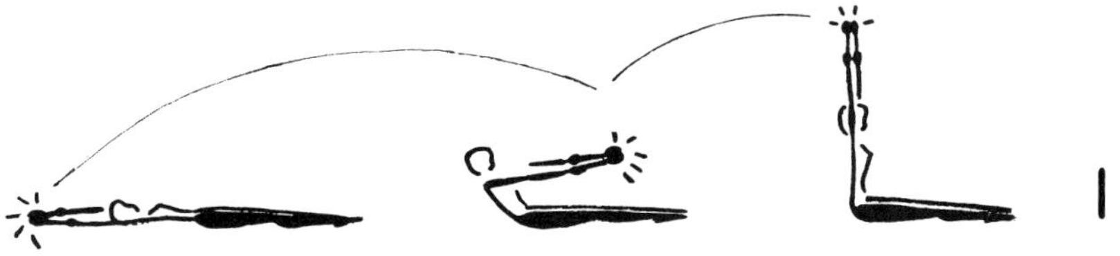

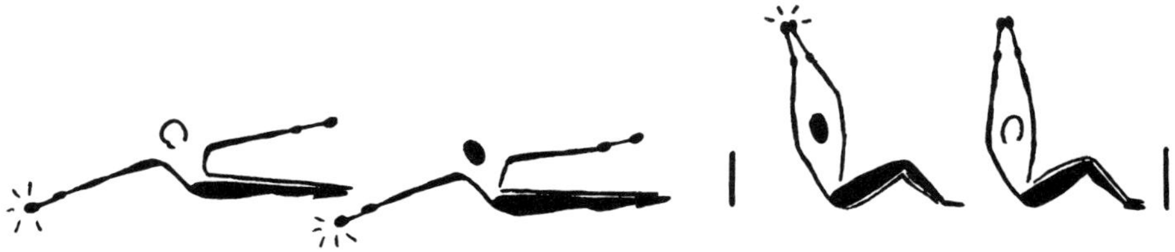

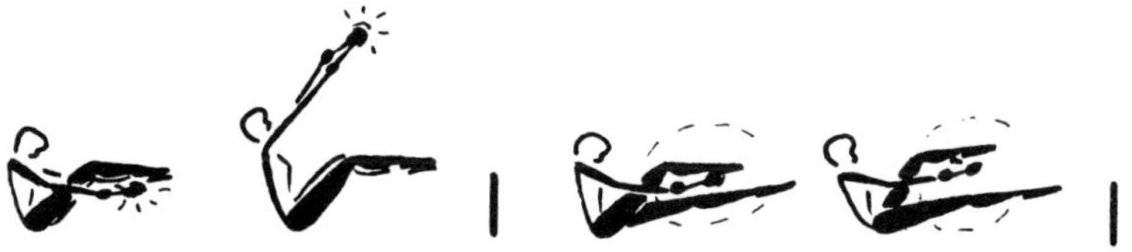

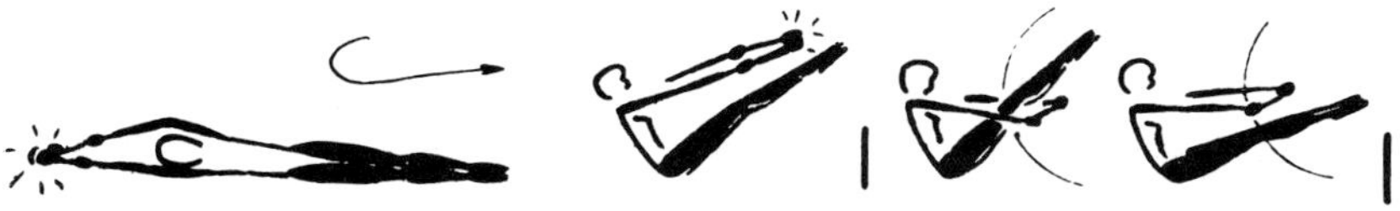

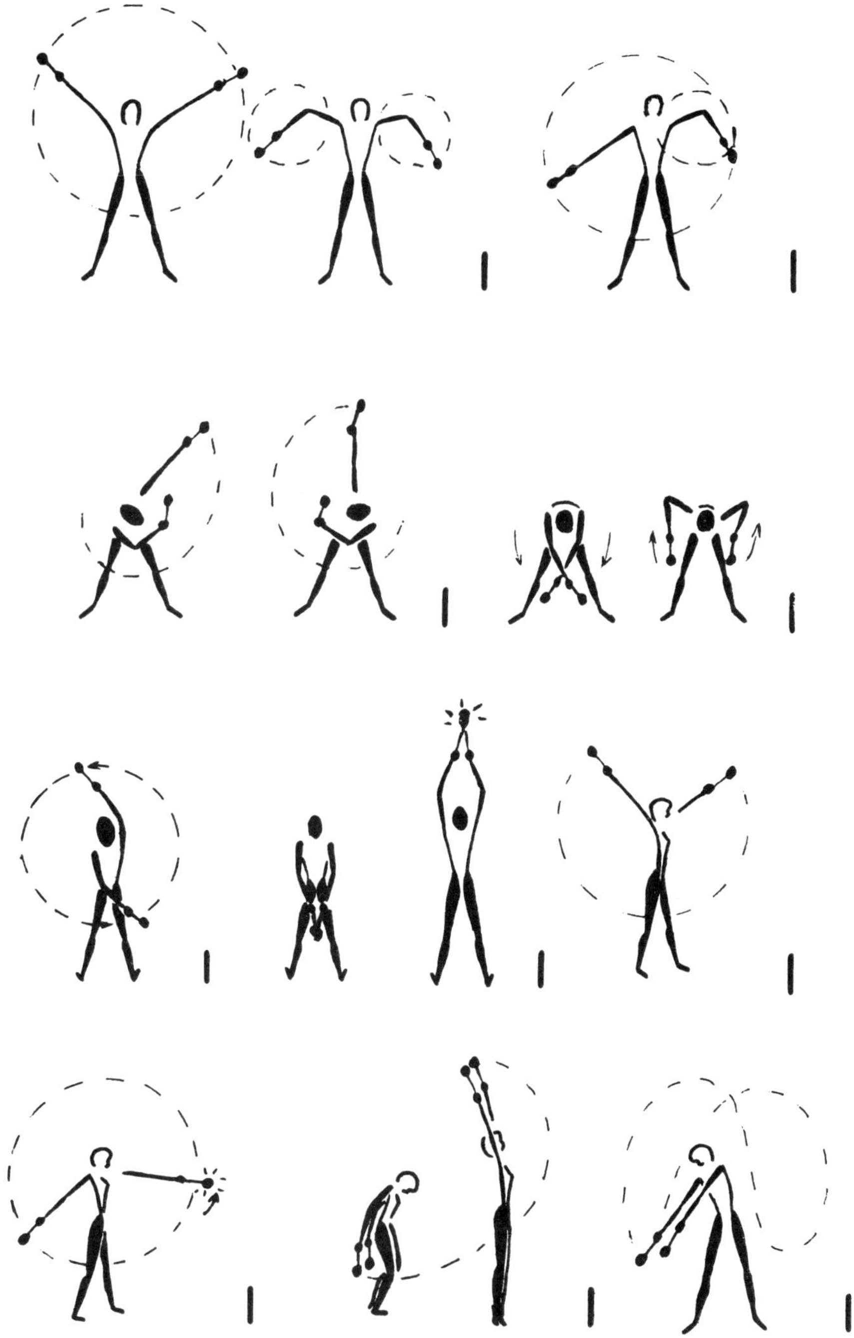

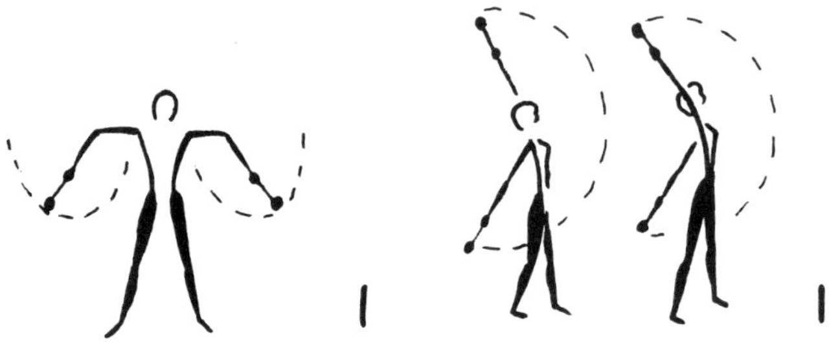

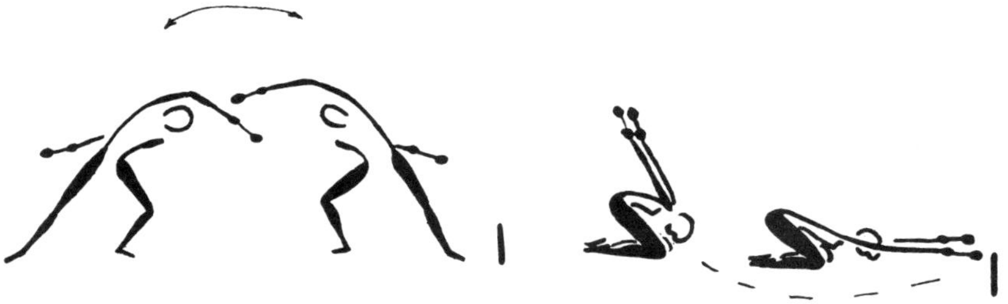

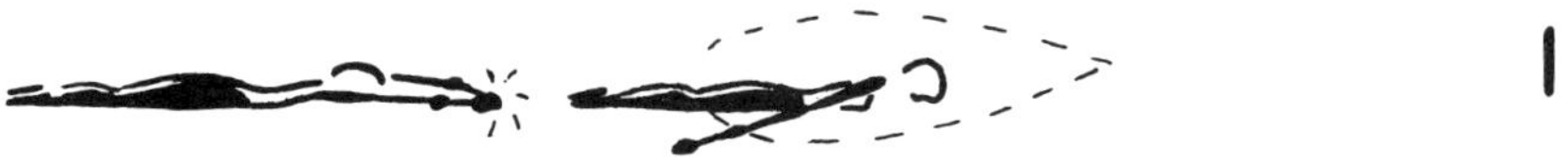

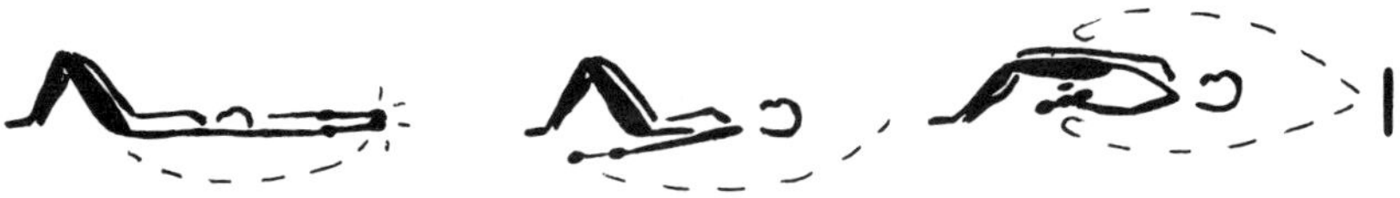

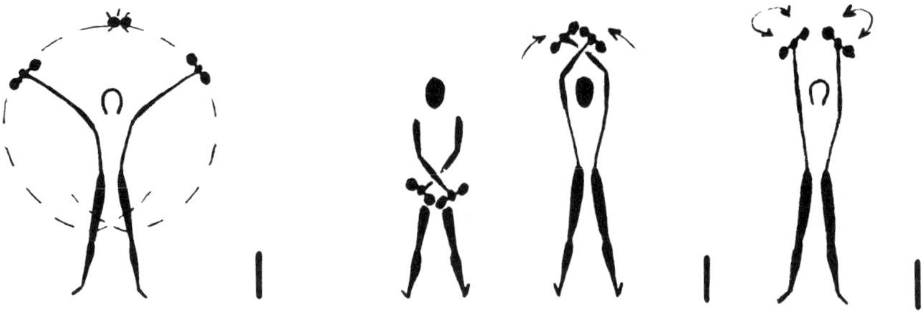

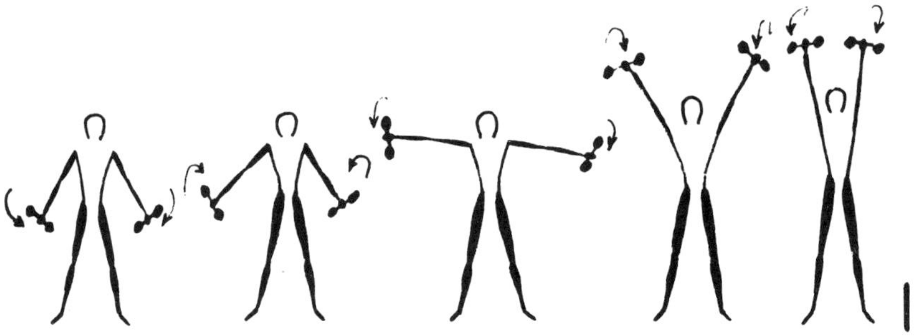

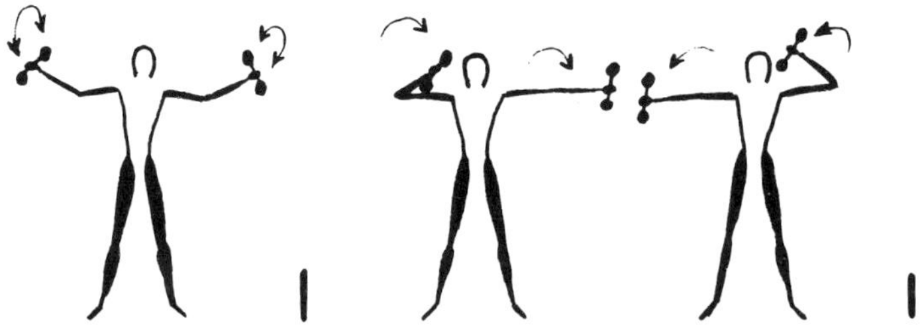

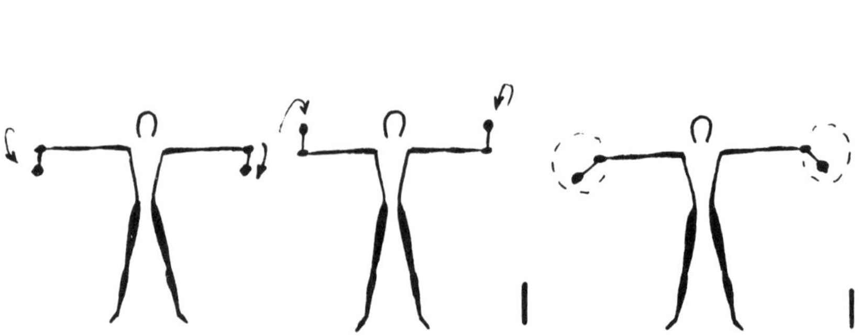

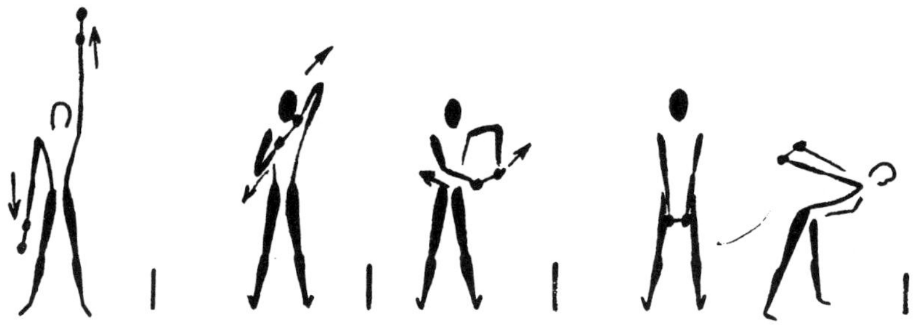

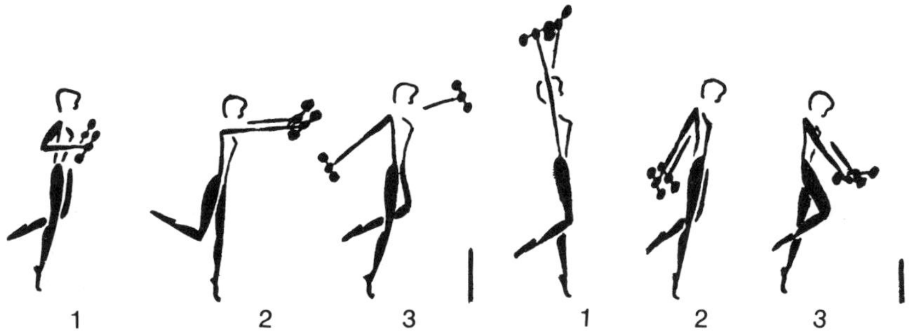
1
2
3
1
2
3

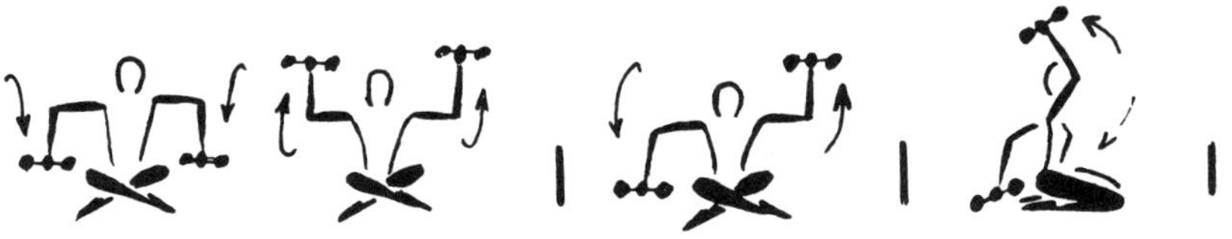

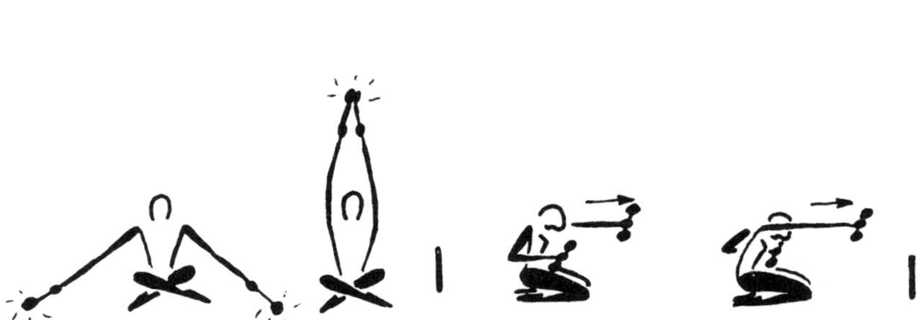

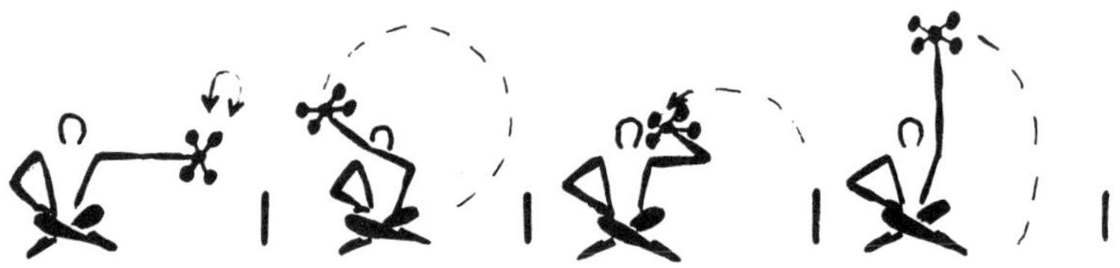

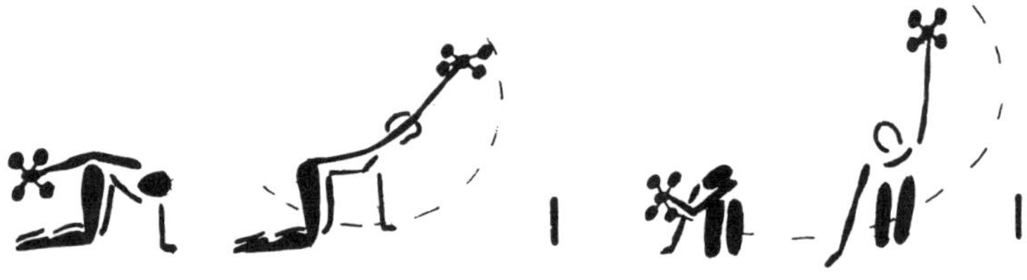

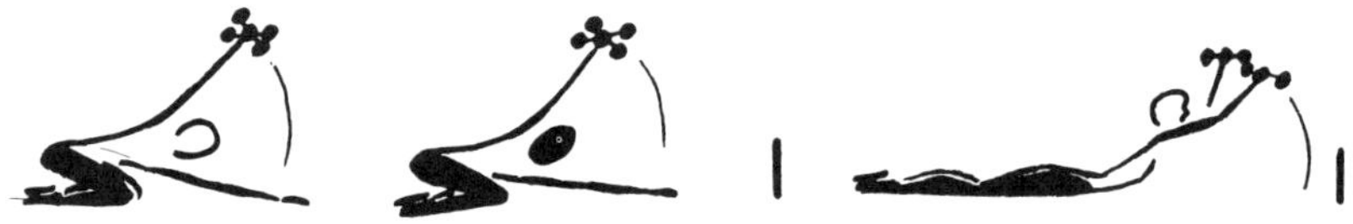

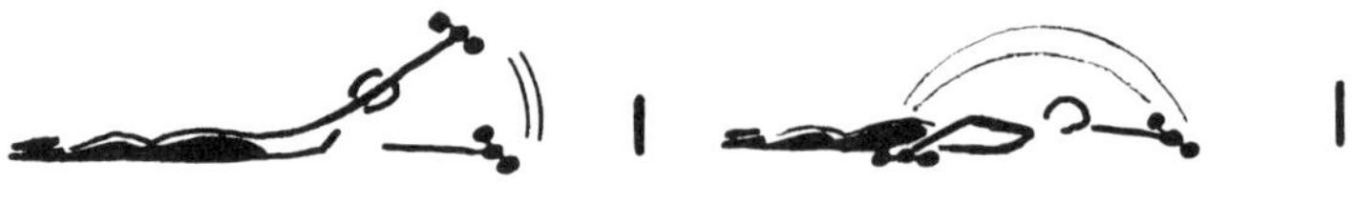

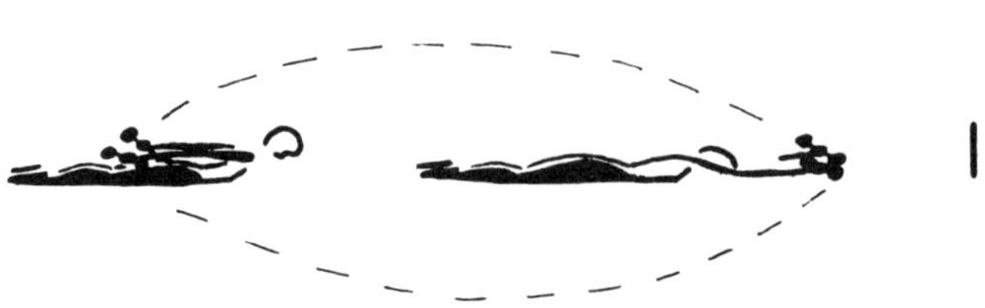

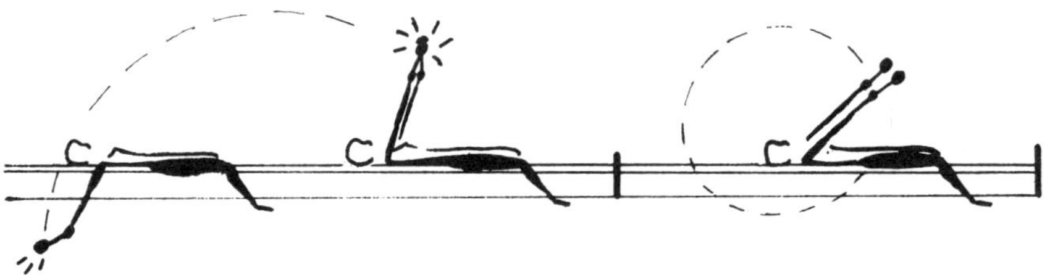

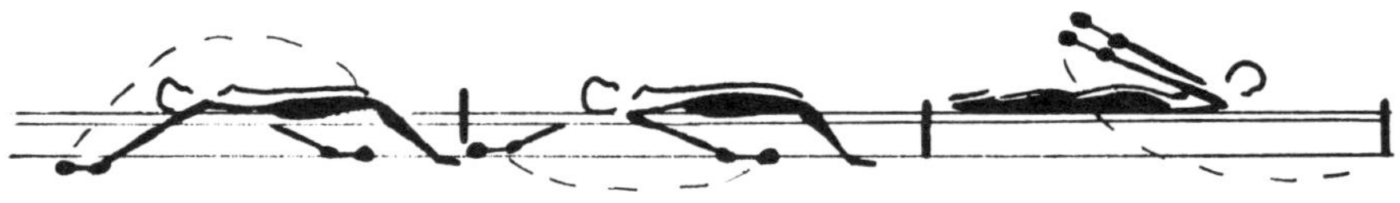

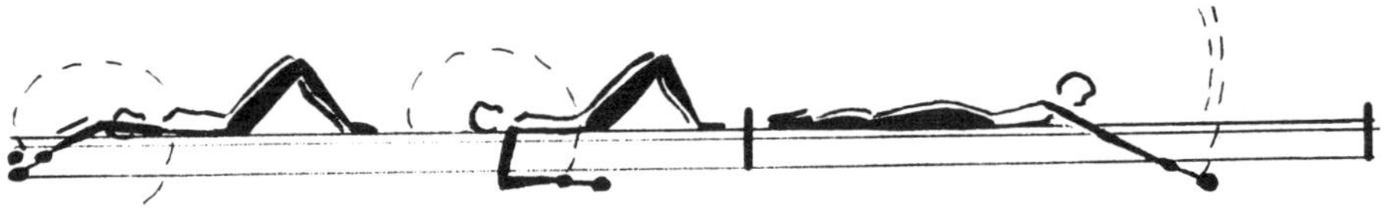

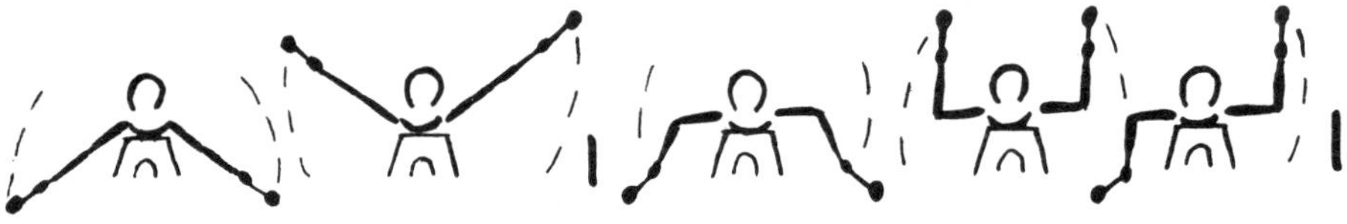

Bälle

Der Ball als Übungsgerät bedeutet immer eine interessante Abwechslung in der Gymnastik und findet fast bei jedem gymnastischen Thema eine erfolgsversprechende Anwendung. Die Größe und das Gewicht des Balles haben sich nach dem Ziel der Übungen, nach der Kondition und nach dem Alter der Übenden zu richten.
Jeder Turnsaal soll mit folgenden Ballsorten ausgestattet sein: kleine Bälle (Tennisbälle) zum Üben der Hand und der Geschicklichkeit, – mittelgroße leichte Bälle, s. g. Gymnastikbälle mit Durchmesser ca. 15-20 cm – leichte, große, aufblasbare Bälle, – Medizinbälle bis 2 kg. Mit jedem Ball lassen sich Übungen mehr oder weniger statischer Art (im Bezug auf den Ball) ausführen. Man soll jedoch nicht vergessen, daß ein Ball vor allem geprellt werden kann und zum Werfen und Fangen lockt, sei es bei Einzelübung, Partnerübung, Übungen im Kreis, in Reihen usw.
Ballspiele sind sehr beliebt und auch oft anwendbar. Bei jedem Spiel (und nicht nur mit dem Ball) soll man immer darauf achten, daß nicht nur gespielt wird, sondern daß beim Spiel Bewegungen ausgeführt werden. die zielgerichtet sind, d. h. das Spiel wird so erdacht, daß die gewünschte Bewegung nicht anders als korrekt ausgeführt werden kann. Sonst verliert sich im Spiel das ursprüngliche Ziel. Mit leichteren Bällen können folgende Bewegungsabläufe ausgeführt werden:
Werfen und Fangen – Handfläche nach unten oder nach oben, Zuwerfen aus einer Hand in die andere in verschiedenen Ebenen, Prellen des Balles – gegen Boden, Wand, Faust, Handrücken, Handfläche, Ellbogen, Knie, Fuß usw.
Rollen des Balles –
Variationen des Werfens – unter dem Arm, unter dem Bein, über die Schulter, über den Rücken, Kopf usw.

Tennisbälle

Durch Übungen mit einem Tennisball erreicht die Hand größere Geschicklichkeit, Beweglichkeit und Griffsicherheit, z. B. durch schnelles Schließen und Öffnen. Das Handgelenk beteiligt sich und sein Bewegungsausmaß wird größer. Die Handmuskeln werden kräftiger.
Hat man mit dem Tennisball mehr Praxis, so kann man die Bewegung des Balles mit Bewegungen des ganzen Körpers, sowie mit Hüpfen, Springen und zusätzlicher Fortbewegung verbinden.
Der begleitende Arm beschreibt einen oberen oder unteren Bogen, der Winkel beim Prellen wird geändert, das Tempo und der Rhythmus werden variiert.
Der kleine Ball verlangt eine feine Anpassung der Bewegung, d. h. die Bewegungen müssen die Eigenschaften des Balles widerspiegeln.

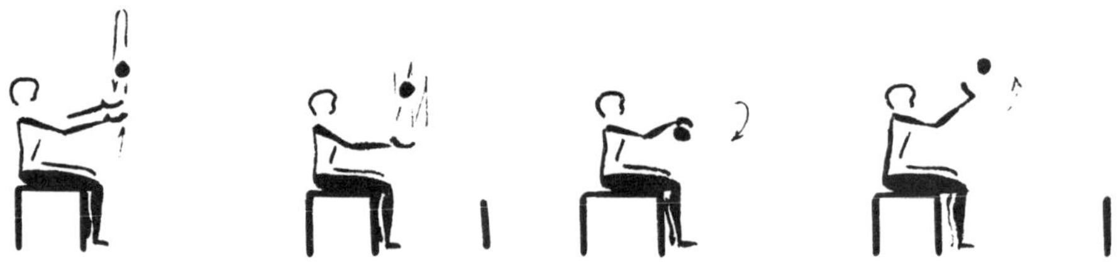

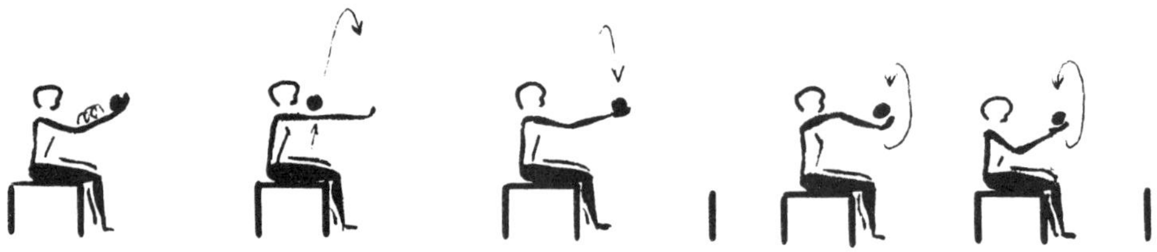

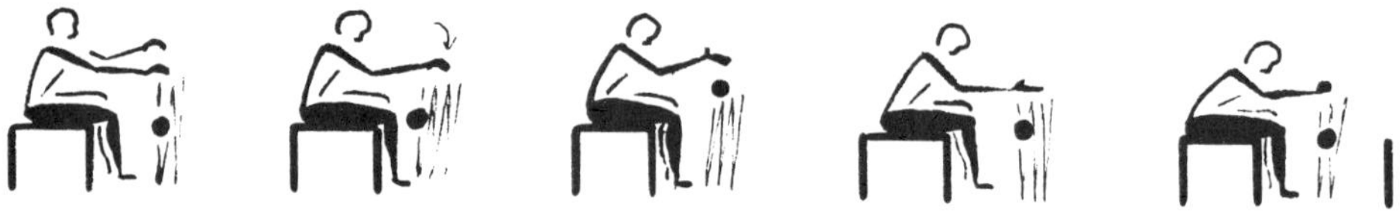

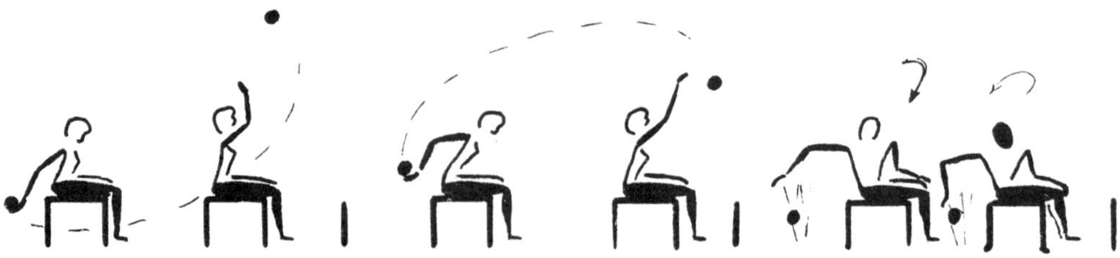

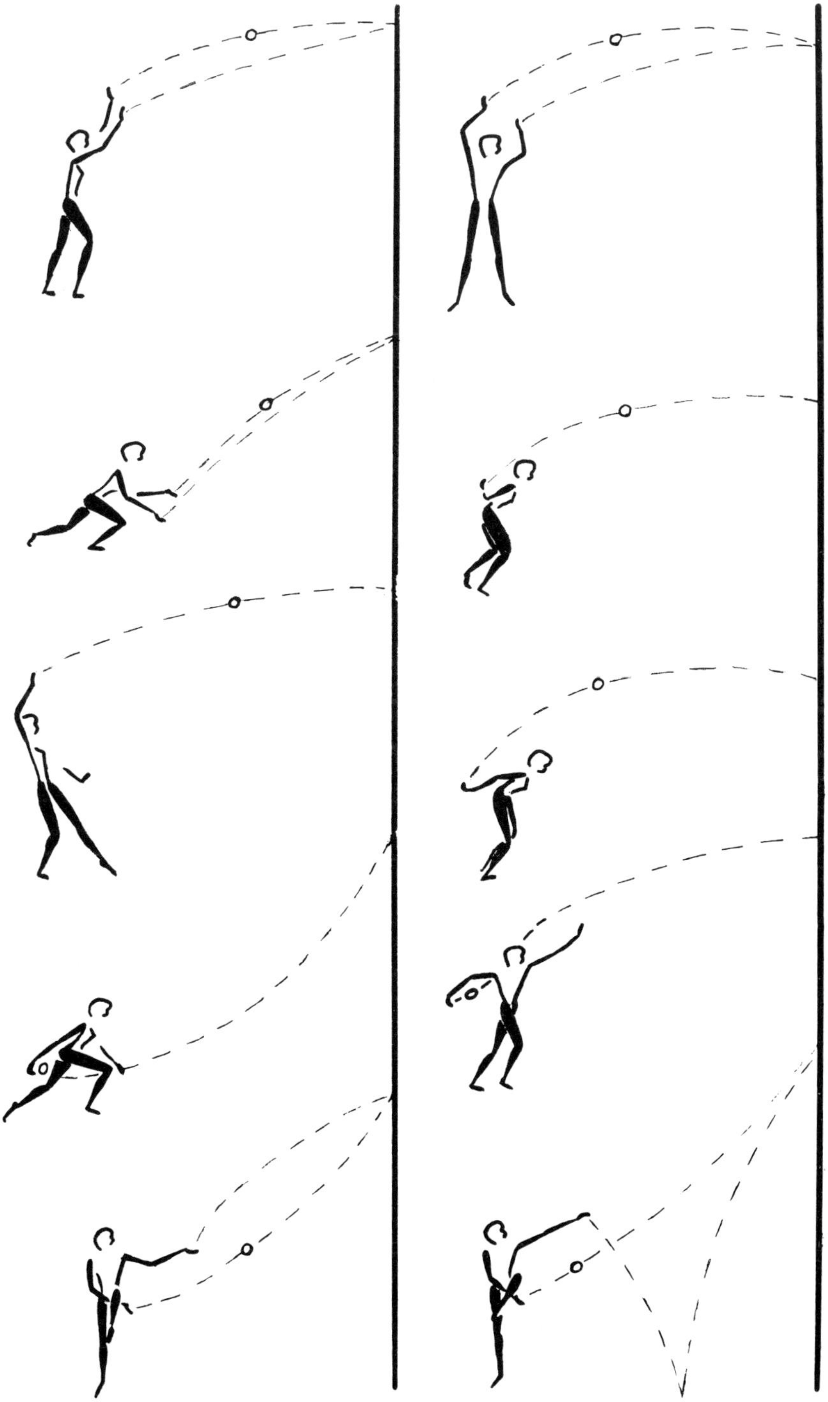

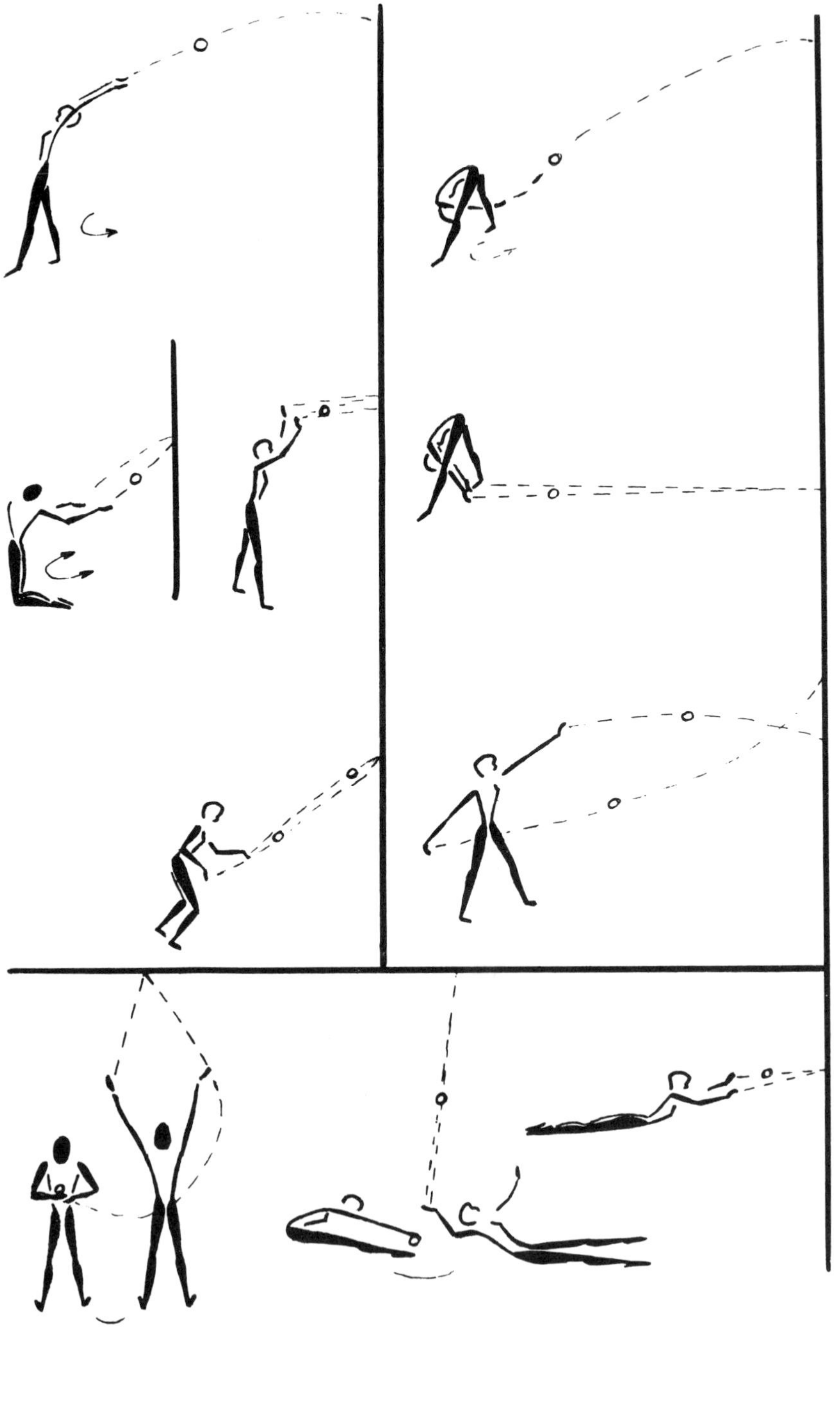

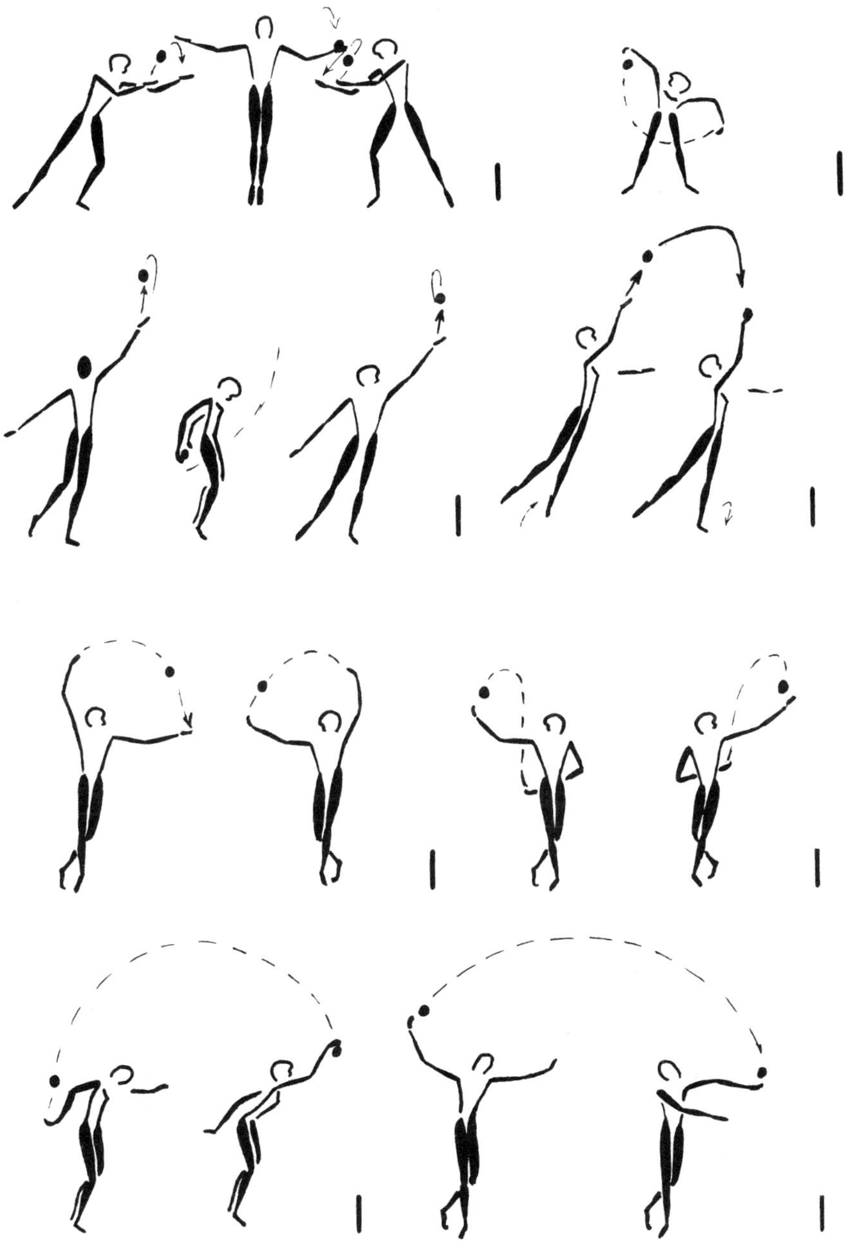

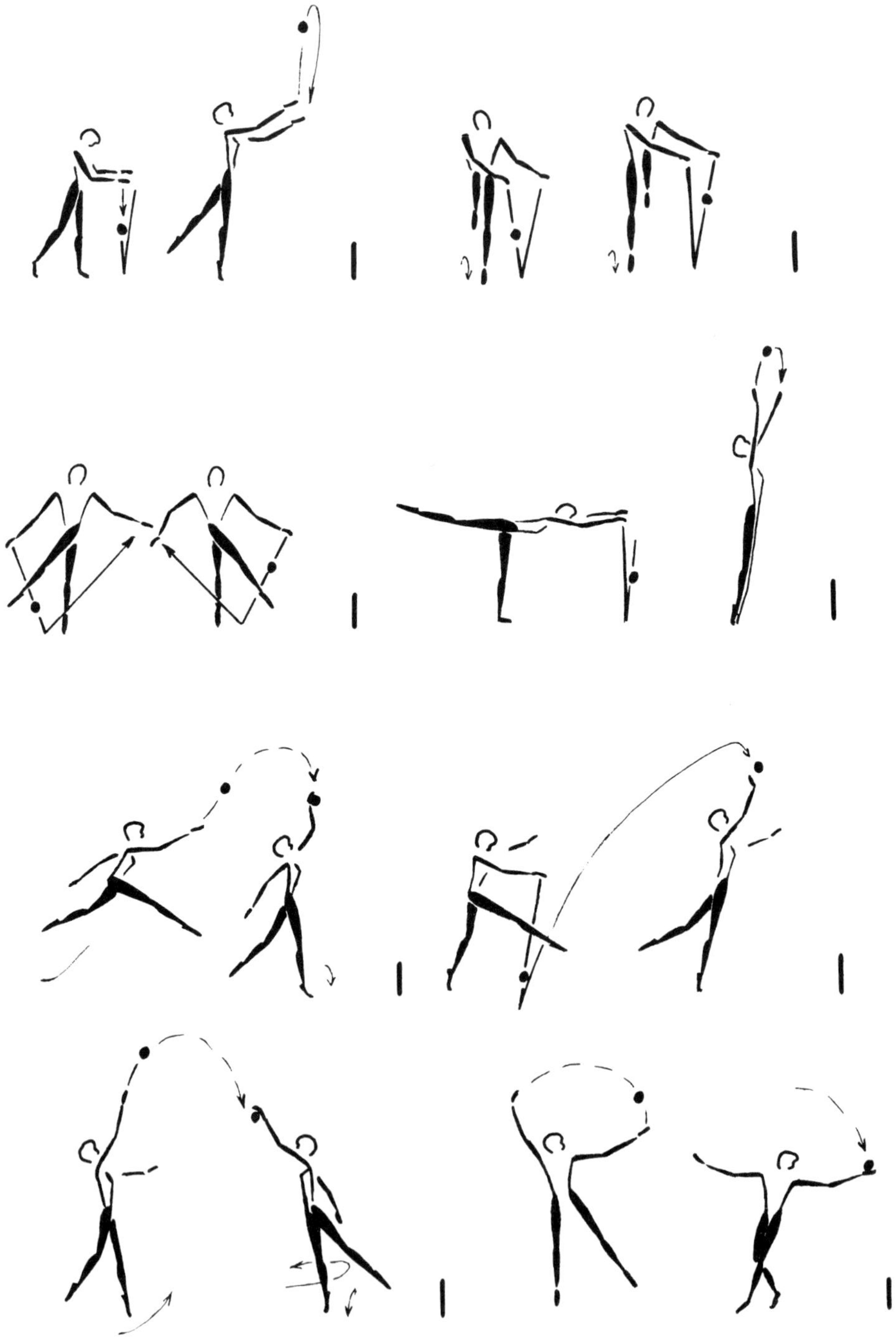

Medizinbälle

Es gibt Medizinbälle mit verschieden großem Gewicht (1-5 kg) und in verschiedenen Größen. Die schweren Bälle eignen sich nur für kräftige Männer.
In unserer Praxis bewähren sich am besten 1-2 kg schweren Bälle mit ca. 20 cm Durchmesser. Es wäre ideal, wenn jedem ein Ball zur Verfügung stünde.
Das Üben mit Medizinbällen (falls sie nicht zu schwer sind) ist interessant und vergrößert die Aktivität des Übenden. Da aber Unfallgefahr besteht ist hierbei ständige Aufsicht unerläßlich.
Mit den Medizinbällen führen wir Übungen dynamischkräftigender Art aus, z. B. Übergeben des Balles, Werfen und Fangen des Balles, Gleichgewichtsübungen, Fortbewegung usw. – einzeln, mit Partner, in Reihen, im Kreis oder in Spielen.

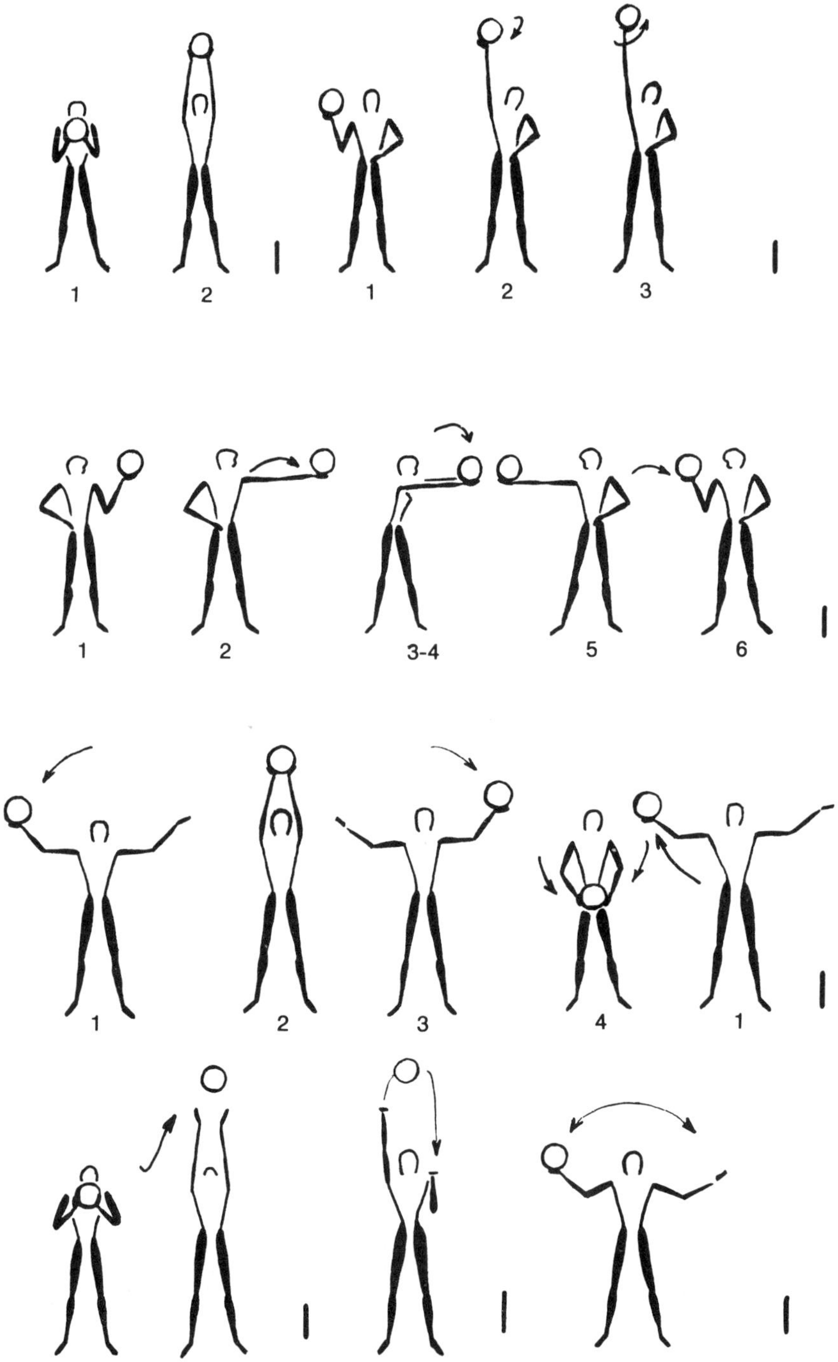
1 2 1 2 3
1 2 3-4 5 6
1 2 3 4 1

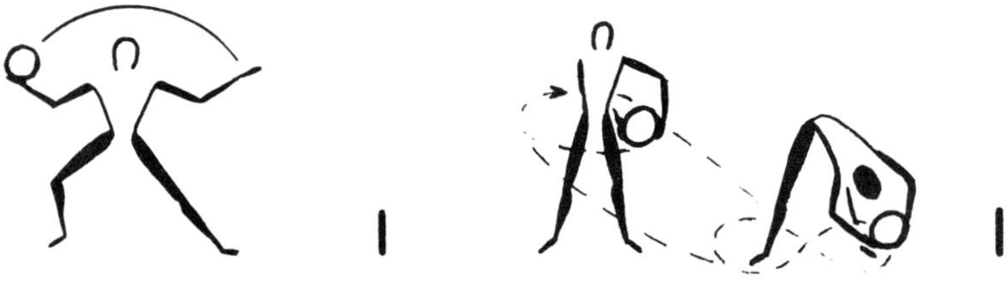

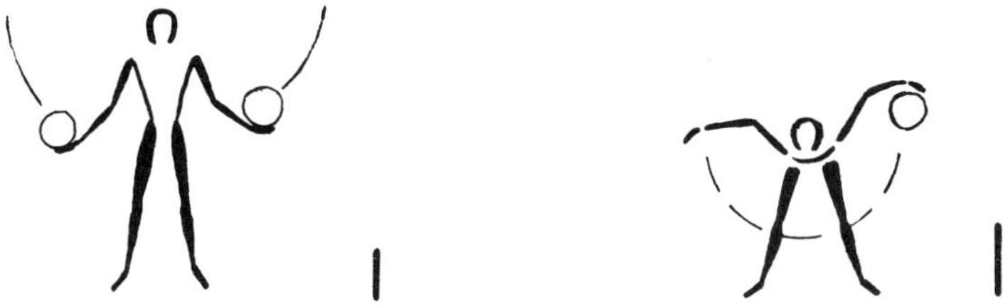

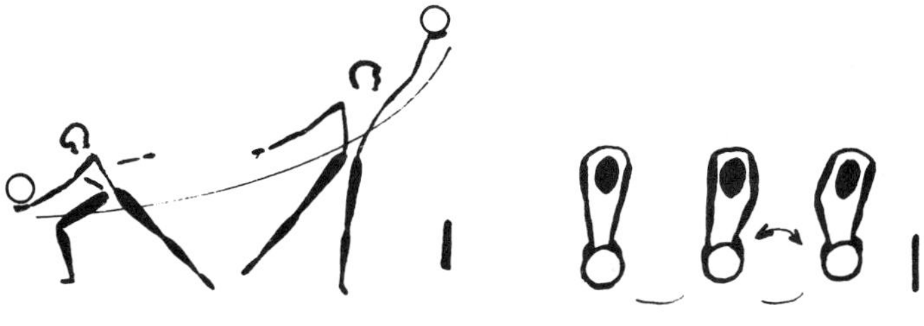

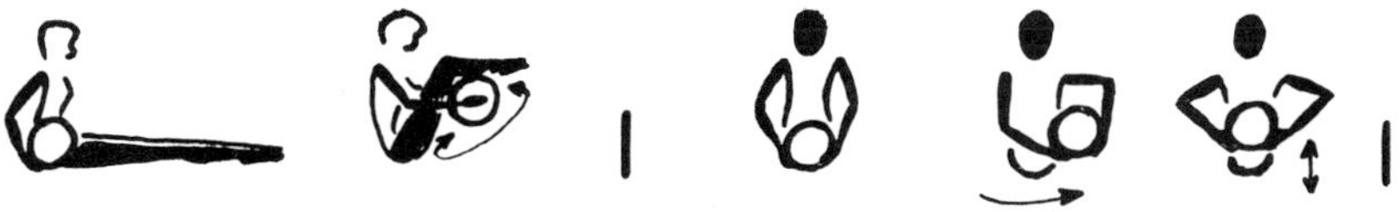

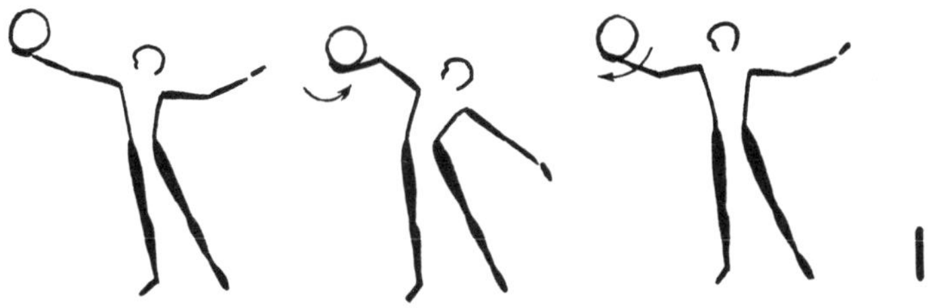

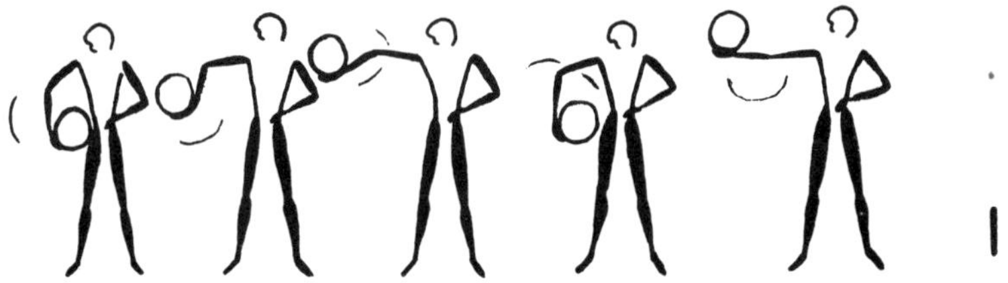

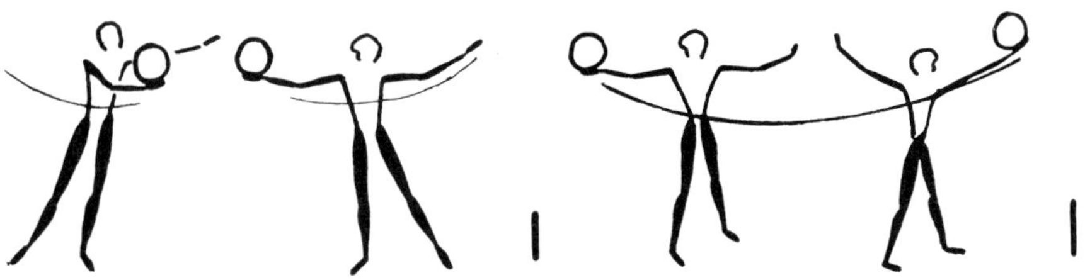

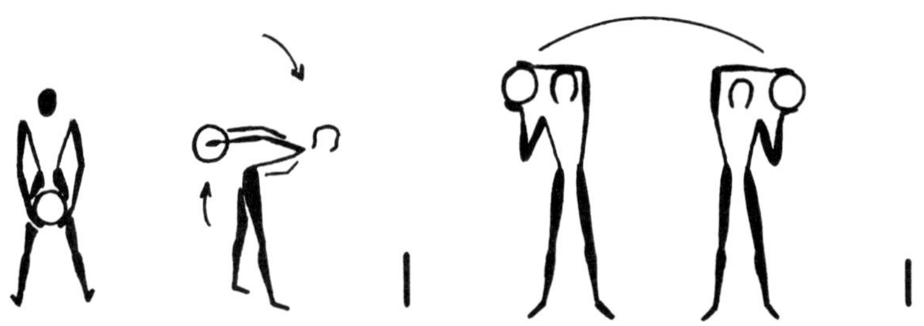

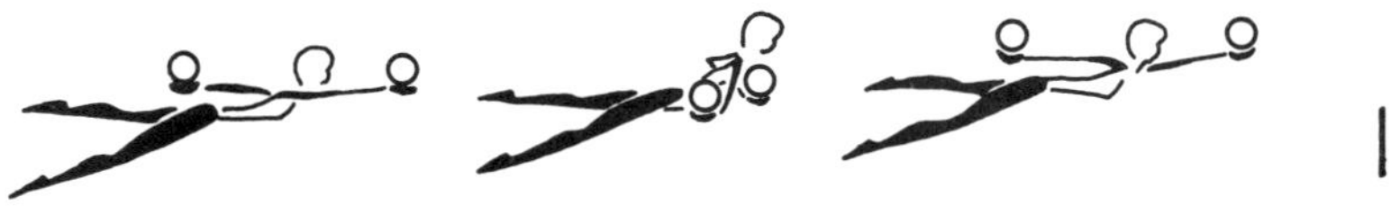

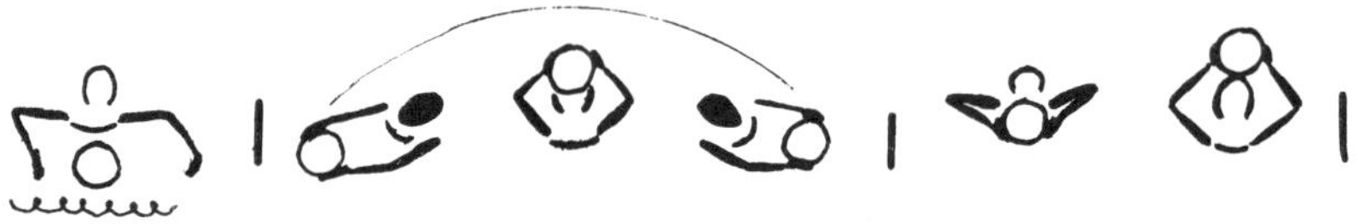

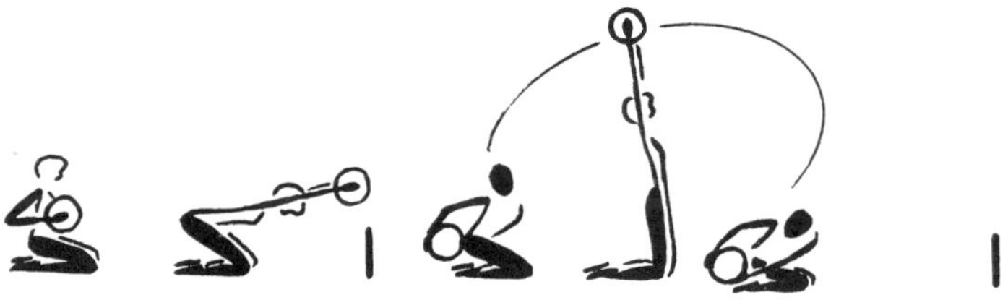

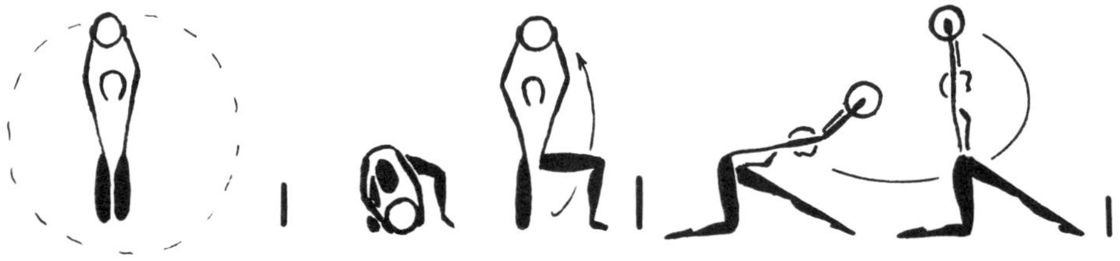

Gymnastikbälle

Gymnastikbälle sind leicht und haben einen Durchmesser 15-20 cm. Die Technik des Übens verlangt entweder ein festes Halten des Balles oder sie besteht darin, daß der Ball locker, nur leicht mit Fingern unterstützt, auf der Handfläche liegt.
Bei allen Übungen wird der Ball nicht nur vom Arm, sondern vom ganzen Körper und vom Kopf begleitet. Die Trägheit in der Bewegung muß respektiert werden. Mit dem Ball auf der Handfläche rotiert der Arm nach außen oder nach innen, Körper und Kopf folgen ihm. Das gilt auch bei variiertem Werfen, Zuwerfen, Prellen und Rollen des Balles.

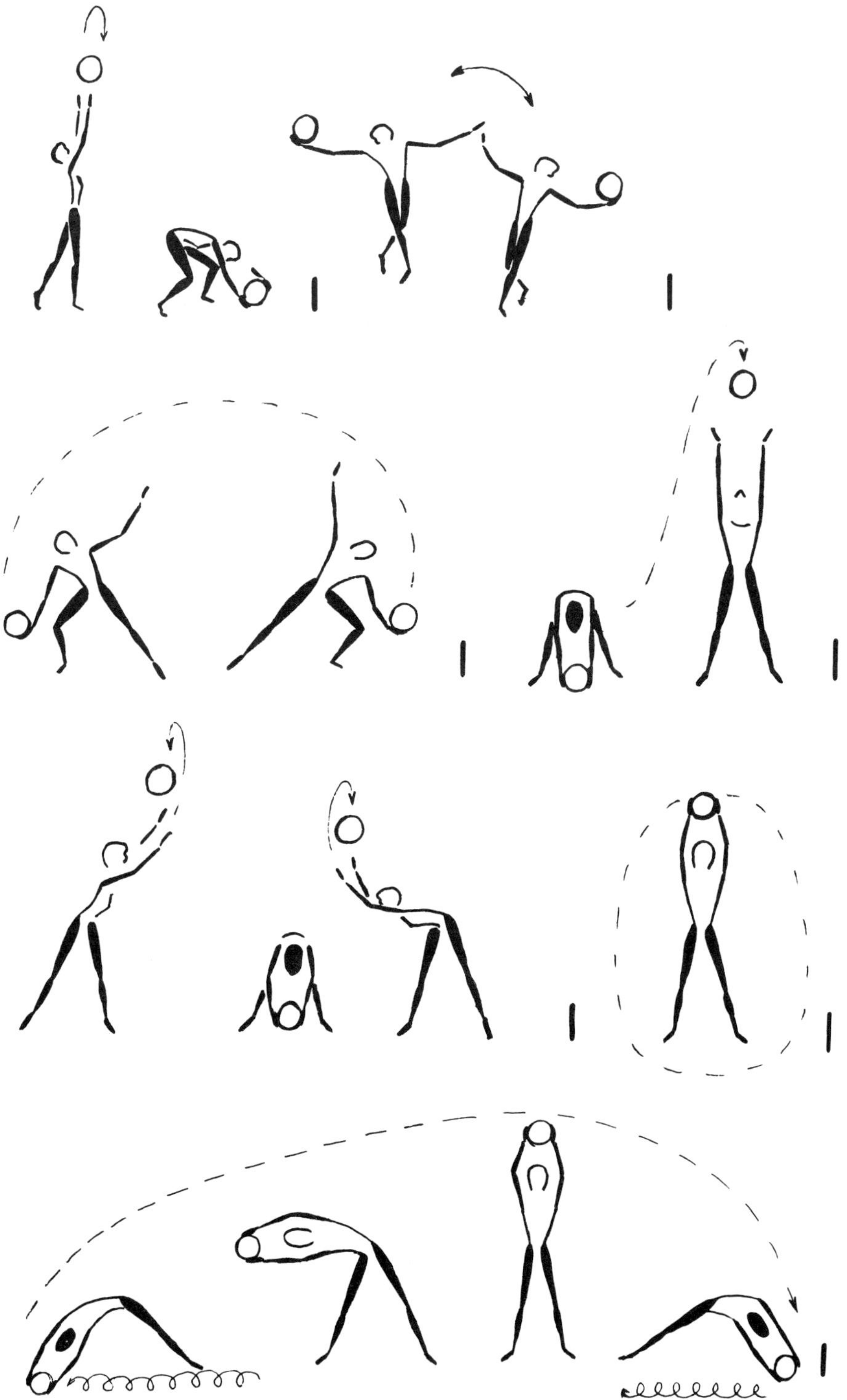

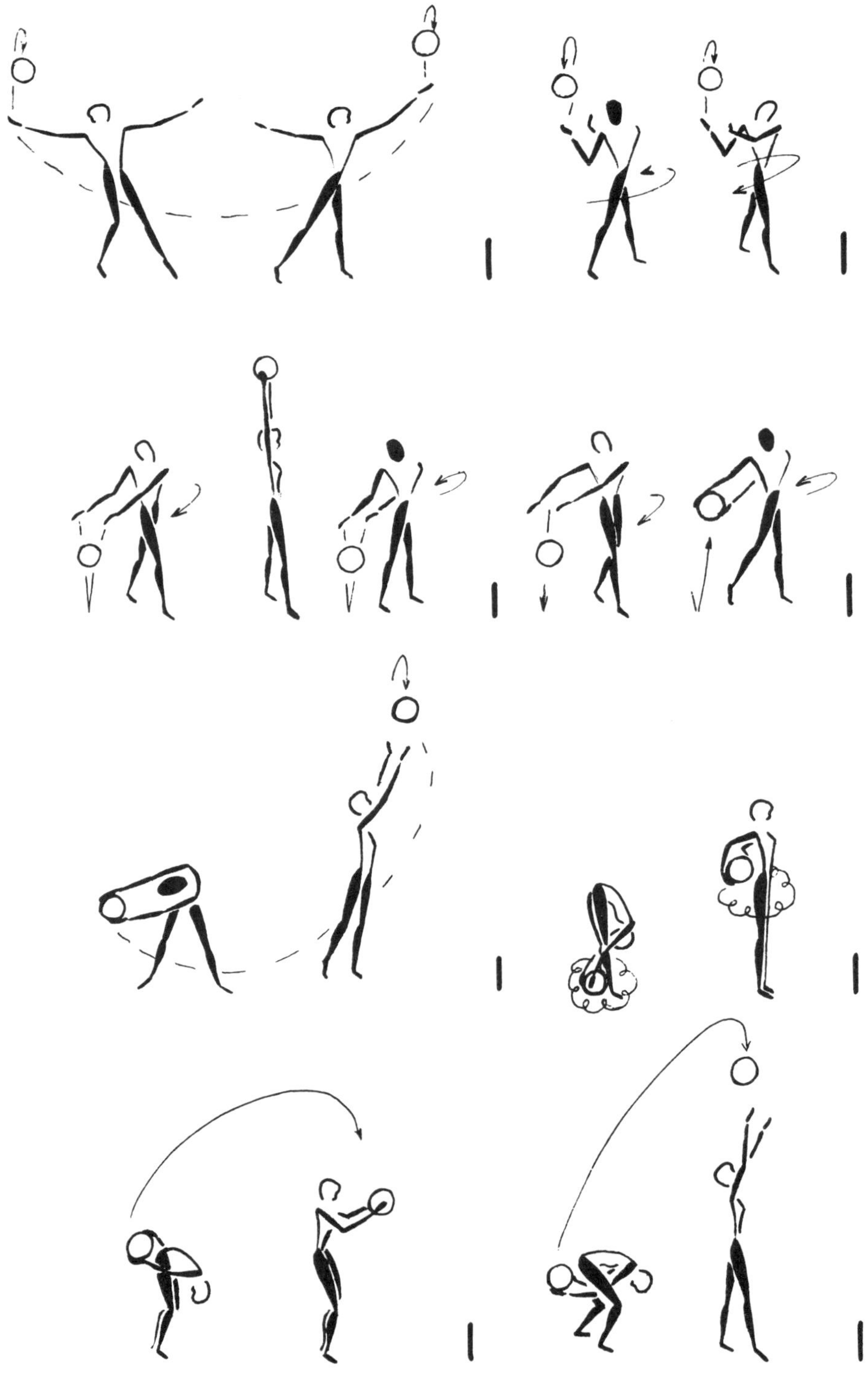

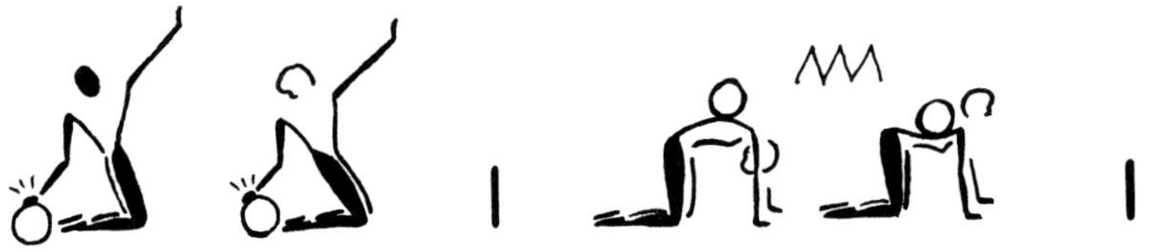

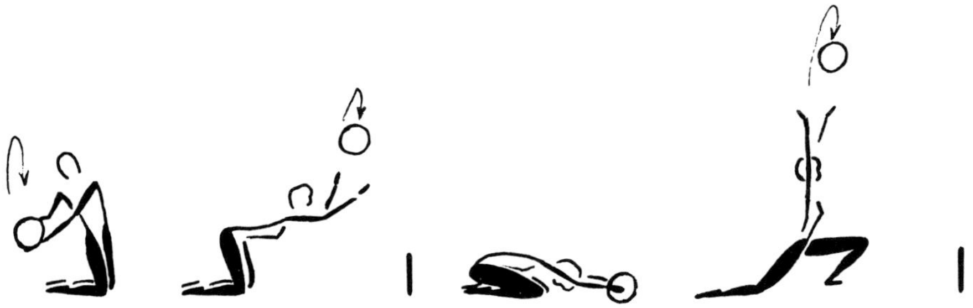

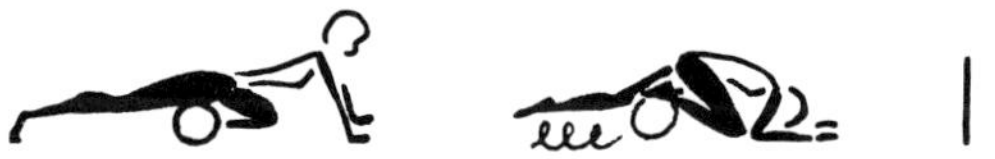

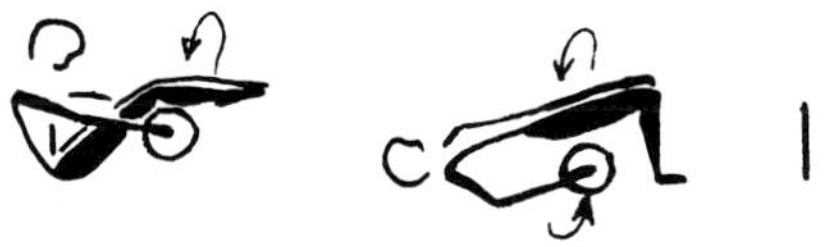

von Plantar- in Dorsalflexion der Füße

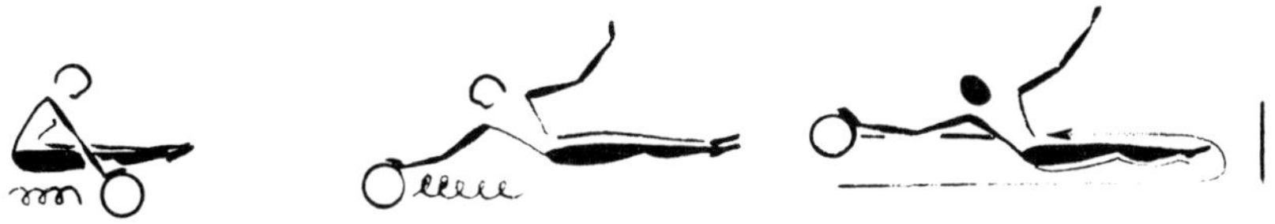

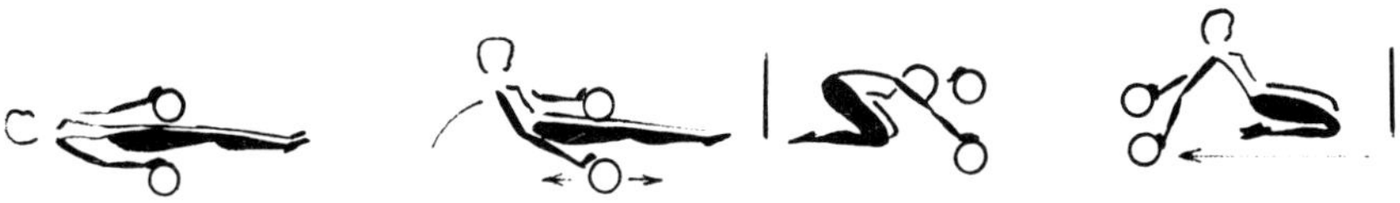

Sitz

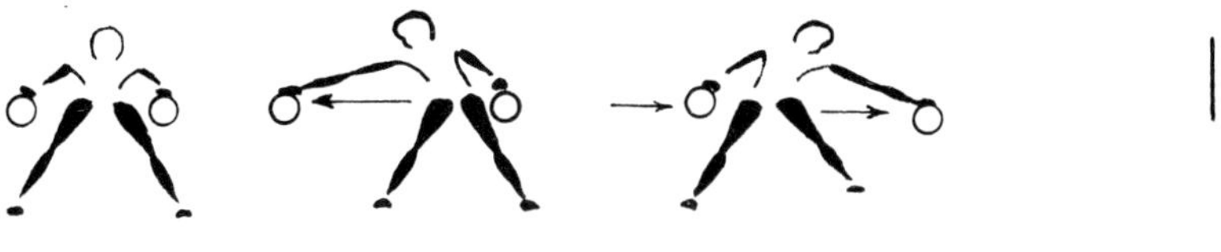

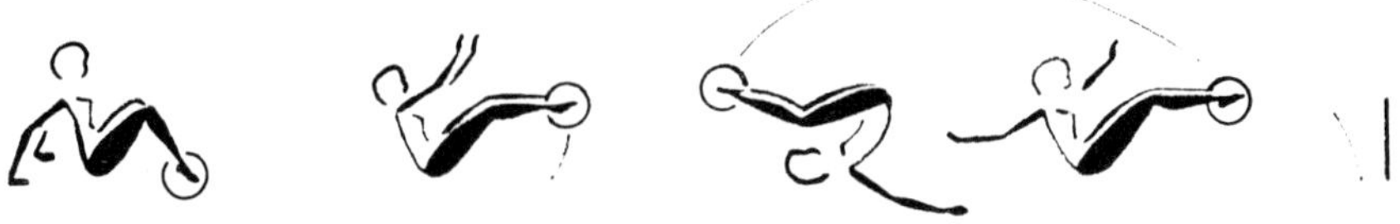

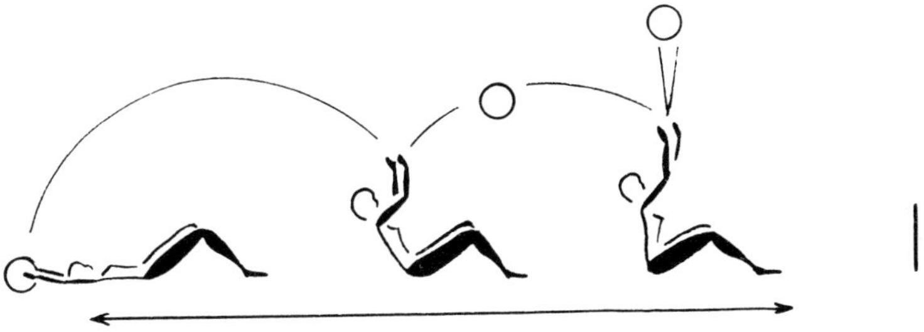

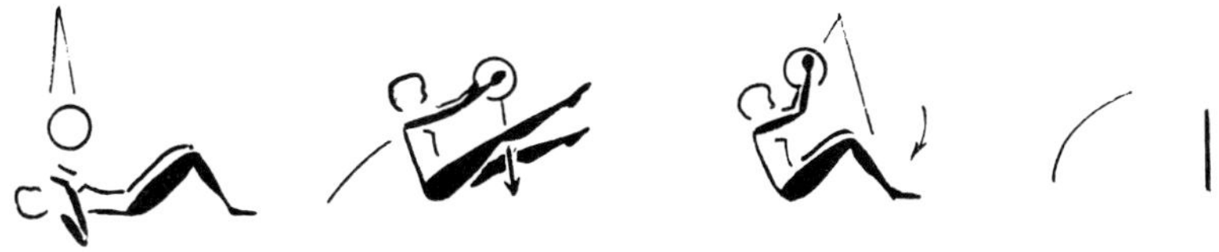

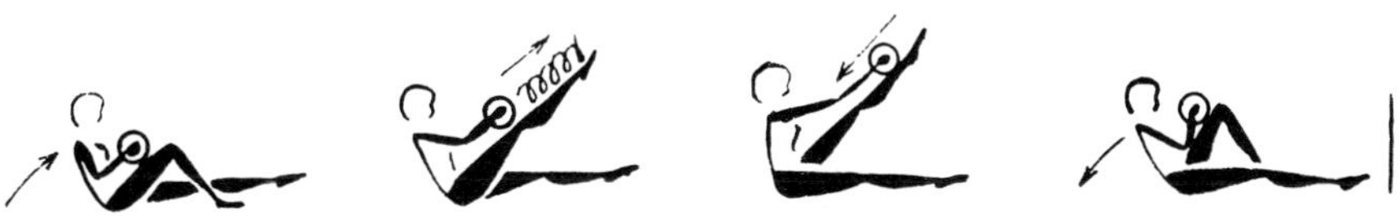

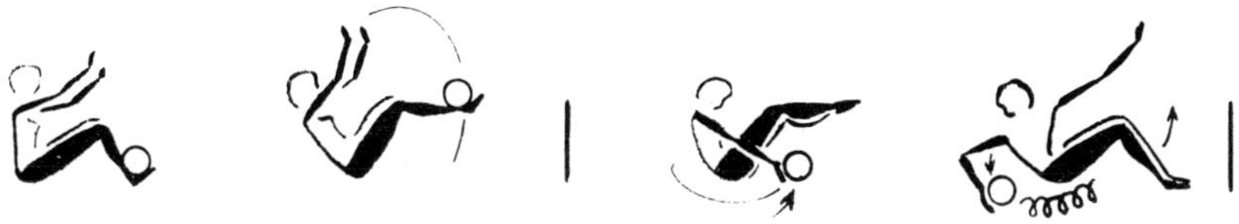

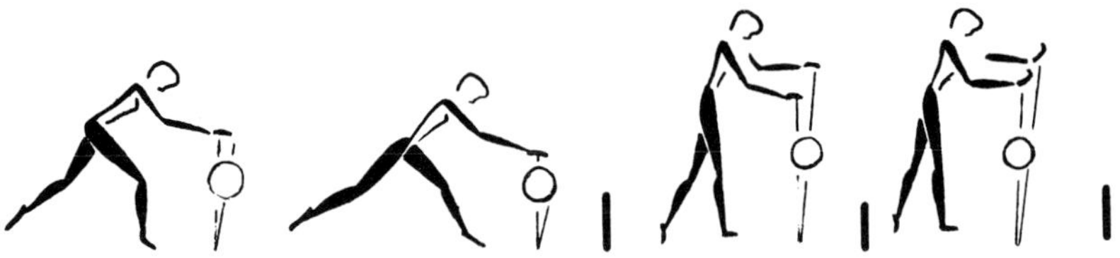

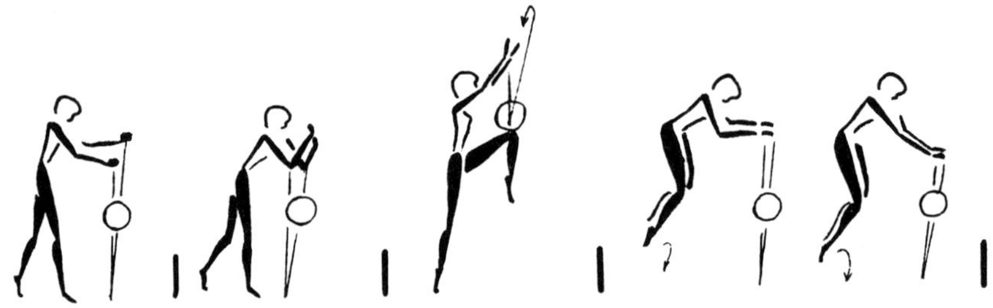

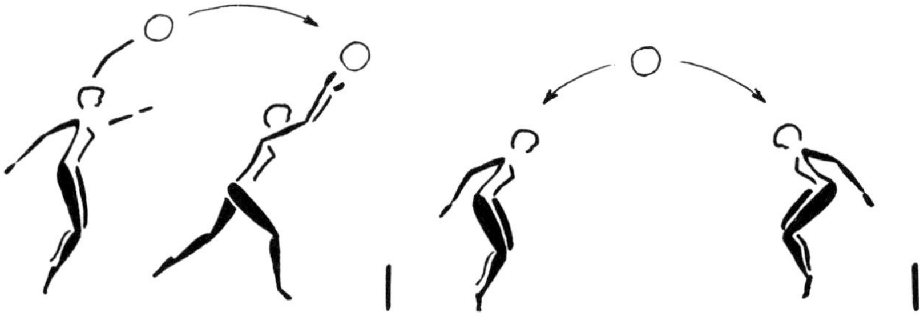

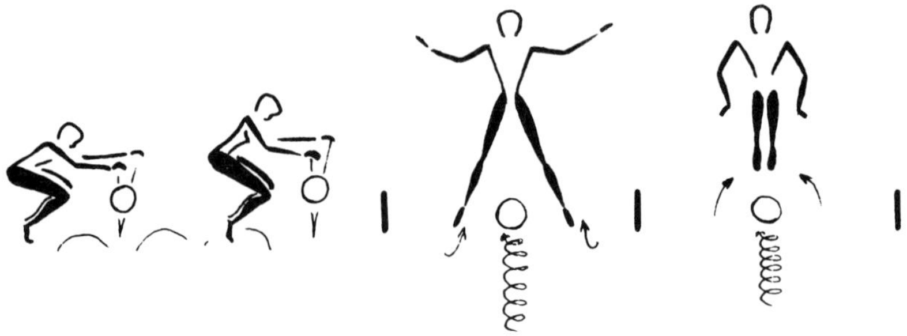

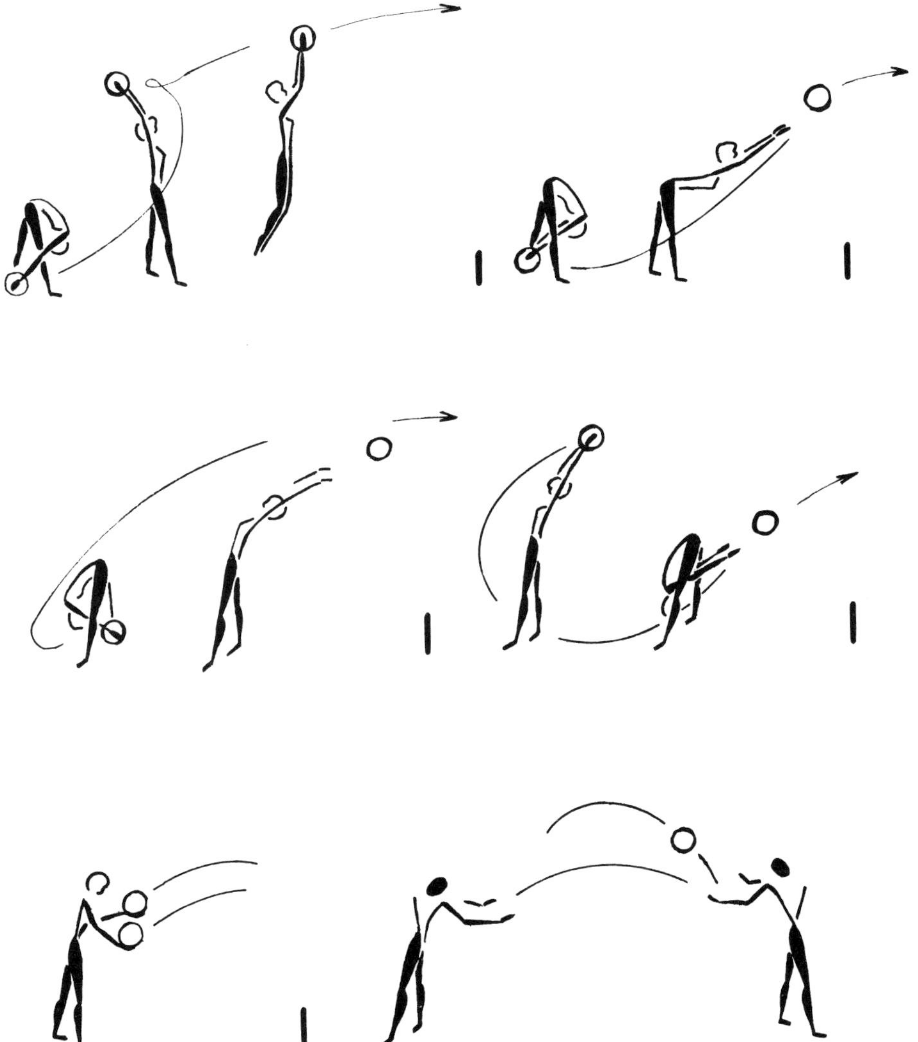

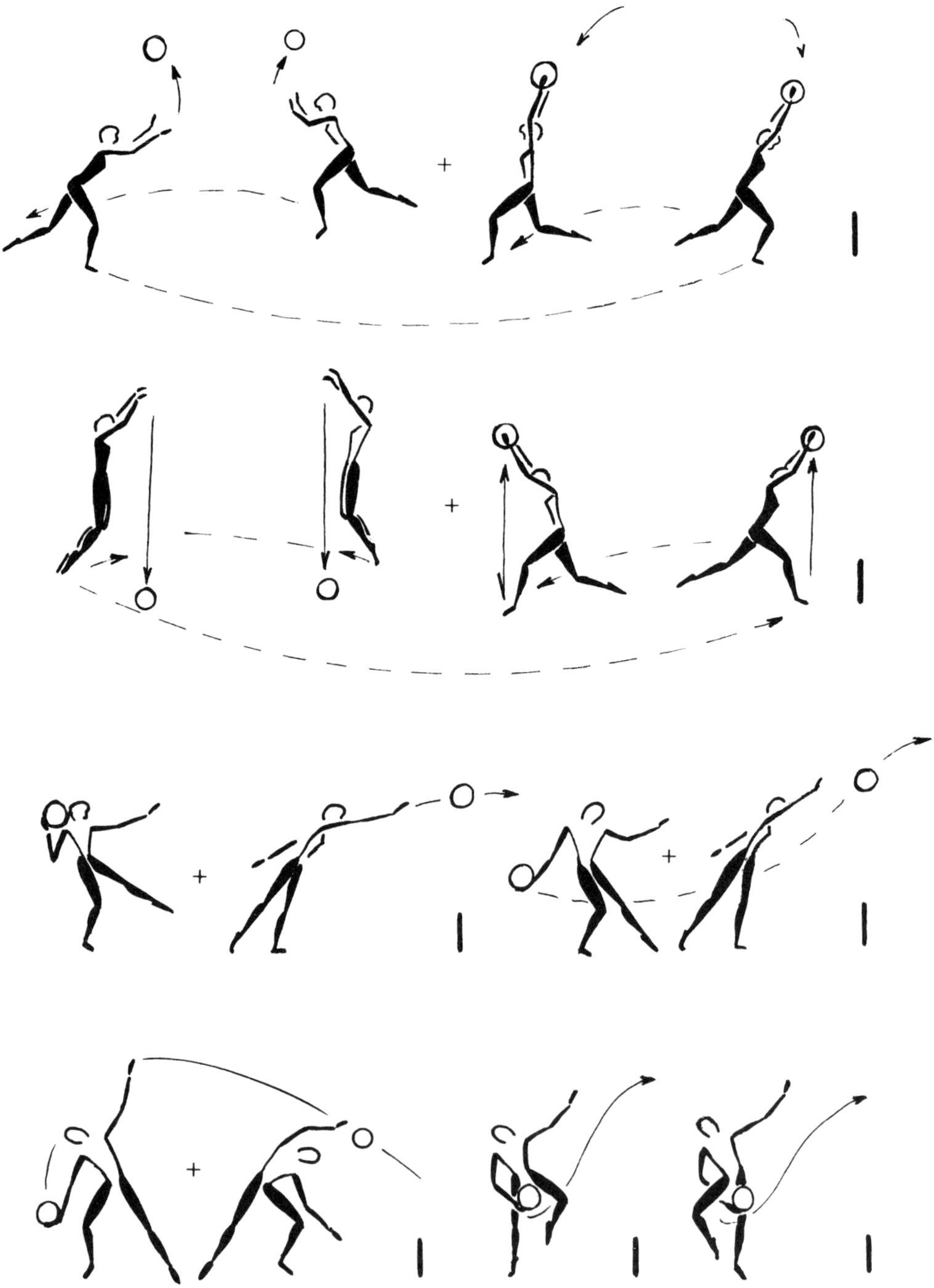

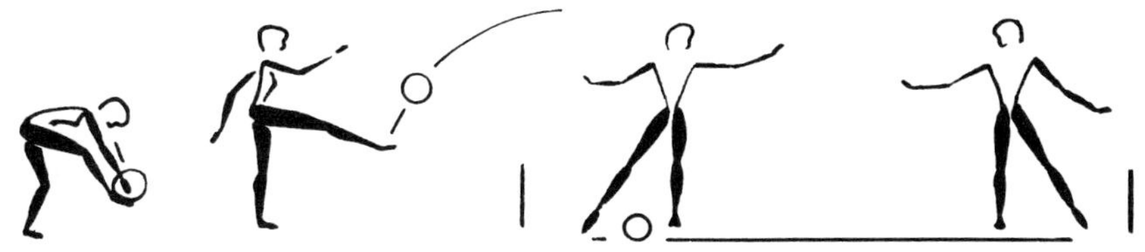

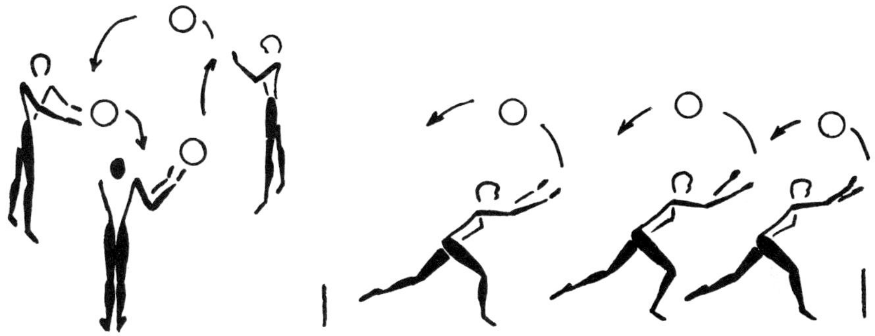

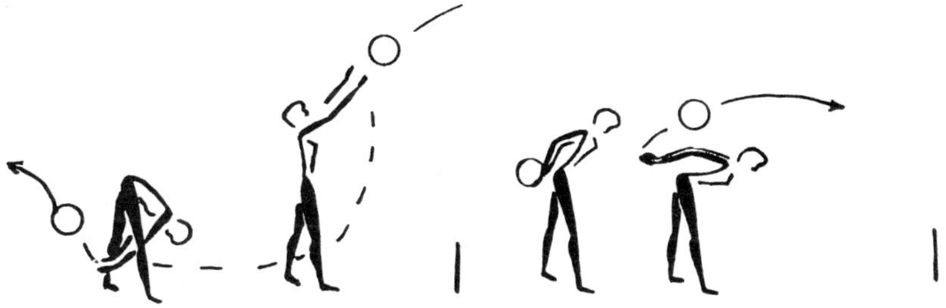

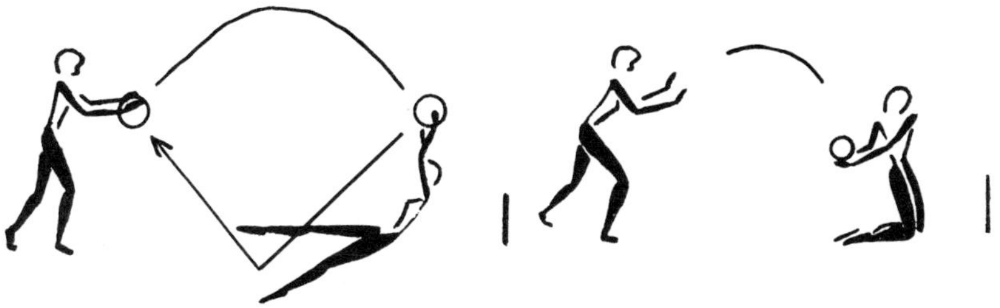

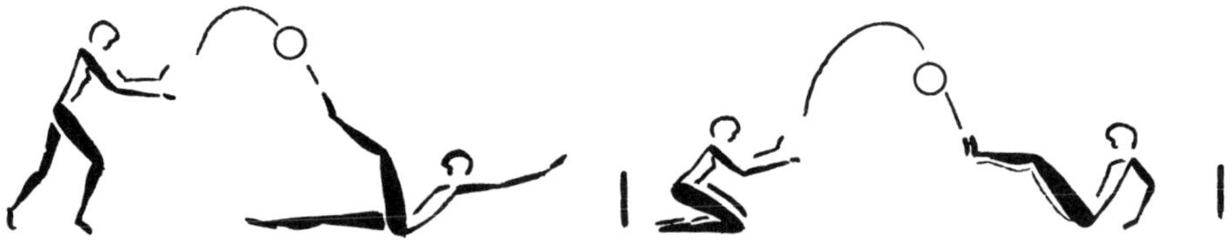

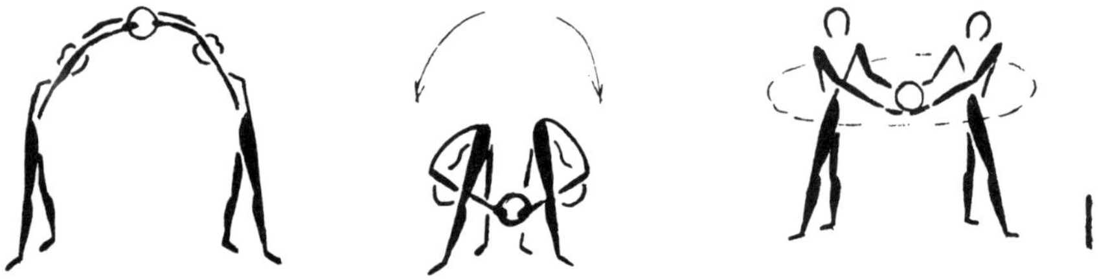

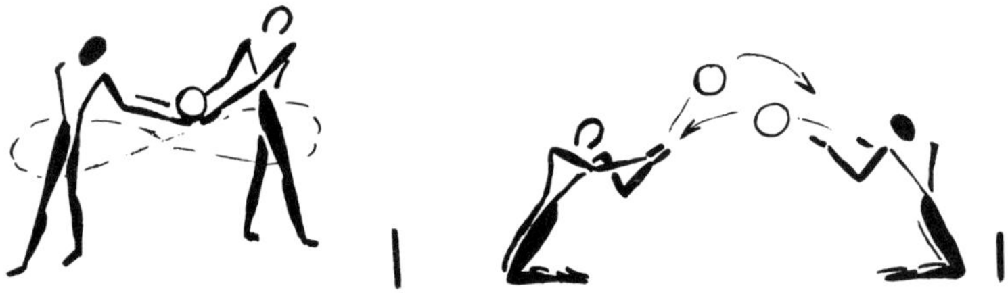

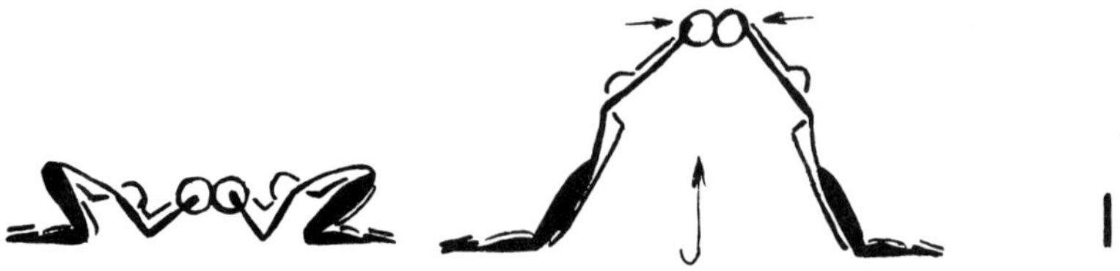

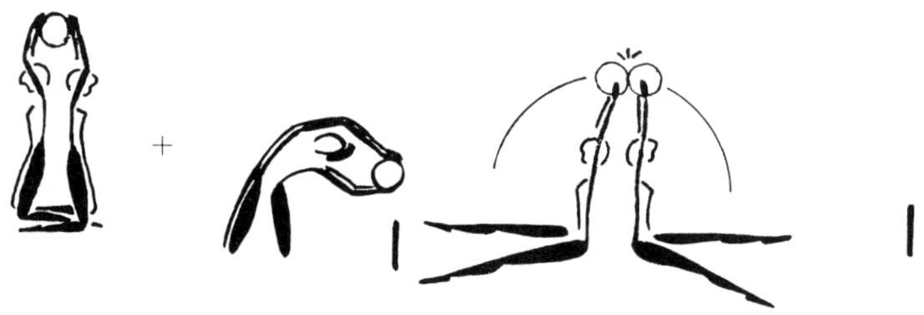

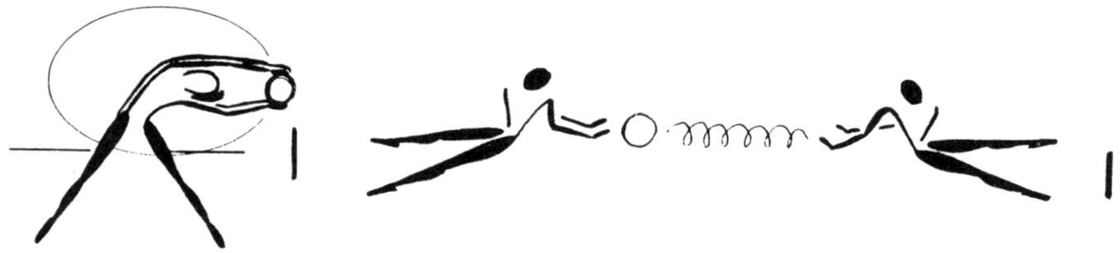

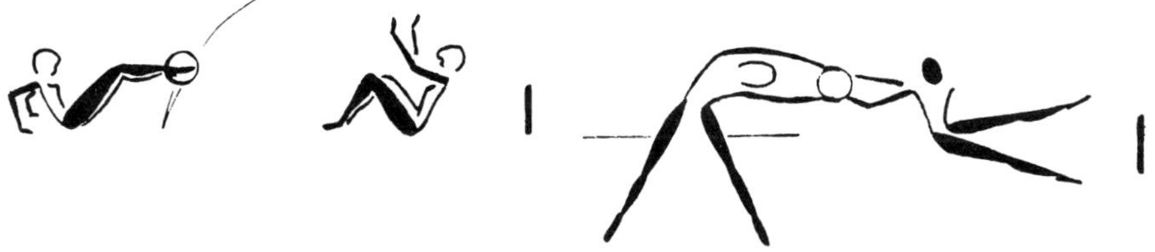

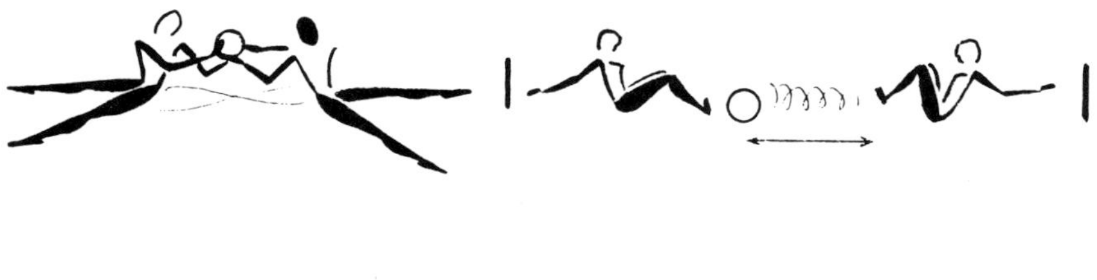

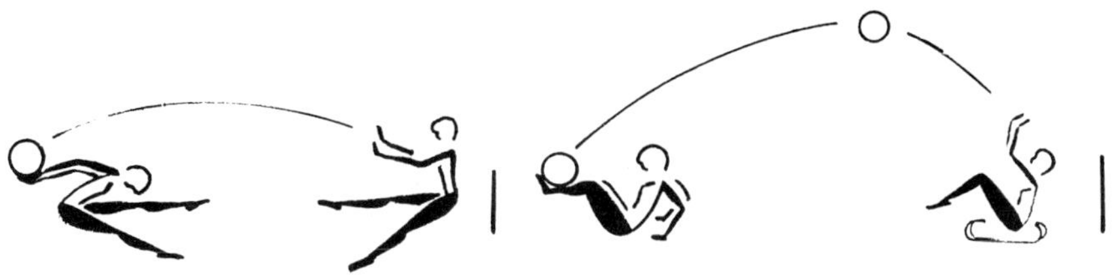

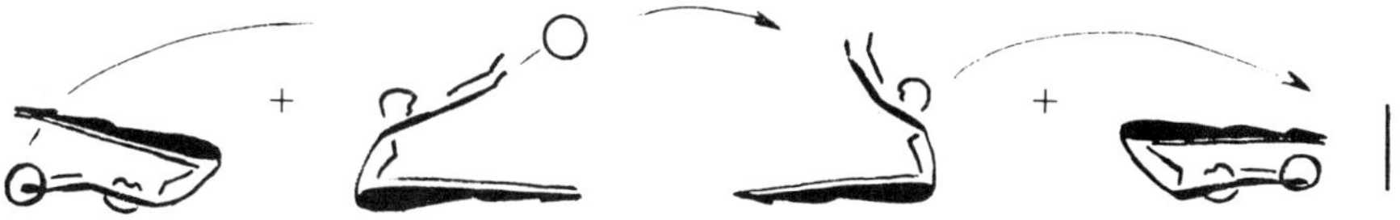

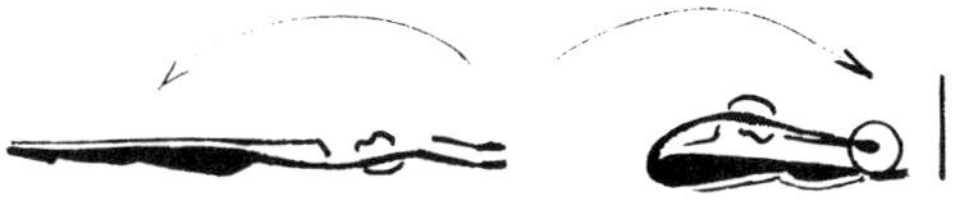

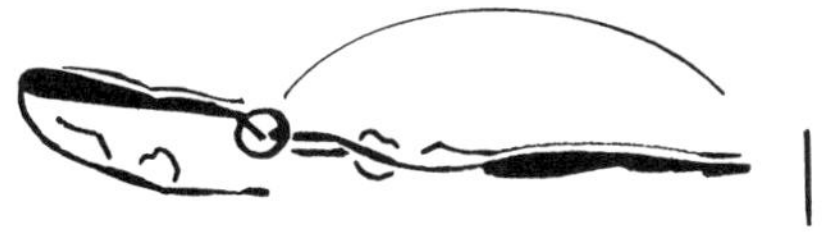

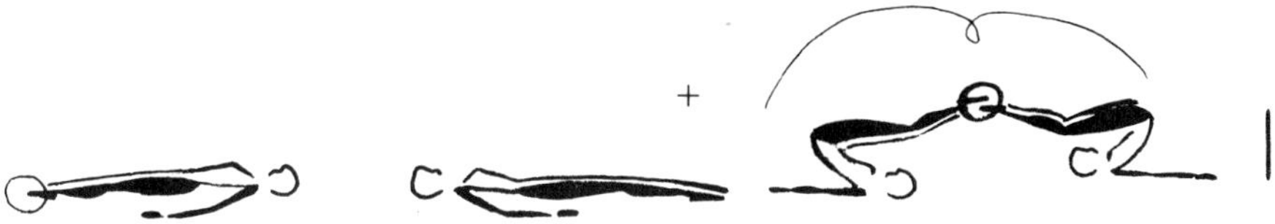

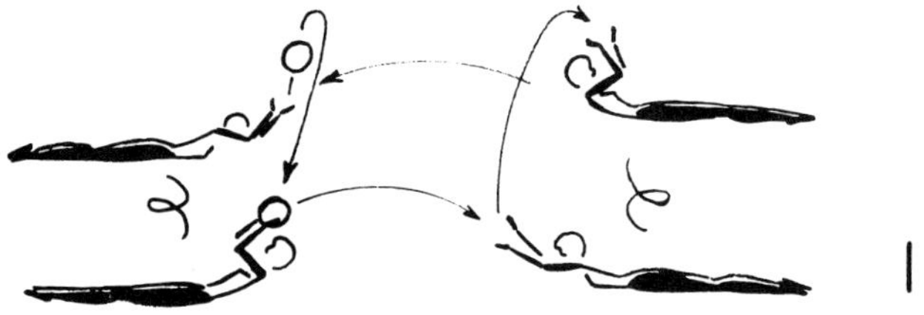

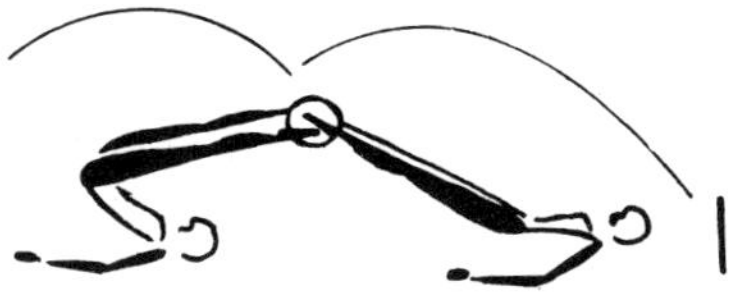

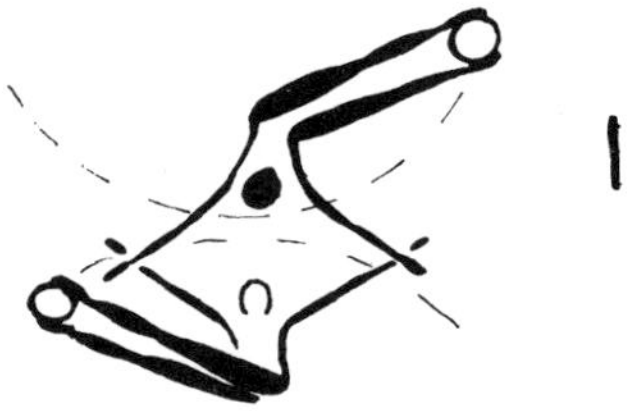

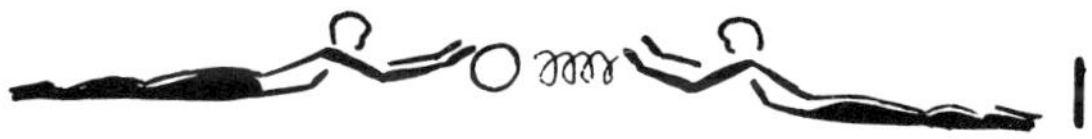

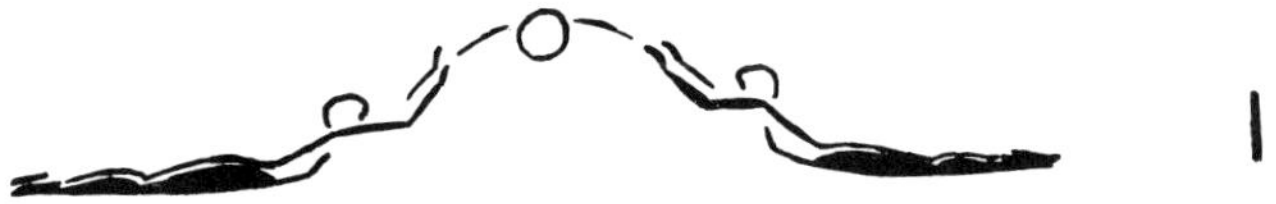

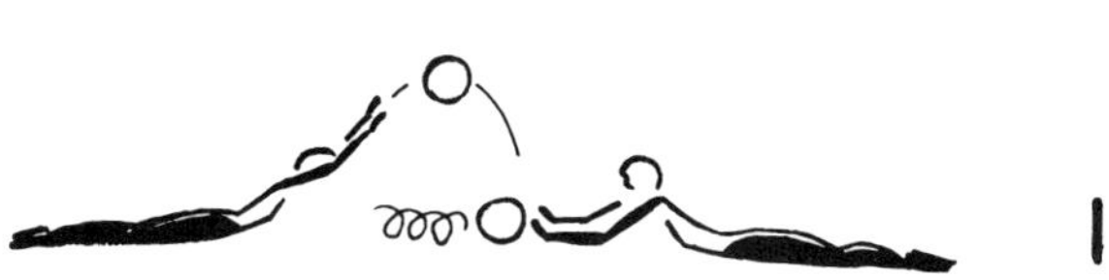

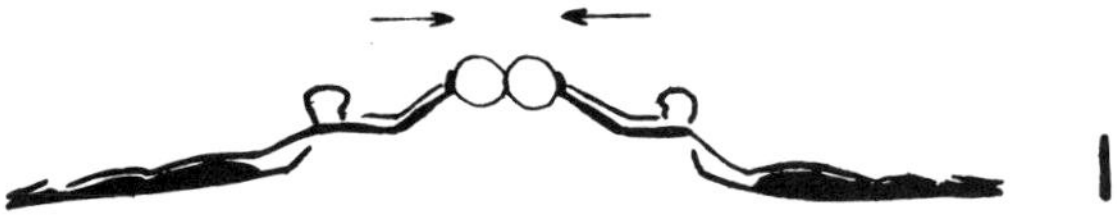

Tuch

(Handtuch, Kopftuch)

Ein Tuch, am besten ein gewöhnliches Leinenhandtuch, hat sich in unserer Gymnastik sehr bewährt. Es ist überall vorhanden, ist leicht und ungefährlich. Man kann es für anspruchsvolle sowie für spezielle Übungen mit Kranken, alten Leuten und Kindern benutzen.
Übungen mit einem Tuch lassen sich gut im Leistungsgrad abstufen.
Übungsmöglichkeiten die ein Tuch bietet:

1. kleine Bewegungen zur Mobilisation und Kräftigung der Hand
2. Kräftigung von Arm- und Schultergürtelmuskulatur
3. Tuch – als Seil. Beim Spannen ist es sogar besser, da das Tuch nicht einschneidet.
4. Tuch – als Turngerät für die Fußgymnastik
5. Tuch – in der Mitte geknotet, bildet ein weiches Gerät zum Werfen.
6. Tuch – auf dem Parkettboden ausgebreitet, gleitet und bietet dadurch weitere Möglichkeiten einer neuen, interessanten Übungsauswahl.
7. Mit zwei Knoten entsteht aus dem Tuch ein leichter Ball.

Um das Tuch kürzer oder schmäler zu machen, faltet man es. Das Tuch können wir mit beiden Händen auf der schmalen oder auf der breiten Seite halten oder mit einer Hand an einem oder zwei Zipfeln.

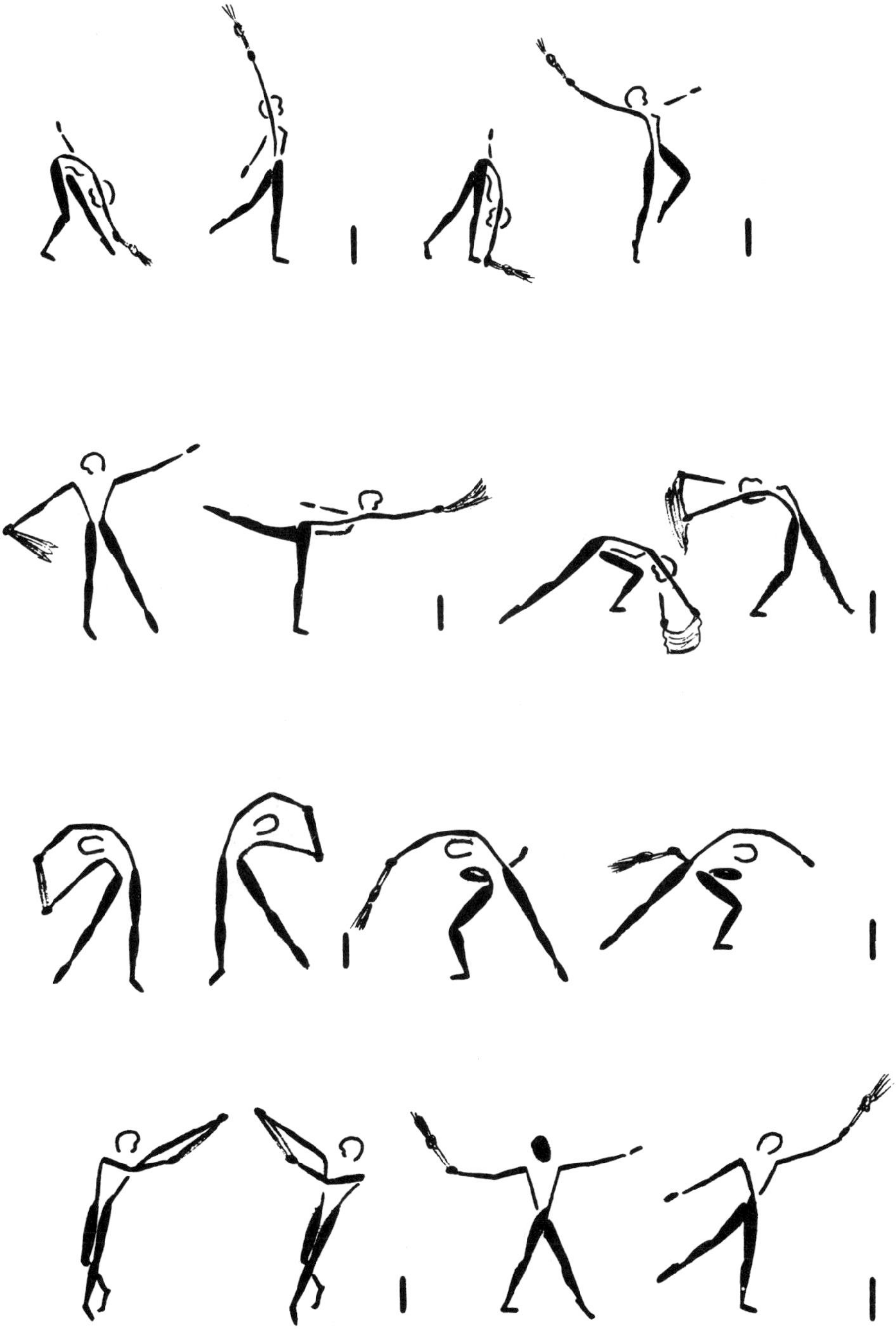

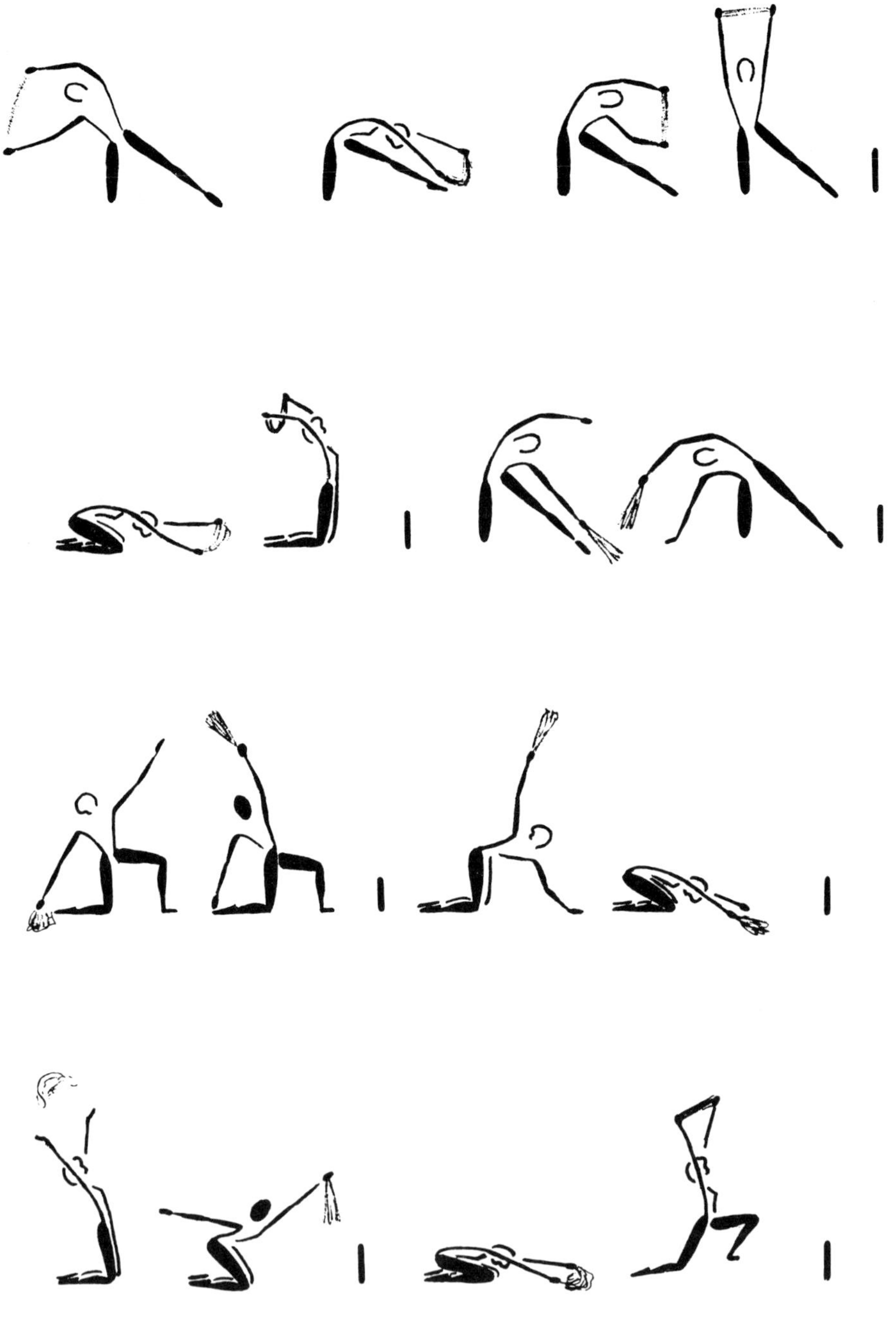

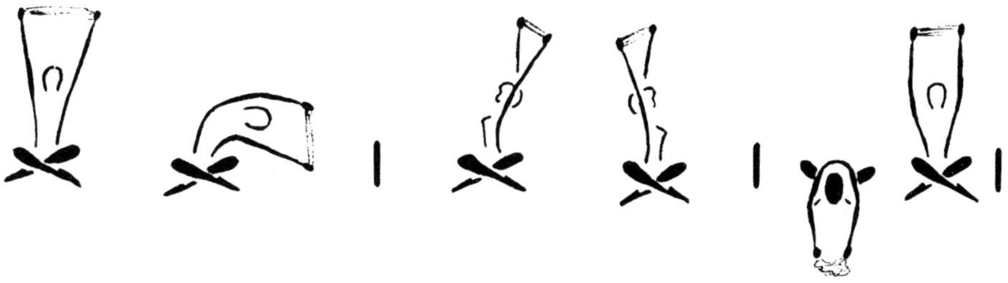

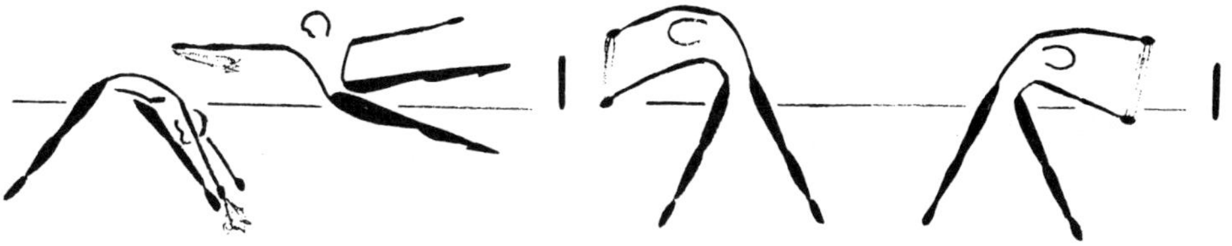

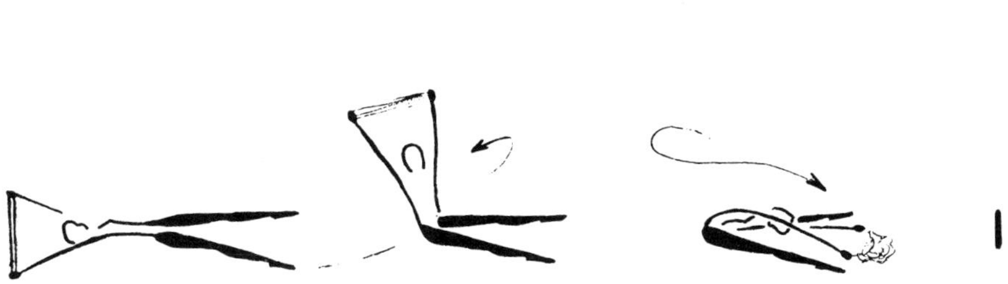

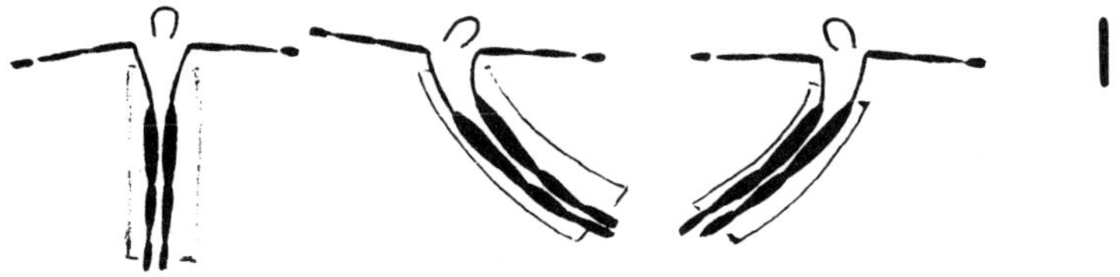

Rückenlage und Bauchlage

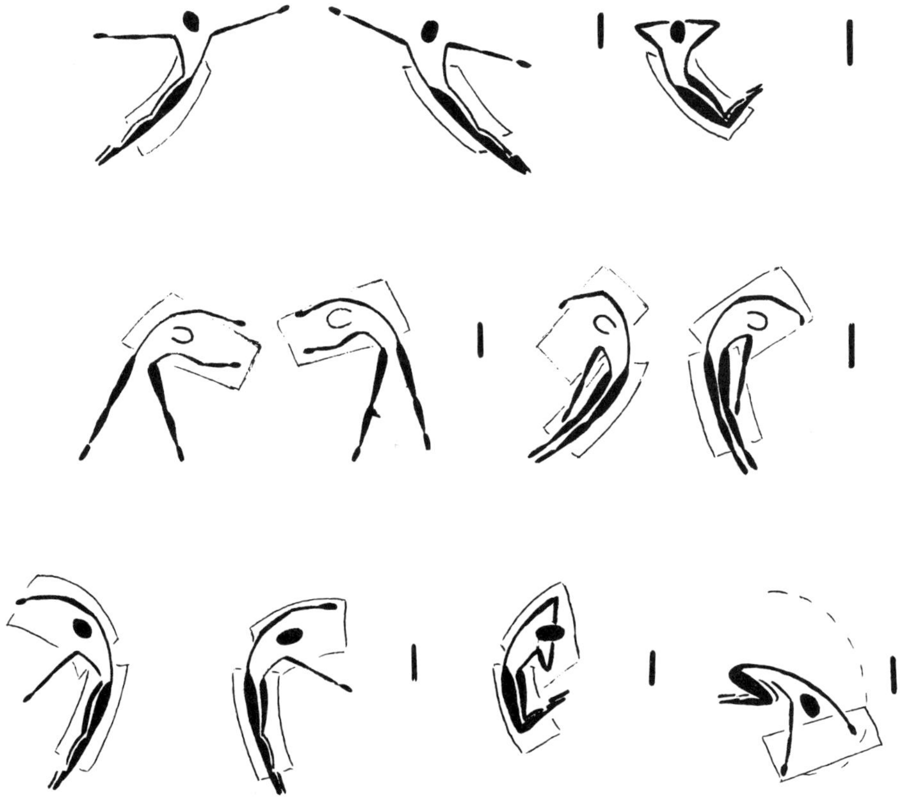

auf dem Tuch am Boden gleiten

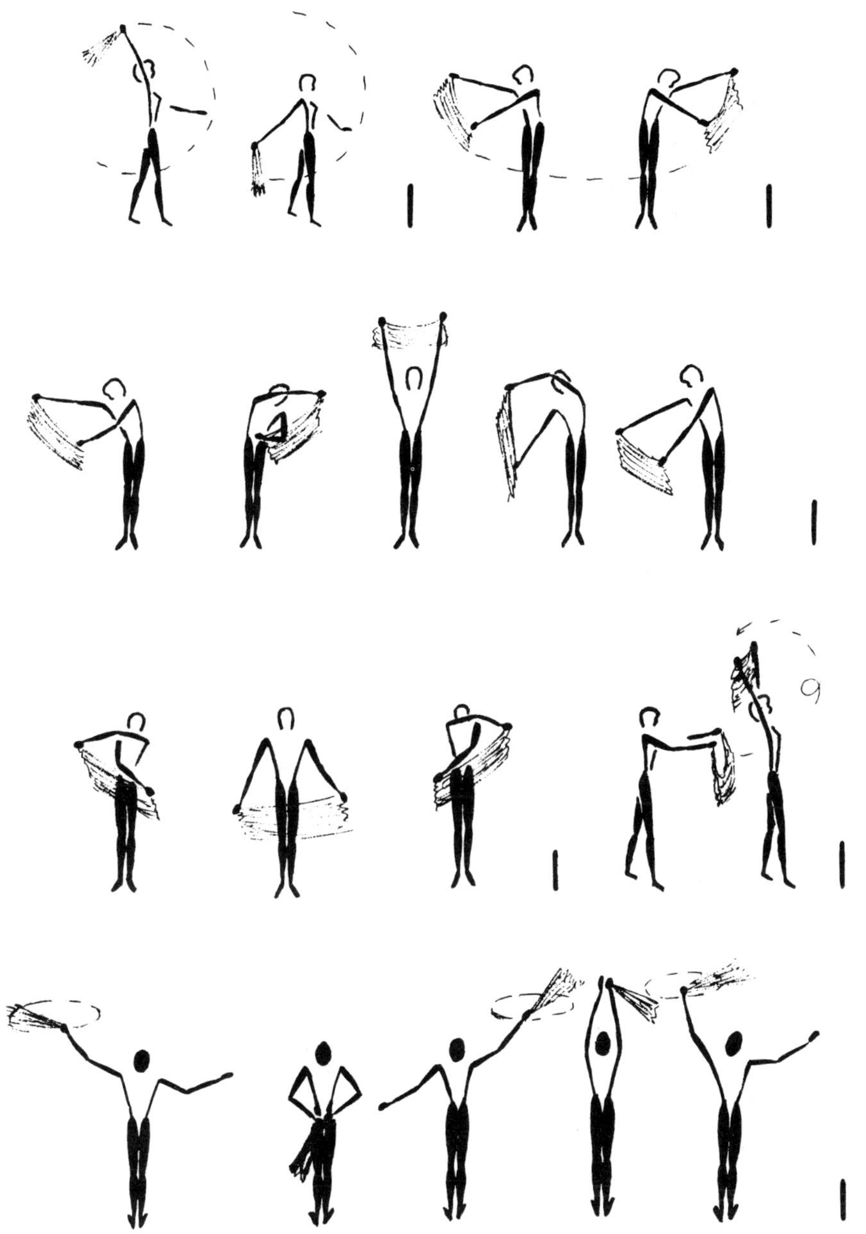

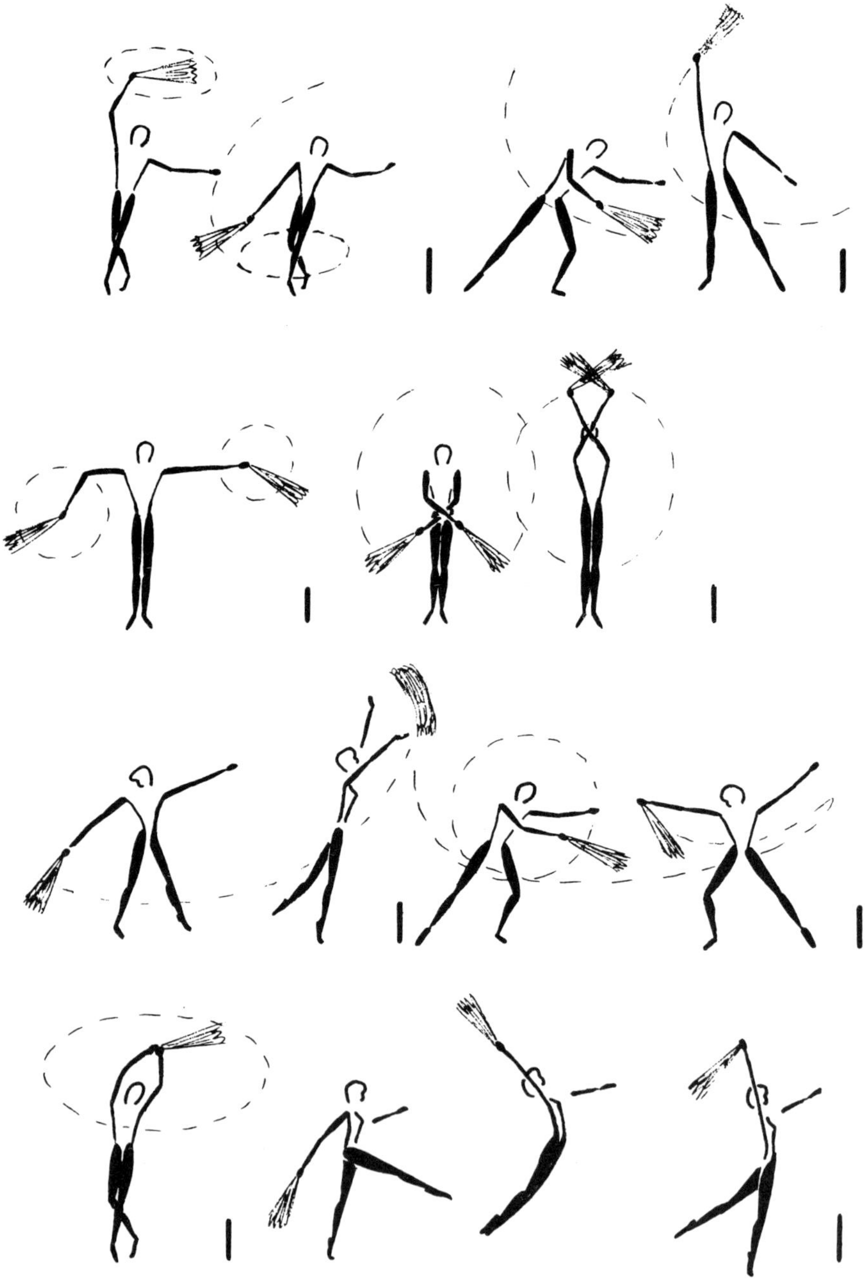

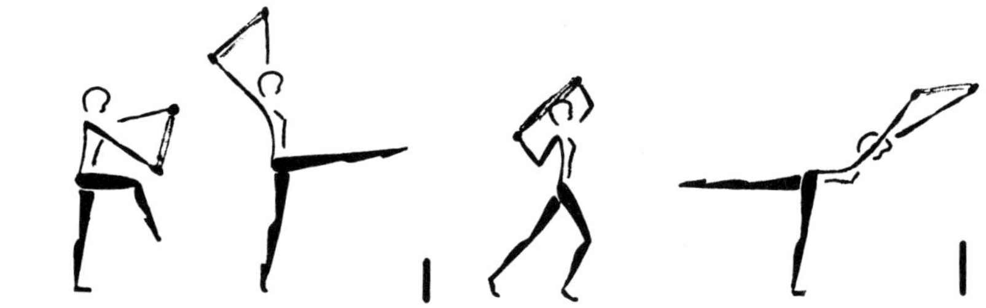

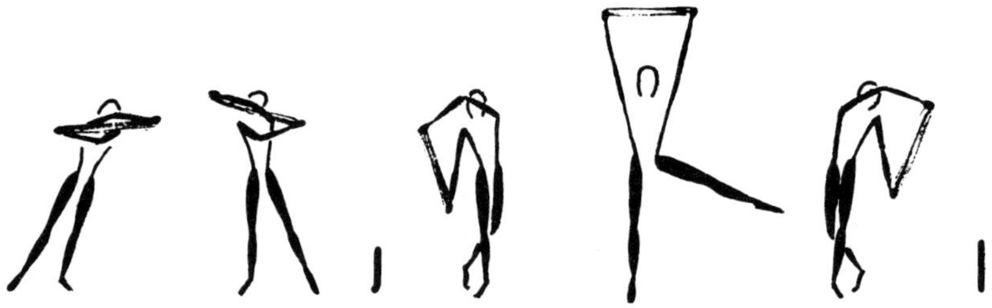

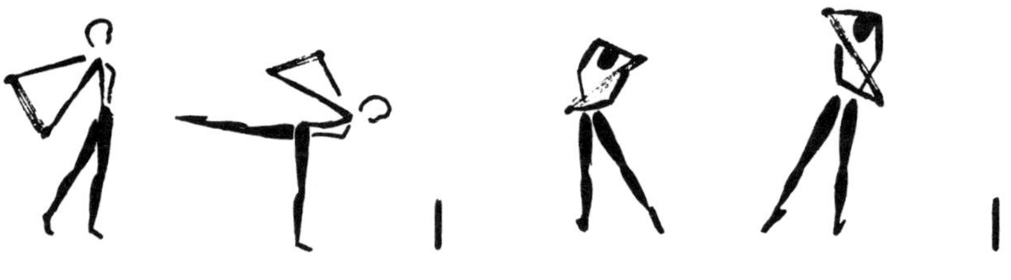

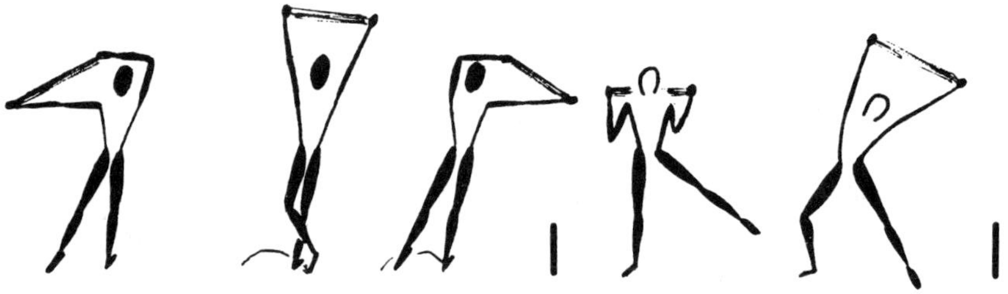

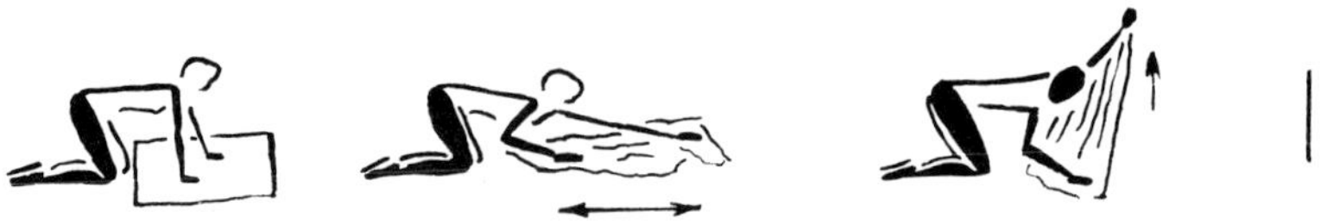

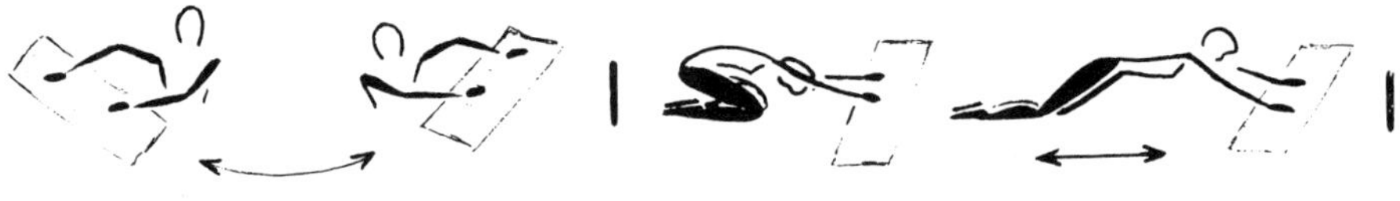

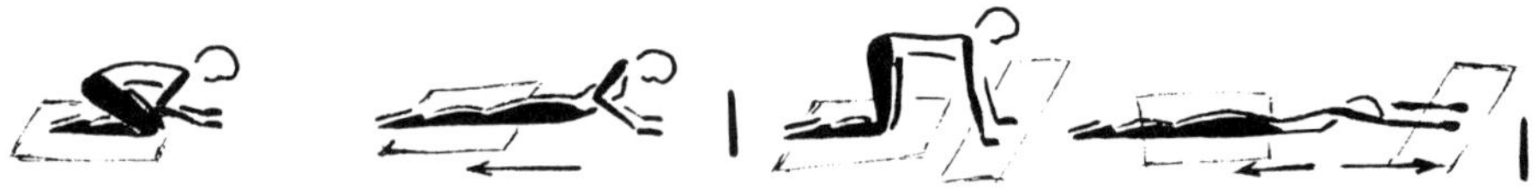

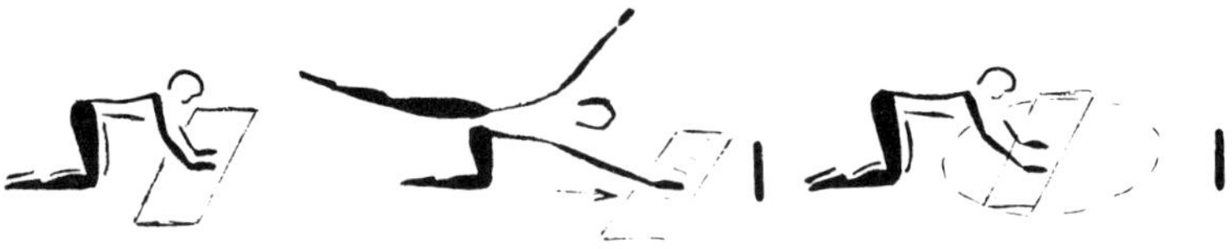

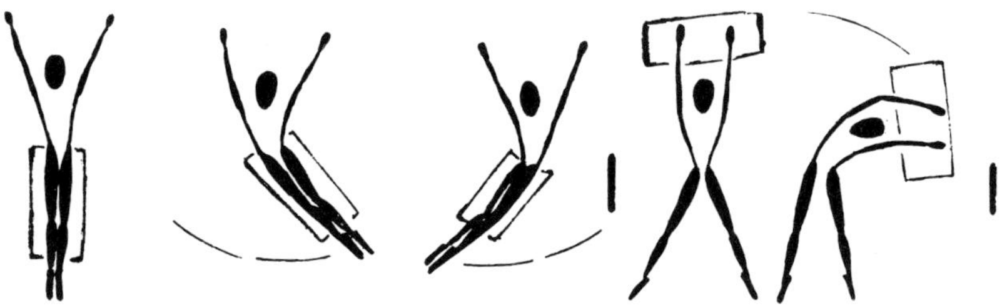

Bauchlage

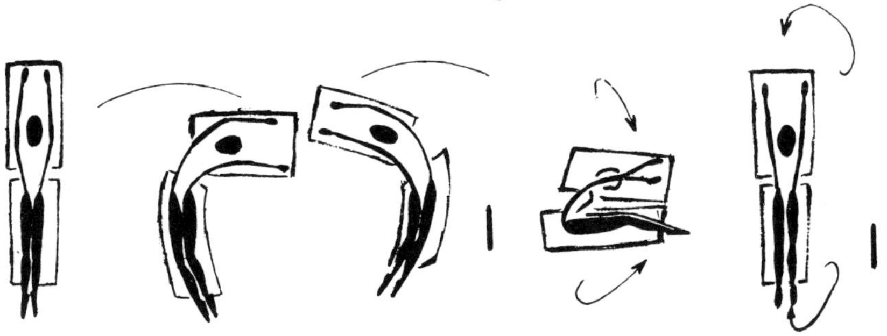

aus Seitenlage in Bauchlage gleiten

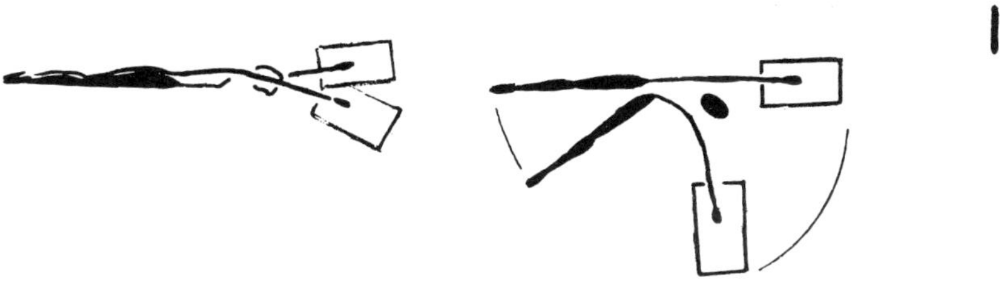

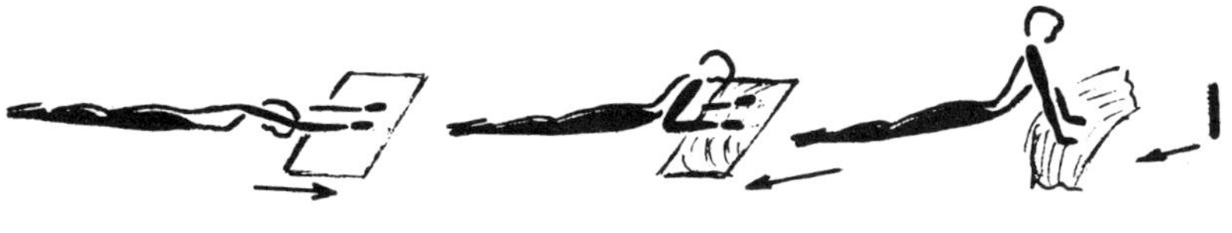

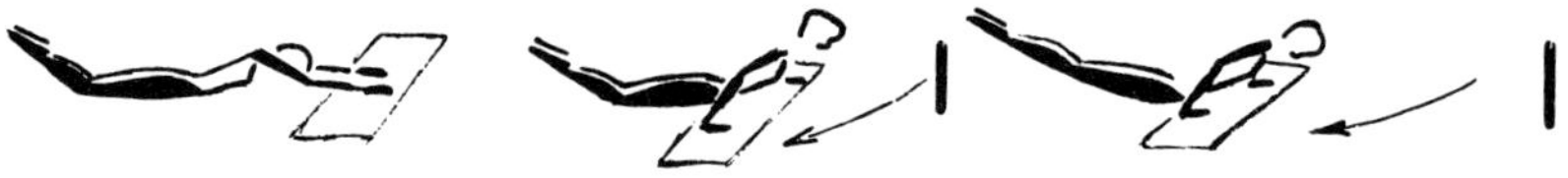

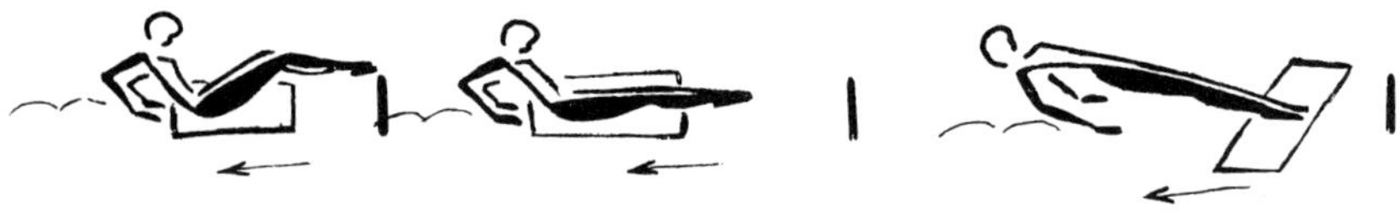

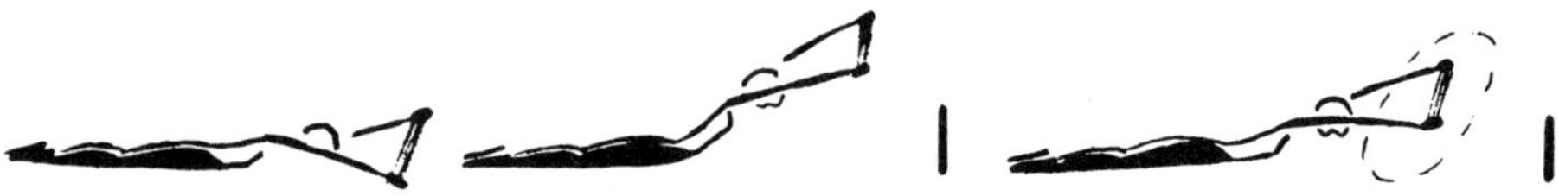

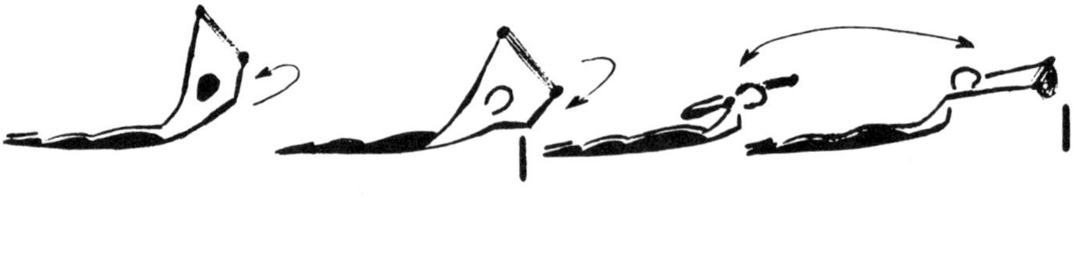

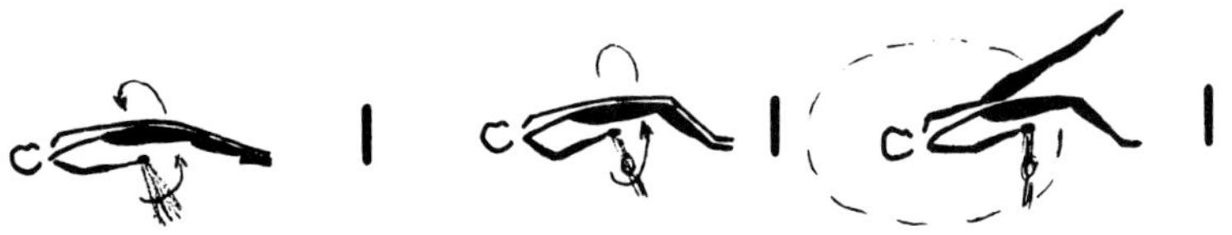

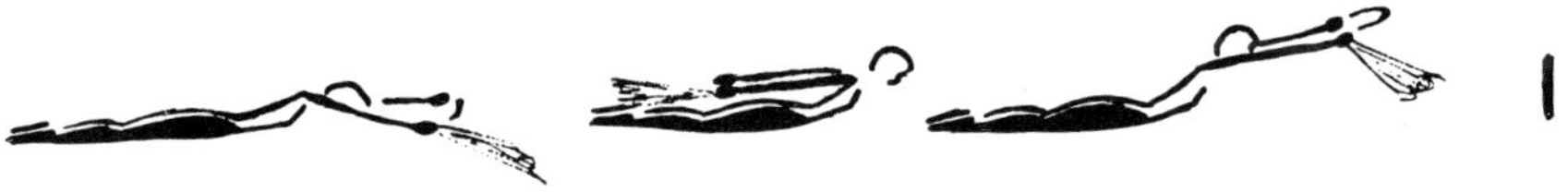

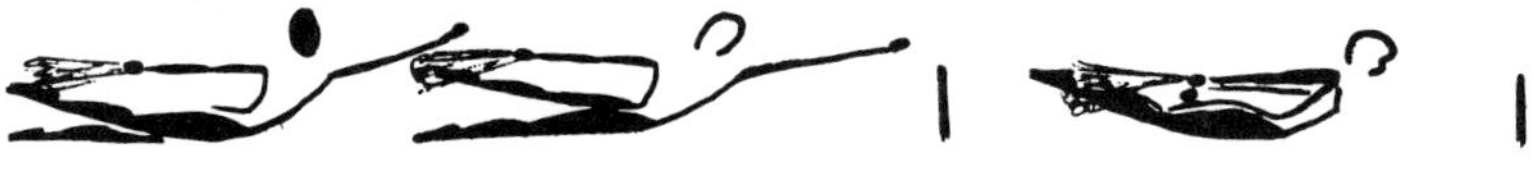

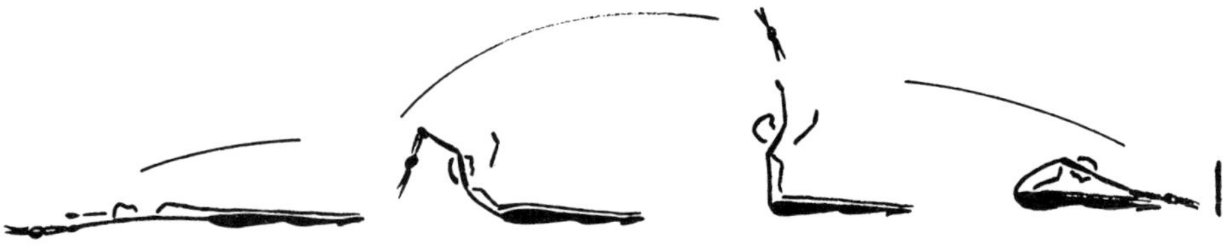

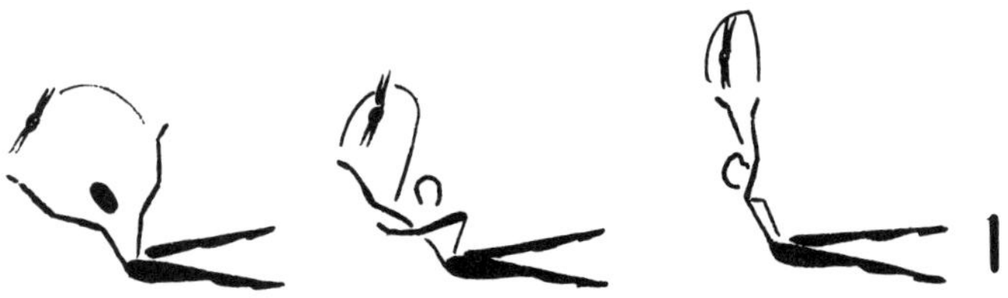

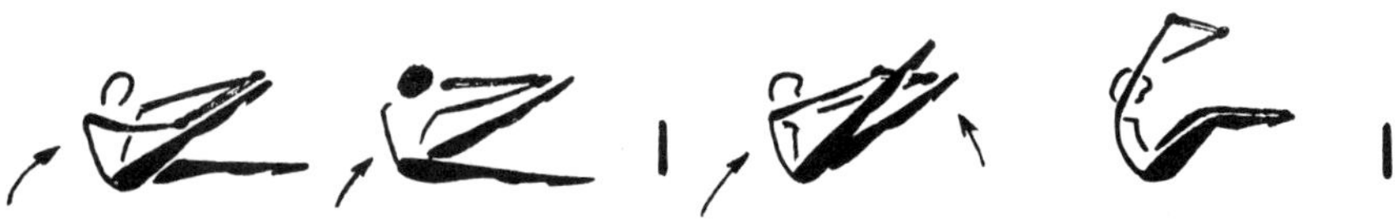

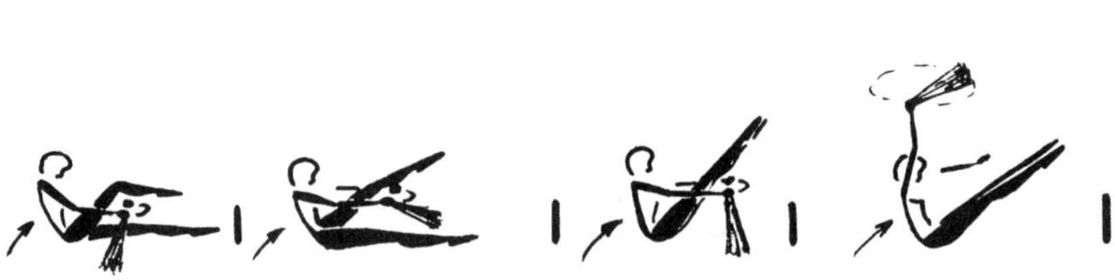

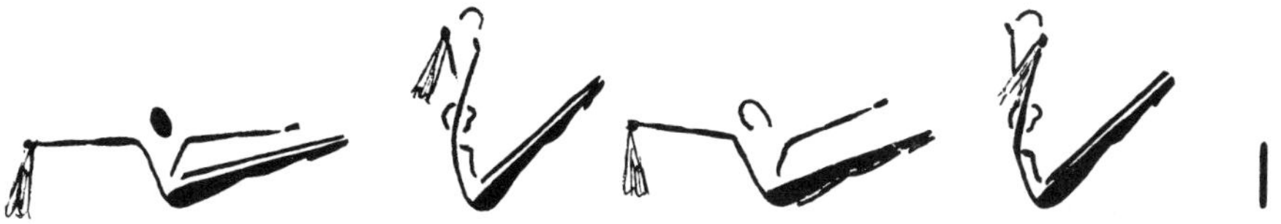

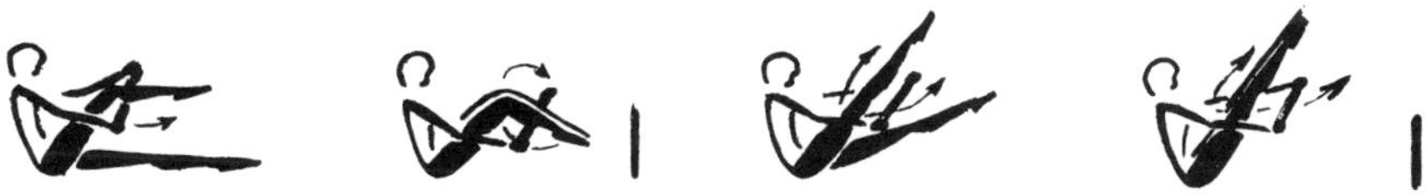

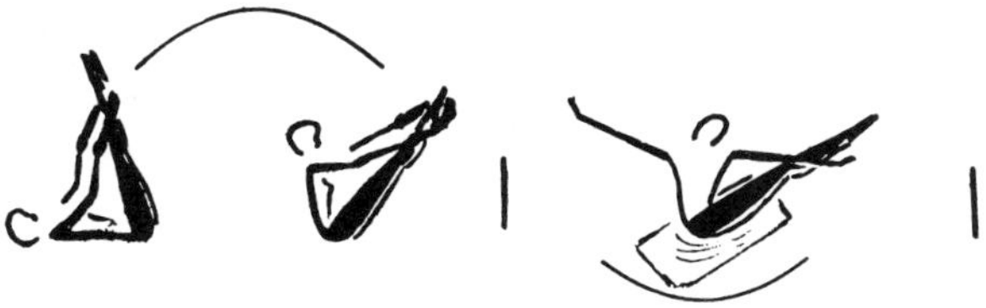

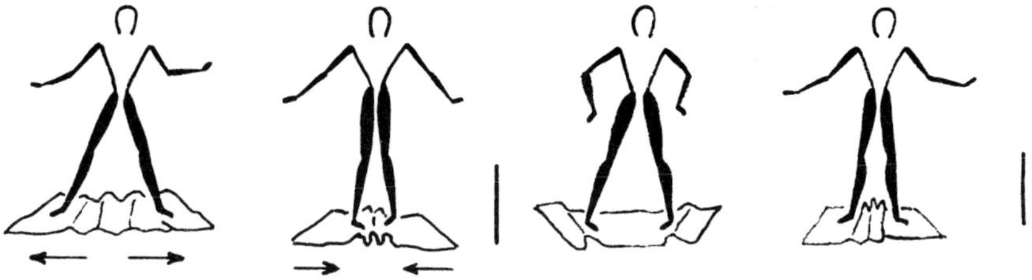

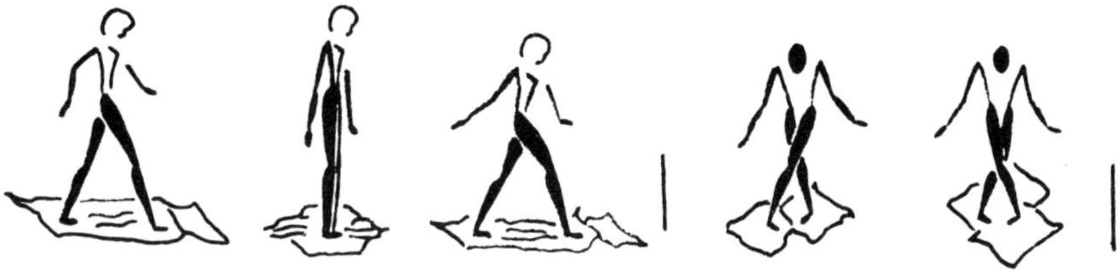

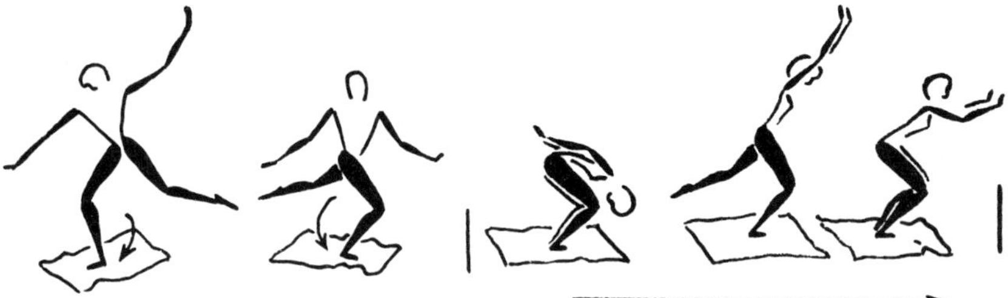

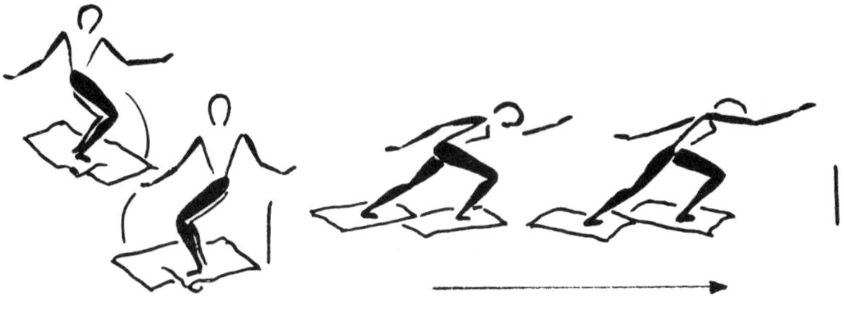